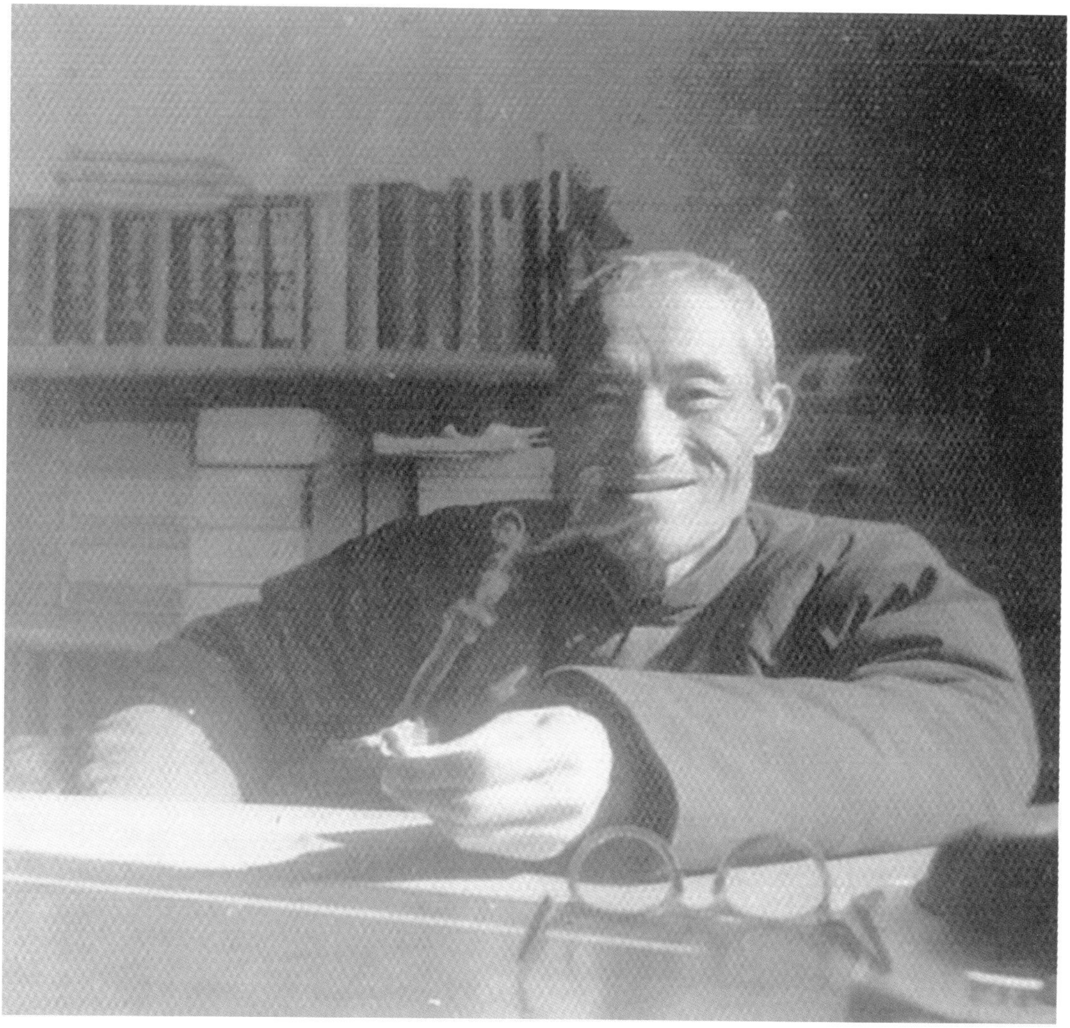

杨以阶先生

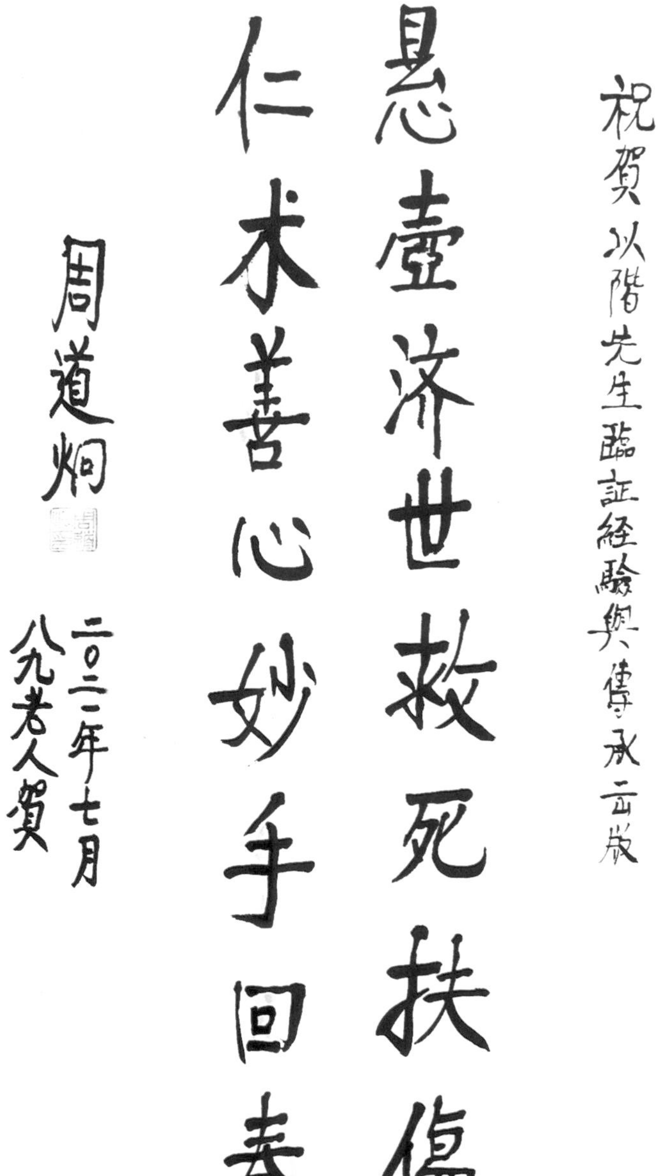

杨以阶先生好友、中国证监会原主席周道炯先生为本书题词

“悬壶济世，救死扶伤。仁术善心，妙手回春。”

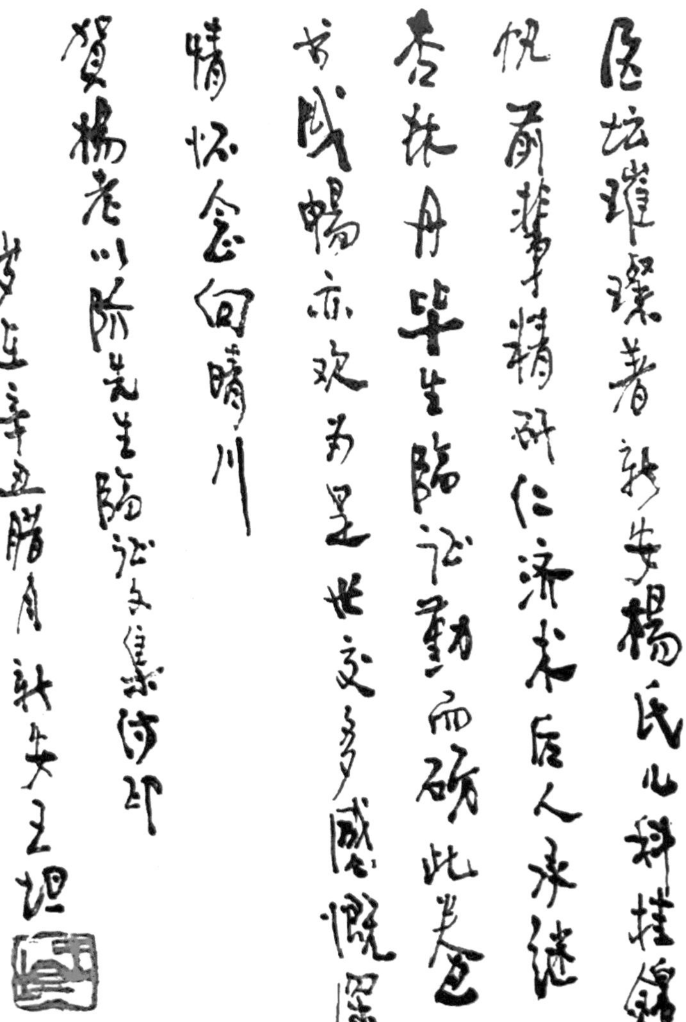

王任之先生次子王坦（安徽省政府原副秘书长）题诗

“医坛璀璨著新安，杨氏儿科挂锦帆。前辈精研仁济术，后人承继杏林丹。毕生临证勤而砺，此卷书成畅亦欢。为是世交多感慨，深情怀念向晴川。”

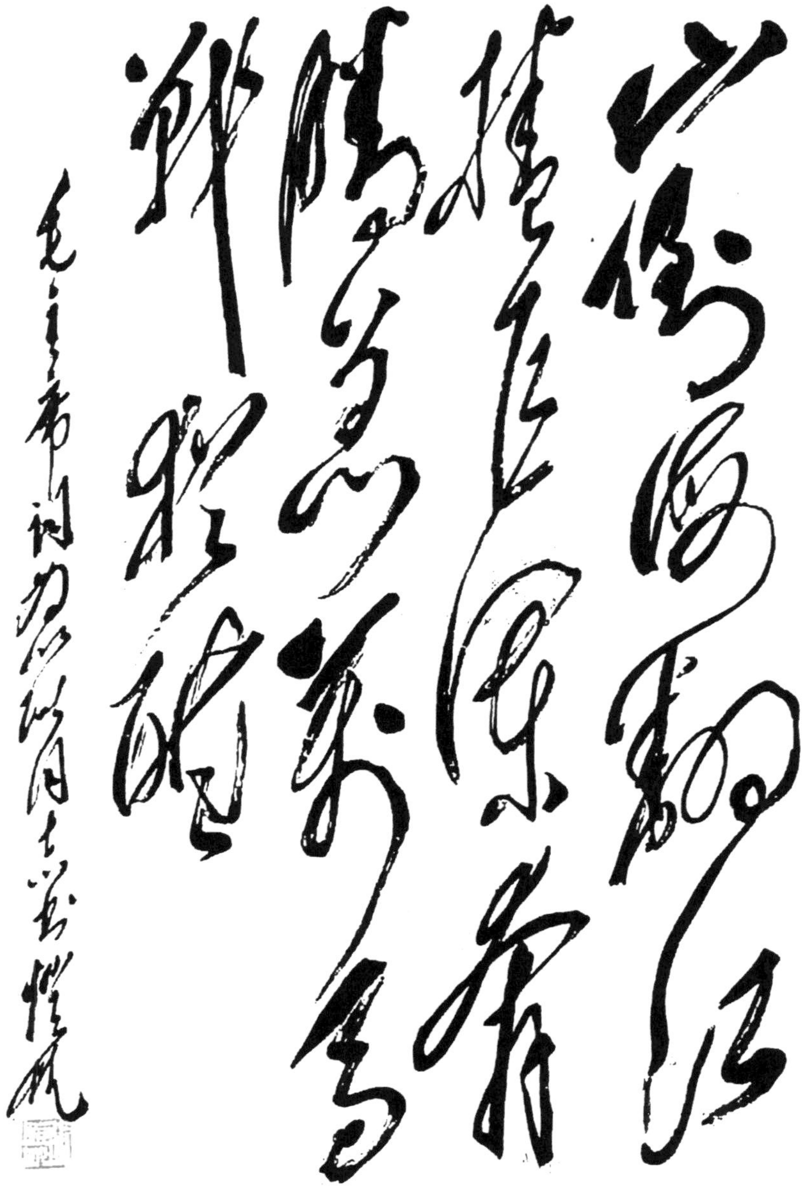

安徽省原副省长张恺帆为杨以阶先生手书毛主席诗词

“山，倒海翻江卷巨澜。奔腾急，万马战犹酣。”

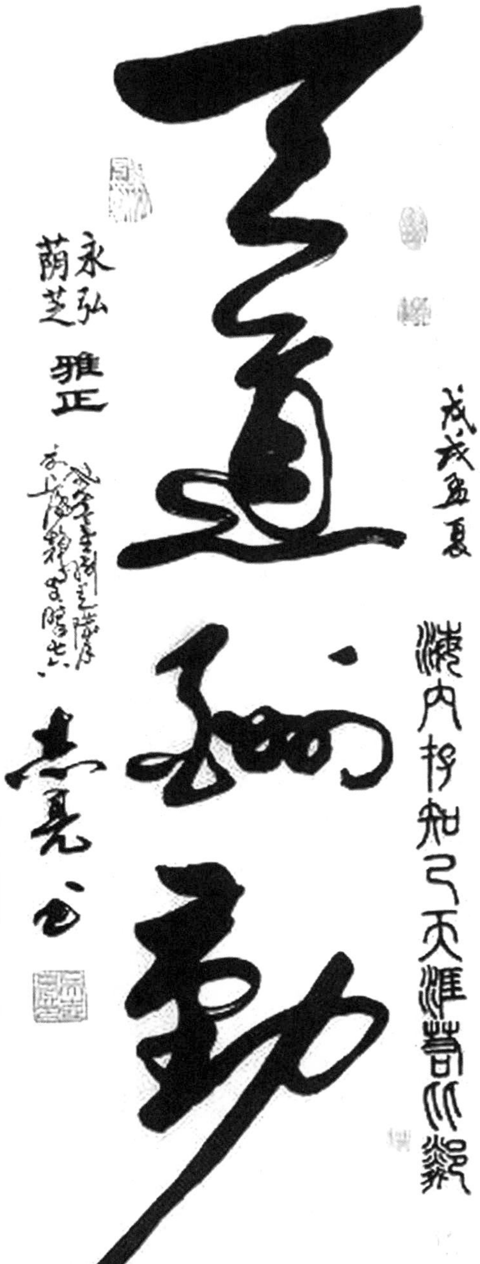

杨永弘学友吴志亮题字

“天道酬勤。”

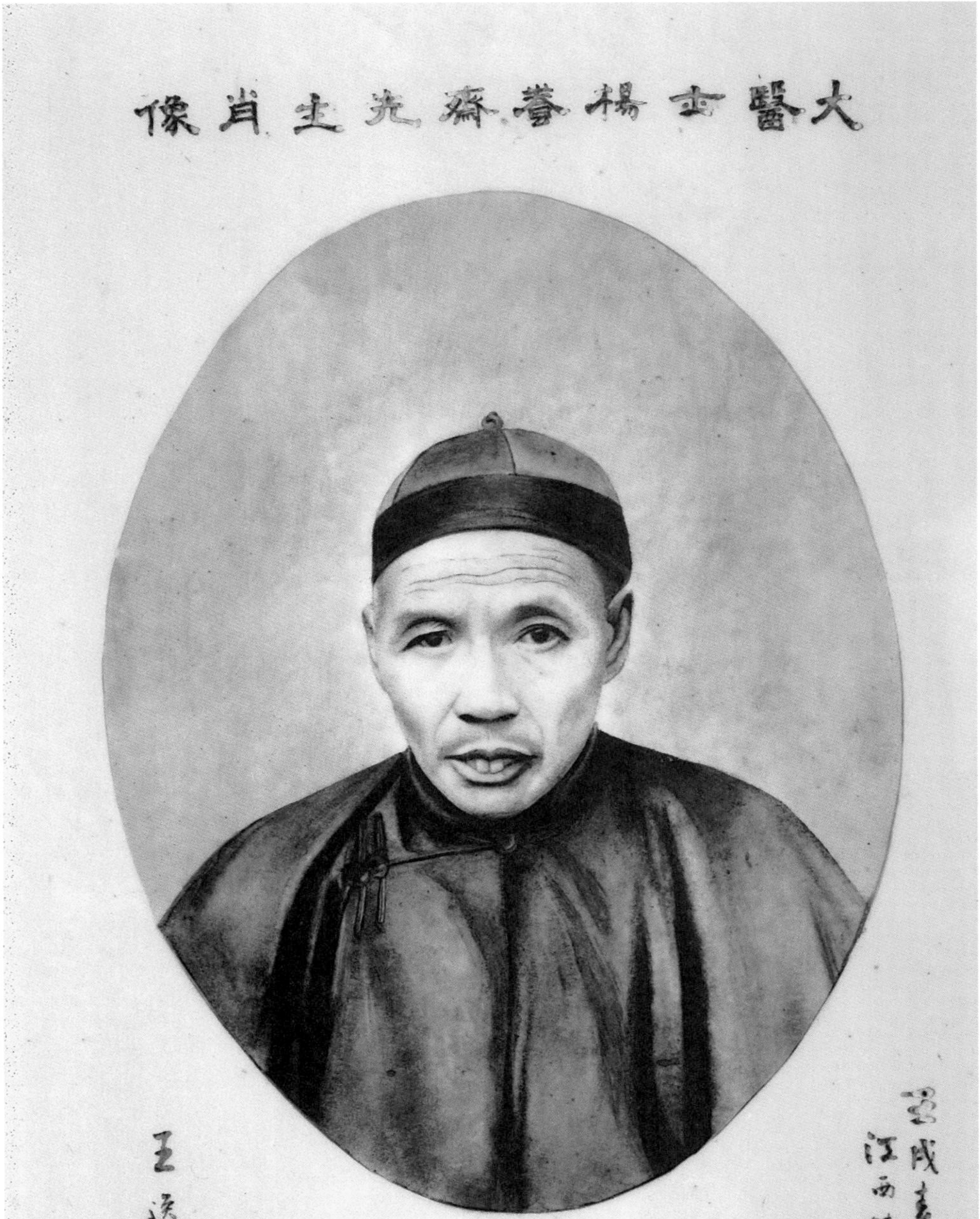

新安杨氏儿科十二世杨养斋先生肖像（瓷砖屏风）

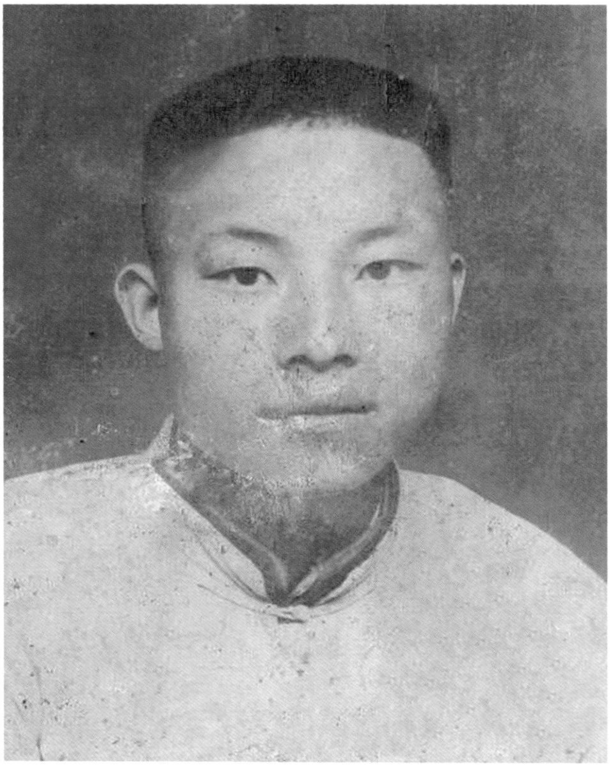

杨以阶先生早年（20世纪30—40年代）照片

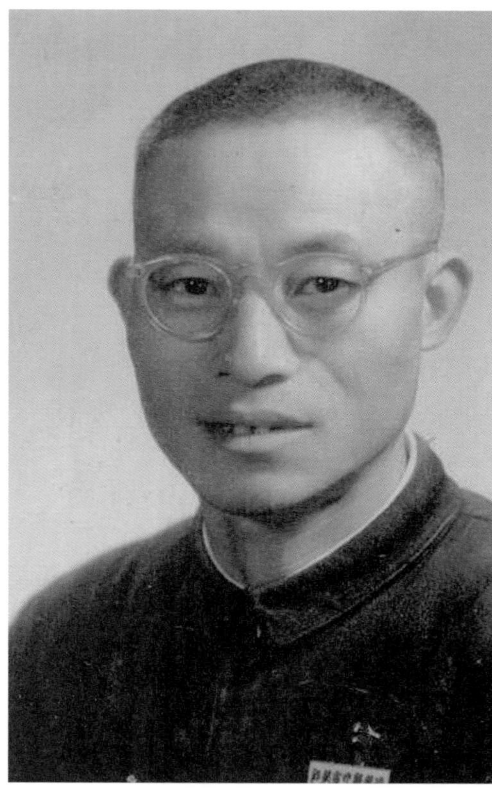

1957—1958年杨以阶先生在江苏省中医进修学校（现南京中医药大学）学习期间照片

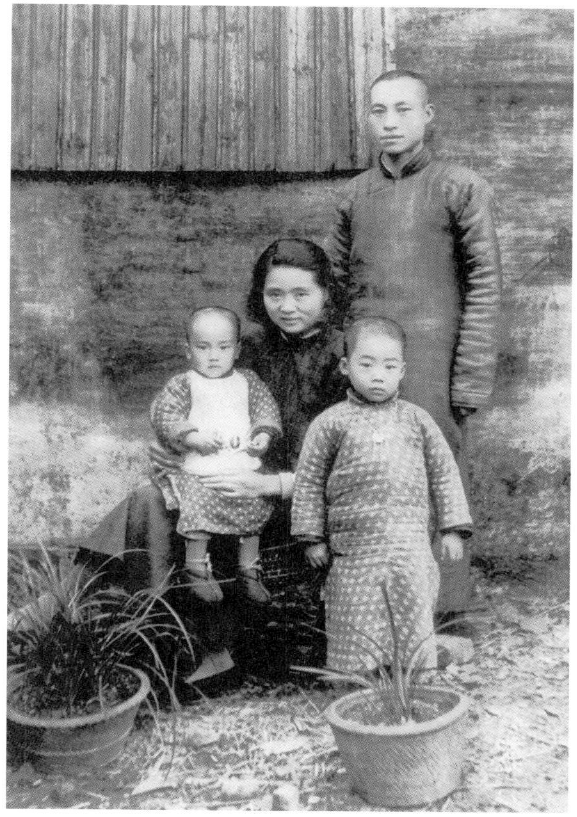

1948年杨以阶夫妇与长子杨永弘、次子杨永弼合影于潜口所居庭院

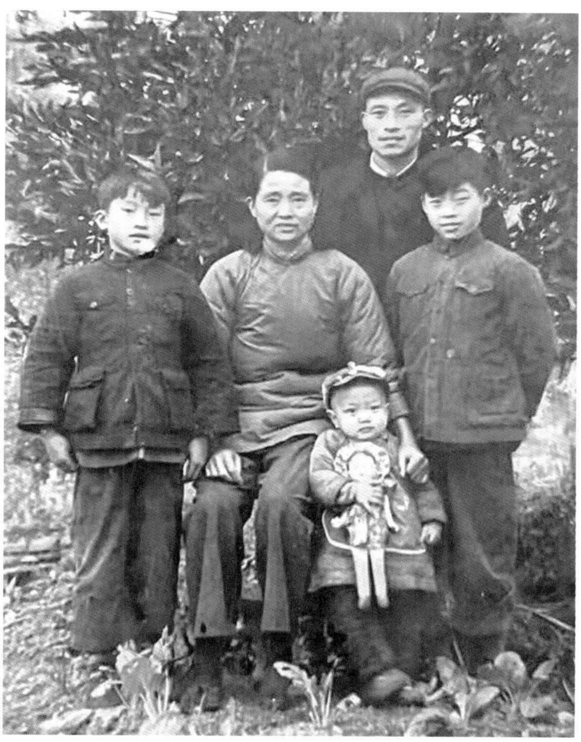

1954年杨以阶先生与家人合影于潜口所居庭院

前排手拿玩具者为杨以阶先生的夫人许瑞云女士的外甥许申生。

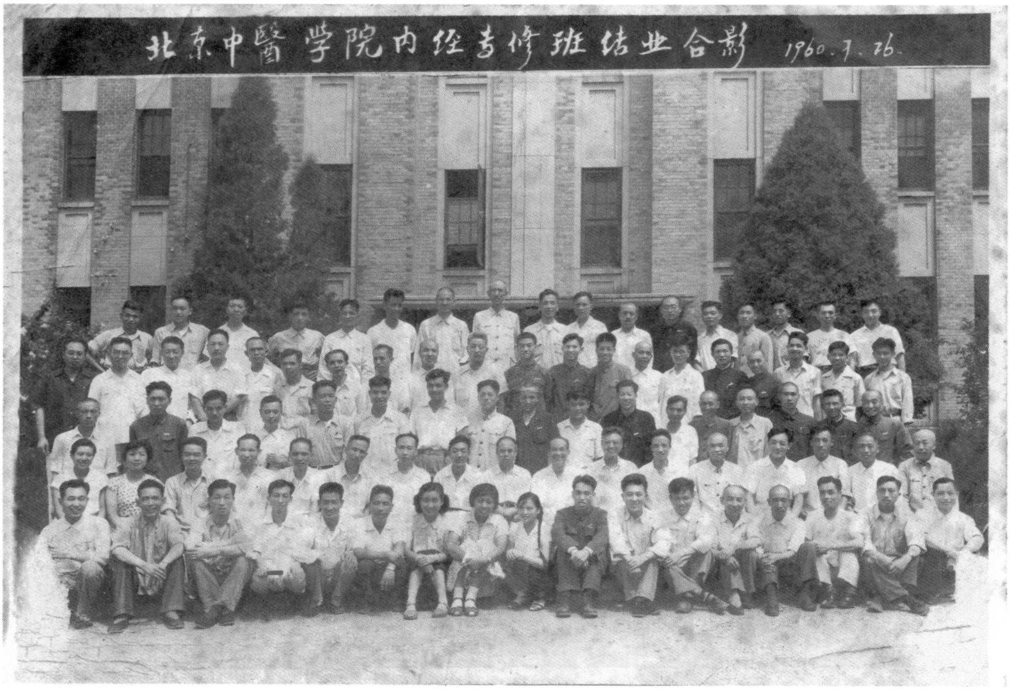

1960年杨以阶先生（第3排左1）前往北京中医学院（现北京中医药大学）内经专修班学习，结业时合影

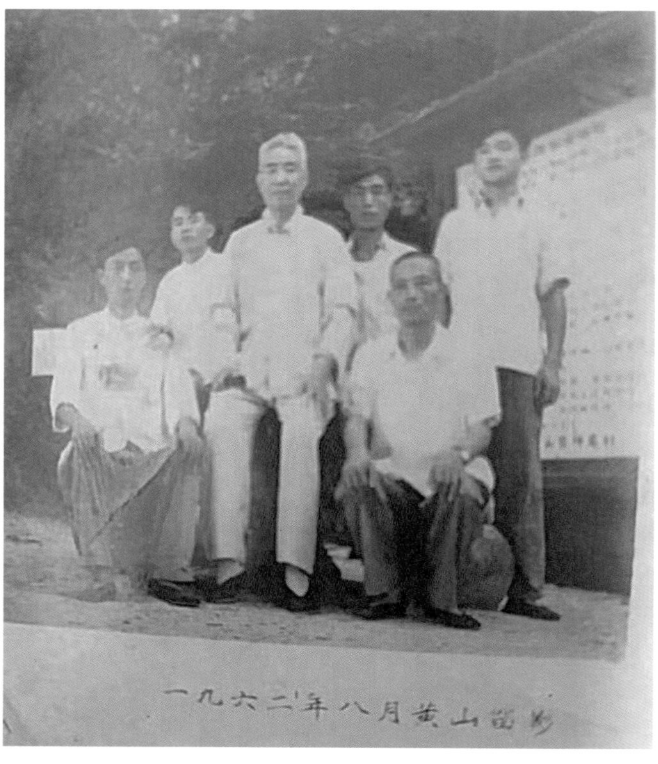

1962年杨以阶先生返乡途中与其同事高翰甫及学生合影

1962年，杨永弼陪杨以阶先生返回故乡，杨以阶先生早年的学生汪介士、蒋昌言、谢锵金一路陪同，在黄山脚下偶遇安徽中医学院同事高翰甫先生，并摄下这张照片。从左往右依次为谢锵金、蒋昌言、高翰甫先生、汪介士、杨以阶先生、杨永弼。

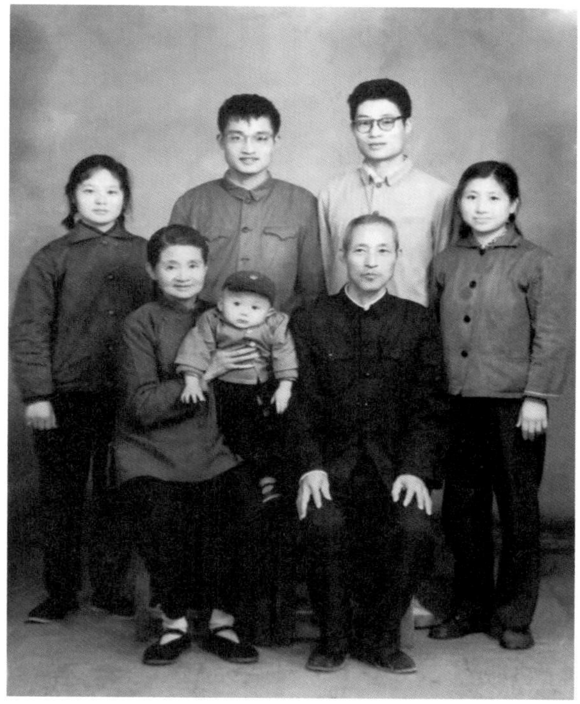

1970年杨以阶先生与家人合影于合肥

前排左起依次为杨以阶先生的夫人许瑞云、长孙杨大炯及杨以阶先生；后排左起依次为杨以阶先生次媳杨春生、次子杨永弼、长子杨永弘、长媳朱荫芝。

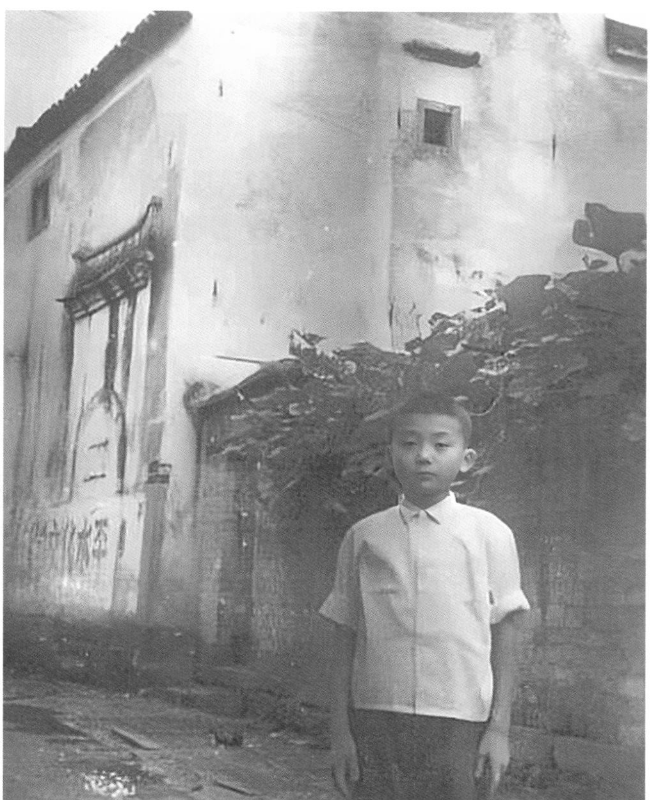

1980年杨以阶先生长孙杨大炯于潜口故居前留影

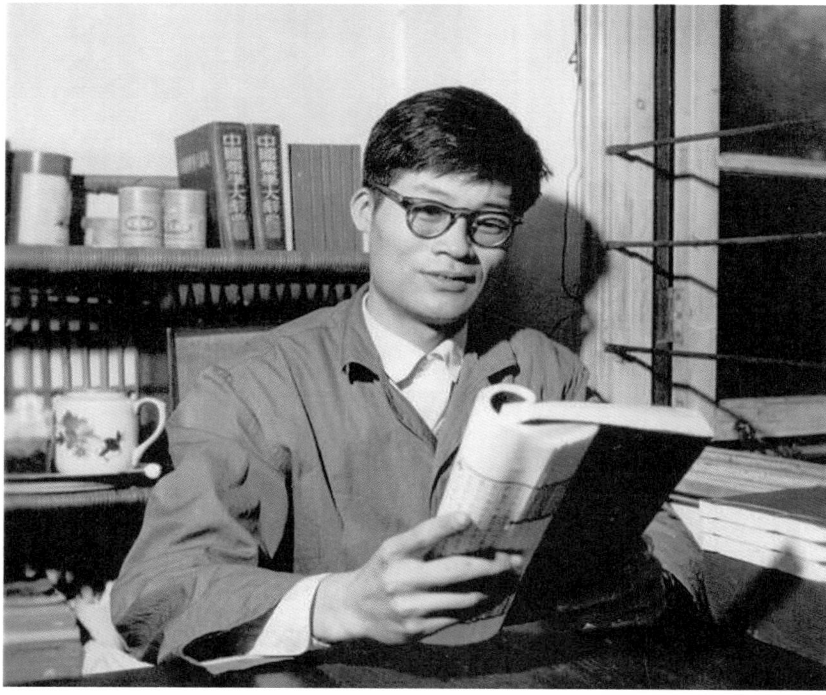

1971—1972年杨永弘脱产学习中医期间在家阅读中医古籍

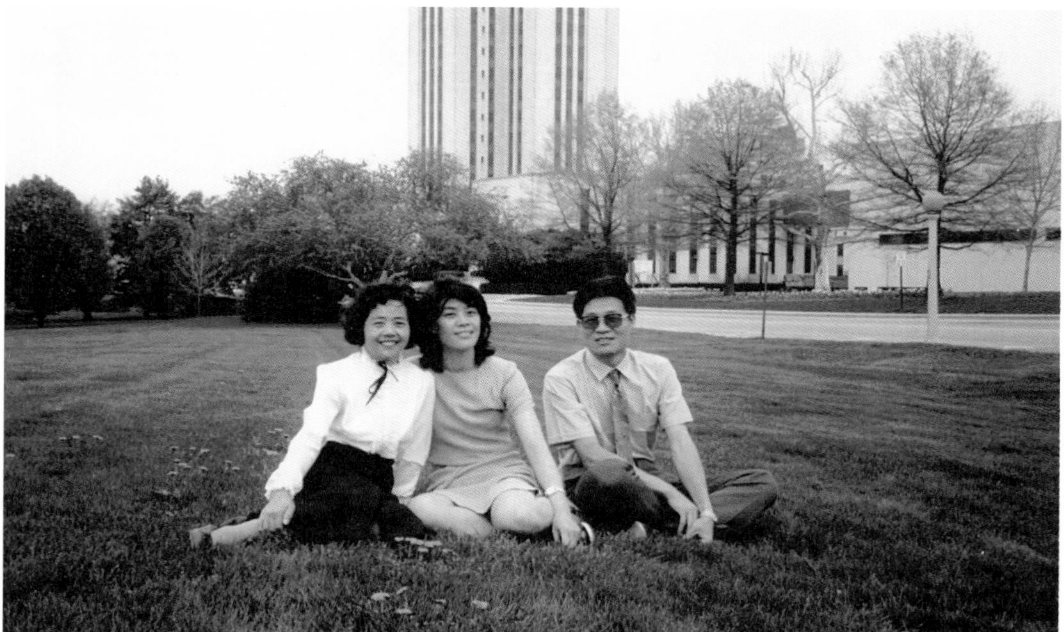

1986年杨永弘在美国国立医学图书馆（NLM，该图书馆为美国国立卫生研究院隶属机构，收藏有中医书籍）前草坪上与其他访问学者留影

左为北京师范大学教授鲍子平，其母为潜口杨家（上杨）姑娘。中为北京大学原常务副校长柯杨教授。其时3人均为美国国立卫生研究院（NIH）访问学者。

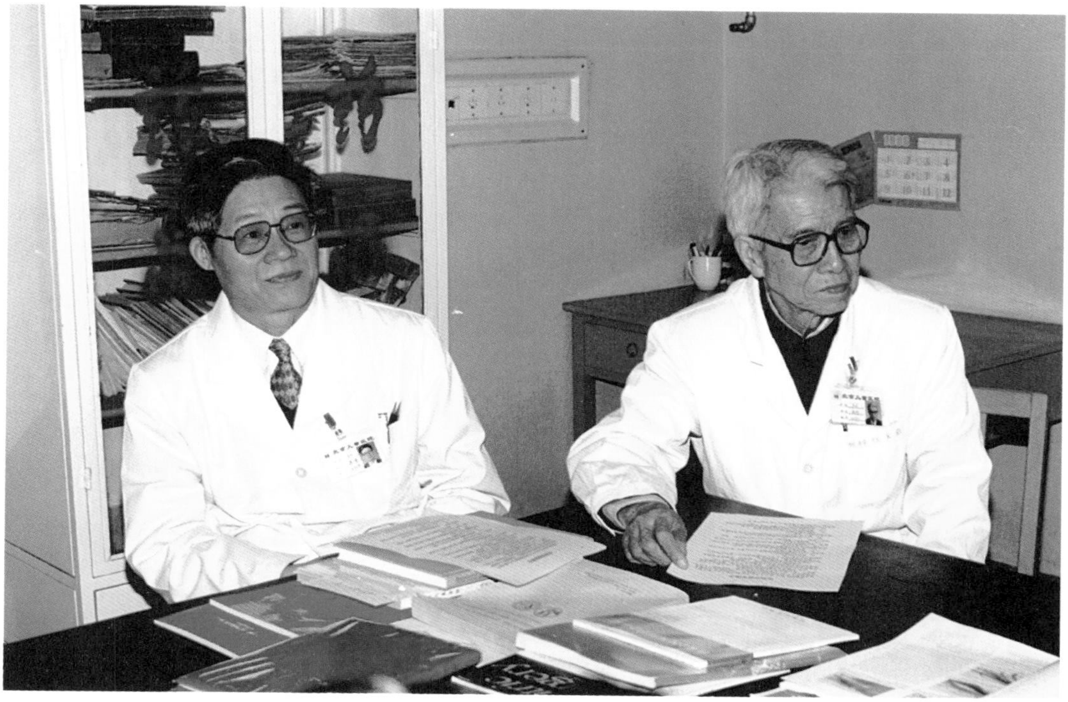

1997年杨永弘与张金哲院士合影

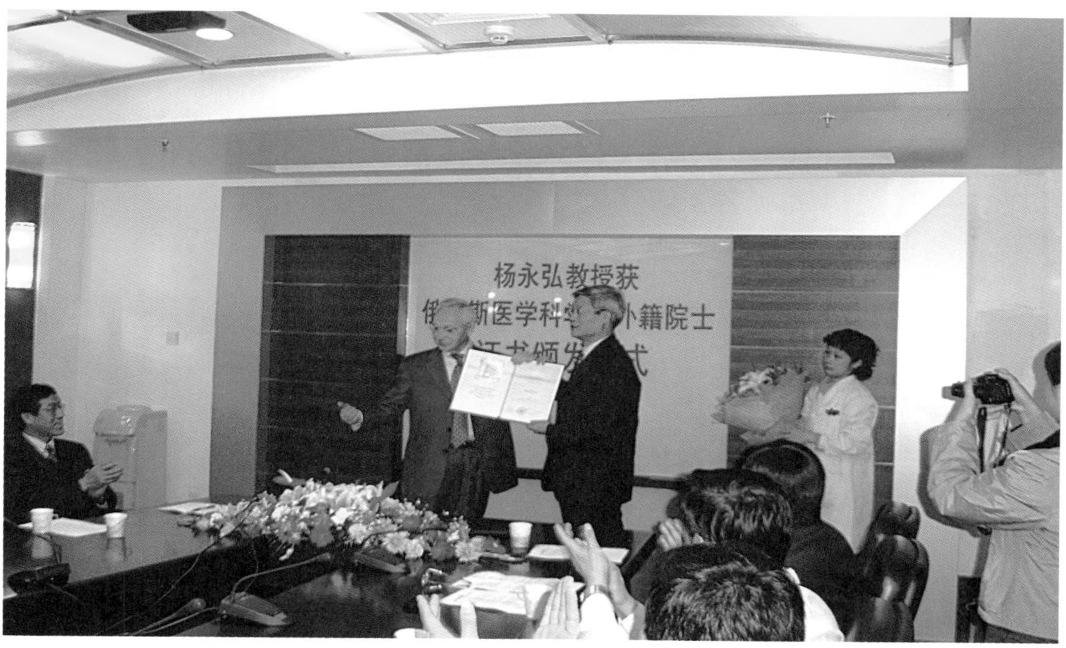

2005年杨永弘当选俄罗斯医学科学院外籍院士，接受证书留影

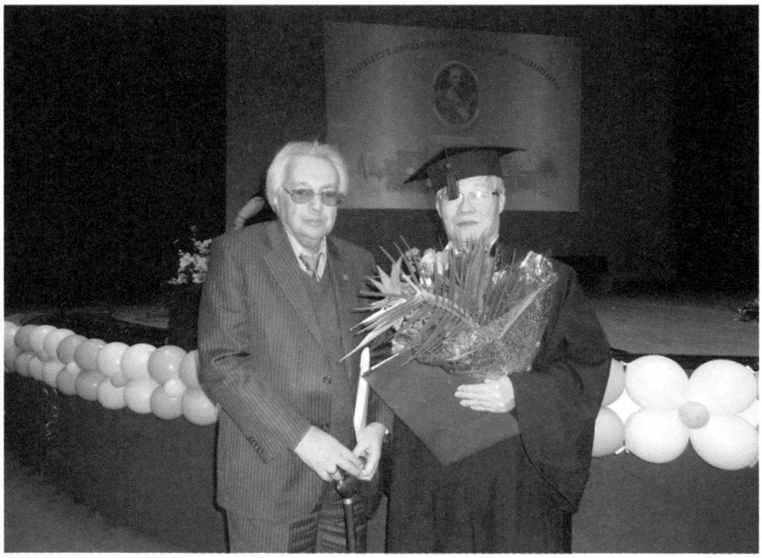

2015年杨永弘获得俄罗斯圣彼得堡实验医学研究所名誉博士时与Totolian院士合影

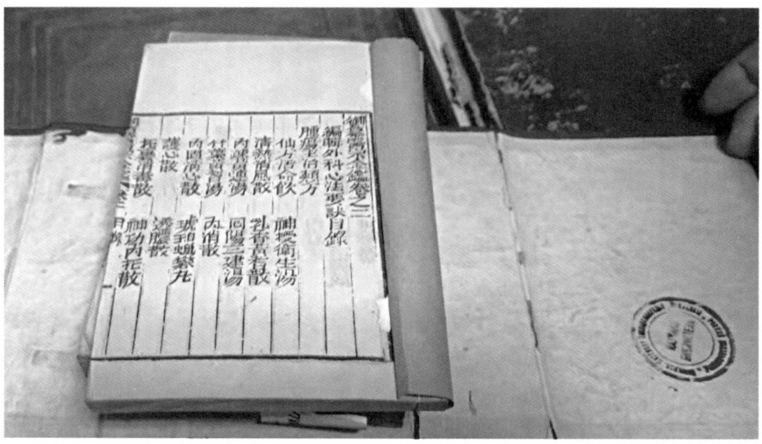

俄罗斯圣彼得堡实验医学研究所图书馆中收藏的《医宗金鉴》

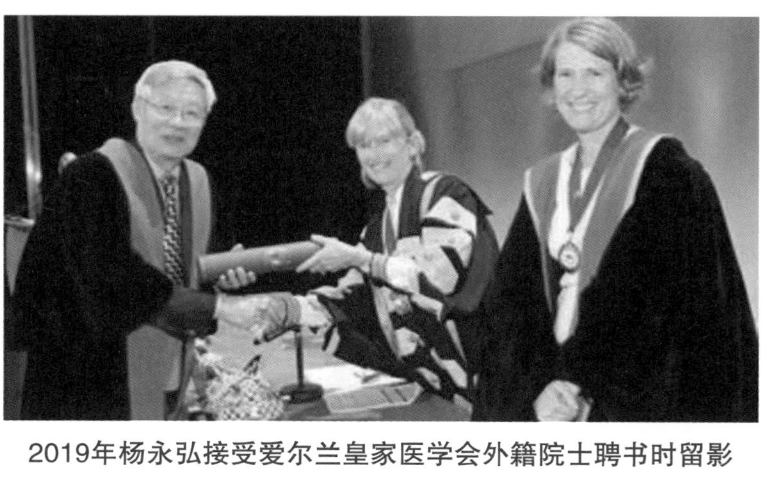

2019年杨永弘接受爱尔兰皇家医学会外籍院士聘书时留影

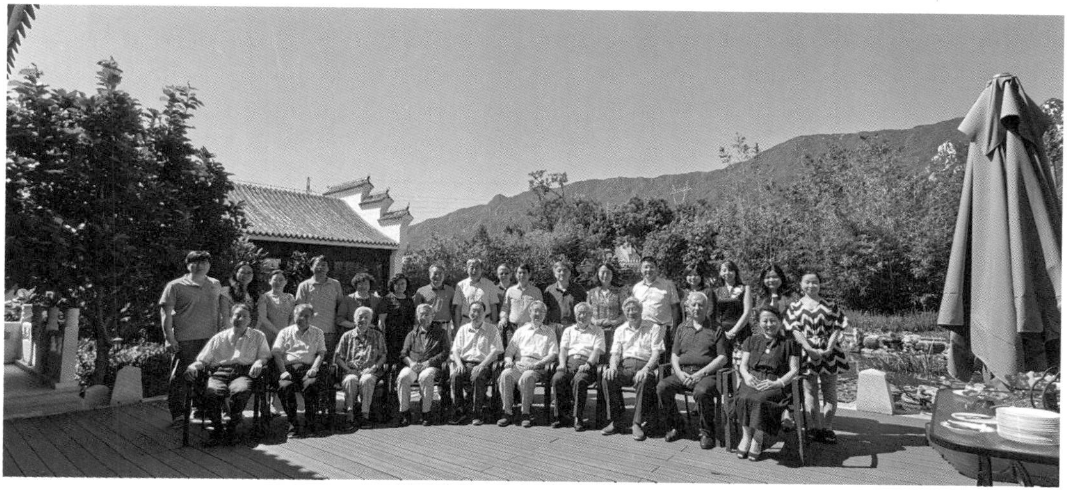

杨永弘（前排右3）作为顾问参加2019年9月14—15日中国中西医融合儿童健康暨中国中药协会儿童健康与药物研究专业委员会举办的儿童健康与发展问题研讨会

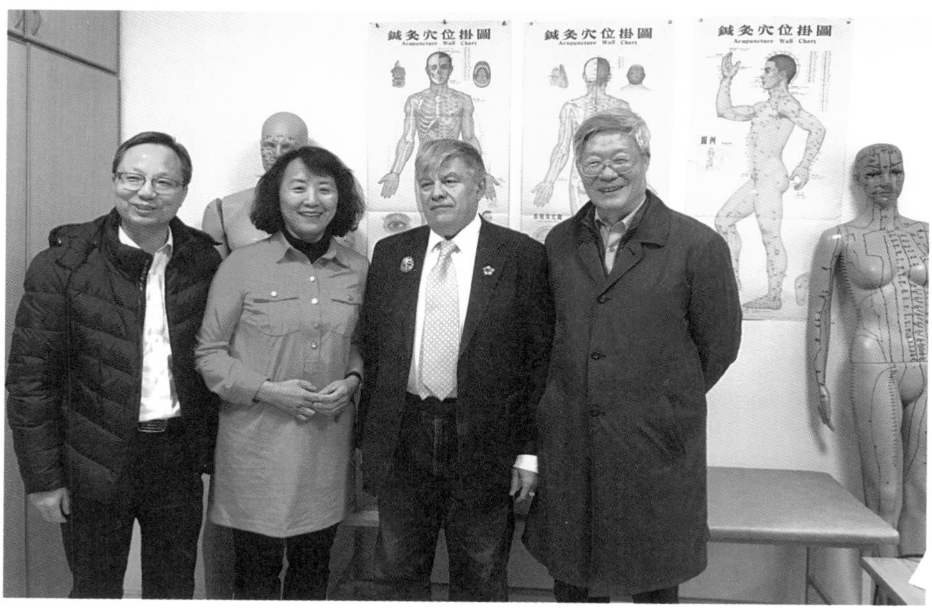

杨永弘与申昆玲教授、文飞球教授等人合影

2019年，杨永弘与申昆玲教授（左2）、文飞球教授（左1）出访俄罗斯，在叶卡捷琳堡当地大学的中医诊所，与所长（右2）合影。

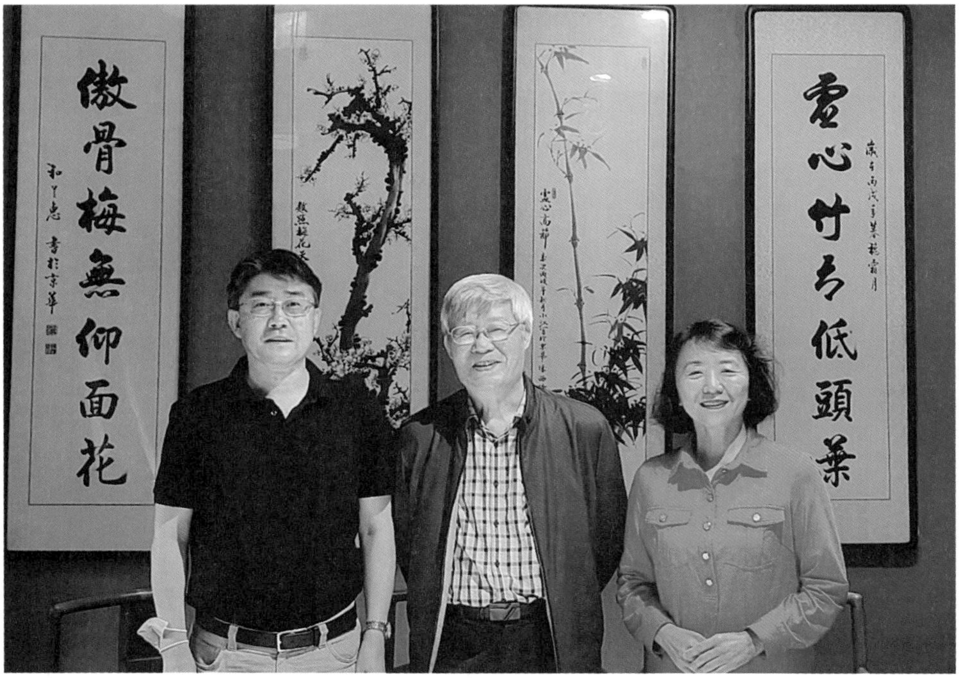

2021年杨永弘与高福院士（左1）和申昆玲教授（右1）合影

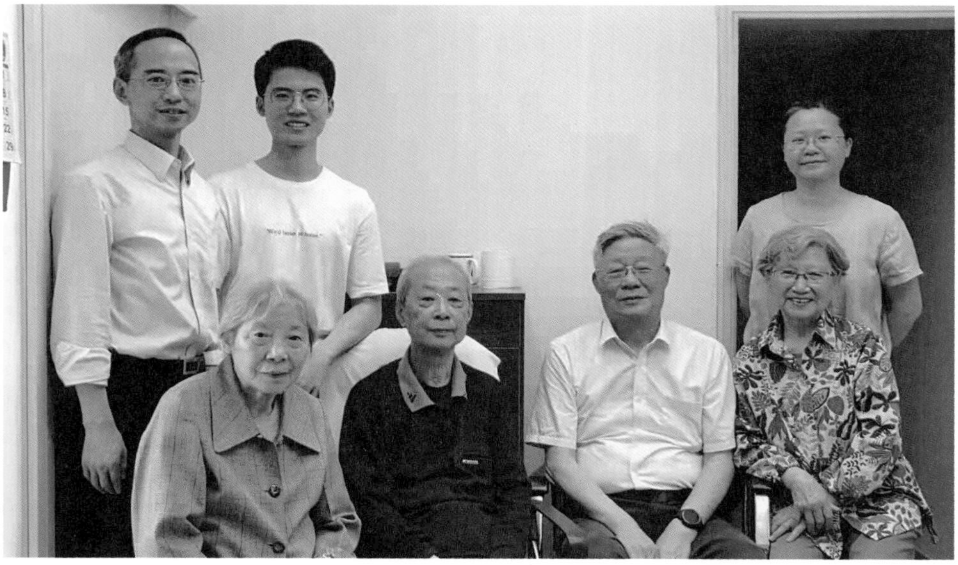

新安医学王氏与杨氏家族中7位医者合影

前排左1为王宏毅夫人王运长，前排左2为近代中医名家王仲奇嫡长孙王宏毅［王宏毅夫妇均为安徽中医学院（现安徽中医药大学）首届毕业生］，前排左3为杨永弘，前排左4为杨永弘夫人朱荫芝（北京天坛医院妇产科原副主任，主任医师，教授）。后排左1为王宏毅之子王刚石（301医院西院南楼消化科副主任，主任医师，教授，博士生导师），后排左2为王宏毅之孙王暄平（就读于英国贝尔法斯特女王大学医科），后排左3为杨永弘之女杨大烜（北京阜外医院麻醉科副主任医师）。

新安杨以阶临证经验和传承

杨永弘／主编

北京科学技术出版社

图书在版编目（CIP）数据

新安杨以阶临证经验和传承 / 杨永弘主编. -- 北京：北京科学技术出版社, 2022.5
ISBN 978-7-5714-2136-6

Ⅰ. ①新… Ⅱ. ①杨… Ⅲ. ①中医临床-经验-中国-现代 Ⅳ. ①R249.7

中国版本图书馆CIP数据核字(2022)第028669号

责任编辑： 侍　伟　王治华
文字编辑： 段　瑶
责任校对： 贾　荣
图文制作： 北京艺海正印广告有限公司
责任印制： 李　茗
出 版 人： 曾庆宇
出版发行： 北京科学技术出版社
社　　址： 北京西直门南大街16号
邮政编码： 100035
电　　话： 0086-10-66135495（总编室）　0086-10-66113227（发行部）
网　　址： www. bkydw. cn
印　　刷： 北京捷迅佳彩印刷有限公司
开　　本： 787 mm × 1 092 mm　1/16
字　　数： 466千字
印　　张： 22.5
版　　次： 2022年5月第1版
印　　次： 2022年5月第1次印刷
ISBN 978 – 7 – 5714 – 2136 – 6

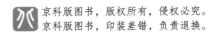

定　　价： **198.00元**

编委会名单

张　序

中国的传统文化孕育了优秀的中国传统医学——中医学。在中医院校出现之前，几千年来中医基本上都是以师带徒的形式代代相传，尤其是家族内的传承非常多见，因而出现不少中医世家。徽州地区人杰地灵，不仅以徽文化（徽派建筑、徽商、徽剧等）著称于世，还孕育了特色鲜明的医学流派——新安医学。

新安医学医家众多，尤其明清以降出现了不少中医世家，本书主编杨永弘教授就出身于这样一个中医世家，他是新安杨氏儿科的第15代传人。杨永弘教授接受了系统的西医教育，1966年大学毕业后在农村基层医院工作了七八年，其间他脱产学习了中医，并随其父杨以阶先生临床实习，实习期间他写下了平生第一篇论文《学习中医的几点体会》，该论文刊载在当时国内唯一的医学杂志《新医药学杂志》上；又协助其父收集和整理儿科医案，并于1980年集结成《儿科临证验案》一书出版，该书为现代新安医学最早的一本医案。更加难能可贵的是，杨永弘教授还收集了其父于民国时期和20世纪70年代诊病时亲笔所写处方和其他资料。作为一个已颇有成就的西医儿科专家，他能将这些资料收集、整理并予以出版，应该说对祖国医学，尤其是对新安医学做出了重要贡献。

杨氏操儿科，始自明朝万历年间，至今400余年，代代相传而无中断，传至杨永弘教授之父第14代杨以阶先生时达到顶峰。这样的中医世家在中医界是不多的，在中医儿科界更是罕见。

杨以阶先生15岁随父杨彦侯学医，18岁起悬壶于歙西、旌德、黄山一带，至新中国成立时已经有20余年的临床经验，在当地小有名气。1958年杨以阶先生被从故乡调到合肥，参与组建安徽中医学院（现安徽中医药大学，下同），参与创建附属医院并任儿科教研组组长。1969年他又参与重组安徽省立医院中医科，并任副主任。杨以阶先生临床实践经验十分丰富，尤其擅长中医急性病与儿科疾病的诊治。从他书写的病历原件中可以看出，杨以阶先生刻苦力学、虚心求教，不仅在中医方面造诣很深，而且对西医学也不抵触。他在诊治疾病过程中充分汲取前人成法，又不拘泥于此；病历书写认真负责，一丝不苟，其书写的病历可称为书法佳作。

本书主编杨永弘教授从事儿科临床与科研工作50余年（包括早年随父学习并进行中医儿科临床工作的时间），是世界著名儿科专家诸福棠教授和江载芳教授最早招收的研究生。1982年研究生毕业后，杨永弘教授前往美国国立卫生研究院学习3年，进行疫苗的研究，在儿科细菌感染性疾病的研究方面成绩卓著。近20年来，杨永弘教授与美国、瑞典、俄罗斯、德国、英国、韩国、丹麦等国家的医学工作者一直合作，曾到60多个国家讲学、交流等，并应邀在国际会议上发言。杨永弘教授于2000年获国际传染病学会Aventis Pasteur奖，于2005年当选俄罗斯医学科学院外籍院士，2014年转为俄罗斯科学院外籍院士，于2019年当选爱尔兰皇家医学会外籍院士。杨永弘教授曾任世界儿科感染性疾病学会执行委员、亚洲儿科感染性疾病学会主席，已在SCI期刊上发表论文130多篇，并主编《儿科疫苗学》一书，他在国内外儿科呼吸系统感染研究领域有很高声誉。杨永弘教授在西医学方面取得如此成绩后，转而关注和总结祖国医学的宝贵财富，我对他深表钦佩和支持。

我本人最初学的是西医，从事小儿外科专业后，学过一年的中医，对中医的疗效深信不疑。我自己曾因病行胃大部切除手术，该手术就是在中医针刺麻醉下完成的，术后已30多年，本人现已百岁，仍能每天上班。亲身体验，毋庸讳言。

本书的特色是图文并茂，深入浅出，既保留了历史资料的客观性、准确性，又力求专业知识的通俗性、系统性。本书不仅适合中医儿科医师和医史研究者阅读，对其他中医师乃至西医儿科医师也有较高的参考价值，是一部值得我们大力推荐的著作。

中国工程院院士 張金哲

2021年7月

徐　序

新安医学是祖国医学宝库中的精华之一，出了很多名医名著。杨氏儿科于徽州歙西一带悬壶济世，至今400余年。杨永弘教授整理、归纳、总结其父杨以阶先生50多年的临证经验，并将自己学习中医及继承祖业的过程和体会融入其中。本书收录了杨永弘教授珍藏的杨以阶先生20世纪40年代毛笔方笺47张、20世纪70年代钢笔书写的门诊处方、已发表的文章及一些未曾发表的珍贵文墨。其中，杨以阶先生20世纪40年代的手写处方大多仍是传统格式，所用剂量也用两、钱、分标示。此外，本书还收录杨永弘教授20世纪70年代随父脱产学习中医后撰写的《学习中医的几点体会》一文，体现了杨氏儿科的承继过程。

1958年杨以阶先生被从徽州调到合肥筹建安徽中医学院，与我的祖父徐恕甫先生同为建院元老。在安徽中医学院成立早期，我的祖父和杨以阶、杨新吾、汪寄岩等并称安徽中医学院“八老”，他们同住于三里庵小红楼。杨以阶先生曾任金匮教研组组长、温病教研组组长，并创建附属医院儿科，任科主任。之后他又被调至安徽省立医院任中医科副主任。我秉承家学，随祖父与杨以阶先生在安徽中医学院共事多年，他是我最敬重的一位老前辈，是新安医学的延传引领者。他医术精湛，以仁医仁术惠及患者，晚年虽多病，但仍对患者来者不拒。杨以阶先生在诊治中重视吸取前人经验，并灵活运用，从不墨守成规。他的病历书写非常认真，将临床表现、苔脉特点、病理病机、发展趋势和治疗方案都详细记录，且书法妍美，每份病历都堪称书法佳作，在当时的安徽中医学院首屈一指。今杨永弘教授整理的此书，对中医医师，尤其是中医儿科医师有很高的参考价值，对于“西学中”者也有很大的帮助，同时也为医史研究提供了一份重要的资料。

本书将为新安医学的承继和发展做出重要贡献，值得后学者学习，因此乐于为之作序，愿杨以阶先生含笑九泉。

国医大师 徐经世

2021年7月

王 序

杨以阶先生是先父王樾亭的朋友，也是我在安徽中医学院读书期间的老师。因同为新安医学的践行者和传承者，两家素有交情。杨氏擅儿科，也看内科病；王氏擅内科，儿科病患也偶有接诊。以阶先生的父亲彦侯先生病危时是请我父亲去诊治的，当时以阶先生17岁，我父长其6岁。

永弘和我几十年没有联系了，今年他去屯溪讲课，从朋友处打听到我的消息，4个月前他找到我，我们恢复了联系。2021年5月永弘的女儿杨大烜陪同永弘和夫人朱茵芝来到我的住处探望，我与妻子王运长、儿子王刚石、孙子王暄平一道接待了他们。在和永弘交流中，我才知他在儿科领域有很多建树，到过60多个国家，而且一直在收集他父亲的医案，准备再出一本书，我内心着实佩服。

我是1959年到安徽中医学院读书的，那时定的学制是6年，因为我们就读期间学校没有安排中医儿科的课，所以很遗憾没有听以阶先生讲过课。但就读期间我曾到以阶先生府上拜访，他非常客气，也非常热情。1961年11月，我听说以阶先生住院，立即去医院看望他，旋又将情况告诉了桂爷（王任之先生），桂爷很快就去探望，并敦促医院为以阶先生做了胃部手术，使以阶先生转危为安。1979年以阶先生病故，桂爷前去参加告别仪式。1980年我在新华书店看到有《儿科临证验案》出售，是永弘主编的，我知道永弘已从事西医儿科工作多年，还编出了这本书，暗暗称奇。

衷心希望《新安杨以阶临证经验和传承》能早日出版，让我们看到以阶先生更多的学术思想与临证经验，体会杨氏儿科的精深和新安医学的博大，并给我们留下永恒的纪念。

新安王氏内科传人 王宏毅

2021年7月

高　序

认识杨永弘教授实属偶然。2005年的夏天，我刚从国外回来不久，杨教授带着与他同行的全球著名链球菌科学家G. Singh Chhatwal教授到我办公室交流。那时我任中国科学院微生物研究所所长，在我回国之后正赶上四川发生人感染猪链球菌病的疫情，因而我也做了一些与猪链球菌相关的研究工作。从这件事情看出杨教授是个细心人，我本来是以研究病毒免疫为主的，只做了一点点与链球菌研究相关的工作，他知道后马上来访，说明他对学术的追求是很执着的。

自那以后，我和杨教授成为忘年之交，经常一起参加各种学术研讨会。我在杨教授团队的支持下，涉足链球菌研究领域，并与德国科学家开展国际交流和合作研究，从2007年起开启了中德链球菌双边研讨会，共同探讨链球菌及其引起的疾病的相关科学问题，实属万幸。10多年来，我和杨教授的友谊不断加深，我们之间的学术交流一直不断。杨教授在儿科链球菌疾病研究方面成果丰硕，是该领域的世界级专家，并且十分重视国际合作，与美国、俄罗斯、丹麦、瑞典等国家的这一领域的顶尖专家有实质性的合作。同时，他是俄罗斯科学院外籍院士，是我学习的榜样。我到中国疾病预防控制中心后才得知杨教授在疫苗研究方面造诣很深。他与学生编写的《儿科疫苗学》一书影响很大，美国疫苗之父Stanley A. Plotkin教授肯定了该书的价值并为该书作序。近期在与杨教授的交流中才得知，杨教授出身于中医世家，他父亲是新安杨氏儿科第14代传人，杨教授早年随父杨以阶先生学习中医，并将其父的经验总结成文发表。大学毕业后杨教授还在公社医院工作过多年，有着丰富的临床经验。在这次交流中我也向他介绍了我们在研究抗新冠病毒的过程中提出的“微生物组-微生物代谢产物-植物”（中药生态系统）概念，通过相关研究我也更加深刻地认识到中医药对疾病预防控制的重要作用。

祝贺杨教授的著作《新安杨以阶临证经验和传承》的出版，该书中详细介绍了他父亲、他自己乃至整个杨氏家族的临床经验和学术传承。发掘祖国医学宝藏，从全科到专科，从临床到科研再到预防，身为西医而继承中医，世传医家杨永弘教授堪称楷模。

写到此，是为序。

中国科学院院士 高福

2021年10月

前　言

中医药学博大精深，是中华民族智慧的结晶，是世界传统医学的重要组成部分。中华民族五千年的繁衍生息，中医药的作用功不可没。作为中医药学的组成部分，新安医学根植于古徽州一府六县，是古徽州劳动人民在征服大自然，在长期与疾病做抗争，在本土朱子理学、江戴朴学及周边医学相互渗透与影响的过程中积累出来的一种独具地域特色的医学体系。新安医学肇始于唐，发展于宋元，至明清则进入全盛阶段。自宋到清末，徽州共出现名医数百人，存世医著数百种，涌现出了“新安医学奠基人”汪机等一大批著名医家。更有大批新安医者不计名利，扎根乡野，悬壶济世，为生活在高山峻岭、资源贫瘠的徽州的百姓服务，他们同样为推动与发展祖国医学事业做出了巨大贡献。

当前，我们迎来了中医药发展的最佳时期。我国已将中医药现代化作为科技发展的优先领域，并将其列入国家中长期科技发展规划。近年来，一些专家和学术机构在几十年中西医结合的基础上，提出了中西医融合的更高目标。

要发展中医药学，首先要做好传承。准确把握中医药的发展精髓和深刻内涵，继承其宝贵知识和经验，并使其不断发扬光大是我们的重要使命和共同责任。传承包括书本经验与临床经验两部分，二者密不可分，其中临床经验大多可以通过撰写书籍来传承。

新安医学专科齐全，世代相传，形成很多的“家族链”，至今不息。如始于南宋的“医博”黄孝通的“黄氏妇科”，至今已有25世，代不乏人；清代王履中先生创始、至近代王仲奇先生达到顶峰的“新安王氏医学”及郑于丰、郑于蕃创始的“南园喉科”“西园喉科”等更是家族内传承的典范。这些专科，内容丰富，经验独特，在中医学发展史上具有重要地位。随着新安医著的外传，新安医学还对日本、朝鲜及东南亚各国的医学发展发挥了积极作用。

杨氏儿科始自明朝万历年间，至今400余年，代代相传而无中断，传至第14代家父杨以阶先生时达到顶峰。家父少承家学，15岁时随祖父杨彦侯学医，祖父早逝后，家父18岁时即开始独自开业，当时杨氏儿科尚由五叔公杨静轩承继和操持，家父便前往歙西、旌德、黄山一带，一边行医，一边求学。五六年后家父即返回家乡潜口撑起杨氏儿科招牌，经验日增，业务日大，到新中国成立时家父已经近40岁，积累了20余年的临床经验，在歙西一带声名鹊起，成为当地知名的中医。新中国成立初期，家父就放弃了私人诊所，走集体化道路，率先组建潜口联合诊所并任所长。1955年家父参加县级医疗机构工作，成为国家工作人员，1957年被派往江苏省中医进修学校（现南京中医药大学，下同）系统学习1年，1958年被调到合肥筹建安徽中医学院，为建院“八老”之一，曾任多个教研组组长，并创建附院儿科。1969年安徽中医学院解散，一部分职工并入安徽医学院（现安徽医科大学，下同），成立安徽医学院中医系，家父与杨文堂院长等人参与重组安徽省立医院的工作，杨文堂任省立医院院长，家父任中医科副主任。在安徽中医学院和安徽省立医院工作的20多年时间里，他积极开展临床、科研和教学工作，在思想境界和学术水平上均有很大的飞跃。

家父认为单靠家族传承已经限制了中医的发展，并多次告诫我们，要将自己的学识和经验不只传给子孙，更要传给更多的医学院校的学生们，这种传承是更广义的传承。家父认为将来中医的发展离不开现代医学的方法和手段，他要求我有一定西医基础之后再来学习中医。正因为如此，1961年当我高中毕业填报高考志愿时，他支持我报考安徽医学院，同时也是因为当时安徽中医学院虽然是第2届招生，但还没有走上正轨。大学毕业后我们66届毕业生推迟2年（1968年）才分配，而且全部被直接分到公社一级单位。我和爱人朱荫芝在皖南山区的七都公社医院工作了七八年时间，将大好青春真正献给了贫穷偏僻的山乡。这段经历对我而言是严峻的考验和巨大的锻炼。我的足迹遍及当地山区的每一个角落，内、外、妇、儿各科的病我都看，这不仅拓宽了我的视野，还积累了经验。更重要的是这段经历对我是极大的磨炼，使我逐步养成吃苦耐劳、不甘落后的奋斗精神。可喜的是在这几年中我获得一次脱产学习中医的机会，不仅有1年时间集中学习中医经典和理论，而且在1972年被破例安排回到合肥、在家父身边实习。后来连续2年父母前往七都公社医院探望我们夫妇，这期间家父都是无偿地为当地农民看病，对我而言也是一个在他身边学习的机会。1976年初，经当时省委副书记杨效椿特批，以“继承祖国医学遗产”名义，将我们夫妇从最底层公社医院直接调到安徽省立医院，这在当时是绝无仅有的。调动理由是“继承祖国医学遗产”，按理我应该在中医科上班，但家父与杨文堂院长、常泰吉副院长（兼儿科主任）商量，希望我在儿科锻炼一段时间，打好西医儿科基础后，再去进一步学习中医。后来家父之所以支持我去北京读研究生，也是希望我在西医儿科方面能够有更大的提高。在安徽省立医院工作期间，两位院长都要求我收集和总结家父的一些经验，在我备考研究生期间，他们特批我1个月假，协助家父整理出版《儿科临证验案》一书。

从1979年来北京，迄今已40余年，我一直在西医儿科领域做临床、教学和科研工作，在儿科感染和呼吸专业领域小有成绩。我常常考虑将我的工作和研究与中医结合起来，为家父整理一些东西，为中医发展做一点事情，这一直是我的一个心愿。20世纪80年代我在美国学习期间，所在的美国国立卫生研究院（NIH）已经建立国家补充与替代医学中心（NCCAM），中医药（包括针灸）是该中心研究的内容之一，可见中医药正在逐步被西方认可与接受。当时有人劝我留下来，挂出15代祖传中医的牌子，在华人圈里发财致富。我婉言谢绝了，这不仅不是我要走的路，更对不起送我出来的两位导师——诸福棠教授和江载芳教授。此后我招收研究生时，特意招收了2名中医药大学毕业的学生，其中一名学生马香已经是济南市儿童医院呼吸科主任和济南市儿科医学研究所所长了，另一名学生吕霜也在以中西医结合见长的北京友谊医院儿科发挥她的作用。我希望中医走出国门，走向世界。无论是在美国学习，还是去俄罗斯和西欧国家访问时，我都非常关注当地中医的境况，并多次促成我国驻俄罗斯使馆科技处在俄罗斯几个城市建立中医诊所和中医院。最近两年，中国中药协会儿童健康与药物研究专业委员会邀请我以顾问身份参加活动，中国民族卫生协会皮肤学科分会聘请我担任名誉主席，使我能够对促进儿科和皮肤科中西医融合尽微薄之力。

所幸的是，我还保留了家父生前的一些资料，包括20世纪40年代珍贵的处方笺手稿47张。作为《儿科临证验案》的补充，本书中增加了20世纪70年代30例儿科病例的处方笺手稿与验案。此外我收集了20世纪70年代自己在省立医院实习时的处方笺及家父修改的手稿79例，将其与《新医药学杂志》1973年第1期刊出的我撰写的论文《学习中医的几点体会》一起，作为继承方面的案例。本书也收集了我和其他几位同道整理并发表的家父的临床验案10篇，另外还有一些没有公开发表的验方、治疗方案等。附录中有家父的备课笔记“唐宗海”手稿和“中医治疗宫外孕的辨证论治”讲座手稿，内容涉及医学史和妇科学，从家父的笔记、手稿中可见他不断进取和认真负责的治学精神。相关内容在本书各部分均有按语予以说明。

感谢国医大师徐经世为本书封面题字。感谢张金哲院士、国医大师徐经世和同为新安医学传人的王宏毅世兄撰写序言，同样感谢老朋友高福院士在繁忙抗疫工作中抽空为本书作序，他们撰写的序言为本书增色不少。感谢家父老友周道炯先生为本书题词。感谢王坦学友为本书题诗。感谢张恺帆先生、吴志亮学友所赠墨宝。感谢申昆玲教授、马融教授对本书的鼎力支持和赞助。感谢中国中药协会李磊秘书长和甄会女士对本书出版的诸多贡献。感谢北京科学技术出版社有限公司章健总经理、侍伟主任和段瑶编辑为本书出版倾注了大量的心血。感谢吕霜、杨颖、马香和翟瑞洁等几位医师为整理、编写本书的辛勤付出。杨家新一代都在本书收集与整理资料阶段发挥了作用，大烜成为杨家第16代医者，我想这也是某种意义上的传承。

经过近2年的努力，本书终于出版了。本书的出版不仅用以纪念家父杨以阶先生112周年诞辰，亦可告慰400余年来服务乡里的杨氏祖先。本书中收集了家父不同时期的有关资料，尤其是手稿真迹，弥足珍贵，但毕竟资料大多散落在民间难以收集，此书之一鳞半爪，远不能将家父中医学术思想和临床经验的全貌呈现给大家，加之本人年过古稀，精力有限，书中难免有不足之处，请各位医界同仁批评指正。

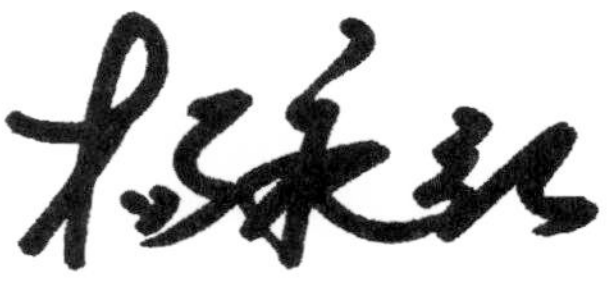

2021年8月

目　录

第一章　新安杨氏中医传承谱

第一节　杨氏从医世系简谱

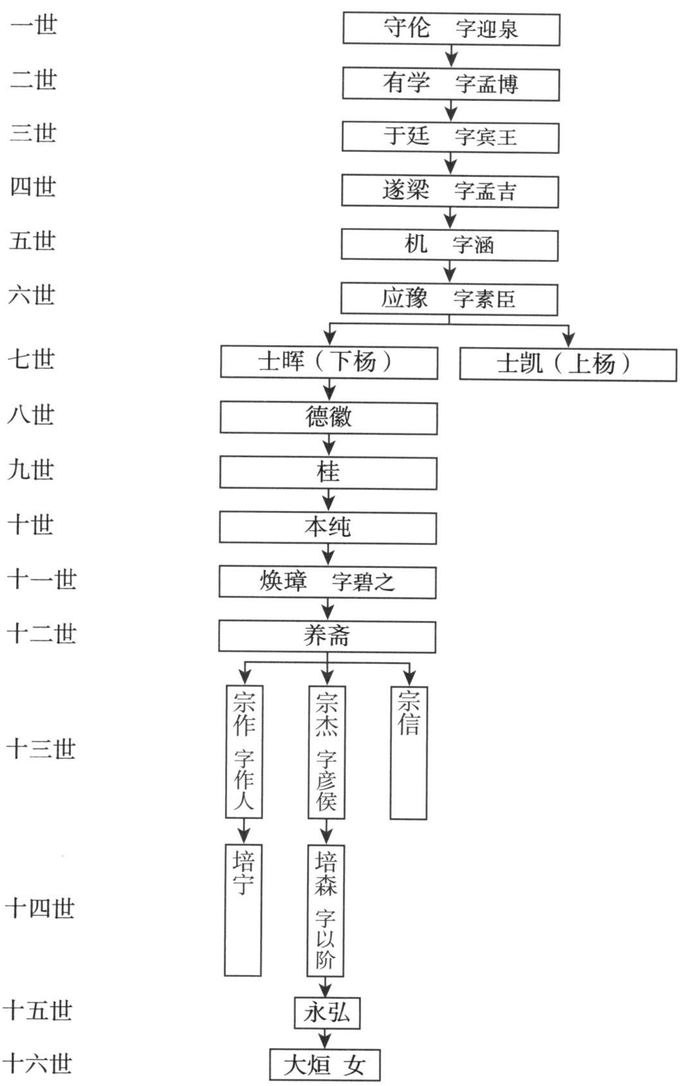

第二节　杨氏中医儿科家族传承链

杨氏第一世祖杨守伦，字迎泉，明朝万历年间从芜湖迁至岩寺，为新安医学杨氏儿科始祖。相传杨氏祖先从四川迁至安庆，由安庆迁至芜湖，后定居歙县，又从岩寺迁至潜口。杨氏悬壶济世，主要在歙县西乡和黄山山区，服务乡里，享誉歙西，尤擅长儿科，并世代相传，400余年从未中断。

历代史料中也留下了不少有关杨氏中医的记载。如明末清初歙县儿科名医周镜玉先生曾在其著作中描述他与同时代杨宾王（杨氏三世祖）先生同时诊治一个患者，书中写道："再请杨宾王先生。我郡之最有名者也。"[1]杨氏七世祖士晖先生医名甚著，歙县志曾有过记载。[2]据杨以阶先生和其叔口传，杨氏祖上曾有不少医案秘方传世，但在战乱之中，尤其是太平天国占领徽州期间，潜口蒙难甚大，家中被洗劫一空，只有"八宝鸡肝散"等祖传秘方传世。

历代杨氏医家在服务乡里的过程中，不断学习先人和同辈医家的经验，同时自己不断总结经验，创制出不少验方和治疗方法，在儿科常见急、慢性疾病，包括感染性疾病诊治方面有独特的经验。想当初方圆百里的黄山山区缺医少药，在没有抗生素和疫苗的年代，杨氏祖先翻山越岭，行进在崎岖难行的山间小路上，几乎到达过黄山山区的每一家每一户，保住了一方乡野平民百姓的健康和平安。山民如遇脑膜炎、麻疹肺炎、百日咳、中毒性痢疾、腮腺炎、脊髓灰质炎和猩红热等急性感染性疾病或疫情，甚至遇到患儿昏迷、抽搐和休克，也都是靠中医中药急救，当然会有些患者不治身亡或留有残疾，也有很多患者就靠中医中药拯救了生命。杨氏先祖在治疗其他儿童常见病，如急、慢性肾炎，肝炎，哮喘，风湿病和婴儿湿疹等方面也积累了不少经验，尤其擅长治疗咳嗽、黄疸、呕吐、腹泻、便秘和腹胀等儿科常见病症。山区贫穷百姓众多，食物单一，小儿易患各种营养不良（即中医所说的"疳积"）。若患者中阳失运，积滞不去，易患夜盲，临床表现为面黄肌瘦，目翳叠厚，肚膨便薄，目将成瞽，病势难治，早期如及时投以著名的"八宝鸡肝散"，多可挽救几分视力。杨氏八宝鸡肝散需用麝香、牛黄等药，并取活白公鸡鸡肝一具，立即制成稀糊状置于瓷碗中，当天蒸煮，分1～2次服完。原来此方秘不外传，但杨以阶先生到安徽中医学院任教之时，便将此方公开，并在其所著《儿科临证验案》中详细记载。

[1] 王剑辉.珍稀中医稿钞本丛刊：新安卷续编：第十一册［M］.上海：上海大学出版社，2021：281.

[2] 杨以阶.儿科临证验案［M］.合肥：安徽科学技术出版社，1980.

历代从医杨氏世家如下：

第一世：守伦，字迎泉，住岩寺。

第二世：有学，字孟博，住岩寺。

第三世：于廷，字宾王，住岩寺。

第四世：遂梁，字孟吉，住岩寺。

第五世：机，字涵，迁杨干。

第六世：应豫，字素臣，始迁潜口，建祠为“杨氏天籁堂”。生二子。

第七世：士晖，字章国，继续从医,被称为“下杨”；士凯，改从商，被称为“上杨”。

第八世：德徽。

第九世：桂，生二子本良、本纯，本纯从医。

第十世：本纯，生二子焕璋、焕玮，焕璋从医。

第十一世：焕璋，字碧之，生一子养斋，从医。

第十二世：养斋，生六子，三子宗杰、五子宗作、六子宗信从医。

第十三世：宗杰，字彦侯，生一子以阶，以阶从医，宗作子培宁从医。

第十四世：培森，字以阶，生二子永弘、永弼，永弘从医（西医儿科为主）。

第十五世：永弘，生一子大炯、一女大烜，大烜从医。

第十六世：大烜（麻醉科）。

第二章　新安杨以阶临证精粹

第一节　杨以阶小传

杨以阶（1909—1979），名培森，字以阶。安徽歙县潜口（现属黄山市徽州区）人。杨以阶先生少承家学，1925年前先后在本村潜口小学和休宁万安镇的安徽省第二师范学校念书，15岁起随父杨彦侯学医，杨氏儿科至其已经传承14代之久。父早逝后，杨以阶先生18岁即开始悬壶于歙西一带。当时杨氏儿科尚由其五叔杨静轩承继和操持，因此业务难以开展，遂前往旌德、黄山一带，一面行医，一面求学。杨以阶先生不仅自幼苦学中医经典，还勤学好问，向医界前辈和同行学习，尤其推崇儿科医家许豫和先生，学习其诊治经验。杨以阶先生有一个非常好的习惯，即每当空闲时便前往中药店，浏览其他医生所开的处方，尤其关注当地有名气的医生和特殊疾病的诊治，总结他们对证候的描述、诊断和用药特点，研究其辨证施治规律。杨以阶先生认为医古文是中医学的基础，而他当时只念过几年小学和初中，读懂、消化和背诵浩如烟海的中医典籍是何等艰难，但他坚持对中医学的渴求，知难而上，积少成多，利用三四年时间通读典籍，许多中医古籍如《黄帝内经》《伤寒论》《小儿药证直诀》《汤头歌诀》等，他都牢记于心，不少章节到了老年时仍能背诵。他深知处方的书写是一个中医师的门面，为了习得一手好字，杨以阶先生勤练书法，不仅平时抽空就在书房习书写字，田间道旁亦随时成为他的练字场所，日积月累，杨以阶先生的书法在当地小有名气。每次开处方前他正襟危坐，书写如行云流水般一气呵成，目前收存的20世纪40年代他手写的处方被业界认为是具有收藏价值的书法佳作。

历代杨氏医家均主要为黄山山区和歙县百姓诊病，杨以阶先生年轻时经常外出诊治患者，外出时就要翻山越岭，他几乎走遍当地每一个自然村，十分辛苦。后来成名了，出诊时大多坐轿，到了当地，兼诊治其他病人，有时一次诊治十几二十个。出诊费用均由富者来出，对于穷人少收或不收诊费。当时潜口有2家中药房，即“三益堂”和“颐和堂”，2家中药房中均有杨家专用账本，每逢穷人来诊，他就在处方上做相应记号，表示减价或免收，差额均记在杨家账上，定期支付。这是杨氏祖上传承下来的善举，代代必须遵守。

新中国成立时，杨以阶先生已年近40岁，有20余年的临床经验，不仅精通中医儿科，在妇科和内科方面也造诣颇深，在当地已经是相当有名的专家了。杨以阶先生带过五六个徒弟，包括汪介士、谢锵金、谢国英、蒋昌言等，其中，汪介士为20世纪后期黄山地区著名中医，深受当地群众欢迎和赞誉。1950年左右，杨以阶先生破私立公，在歙县率先组建潜口联合诊所，并自任所长，参加者有罗履仁、潘修之、曹典成等六七位医生，还有一位顾姓西医。杨以阶先生将自己在潜口的居所贡献出来，全家人搬到后进两间房子，用于夫妻及两子居住，前面两个大厅和左侧大楼楼上房间全部交给新成立的潜口联合诊所。建所之初，只有杨以阶先生一个人业务最好，但每次分红时他总是关照其他同事，平均安排薪酬，真正体现了一种大公无私的精神。后来联合诊所改为公社医院，充实了一些西医、护士和助产士等，成为当地规模不小的基层医疗机构。杨以阶先生调至县城、省城公立医院后，潜口公社医院仍沿用杨氏医寓。

杨以阶医寓位于潜口主街西头，坐西北朝东南，是20世纪初其父杨彦侯先生所建。寓所前面两座主屋，加上后院（偏房和厨房）和大菜园，共占地约12亩（7 000平方米以上）。右侧主屋系购进一间古祠堂改建而成，没有二楼，大门开在这个主屋，进门两侧各有一间厢房，在当时作为挂号收费处和简易药房。天井高大，天井以上有两根水桶粗的柱子直通屋梁，房子高而冬暖夏凉，大厅没有房间，很适合作为诊室和学生读书之用。左侧主屋是一个标准的徽式建筑，砖雕、木雕、石雕十分精致，二层楼上只装修了两个房间，楼下有四个房间，最左侧靠街的房间改成二门和厢房，天井后面即是大厅，是正厅大堂，作候诊室、诊室之用，大堂可输液，也可以用作暂时留观病人之用。后进右侧是两个厨房，诊所和自家各用一个；左侧是后厢房，有两个房间、一个小厅和小天井。由厨房可通往一个很大的后院，后院中有菜园、果树、鸡舍和猪圈。成立潜口联合诊所后，仅留后进两间房间和一个小厅供一家四口居住。

1955年，杨以阶先生带头进入公立医院工作，成为当地最早一批公立医院的国家职工。他当年先被调至歙县血防站负责血吸虫的中医治疗，任中医组组长，半年后被调至歙县县医院组建中医科并任负责人。1956年后，安徽省从徽州地区多次抽调中医充实国家医疗机构，王任之先生受聘任卫生厅副厅长，方建光、胡大侔任安徽省立医院中医科正、副主任。1957年杨以阶先生也走出徽州，前往江苏省中医进修学校师资班进修一年。江苏省中医进修学校集中全国知名中医为即将在全国开办的中医药高等教育准备撰写教材，杨以阶先生就参与了最早的《内经》和《温病》等教材的编写，并且进行试教和评议。毕业后于1958年被调至安徽省中医进修学校，参与组建安徽中医学院，该学院及附属医院于1959年初正式成立，并于当年9月正式招生72人。杨以阶先生历任儿科教研组、金匮教研组、温病教研组组长，创建附属医院儿科并任儿科主任。在当时的安徽中医学院，他与徐恕甫、毛梓敬、杨新吾、汪寄岩、高翰甫、崔皎如和陈粹吾等被称为创院“八老”，被尊为“杨老”的他其时年仅49岁。1960年5—8月，他随安徽中医学院其他教师一起前往北京中医学院（现北京中医药大学）内经专修班学习3个月，并一起前往辽宁中医学院（现辽宁中医药大学）等多家国内新办的中医院校参观访问，吸取各地医、教、研方面的宝贵经验。这些学习和参观经历，无疑开阔了他的眼界，使他的学术水平又得到了质的飞跃。在附属医院儿科病房，他与金泰运教授等合作开展中西医结合、以中医为主治疗儿科常见病、多发病的诊疗模式。他还对儿科、妇科和内科疑难杂症进行了研究。1969年安徽中医学院大部分职工下放，小部分职工并入安徽医学院成立中医系，杨以阶先生与杨文堂等一起参与重组安徽省立医院，杨文堂任省立医院院长，他任中医科副主任。杨以阶先生还长期担任安徽省中医学会理事兼秘书，1957年和1958年先后任安徽省歙县第二届和第三届人民代表大会代表，1966年当选为安徽省第三届人民代表大会代表，1975年起任安徽省政协委员。

因少年吃苦、创业艰难，杨以阶先生长期患有十二指肠溃疡，加之三年困难时期以杂粮和代食品作为主食，使他的健康严重受损。1961年11月杨以阶先生因十二指肠溃疡穿孔大出血，被紧急送往安徽医学院附属医院外科，在王任之厅长关怀下，由耿兆麟院长主刀做胃大部切除手术，术后胃病基本痊愈。术后正是困难时期，作为国家对高级知识分子的照顾，他可领取一些黄豆、山芋和胡萝卜作为“补品”。由于营养不良，他出现浮肿和肺部结核，并经常出现心肺功能不全的表现。即便如此，他仍坚持每天上班。在生命的最后几年，杨以阶先生动则气喘，但他仍坚持在家为患者看病，患者无论是贫穷还是富贵，无论是高官还是百姓，他都一视同仁，来者不拒。1973年杨以阶先生被诊断出患有腹主动脉瘤，上海中山医院王一山教授专程前来会诊，但当时无论是因技术条件还是他个人的体质，都无法进行手术治疗。1979年12月25日杨以阶先生参加安徽省“两会”，在上午听完报告后要返回驻地，作为第四届省政协委员，他应住长江饭店，却跟着人大代表坐车到了江淮旅社，下车后发现不对，工作人员本欲安排专车将其送回长江饭店，但他急于返回，执意乘坐公共汽车。当时正值下班高峰，人员拥挤，致使他的腹主动脉瘤破裂，腹腔内大出血，正在开会的杨文堂院长安排医生前往抢救，但因出血过多，抢救无效，杨以阶先生于当日晚间在安徽省立医院ICU病房仙逝。

杨以阶先生勤学苦练，乐于接受新知识，尤其是现代医学知识。比如遇到肾病患者出现蛋白尿、肝炎患者出现肝功能异常时，他都有独特认识并有相应处理办法。他曾与省立医院泌尿外科合作，应用石莲子汤治疗乳糜尿，疗效良好，该成果被总结发表于《中华泌尿外科杂志》上。对于现代医学中的解剖学知识、生理学知识他不断增进认知，将其与中医学的五脏六腑理论进行区别，并探究其关联。他曾经回家笑着说，今天有一个老中医对脾切除大发议论，说“脾为后天之本，不能切，不能切”。

他不仅接受西医的诊治方法和手段，而且认为中医的发展必须与现代医学结合，用科学方法来研究中医的理、法、方、药和内、外、儿、妇各科，不仅仅只是研究中药和针灸。1961年，杨以阶先生的长子杨永弘高中毕业，杨以阶先生完全可以要他子承父业，报考已经成立并正在招收第3届学生的安徽中医学院，系统学习中医。但他考虑再三，还是支持儿子报考安徽医学院医疗系。他当时已经充分认识到中西医各有所长，只有两者结合乃至融合，才能成为中国特有的医学。他曾说自从他承担参与筹建安徽中医学院，成为一个高校教师以来，他的学生就不只有家族成员了，家族传承应该扩大到整个学院学生的传承，他对儿子说："我的这点本事要百分之百地传给更多的学生，不只是你。"他将所有的医术和经验都毫无保留地教给中医学院的学生们和省立医院年轻的中医师们，使更多的人去传承祖国医学。当杨永弘在基层工作数年之后，杨以阶先生又支持和鼓励他脱产学习1年中医，杨以阶先生认为杨永弘已经有一定西医临床基础，再来学习中医会进入一个新的境界，并让他来省立医院由自己亲自带教。1976年，杨永弘夫妇经省委副书记杨效椿特批，以"继承祖国医学遗产"名义，直接从石台县七都公社医院调到省立医院。杨永弘理应进入中医科，随其左右学习，杨以阶先生却对杨永弘讲："你在农村工作多年，是个全科医师，我们家主攻中医儿科，你还是先学习西医儿科并积累更多经验为好。"杨永弘于1976—1979年在安徽省立医院儿科学习与临床实践3年，其间杨以阶先生多次叮嘱杨永弘不要将中医丢掉，要在西医儿科临床中更深刻地理解和学习中医。基于此，1976年杨以阶先生还鼓励儿子报考北京儿童医院的研究生，追随名师诸福棠教授和江载芳教授进一步学习。十分遗憾的是，在杨永弘离开合肥赴京仅3个月，杨以阶先生便不幸离世。聊以为慰的是，杨永弘在准备研究生考试的同时，协助杨以阶先生整理完成《儿科临证验案》一书，这是新中国成立后安徽地区第一本正式出版的老中医医案。杨永弘曾于1972年脱产学习中医1年，并在安徽省立医院随父实习半年多时间，以后无论是在石台县七都公社医院、安徽省立医院，还是在北京儿童医院工作期间，常通过中医辨证论治为患儿诊治。杨永弘不忘中医事业，并身体力行，所带博士生中就有马香和吕霜两位中医药大学毕业的学生。最近他出任申昆玲教授和马融教授为主委的中国中药协会儿童健康与药物研究专业委员会顾问，同时担任马琳教授为会长的中国民族卫生协会皮肤学科分会名誉主委，为儿科和皮肤科中西医融合事业尽力。杨永弘甚至关心中医走出国门，走向世界。无论是在美国学习，还是去俄罗斯和西欧国家访问期间，只要有可能，他都去了解当地中医的境况，并多次促成我国驻俄罗斯使馆科技处在俄罗斯几个城市建立中医诊所和中医院。

杨以阶先生家教甚严，次子杨永弼于1969年毕业于合肥工业大学无线电专业，先后在企业、研究所、政府部门工作，曾任广州市科委主任、教委主任（教育局局长）、市人大常委会秘书长等，2009年退休。

总之，杨以阶先生毕生刻苦力学、虚心求教，不仅在中医方面造诣很深，而且不抵触现代医学。诊治疾病时充分汲取前人成法，又不拘泥于此，结合自己多年的临床经验综合分析，自成一体。杨以阶先生临床实践经验十分丰富，尤其擅长诊治中医急性病与儿科疾病，也精于内科与妇科。杨以阶先生高超的医术和刻苦钻研的品格可以从病人的回忆和他的备课笔记（见附录）中窥见一斑。杨以阶先生对于病人不分贵贱，有求必应，高度负责，尤其对贫苦病儿更是经常免费诊治。杨以阶先生高尚的医德和精湛的医术值得后辈永远学习并发扬光大。

第二节　杨以阶诊疗经验

一、已发表论文

本部分收录了已经公开发表的杨以阶先生治疗经验10篇，其中安徽中医学院首届毕业生张笑平总结的《治疗银屑病1例的报导》于1965年发表在《上海中医药杂志》上，安徽中医学院临床疗效调查组整理的《小儿泄泻辨证施治》于1966年发表在《中医杂志》上，杨永弘整理的《上石疽》《小儿呕吐验案三则》《胎疟》于1975年分别发表在《安医学报》（现为《安徽医科大学学报》，下同）和《新中医》上（这些经验的总结发表足以说明杨永弘在脱产学习中医以后，在公社医院坚持中医实践，同时开始为其父总结经验了）。在杨以阶先生去世近20年后，程久多总结的《杨以阶儿科应用蝉蜕的经验》和《杨以阶老中医治疗小儿外感热病的用药特色》两文分别于1996和1997年发表在《新中医》上。此外，还有3篇分别为1980年《河南中医学院学报》刊发的由田立言撰写的《小儿暑痫二例治验》、1983年《中华泌尿外科杂志》刊发的由姚正子等撰写的《石莲子汤治疗乳糜尿534例临床分析》和1986年《江西中医药杂志》刊发的由汪德云撰写的《杨以阶诊治小儿疾病经验简介》。

（一）论文一：《治疗银屑病1例的报导》

陈某，女，7岁。门诊号：35730。1964年3月11日初诊。

患儿于1963年9月10日，因患急性脑膜炎，住某传染病院。治疗10天后，痊愈出院。约隔半个月后，患儿即觉身上瘙痒，随之在头皮与四肢伸侧正常皮肤上，相继出现很多暗红色、扁平状、如绿豆大小的丘疹，呈散在性分布，上盖银白色鳞屑，易于剥离，一经剥离，即出现出血点。丘疹延久，中央红色可以被吸收，形成有明显界线的白斑。经某医院皮肤科诊断为点、环状银屑病。血清华氏反应（－）。父母无冶游史，家族无银屑病史。曾口服维生素C，外擦氧化锌乳剂等，均未获显效。

患儿当下面色萎黄，形羸而瘦，胃纳欠佳，头皮及四肢伸侧有很多散在性红斑疹，间有极少白斑，丘疹上覆银屑，瘙痒，抓之落屑，并有轻度出血。以往有胃脘疼痛史。脉濡，苔淡白。为病后风湿未净，蕴于腠理，郁久化毒，波及血分所致。治拟祛风、燥湿、解毒。

净蝉衣一钱半，乌梢蛇三钱，白鲜皮一钱半，地肤子二钱，生薏苡仁三钱，炒苍术一钱，赤茯苓三钱，紫草一钱半，粉丹皮一钱二分，炒黄柏四分，炒黄连四分，炒枳壳一钱半。服3剂。

此后，复诊7次，均宗上方加减外，并配用明矾、苦参、蛇床子等药煎水外洗，连治2个月，未获显效。但经治以来，红斑疹已停止发展，瘙痒也较前稍有减轻。其间曾经改用养血祛风之剂试治，迭进数剂，亦未见效。

6月6日：症情如前。再宗初诊治则，加用蜈蚣、土茯苓，以增搜风解毒之功。

净蝉衣一钱半，防风二钱，蜈蚣一钱，蕲蛇三钱，海风藤三钱，生薏苡仁三钱，苍术一钱二分，京赤芍二钱，粉丹皮一钱二分，炒黄柏一钱，怀牛膝一钱半，土茯苓三钱。服3剂。

6月11日：瘙痒减轻，斑疹颜色也有减退。前方既见效，再宗原意加减。

蜈蚣一钱二分，全蝎五分，蕲蛇五钱，地肤子三钱，白鲜皮三钱，防风一钱半，白僵蚕三钱，净蝉衣三钱，独活一钱，土茯苓三钱，京赤芍一钱半，忍冬藤四钱。服4剂。

另：狼毒三钱，蛇床子三钱，大风子三钱，雄黄二钱，黄柏一钱，黄连一钱。水煎，洗患处。

此后，均守上方加减，又服24剂，落屑大减，皮癣渐消。

9月3日：皮癣再度加剧，瘙痒难忍，抓之则流血流水。仍以祛风解毒方。

生黄芪二钱，防风一钱半，苍耳子三钱，蚕沙三钱，京赤芍一钱半，粉丹皮一钱，全当归一钱半，乌梢蛇一两，净蝉衣二钱，蜈蚣一钱，海桐皮一钱半，炒黄芩一钱半。

上方加减，又服15剂，皮癣日趋消退。

10月10日：皮癣将愈，但食欲依然不佳，胃脘不时疼痛。予香砂六君子丸缓图。

1965年1月2日路遇患儿，家长告知皮癣于1964年10月下旬痊愈，至今未复发。

根据本例的脉证，可判断本例乃由风湿蕴于腠理，久郁化毒所致，故治以搜风祛湿，兼解毒之品。前期治疗所以未获显效，乃因病重药轻，药不胜病，所以仅能制止皮癣的发展。在后期的治疗中，选用了走窜之力最强、搜风之功最峻的蜈蚣，并配以全蝎、蕲蛇、净蝉衣、防风、海风藤等，以助蜈蚣祛风，佐三妙丸，加生薏苡仁、京赤芍、粉丹皮、土茯苓等以燥湿解毒，使腠理顽风得动，湿毒渐解，皮癣乃愈。

［本文原载于《上海中医药杂志》（1965年第7期）］

（二）论文二：《小儿泄泻辨证施治》（附60例疗效分析）

小儿泄泻是儿科最常见的疾病之一，多发生于2周岁以内的婴幼儿，如延误失治，病死率一般较高。我院儿科2年来诊治此病200余例，颇有疗效。现仅将已随访1～12个月的60例病例（其中随访4个月以上的有49例）分析报告如下。

1. 临床资料

（1）年龄。60例中，年龄最大者7岁，最小者40天，其中以6个月到1岁的患儿为多。

（2）发病季节。本组60例，一年四季均有发病，而以6月、7月、8月3个月发病率较高。

（3）病程。60例中，病程最长者1年零1个月，最短者2天，以6天至10余天的患儿占多数。其中急性者32例，慢性者28例。

2. 辨证分型与治疗

（1）急性泄泻。

1）风寒泻。

主症：泄泻稀水，色青，腹胀而痛，恶寒（或发热）无汗，或兼咳嗽等外感症状。苔薄白，脉浮紧。

治法：疏散风寒，化湿行滞，用香苏饮合四苓散加荆芥、防风之类。

2）暑湿泻。

主症：便泻急迫如注，色黄褐臭秽，身热口渴，小溲短赤，口中气热，啼哭不安，或兼见呕吐。苔黄而腻，脉濡数。严重者大便每日可达10～20次，形体很快即现消瘦，并有烦躁不宁，舌绛唇焦等伤阴征象。

治法：清热利湿，轻者用胃苓汤合六一散加减，重者用葛根芩连汤加味。偏于热重者加白头翁、蒲公英。偏于湿重者加云苓、泽泻。津液受伤者宜加益胃生津之品，如沙参、石斛、天花粉之类。

3）寒湿泻。

主症：泻下澄澈清冷，肠鸣有声，腹膨不坚，口不渴，溲清，或见精神困倦，四肢欠温。苔白滑，脉濡迟无力。

治法：温运脾阳，苦辛化湿，方用平胃散合藿香正气散。

4）食滞泻。

主症：腹痛即泻，痛一阵，泻一阵，泻后反感舒适，粪便量多，臭秽异常，或呕吐乳瓣，腹胀如鼓，嗳腐，矢气多。舌苔多黄厚垢腻，脉弦数。

治法：消积导滞，轻者用保和丸，重者用枳实导滞丸。

（2）慢性泄泻。

1）脾虚泻。

主症：泄泻时间较长，泻下不消化食物，甚者完谷不化，腹部虚膨，面黄形瘦，食少神疲。舌淡，苔薄白。

治法：健脾止泻，偏于脾阳虚用香砂六君子汤合理中汤加减，偏于脾阴虚的用参苓白术散或钱氏白术散（四君子汤加藿香、木香、葛根）加减。

2）脾肾阳虚泻。

主症：脾虚泄泻日久，或拖延失治，症见洞泄无度，下利清谷，四肢厥冷，面色白，脉象沉细而迟，乃脾虚及肾，火不生土，不能腐熟水谷之象。

治法：温补脾肾，方以益黄散（陈皮、青皮、煨诃子肉、炙甘草、丁香）、四神丸、附子理中汤加减。

3. 疗效分析

（1）诊断依据。①排便次数增多，粪便稀薄或呈水样，或夹有不消化食物。②泻下爽快，无里急后重，泻后患儿痛苦感（如啼哭、烦躁等）反轻。③粪便中无脓血或仅含有少量黏液。诊断为泄泻后按中医辨证分型。

（2）疗效标准。①痊愈：便泻停止，大便成形，诸症消除者。②显效：大便次数接近正常，已成形，症状基本消失，或稍有腹胀肠鸣者。③好转：便泻次数减少，其他症状减轻。④无效：病情无变化者。

（3）结果。①急性泄泻：32例中27例痊愈，3例显效，2例好转；本组痊愈率为84.4%，有效率为100%（表1）。②慢性泄泻：28例中痊愈20例，显效2例，好转3例，无效3例；本组痊愈率为71.4%，有效率为89.3%（表2）。

表1　急性泄泻各型治疗情况

	痊愈	显效	好转	无效	合计
风寒型	3				3
暑湿型	14	1	1		16
寒湿型	3		1		4
食滞型	7	2			9
合计	27	3	2		32

表2　慢性泄泻各型治疗情况

	痊愈	显效	好转	无效	合计
脾虚型	18	2	2	2	24
脾肾阳虚型	2		1	1	4
合计	20	2	3	3	28

4. 病案举例

例1：高某，男，8个月。门诊号49874。1964年9月3日初诊。肛温39 ℃，40天前曾患痢疾，经某医院治愈，后又发生泄泻，便下如注，身热口渴，小溲短少，形体消瘦，纳少泛恶，腹痛，睡中露睛。舌红苔薄少津，脉濡数。为时两旬，此暑湿时邪内扰肠胃为病，治以清利湿热为主。处方：

粉葛根、炒黄芩各一钱，炒川黄连三分，白头翁、藿香叶各一钱二分，通草五分，蒲公英二钱，扁豆花二十朵，炒谷芽三钱，甘草四分。

服2剂泻止热退，有时呕吐、呃逆，乃泻利日久，胃阴受损之象，仍宗原意，增和胃养阴之品，续服4剂，调理而安。

例2：吴某某，男，2岁。门诊号31655。1964年7月24日初诊。患儿原系辽宁鞍山人，出生后1月余即患泄泻，时轻时重，大便从未正常过。近日大便水泻，每天达20余次，有时带少量黏液，甚至完谷不化，哭闹不安，面黄形瘦，最近头面四肢又生天疱疮，曾用过多种抗生素未见好转，诊见舌苔微腻。总由脾土内亏，暑湿热毒侵淫不解，治以理脾胃、清暑湿、祛风毒，标本同治。处方：

炒白术、泽泻各一钱，青、陈皮各六分，生薏苡仁二钱，茯苓、飞滑石各三钱，木贼草一钱，薄荷梗六分，赤小豆三钱，净连翘、蔓荆子各二钱，甘草一钱。

服上药3剂，天疱疮已愈，便泻亦减，转方培养脾土，以参苓白术散去桔梗、莲子，加冬瓜子、诃子肉、谷芽，接服6剂，大便即转正常，嘱以饮食调理善后。

5. 讨论

（1）泄泻的原因虽多，而总的说来都与脾虚湿胜有关。因脾为土脏，职司运化，其性喜燥而恶湿，脾虚则水湿不化，易致泄泻，所谓“湿多成五泄”。小儿脏腑娇嫩，体质薄弱（消化系统发育不健全），一旦感受外邪，或饮食失节，喂养不当，饥饱失常，均能损伤脾胃，使脾胃功能失职，清气不升，浊气不降，清浊不分，水湿与食物并走大肠而致泄泻。在治疗上虽随致病因素的不同，亦有散寒、清热、温运、导滞之不同，但往往都分别结合化湿、利湿、燥湿、渗湿与和中等法，使湿去中和则脾阳得以振奋，肠胃运化功能恢复正常，泄泻也就可止。暑湿型泄泻的治疗，应辨别湿与热在程度上孰轻孰重，用药方可切中病机，不至于造成化湿伤阴或湿邪留恋不解的局面。

（2）脾虚与食滞二者，实际上互相影响，互为因果，在临床症状上亦常兼见。脾虚气馁，运化呆钝则饮食不能及时消化而成积，食滞既成，必然会损伤脾胃，因此治疗上消导和健脾法一般须同时并用，奏效更快，同时注意喂养方法，方奏全功。

（3）小儿为“稚阴稚阳”之体，久患泄泻，缠绵难愈，往往会造成脾肾阳虚或胃阴受耗等病变，临床上并不少见，辨证治疗时必须重视。

［本文原载于《中医杂志》（1966年第6期）］

（三）论文三：《上石疽》

丁某，男，6岁，1972年1月25日初诊。

患儿左颈部淋巴结肿大，已历3年，逐渐增大如鸡蛋大小，外如正常肤色，坚硬如石，推之不移，按之作痛。肝大，肋下2厘米，剑突下3厘米。脾大，4厘米。经常不规则发热，最近高达39 ℃以上。由淮南市转某医院治疗。经淋巴组织切片检查，诊断为何杰金氏病。住院月余，发热难退，邀中医会诊。

患儿面黄肌瘦，左侧颈部起一硬块，坚硬如石，推之不动，初小渐大，3年不消未溃，腹膨胀，青筋显露，两肋下有积块，发热不退。脉细弦而数，舌质暗红，苔薄。精神不振，纳食又差。此属肝失疏泄，气不条达，久而化热，炼液成痰，结于颈项。肝络不和，气血阻滞，以致肝脾肿大，暂用疏肝清热，软坚消肿。处方：

炒柴胡一钱二分，半枝莲三钱，狗舌草三钱，金银花三钱，猪殃殃二钱，海藻三钱，昆布三钱，生牡蛎三钱，瓦楞子三钱，夏枯草三钱，丹皮一钱五分。3剂。

1月28日复诊。服药后，热势下降，体温38 ℃，面黄浮白，症状如上，颈部肿块相若，肝脾肿大依然。上方加野菊花二钱，苍耳子二钱，除瓦楞子、丹皮。再进3剂。

2月1日三诊。近1周来，高温逐渐下降，体温37.5 ℃，淋巴结肿块质稍柔软，肿亦稍小，治疗有所进步，再以消积软坚为主，佐以益气。处方：

炒党参三钱，炒当归二钱，炮山甲三钱，炙鳖甲三钱，京三棱一钱五分，莪术一钱五分，水红花子一钱二分，海藻三钱，昆布三钱，夏枯草三钱，狗舌草三钱，半枝莲三钱。3剂。另加小金丹1瓶，每日3次，每次2片，化痰祛寒，逐瘀通络，辅助上方，增加消肿止痛作用。

2月4日四诊。体温正常，病情稳定，肝脾肿大略有缩小，尤以淋巴结肿块消肿明显，仅留杨梅大小，按之较软，推之可移。上方再进3剂。小金丹服法如前。另用阿魏消痞膏2张，贴两胁下，以助消积化痞。

2月9日五诊。腹膨见软，肝大肋下1厘米，剑突下1.5厘米，脾大2厘米，颈淋巴肿又见缩小，大如银杏。效果明显，再予和血通络，消肿化痞，继续观察疗效。处方：

阿魏装胶囊吞服一钱，炮山甲三钱，炙鳖甲三钱，生牡蛎三钱，海藻三钱，昆布三钱，京三棱二钱，莪术一钱五分，狗舌草三钱，半枝莲三钱，猪殃殃三钱，青皮一钱二分。5剂。小金丹照前服量，继续再服。

2月14日六诊。自从配合服中药以来，发热已退10余日，淋巴结肿块缩小如花生米大，按之活动而不痛，肝大肋下1厘米，剑突下1.5厘米，脾大0.5厘米。除阿魏，上方再服5剂，停服小金丹。5剂后，基本好转而出院。

按语：本例淋巴结肿大，皮色不红，坚硬如石，推之不移，中医谓之“上石疽”。《医宗金鉴》云：“生于颈项两旁，形如桃李，皮色如常，坚硬如石，臖痛不热。由肝经郁结，以致气血凝滞经络而成。此证初小渐大，难消难溃，既溃难敛。”患儿显属肝经郁热，久而化火，炼液成痰，痰火上升结于颈项，遂成坚硬之块。病程三载，肝火愈盛，气伤血耗，气血凝滞，而致肝脾肿大，势成败症。初以疏肝清热，软坚消肿之法，药后高热次第下降而趋正常。继用和血通络，消肿化瘀，淋巴结肿块日消，肝脾肿大亦渐缩小，症状基本改善而出院。本例症情至为顽固，用中药治疗后效果很理想，故特记之，以期中西医同道共同研究。

［本文原载于《安医学报》（1975年第1期）］

（四）论文四：《小儿呕吐验案三则》

以下3例顽固呕吐，经久不愈，采用中医治疗效果甚显。例1为羊水伤胃；例2为胎热壅盛，积热三焦，冲逆于胃；例3是肝气冲逆，久吐伤及胃阳。同一呕吐，而治法不同，充分体现中医“治病必求其本”的道理，由此可见中医辨证施治的特点。

1. 羊水伤胃案

蒋某，男，50天。1972年4月1日初诊。

患儿出生之时，娩出太快，未立即处理，羊水恶露等秽浊之物吞入儿胃，从此作吐，样如咖啡色水及黏液，吮乳喷射而出。住某妇幼保健院观察半月，咖啡色水已无，然而吮乳作吐如旧，历时50天，多方治疗无效，转中医治疗。此属羊水恶露秽浊之物伤胃，胃气逆而不降，浊物虽清，但腑气不和，法用和胃降逆。处方：

姜半夏五分，橘皮一钱，姜竹茹一钱，川郁金一钱，黄连三分，麦芽二钱，代赭石一钱，云苓一钱二分，旋覆花包煎一钱，生姜一片。3剂。

4月3日复诊。喷吐涌吐之状已平伏，间有乳瓣吐出，上药有效，原方加减。加炒白术八分，炒山楂一钱，和中消乳，吐已见轻，除代赭石之重镇。再进3剂。

4月8日三诊。呕吐乳瓣次数大大减少，吮乳太饱之后，偶有发生，胃逆得降，消化较差，予以和胃消乳。并嘱哺乳时少吮多次，定时定量，不宜过饱，细心护理，可望早愈。处方：

炒白术一钱，炒麦芽二钱，焦山楂一钱，炒枳壳六分，炒山药一钱二分，茯苓一钱五分，焙鸡内金一钱二分，广木香五分，广陈皮五分。3剂。

按语：婴儿吐乳，较为常见，一般多因乳食太饱所致。本例患儿由于羊水恶露秽物冲胃，损伤胃阳，胃气上逆，乳食不化，秽浊吐清，逆仍不复。药用旋覆花、代赭石降逆止吐，以黄连、姜半夏安胃涤痰，佐以促胃消乳而收全功。

2. 胎毒积热案

张某，男，85天。1968年4月11日初诊。

患儿足月生产，体重3.5公斤。三朝之后，开始吐乳，吮乳后少许时间即一涌而出，多吮多吐，少吮少吐，距今2月有余，曾经某医院拟诊为先天性幽门梗阻（即先天性肥大性幽门狭窄，下同），保守治疗无效，考虑婴儿体质太差，不便手术，乃来本院中医诊治。诊见儿体骨瘦支离，大肉削减，臀部干瘪，舌红口疮，大便秘而不通，神萎，体重仅有2.5千克，最近呕吐，时有少许绿色胆汁。此属胎毒积热，冲逆于胃，予以辛开苦降，方选泻心汤加减治之。处方：

生大黄后下二分，生黄连二分，黄芩二分，清半夏四分，生姜一片，大枣二枚。2剂。煎汤，加生蜂蜜二匙，频频予饮。

4月13日复诊。服药2剂，饮药不吐，吮乳仍吐，但吐出量少，大便一次不多，稀糊之状。原方加姜炒竹茹八分，再服3剂。

4月17日三诊。呕吐乳汁，已见减轻，近日吮乳后偶尔涌出少许。大便量多，绿黄相夹。胃气得降，腑气得通，再主以和中健胃，上方加减，处方：

炒白术八分，陈枳壳八分，炒麦芽二钱，茯苓二钱，炒夏曲一钱，炒川黄连二分，大黄二分，生姜一小片，大枣二枚。3剂。

4月24日四诊。患儿已基本不吐，大便量多，精神振旺，肌肉渐见充腴，嘱服上方3剂。

后因下乡参加巡回医疗，此例未追访。1971年春，其母十分高兴地特将患儿带来门诊，时年3岁，精神活泼，肌肉丰满，正茁壮成长。

按语：本例患儿，由于胎毒积热蕴蒸三焦，肝胆之火冲逆于胃而为呕吐，证属实火。“诸逆冲上，皆属于火”“诸呕吐酸……皆属于热”（《素问》），法用泻火清热，安胃止呕，主以泻心汤泻三焦之火，佐半夏、姜、枣辛甘和胃止吐，辛以开上焦之气，苦以降下焦之浊，治之吐止，诸症悉平。

3. 肝逆胃失和降案

陈某，男，10岁。1972年11月15日初诊。

患儿食后呕吐已2年，经某医院X光钡餐透视诊断为慢性胃炎、幽门狭窄，治疗已久，效果不显。面黄形瘦，胸中痞闷，肠鸣腹胀。脉细而弱，舌苔白薄。不思纳谷，食后即吐，吐出黏液饭食，时而倾出，时而少量，最近尤剧，逢食必吐。此属肝气冲逆，胃阳不振，和降失职，予以温中降逆，安胃止吐。处方：

姜汁炒川黄连一钱，吴茱萸一钱二分，公丁香一钱二分，肉桂八分，清半夏二钱，生姜二片，炒白术一钱五分，茯苓三钱，姜竹茹二钱，乌梅二钱，大枣三枚。3剂。

11月23日复诊。药后脘中痞满觉宽，得噫气为快，食后呕吐减轻，量亦见少。脉细微弦，苔白微黄。胃阳之气得通，冲逆之肝气略平，本原意出入。处方：

炒白术二钱，炒枳壳一钱二分，炒川黄连一钱，吴茱萸一钱，茯苓三钱，生姜二片，大枣四枚，肉桂八分，广木香一钱，厚朴花二钱，姜竹茹二钱，清半夏二钱。3剂。

11月27日三诊。呕吐明显好转，有时饭后偶吐，量少，腹部微胀，上方再进3剂。

12月31日四诊。服药9剂，呕吐已愈，腹胀大减，面稍转红润，业已上学读书。昨日因食生冷，又发轻微呕吐，防其加重，治守前法。

又二诊后，诸症皆愈，嘱其注意饮食，忌生冷辛辣之类，追访半年未发。

按语：呕吐一症，病因颇多。本例病儿呕吐2年，反复不愈，时重时轻，由于肝气冲逆，脘中痞满。《灵枢·经脉》云："足厥阴肝……是主肝所生病者，胸满呕逆。"呕吐日久，胃阳日耗，失去通降之机。《临证指南医案》曾经指出："胃司纳食，主乎通降，其所以不降而上逆呕吐者，皆由于肝气冲逆，阻胃之降而然也。"关于治疗，则"以泄肝安胃为纲领，用药以苦辛为主，以酸佐之"。故本例采用和肝安胃，温中止吐之法。以炒川黄连、吴茱萸苦辛开泄、和肝降逆；丁香、肉桂温中祛寒；半夏、生姜、大枣和胃止吐；白术、茯苓、枳壳健胃和中；佐以乌梅敛肝止逆。2年宿疾，得以治愈。

［本文原载于《安医学报》（1975年第1期）］

（五）论文五：《胎疟》

王某，男，50天。1972年12月13日会诊。

患儿于1972年11月出生20余天后，发热10天，出现黄疸，体温升至39 ℃左右，时而略降，原因不明。曾在当地医院收治，2次血化验，均找到疟原虫。因黄疸日渐加深，于12月8日转入省某医院传染病科，近两天体温稍降，但血化验仍有疟原虫，并有目珠斜视，右眼球突出。曾请外科会诊，临床检查，排除颅内出血及胆道畸形，诊断为疟疾。前后在2家医院共抽血4次，静脉滴注氢化可的松数次，并用多种抗疟药，均未得到控制，转请中医会诊。诊见全身皮肤黄如橘色，目珠黄染更深，口眼不正，右侧面肿不红，啼声响亮，小便黄赤，大便黄薄，虎口纹淡红而浮，此属"胎疟"，禀母气受邪，湿热蕴结少阳，胆由热郁，胆汁四溢，治以和解少阳，截止疟疾。处方：

炒柴胡八分，茵陈一钱，炒黄芩八分，制半夏六分，炒常山六分，煨草果四分，槟榔五分，乌梅八分，甜茶三分，川厚朴四分，生姜一小片，大枣二枚。3剂。

12月18日2次会诊。热势逐渐下降，今晨体温正常，黄疸较前退淡，目珠突出平伏，正视对称，右面部肿已消，虎口纹隐约可见，病势好转。再以调和肝脾，兼祛湿热，处方：

炒党参一钱，炒白术八分，茯苓一钱二分，茵陈一钱，炒柴胡八分，制半夏六分，槟榔五分，青皮五分，生姜一小片，大枣二枚。再服3剂。

共服中药6剂后，各症悉减，婴儿乳食、二便正常，乃行西医一般营养治疗，观察1周，血化验2次，疟原虫均为阴性，于12月28日痊愈出院。

按语：中医认为，婴儿初疟，称为“胎疟”。此病受之于母体，邪在少阳之经，久及少阳之络，湿热郁结，经络不和，故黄疸、发热、面肿、眼突等症呈现。予以对症治疗，和解少阳，截止疟疾，选用小柴胡汤合截疟七宝饮加减。方中柴胡透少阳半表之邪，黄芩清泄少阳之热，茵陈清热利湿，党参、茯苓、白术、半夏、厚朴、生姜、大枣益气健脾祛湿，常山、草果、青皮、槟榔、乌梅、甜茶疏肝理脾，有截疟之功。同时结合西医诊治，故易痊愈。

［本文原载于《新中医》（1975年第4期）］

（六）论文六：《杨以阶儿科应用蝉蜕的经验》

先师杨以阶老中医为杨氏儿科第14代传人，业医50载，曾执教于安徽中医学院，学验俱丰，著有《儿科临证验案》（以下简称《验案》），善用蝉蜕治疗儿科诸疾，现作一简介如下。

1. 解表清热，善用蝉蜕

蝉蜕味甘、咸，其性凉，入肺、肝二经，功能解表清热，祛风止痉，清肝明目。小儿形气未充，肌肤嫩弱，腠理空疏，如冷暖失调，时邪易感。肺主一身之表，风热暑邪袭表，或风寒束表，肺气郁闭，郁而化热，均可致多种热病。杨老遵“上焦如羽”之古训，以蝉蜕伍僵蚕、钩藤、桑叶、菊花以治疗感冒发热；伍沙参、麦冬、鲜荷叶以治疗暑邪伤气之夏季热；伍僵蚕、薄荷、荷叶蒂以治疗伏暑秋发之无名热。常以轻胜实，每获良效。杨老谓：“小儿感冒宜用蝉蜕、僵蚕、钩藤之类，既可退热，又可镇惊。”凡遇小儿高热或高热抽搐，杨老常在相应方中伍入前3味，相须为用。如此，有惊可止，无惊自防，可谓经验之谈。

2. 救危治难，重用蝉蜕

小儿脏腑娇嫩，神气怯弱，感受暑邪，传变迅速，常出现壮热、惊悸、抽搐、昏迷等险症。杨老常以蝉蜕伍大剂量生石膏、板蓝根，协同僵蚕、全蝎、蜈蚣等救治流行性乙型脑炎高热抽搐，每化险为夷。而肝主筋脉，暑热甚极，劫灼真阴，肝失滋养，筋脉不舒，拘挛强直，甚则角弓反张。杨老又以蝉蜕伍僵蚕、钩藤、龟板、鳖甲、牡蛎等治流行性乙型脑炎后遗症，亦获佳效。如曾治方某，女，6岁。病暑温12日，壮热不退，体温数日稽留于40 ℃左右，邀杨老会诊。刻诊：患儿昏迷不醒，喃喃呓语，目钝上斜，抽搐频作，颈项强直。舌质紫红、苔焦无液，脉弦数。此乃邪热鸱张，热甚生风，拟用清热息风，化痰宣窍。处方：生石膏60克，板蓝根12克，蝉蜕20克，僵蚕、知母、天竺黄、石决明、竹叶心各9克，牡丹皮6克，石菖蒲4.5克，全蝎3.5克，蜈蚣2条，生姜汁生冲4滴。煎汤鼻饲。另加用至宝丹或局方牛黄清心丸。治疗

4天，体温降至38 ℃，神志复苏，抽搐已轻。病有转机，仍守原法增损。仅服汤药6剂后病入坦途。其曾谓：“蝉蜕尤擅长治高热痉厥，但应早用、重用。”常用至10～15克，巧妙配伍，常能出奇制胜。

3. 清肝明目，伍用蝉蜕

小儿疳证日久，致肝肾阴虚，虚火上炎，形成肝疳（角膜软化症），症见眼睛干涩，时时开合，畏光羞明，甚则白膜遮睛，双目失明。或肝脾之阴不足，目系失养而成夜盲。或外受风热，内动肝火，风火相搏，上攻于目，乃生翳障。《难经》云：“肝气通于目，目和则知黑白矣。”蝉蜕既能清肝经实火，又能退肝经虚热，明目退翳更为其长。杨老以其伍生地黄、沙苑蒺藜、夜明砂、决明子等组方合八宝鸡肝散治肝疳；伍杞菊地黄丸加味治夜盲；伍龙胆草、决明子、菊花等清肝火、退翳障，均获效验。其治风火目翳，除以蝉蜕为主组方内服外，并以蝉蜕伍艾叶煎水洗眼，辅之滴眼液，可收到退翳明目之效。

4. 启音开痹，巧用蝉蜕

麻毒热郁不解，复感风寒，束于上焦，火化热灼，煎液为痰，顽痰阻络，气机不利，故声嘶咳喘，发为麻疹喉痹。杨老曾治1例麻疹后喉乳头状瘤，症见咳嗽、梗阻、声嘶，先以滋阴润肺、清利咽喉、化痰软坚法治之，获小效，后加入蝉蜕一味，续服16剂，咳止声扬。1月后经喉镜复查，喉乳头状瘤消失。麻毒易伤肺津，津伤痰凝导致喉痹。蝉蜕甘寒润肺，既不伤津液，又不助湿生痰，其质轻扬，又堪当其任，协同养阴润肺、利咽化痰诸药，以启音开痹，体现了杨老“养阴润肺以保津，利咽祛痰以开痹”的治则，故力专而效宏。

5. 祛风止痉，尤用蝉蜕

风为阳邪，善行而数变。风阳实邪犯及经脉则头摇而肢痉。或因先天不足，后天失养，肝肾亏虚，心胆气怯，由惊引动肝风内动，则惊惕不宁，抽搐拘急。《内经》云：“诸暴强直，皆属于风。”杨老认为蝉蜕擅长祛风止痉，内风、外风兼散并止。现代医学认为，蝉蜕有镇静作用，能降低反射反应和横纹肌的紧张度，有阻断神经节传导的作用。杨老喜将蝉蜕与钩藤、僵蚕为伍，一则协同作用，相得益彰，内、外风兼止，二则风证多夹痰，化痰以利息风，三则三药药性平和、无毒，尤宜用于小儿。常以蝉蜕伍僵蚕、钩藤、防风、秦艽、全蝎之类治风阳实邪所致的舞蹈症；伍熟地黄、山萸肉、僵蚕、全蝎、天麻诸药疗肝肾阴虚的婴儿痉挛症；伍龙骨、牡蛎、琥珀、茯神等治小儿惊悸，屡获良效。如治蒯某，男，11岁，病初起头向左偏，轻微摇晃，继而晃动加重，伴左手、足不自主舞动，意识无法控制，阵阵发作，身躯左斜，步态不稳，但思维记忆如旧。西医诊断为舞蹈症。拟清阳、祛风、止痉。处方：蝉蜕10克，天麻6克，露蜂房3克，全蝎、菊花、防风、远志各3.5克，钩藤、地龙、僵蚕、石决明、牡蛎各9克。连服40剂，风定痉止。半年后复发，仍以蝉蜕为主组方，服近40剂，诸症全失，后以原方14剂为丸巩固，顽疾告愈。

此外杨老还以蝉蜕配桑叶、薄荷、柽柳以透疹；配葛根、板蓝根、金银花、连翘治猩红热；配牛蒡子、金银花、牡丹皮疗水痘；配黄芩、黄柏、黄连、地肤子、白鲜皮愈湿疹、荨麻疹；配薄荷止小儿夜啼，无不得心应手。

［本文原载于《新中医》（1996年第28卷第2期）］

（七）论文七：《杨以阶老中医治疗小儿外感热病的用药特色》

杨以阶名老中医，业医50载，尤精于儿科，现就其治疗小儿外感热病的用药特色作一简介。

1. 轻重相宜

《景岳全书・小儿则》中谓小儿“脏气清灵，随拨随应”，故小儿虽易患外感热病，但只要用药得当，较易康复。杨老治疗小儿感冒、急性支气管炎、麻疹、肺炎，善用轻宣之剂，慎用过分寒凉或温燥药物，以免伤阴化燥。同时药物用量也轻，常用3～9克，麻黄、桂枝、香薷用量更轻，仅1～3克。在服药方法方面主张频投，将1剂药2次所煎药汁混合，分3～6次服，力求顺应小儿病理特点，充分发挥吴鞠通“轻可去实”的用药特色，因而疗效显著。但在治疗流行性乙型脑炎出现高热、抽搐、昏迷等重症时，又擅用重剂，力挽危殆，常用生石膏或板蓝根60～120克，清热以息风止痉。杨老认为高热、抽搐、昏迷三者之间，高热是主要矛盾，高热不降，抽搐不止，昏迷不醒，必以重剂清热为要务。

2. 兼和中州

脾为后天之本，脾气是否旺盛关系到肺气、肾气的盛衰，从而直接影响到机体抵御外邪或驱邪外出的能力。小儿脏腑娇嫩，易虚易实，实多虚少，然“脾常不足”而易虚，虚则不仅不能驱邪外出，且不能运化吸收药物，使其更好地发挥效能。同时外邪干扰，易致呕吐、腹泻，因此杨老注重在解表清热方中佐理气、健脾、和胃之品，如煨木香、茯苓、鸡内金、神曲、山楂、麦芽、生姜、大枣等，择其2～3味而用之。有时在应用重剂退热时用生姜汁和中止呕，并防寒凉伤胃。杨老认为，脾健运，中气足，邪自退，从而达到安内攘外之目的。杨老常常告诫后辈，对于小儿外感热病，用药不可过于苦寒，药量宜轻，健脾和胃之品也以轻灵活泼为贵，顺其脾胃宜运宜动之性，充分发挥脾胃的运化功能，使疾病顺利康复。余遵杨老教诲，依法施治，获益良多。

3. 防治结合

杨老在治疗小儿外感热病过程中常常贯穿着治未病的思想。小儿神气怯弱，易患惊悸；热极生风，易致抽搐。因此其治疗普通感冒、流行性感冒、肺炎等时，只要患儿热势较高，体温达39 ℃以上，即在相应方中加入僵蚕、蝉蜕、钩藤等，其用意既退热，又镇惊，达到有惊则止，无惊可防的目的。冬、春麻疹流行，见发热1～2日难以鉴别者，常用升麻葛根汤解毒透表，若是感冒，1～2剂药则热退，若是麻疹，则促疹透发，使患儿早日康复。杨老还擅用虫类药治疗小儿流行性乙型脑炎导致的高热、抽搐，全蝎、蜈蚣、僵蚕、蝉蜕是常用之品。如治高热，用僵蚕、蝉蜕伍钩藤、石决明而入清热解毒剂中，预防抽搐；如抽搐已作，全蝎、蜈蚣、僵蚕、蝉蜕联用并伍平肝息风药，再将以上诸药加入清热解毒凉血方中。对于5岁以上小儿蜈蚣用量往往为2条，全蝎也用3.5～4.5克。杨老认为，此时邪热鸱张，热极风动，刻有厥变，非重剂不能息风止痉，力挽危殆。

4. 汤丸并投

汤剂荡涤邪热，功效卓著，理当首选。丸剂能够应急，提高疗效，不可偏废。杨老治疗小儿外感热病，善于汤丸并投，在感冒、急性支气管炎、肺炎、流行性腮腺炎、流行性乙型脑炎、麻疹等热病治疗中，并投丸药种类达15种之多。如治感冒夹惊，以僵蚕、蝉蜕、钩藤伍桑菊饮为汤剂，并投小儿金丹，开水化服，其效乃速；治疗流行性腮腺炎，用梅花点舌丹醋化外涂，效果良好；治疗流行性乙型脑炎和肺炎重症时，根据不同证型灵活选用至宝丹、紫雪丹、牛黄清心丸、苏合香丸、小儿回春丹与应证汤剂并投。若患儿抽搐昏迷，不能口服，则采用鼻饲法给药，或经直肠点滴给药。以上方法充分发挥了汤剂和丸剂的各自特长。

5. 凉中兼温

杨老在治疗小儿外感热病，如普通感冒、流行性感冒、急性支气管炎、肺炎初起高热时，在应用辛凉解表剂时喜在方中加入荆芥、紫苏叶，其用意是以凉为主，凉温并用，透邪外达，无论有汗无汗均可用之，有汗时用量偏小，无汗时用量偏大，即使是高热患儿，也可使用。荆芥、紫苏叶虽为辛温解表药，但其性缓和，用之不致过汗伤阴，且性味芳香透达，既防止寒凉遏邪，又可加速透邪外出，较单用辛凉解表剂退热为优。笔者师承其法，用该法治疗小儿高热症，获得良效。

6. 病案举例

张某，男，3岁。1971年12月3日初诊。患儿不慎感风寒，感而受邪，邪着于表，郁而化热，热与痰合，壅遏上焦。症见高热2日，体温39.5 ℃，夜卧惊惕不宁，四肢厥冷，咳嗽痰鸣。初诊当日早晨抽搐1次。舌苔白腻，指纹青淡。治以祛风清热，宣窍化痰。处方：僵蚕、蝉蜕、苦杏仁、钩藤、连翘、浙贝母各4.5克，薄荷、远志各3克，防风、菊花、桑叶各3.5克，茯神、麦芽、神曲各9克。2剂。另用小儿金丹，每次2片，每日2次，开水化服。

12月5日复诊。药后微汗热轻，抽搐未起，夜卧欠安，咳嗽痰鸣未愈，拟宣肺祛邪，止咳化痰为主，药用前胡、桔梗、苦杏仁、浙贝母、橘白、紫菀、生麦芽、枳壳、茯苓、神曲、枇杷叶，3剂而瘥。

按语：此例为感冒高热夹惊。杨老以薄荷、桑叶、菊花轻宣退热；用僵蚕、蝉蜕、钩藤祛风清热，息风定惊；以麦芽、神曲、茯苓、枳壳兼和中州；加用小儿金丹镇惊安神。此例用药轻灵，不忘和中，防治结合，汤丸并用，故热降惊定，疾病向愈。

［本文原载于《新中医》（1997年第29卷第7期）］

（八）论文八：《小儿暑痫二例治验》

凡是发生在夏季的外感疾患，前人多称为暑病。暑痫系暑病的一种，其临床表现主要是暑天身热，猝然痉厥，四肢抽搐，神志不清，甚则牙关紧闭，角弓反张，为夏季常见的一种儿科急性病症，尤以1～9岁儿童多见。笔者曾在杨以阶老师指导下，治疗了一些病例，现择其两案，试述如下，以供参考。

例1：高某，男，8岁。1964年9月17日初诊。患儿高热，腋下体温40 ℃，上午突发手足抽搐，两目上吊，口噤，下午又发如前。诊见面唇红赤，口渴引饮，五心烦热，抽风后神志不清，大便成形，色黄褐，味酸臭，小便黄短。舌质红，苔中心厚腻，脉象弦滑而数。乃外感时邪，内蕴痰热，内外合邪，引动肝风，故以清热镇惊，化痰开窍为法，处方：羚羊角另煎冲服1.5克，明天麻3克，双钩藤后下4.5克，川贝母6克，川黄连2克，连翘心4.5克，杭寸冬6克，苏薄荷3克，淮木通3克，天竺黄6克，灯心草朱砂拌7根。1剂。安宫牛黄丸1粒，分2次化服。

9月18日二诊。腋下体温38.1 ℃，热减，抽风已止，神志亦清，诸恙均减。乃向愈之征，守上方去丸剂再服1剂，以清余邪。药后身热退，抽风未作。脾胃尚虚，气阴未复，面黄消瘦，肚腹膨胀，胃纳差。以调和脾胃之剂善后。

例2：姚某，女，3岁。1964年8月14日初诊。3日前忽然发热，里热炽甚，热不透肢，热甚生风，以致抽搐，人事不省，牙关紧闭，角弓反张，口吐白沫。苏醒后邪热不退，腋下体温39.9 ℃，腹膨胀，小便微黄。舌白而糙，指纹伏。治以清热息风定惊，处方：白僵蚕4.5克，双钩藤后下4.5克，天竺黄3.5克，西菖蒲3克，茯神6克，佩兰8克，青蒿4.5克，扁豆衣6克，橘白3克，法半夏2.5克，川黄连1克，荷叶4.5克。1剂。琥珀抱龙丸1粒，分2次服。

8月15日二诊。热势渐轻，肛温38.8 ℃，惊搐已定，大便已通，咳嗽、流涕，守上法加减。原方去法半夏、川黄连；加苦桔梗3克，白前3.5克，象贝母4.5克。2剂。

8月17日三诊。腋下体温36.5 ℃，暑热已解，仍咳嗽。风邪未净，守上法加减，处方：苦桔梗3克，苦杏仁3.5克，象贝母3.5克，紫菀3克，橘红2.5克，白前3.0克，枳壳3克，莱菔子3.5克，牛蒡子3克，僵蚕4.5克，谷芽9克，藿梗4.5克。2剂。另以九节菖蒲汁1匙，生姜汁4滴，竹沥1酒杯冲服。

以上2个案例均为外感时邪，一为里证偏重，一为表里同病，但其病机都是暑热亢盛，热极生风。其临床表现均有壮热、抽搐，即吴鞠通所谓“火极而内风生”。盖因小儿脏腑娇弱，五脏六腑，成而未全，全而未壮，肌体柔嫩，气血未充，卫外功能未固，故外易为六淫所侵，内易为饮食所伤，一旦外感病邪，则邪易鸱张，所以小儿极易出现壮热、惊搐、昏迷等症。但小儿病因终较成年人单纯，且脏腑气机清灵，反应敏捷，故用药调护得宜，向愈迅速。

例1患儿高热动风，内蕴热痰，急则治标，重点在清热镇惊，清化热痰。羚羊角善清肝泻火解毒，平肝息风而镇痉，为治热病痉厥、手足抽搐之要药。双钩藤味甘而微寒，性味和平，既可清肝泻热，又具息风镇痉的作用，用于惊风初起者尤宜。明天麻虽无清热之功，但具有良好的息肝风、定惊搐的作用，亦为治疗肝风内动之要药，但其性微温，平肝之功虽好，却稍嫌温燥，故用于本证高热动风之始尚可，若热久阴虚液少，舌绛苔剥者则非所宜。川黄连清热泻火解毒，凡证属热属实者皆可选用。苏薄荷疏风散热。天竺黄清化热痰。淮木通、灯心草利尿，加连翘心清心安神。王纶《明医杂著》说：“治暑之法，清心利小便最好。”因暑病患儿心火亢盛，且多挟湿，清心利尿可促使湿、热随溲下泻。暑为阳邪，属热属火，易伤津耗液，阴液伤则热邪炽，亢盛之热，则进一步伤阴，若阴液消耗殆尽，生命活动也就停止了。故治疗温病，前人又有“留得一分津液，便有一分生机”的说法。杭寸冬味甘气凉，质柔多汁，长于滋枯润燥，养阴生津，暑痫初起选用，意在防患于未然。且温病之滋润，还应包含有清热的作用，这也是与一般杂证不同之点。加安宫牛黄丸亦择其清热解毒、开窍安神之功，较万氏牛黄清心丸药重而力宏。

例2患儿亦为高热动风证。然舌白、咳嗽、流涕，提示患儿身热虽2天多，但病邪尚羁留于肺卫，故当表里同治。初诊方中僵蚕既能平息内风以解痉，又能祛除外风以散风热，且具化痰之功。双钩藤泻热镇痉。川黄连增强清热泻火的作用。天竺黄、法半夏化痰，一寒一温，相须为用。青蒿、佩兰、扁豆衣、荷叶、橘白气味芳香，质地轻清，化湿解暑。茯神安神宁心。琥珀抱龙丸的功用也是清热化痰，开窍安神，兼理脾胃。由于药证合拍，服药1剂热势即减，惊搐亦定。二诊热轻，咳嗽、流涕，表证已显，故于前方基础上去法半夏之燥、川黄连之寒，而增加宣肺化痰止咳的药。三诊热度正常，暑热已解，然风邪未净，更专以宣散风邪，化痰止咳为主，因暑多兼湿，故又加藿梗、莱菔子、枳壳、谷芽以行气宽中，化浊消食。当然，以上所列暑痫二案例，均较单纯，治疗也比较容易，若热势太重或迁延日久，或患儿体质太差，抵抗力素弱，则自然易生异端，治疗也就会出现变化曲折。

［本文原载于《河南中医学院学报》（1980年第2期）］

（九）论文九：《石莲子汤治疗乳糜尿534例临床分析》

摘要：本文总结了1962—1979年安徽省立医院中西医结合诊治乳糜尿的经验。本组534例病例中，大多数病程在5年之内（占所有病例的72%），能确定乳糜来源者155例，其中137例乳糜来自肾脏（占能确定乳糜来源者的88.4%）。应用石莲子汤治疗，疗程一般为15~30天。在获得随访的408例病例中，有效率达92.1%。同其他治疗方法相比，本法简便，疗效满意，对初发或复发的患者，均有良好效果。

我们自1962—1979年应用石莲子汤治疗乳糜尿534例，收到良好的效果，报道如下。

1. 临床资料

本组年龄最小者11岁，最大者79岁，20～40岁者占70%。男性320例（60%），女性214例（40%）。女性患者中有17例在妊娠期间发病，14例在分娩后发病，合计31例，占女性患者的14.5%。患者多来自厂矿和农村，约占60%，其中工人171人（32%），农民146人（27.3%），干部129人（24.2%），学生44人（8.25%），其他44人（8.25%）。病程最短者仅10小时，最长者达31年，病程长者常有反复发作史，大多数患者（72%）的病程在5年之内。

通过膀胱镜观察，分别进行两侧肾盂尿的乳糜鉴定，并通过肾盂造影术及淋巴管造影术等检查，能确定乳糜来源者155例，其中来自肾脏者137例（88.4%），来自输尿管者9例（5.8%），来自膀胱者6例（3.87%），来自后尿道者3例（1.93%）。

既往有血丝虫感染史并经治疗者169例（31.6%）。本组患者在应用石莲子汤治疗前，又进行了血丝虫检查，阳性者仅30例（5.6%）。

诊断标准：①病史。②尿液呈米汤样或伴有乳糜块，尿蛋白在（+）以上并有红、白细胞，除合并感染外，一般无脓细胞。③尿液乳糜鉴定阳性。④肾盂、输尿管造影见有淋巴逆流现象。⑤淋巴管造影有梗阻、淋巴管迂曲、扩张现象等。⑥膀胱镜检查及输尿管插管，发现或获得乳糜尿者。⑦有血丝虫感染史者。

本组病例的诊断主要根据前3项，并参考其余各项。

2. 治疗方法及结果

（1）处方。石莲子[1]（打碎）50克，萆薢15克，车前子12克，泽泻10克，熟地黄炭12克，当归10克，阿胶珠10克，蒲黄炭12克，甘草5克，大枣5枚。

肾阳虚者去萆薢，用炒车前子、炒泽泻，加党参、黄芪、附子；肾阴虚者加山萸肉、牡丹皮、山药；血尿重者加仙鹤草、小蓟炭、藕节炭，三七粉另行冲服。

（2）用法。每日1剂，水煎500毫升，分2次服。服药期间宜低脂肪饮食，并配合卧床休息，以利降低淋巴管内的压力。服药后一般无不良反应，仅个别患者轻微腹

[1]　别名甜石莲，是睡莲科植物莲（*Nelumbo nucifera* Gaertn.）的果实。

胀，可继续服药。

（3）疗程。本组有服药3天尿液即正常者，亦有服药长达3个月以上者。一般疗程为15～30天。既往有血丝虫感染史而血中检查微丝蚴阳性者，则加服枸橼酸乙胺嗪。

（4）疗效标准。治愈：尿液清晰，尿中无红、白细胞，尿蛋白阴性，乳糜试验阴性，进普通饮食，能恢复正常工作，3个月内未再出现乳糜。好转：尿液清晰或微混，化验有少许红、白细胞（每高倍视野10个以下），蛋白（+）或（++），乳糜试验有时阳性，有时阴性，症状减轻或消失。无效：症状未减轻，尿液检查无改善，乳糜试验阳性。

（5）治疗结果。本组获得随访者408例，随访时间最长17年。其中治愈287例（70.3%），好转89例（21.8%），无效32例（7.9%），有效率92.1%。在治愈的287例中，有91例分别在愈后3个月至数年后复发，占31.7%。经再次用石莲子汤治疗，治愈78例（85.7%），好转11例（12.1%），无效2例（2.2%），有效率97.8%。

3. 讨论

尿乳糜是由于腹膜后的曲张淋巴管与泌尿系统形成病理性交通所致。但这种由曲张淋巴管向尿路破裂而形成的瘘口，可发生在肾盏至尿道的各个部位。有发生在1处者，也有同时发生在几个部位的；可以是1个较粗大的瘘口，也可以是数个瘘口同时存在。大多数发生在上尿路，亦可发生在下尿路，或上下尿路同时并存。

本组采用膀胱镜检查及逆行插管，将输尿管导管准确地插至肾盂，分别收集双侧肾盂尿，肉眼观察经过导管引流出来的尿液是否呈混浊样的乳白色，并将收集的肾盂尿进行乳糜鉴定，确定有无一侧或双侧曲张淋巴管与肾盂（或肾盏）相通的瘘口存在。经过输尿管导管注入阳性造影剂，观察进入瘘口的造影剂逆流范围。在造影片上，逆流现象常表现为肾门部的网状或曲纹状影像，大体上形似基底部在上、尖端向下并向内侧弯曲的牛角形，汇合成一两条索状影像，沿着脊柱旁向下伸延至骨盆部。

本组能确定乳糜来源的155例中，137例的瘘口在肾脏，占88.4%。因此，笔者认为腹膜后的曲张淋巴管破裂后，与肾内构成的通道，是发生乳糜尿的主要部位。

本组有9例为腹膜后曲张淋巴管与输尿管直接形成交通，逆行造影片上可见到输尿管壁发生瘘口的逆流。这种逆流影像大部分为线条状，沿脊柱旁向下走行，或向上进入肾门内侧方，很少呈网状改变，其发生部位大都在腹段输尿管。其中有1例出现了一个奇特现象，经输尿管导管引流出来的尿液澄清，而从输尿管导管周围经输尿管口流出来的却是乳白色尿液。在此情况下，我们将输尿管导管的顶端向下拉至第4、第5腰椎平面，做了逆行造影。造影片上未见有肾门部位的逆流现象。但在第3腰椎下缘水平出现了1条输尿管壁侧枝曲细逆流的清晰影像，因此诊断为输尿管与曲张淋巴管间存在着瘘口。

我们除采用碘油经精索或足背行淋巴管造影，观察腹膜后淋巴管所显示的影像及了解瘘口的部位外，对部分肾蒂淋巴管结扎术的患者，则将水剂碘液直接注入腹膜后扩张的淋巴管内，立即摄片，部分病例可见淋巴管内的造影剂流入肾和输尿管内，但淋巴管造影显示瘘口不及经尿路的逆行造影有更大的临床价值。

膀胱和尿道的瘘口都是在膀胱镜下直接观察的，或在膀胱壁上，或在膀胱憩室中，见乳糜自淋巴管的破裂口溢出，均为乳白色，一般无血性。膀胱壁上的瘘口大都在膀胱底部或输尿管口周围。有的在膀胱镜下便可清晰看到膀胱黏膜层下蜿蜒曲折的淋巴管，此种曲张的淋巴管一旦破裂，即形成膀胱的瘘口。发生在尿道的瘘口较为少见，大都在后尿道或位于精阜附近。本组仅发现3例，均在膀胱颈的管口内旁。

笔者学习了祖国医学中有关“膏淋”的论述，配合现代医疗技术进行检查，在应用石莲子汤的基础上，对乳糜尿患者进行辨证论治。凡形瘦神疲，腰酸肢冷，舌淡苔白，脉沉细，尿液乳白的肾阳虚者，则采用补肾益气法；凡头晕目花，咽干耳鸣，烦热或遗精，舌红苔少，脉细数，尿液呈粉红色或褐色的肾阴虚者，则采用滋阴补肾法；若为气血两亏，尿液浑浊如膏糊，或者乳糜凝固成块者，则采用气血双补法。17年来通过对534例患者的临床观察，发现中西医结合治疗乳糜尿有效率达90%以上。与手术治疗相比，该方法简便，疗效满意，无论对初发或复发的患者，均有良好效果。鉴于乳糜尿患者多为慢性，久病体虚，我们又曾对部分病例试用石莲子60克，加大枣10枚，每日煎服，巩固疗效和预防复发。但由于病例不多，其效果尚在观察中。对于石莲子汤治疗乳糜尿的机制，值得今后进一步探讨。

【编者按】乳糜尿的淋巴瘘口所在部位及其确诊方法意见尚不一致。肾内瘘口一般在肾乳头附近，随肾髓质淋巴系的淤积，穿破黏膜形成瘘口。而输尿管、膀胱的淋巴引流，主要由肌肉层及外膜起始，并与腹膜后淋巴系统连接。由于腹膜后曲张淋巴管极难穿越输尿管或膀胱的肌肉壁，并在其黏膜上成瘘，因而其发病率极低。逆行肾盂回流造影术由于痛苦大，有并发症，显像不完全，假像多等原因，迄今并未成为乳糜尿临床上赖以定位的方法。

［本文原载于《中华泌尿外科杂志》（1983年第4卷第3期）］

（十）论文十：《杨以阶诊治小儿疾病经验简介》

杨以阶先生，安徽省歙县人，幼承家学，杨氏儿科第14代传人，业医50年，曾在安徽中医学院任教。兹将其遗著《儿科临证验案》（以下简称《验案》）中与发热有关的28则验案进行分析，以探讨杨老治疗小儿热性病的经验，供同道参考。

1. 依据季节治感冒发热

对于小儿感冒发热，杨老讲究因时论治。他认为试图立一简单处方统医四时感冒，往往达不到理想的效果，因为四时中六气及兼证各自不同，如1岁小儿春天感冒发热，体温39 ℃，杨老用升麻、葛根、连翘、木香、鸡内金、黄芩、防风、麦芽、金银花、云苓配伍，将热退下；患儿夏天感冒发热，体温38～39 ℃，杨老用香薷、佩兰、前胡、连翘、白薇、葛根、嫩青蒿、云苓、六一散等配伍，亦将热退下。前者解表和中以祛春日风温，后者解表利湿以祛夏月暑热。同一患儿两次感冒，因季节不同，杨老的治法就显然不一样。

2. 表里双解治肺炎发热

小儿肺炎，中医认为系外感热病，患儿每多发热，咳嗽，喘闷。杨老认为，小儿肺炎在临床上属外邪闭肺，表里合病者最多，他常选麻杏甘石汤、凉膈散、三拗汤，或射干麻黄汤，以表里双解，辛凉宣泄，或宣肺散寒。痰多者豁痰，热重者重在清热解毒。对于1岁小儿风温犯肺，西医诊断为毛细支气管炎者，西医予以抗生素及对症处理，疗效不佳。患儿发热，喘咳，痰鸣5天，体温38～39 ℃。杨老拟以前胡、薄荷、葛根、杏仁、黄芩、大青叶、板蓝根、连翘等配伍，宣肺解毒，3剂药后，患儿热解喘平。

3. 辛凉解毒治猩红热

猩红热，中医称丹痧、疫疹、烂喉痧，属温病中瘟疫疫毒范畴。主要因外感时疫，蕴结肺胃，外透肌肤所致。故初起之际，应清凉透气，轻宣解毒以退热。一9岁女孩患猩红热，冬季发热3天，体温39 ℃以上，咽部红痛，舌红紫起刺，状若杨梅，身发丹色痧粒疹点。杨老选用甘桔汤和宣毒透疹汤加减，处方用桔梗、甘草、蒲公英、葛根、紫草、板蓝根、牛蒡子、蝉蜕、连翘、山豆根、金银花、贝母。3剂药后患儿体温正常，痧疹退红。

4. 解毒凉血治黄疸发热

黄疸，特别是阳黄，湿热蕴结，热重于湿者，来势骤急，内火炽盛，入络动血，大有直陷厥阴昏迷之势。杨老认为热重于湿，急用清热解毒，凉血通腑。一8岁男孩患急性传染性肝炎，夏天发病，呕吐恶心，吐出黄色苦水，神色不振，发热38 ℃左右。3天后体温升高，出现黄疸，伴鼻衄、皮肤瘙痒、小便黄赤等。黄疸指数（即胆红素浓度，下同）60单位，麝絮（++），麝浊10单位，锌浊度13单位，谷丙转氨酶400单位以上，被诊断为急性肝炎。患儿住院治疗10天，黄疸加深。杨老会诊时，拟以清肝利胆，凉血解毒，选茵陈柏皮栀子加味：茵陈、山栀、川黄柏、大黄、柴胡、云苓、生地黄、玄参、赤芍、大青叶、车前草、穿心莲。3剂药后便通，吐止，鼻衄停。6剂后发热退尽，肤黄转淡。

杨老认为发热的病机为阴阳失调。小儿稚阴稚阳，易虚易实，阳常有余而阴常不足，因此阳气盛与阴气衰为发热的主要根源。发热大致可分为外感和内伤两大类型，小儿尤以外感发热为多。杨老这些关于小儿发热的论述和上述治疗热性病的经验，对于中医儿科临床上处理发热，具有一定的指导作用。

［本文原载于《江西中医药杂志》（1986年第3期）］

二、其他资料

本部分收录杨以阶先生在安徽中医学院期间拟定的肾病综合征中药治疗草案和研究小儿消化不良、营养不良和代谢功能紊乱的科研计划，以及单方、验方集锦，包括胎毒、百日咳、疳积和婴儿湿疹的常用协定处方，供中医学院和省立医院中医科同行和学生参考。

（一）肾病综合征中药治疗草案

1. 协定处方：益肾固本汤

制首乌四钱，山茱萸四钱，淮山药四钱，莲子肉四钱，蒸熟地黄三钱，苏芡实四钱，金樱子四钱，败龟板一两，炒杜仲四钱。

2. 随症加减

（1）尿蛋白多。

1）湿热下注。

症状：热重则表现为尿黄、口干，舌苔黄腻；湿重则表现为食减、腹胀、身困重，舌苔白腻。

治则：清热利湿。

加减：加泽泻三钱、薏苡仁四钱、玉米须五钱，湿重则去蒸熟地黄、败龟板。

2）肾虚不固。

症状：腰膝酸软，低热。

治则：益肾固涩。

加减：加覆盆子三钱、桑螵蛸三钱、左牡蛎四钱。可用金锁固精丸、封髓丹等收涩之剂。

3）气虚不摄。

症状：面色㿠白，四肢无力，畏风，盗汗。

治则：补气止滑。

加减：加潞党参三钱、黄芪三钱、鹿角霜四钱。

（2）低蛋白血症。

症状：病久血亏，阳虚则肢冷；阴虚则脉沉细无力。

治法：温补肾阳（阳生阴长），滋补肾阴（益阴养血）。

加减：温补肾阳（阳生阴长）加干枸杞三钱，淡附片二钱，巴戟天三钱。鹿茸一钱，研末吞，血压高者勿服。滋补肾阴（益阴养血）加鳖甲一两，肥知母三钱，肥玉竹三钱。阴阳两虚者可混合使用。

（3）浮肿不消。

症状：脾肾阳虚，土虚不能制水，表现为纳差、便溏、腹胀、面黄等。

治法：健脾利水，扶阳行水。

加减：健脾利水，合小半夏加茯苓汤，加生白术二钱，茯苓三钱，制半夏二钱，生姜皮二钱。扶阳行水，加淡附片二钱，淡干姜一钱，淫羊藿二钱。脾肾两虚者可混合使用补肾与补脾之药。如浮肿顽固，还可加用地骷髅三钱，蟋蟀一钱，路路通三钱等利尿消肿。

（4）血压偏高。

平肝潜阳：加决明子三钱，潼沙苑三钱，干地龙三钱。

滋肾清火：加女贞子三钱，桑椹子三钱，楮实子三钱。

（5）胆固醇高。

清热和血：加粉丹皮二钱，赤芍二钱，知母二钱。

滋阴和阳：加珍珠母四钱，牡蛎四钱，青龙齿四钱。

（6）血尿。

清热利湿：加地锦草三钱，小蓟三钱，生菖蒲三钱。

养血止血：加阿胶二钱，益母草三钱，生当归三钱。

（7）新的感染。

如有新的感染，应暂停上述中药，按中医特点，运用四诊八纲辨证施治。

（8）预防复发。

为了巩固疗效、防止复发，阴虚者可以常服六味地黄丸，阳虚者可以常服金匮肾气丸。

（二）小儿消化不良、营养不良科研计划

1. 概述

小儿消化不良，营养不良均属于慢性营养障碍，可危及小儿健康和生长发育，往往容易并发肺炎、吐泻、虫积、干眼、牙痛等病症，严重者可导致婴儿死亡。两者发病主要原因是营养不良、保育护理不当、慢性病长期消耗、各种急性病病后失调、生活习惯不良等。消化不良、营养不良主要表现为消瘦、精神不振、脸色苍白、体重减轻、消化功能低下、皮下脂肪消失、肌肉萎缩或出现水肿、循环功能降低、运动迟缓、智力及生长发育障碍或停滞等。

2. 目的

利用中医中药对小儿消化不良、营养不良进行辨证论治，配合现代医学的检查方法，探索治疗规律、中医分型等，逐步提高疗效并探讨疗效机制。有效标准：①一般临床症状消失；②体重及肌肉明显增加，基本达到正常儿童的范围。

3. 要求

在1964年第三季度开设儿科病床5张，初步规划研究20例病例。要求在1964年年底做出初步总结，总结中医中药治疗效果及疗效机制，找出治疗规律，进一步为十年规划打下基础。

4. 负责科研单位

安徽中医学院附属医院儿科。

5. 具体措施

（1）病例选择：科研病例为已确诊为消化不良、营养不良的患儿，主要症状为肌肉消瘦、脸色苍白、精神不振、血糖降低、消化不良、代谢功能紊乱。如是晚期患儿，不作为科研对象。

（2）病例来源：除本院门诊部收治病例外，选择与兄弟医院合作，由兄弟医院介绍合适病例。

（3）入选科研患儿，必须有详细的中西医病历记载，并按规定填写表格，定期做以下检查。

1）全面体格检查。

2）测量体重、身高（体重以公斤计算，身高以厘米计算），以后每周测量体重一次。

3）实验室检查：①于24小时内完成红细胞、白细胞、血红蛋白等检查。②大、小便常规检查。③大便细菌培养，大便脂肪蛋白定量（以后每周一次）。④必要时做胃肠其他检查。

（4）开展科研：首先组织科研人员配合我院儿科教研组老师获悉本病的发病原因和病理机制，使他们对如何运用辨证论治取得统一认识，得出统一的治疗方案。

（5）经常召开本科室会议，研究如何解决在治疗中存在的问题。

6. 中医中药治疗方案

（1）胃寒呕吐型。

本型多因中土虚弱，胃不纳受水谷，食即外溢。治宜安胃和中，药用神曲、山楂、茯苓、半夏、白术、麦芽、川黄连、莱菔子、灶心土。

（2）脾虚飧泄型。

体质虚弱加之饮食不节，饥饱失调，日久伤脾，脾阳衰弱，失其健运之力。治宜和中健脾，药用党参、茯苓、白术、扁豆、山药、甘草、砂仁、薏苡仁、陈皮、桔梗、莲子肉。久泻不止，脾虚下陷者，治宜补中益气，药用党参、黄芪、当归、白术、陈皮、升麻、柴胡、生姜。滑泻不禁，治宜益气固涩，药用党参、白术、茯苓、木香、陈皮、甘草、诃子、肉豆蔻、炮姜炭。

（3）昏厥抽搐型（慢脾风）。

多由小儿体弱，吐泻日久，脾阳大伤，中气虚萎，津液不足，生化之源将绝。属于土虚不能生金，金弱不能制木，木失涵养而肝风内动。脾虚受克，虚寒险证，有真气虚脱而死之危。温补脾土，生胃回阳：党参、白术、茯苓、甘草、陈皮、半夏、干姜、白芍、公丁香、砂仁、煨姜、附片、肉桂。

（4）肌肉羸瘦型。

因长期营养不良，故气血双亏，中宫虚弱，饮食不养肌肤。当以调气养血，培补中土，归脾汤合八珍煎。

（5）肠胃虫积型（蛔虫病）。

多因饮食积滞，湿邪内蕴，久而生虫。时见腹痛，大便下虫，肚膨癥结，咬牙，嗜食异物等。治宜消积去虫，调和中腑，药用党参、白术、茯苓、甘草、芦荟、夜明砂、使君子、芡实。虫厥药用乌梅、细辛、干姜、黄连、当归、附子、川椒、桂枝、黄柏。

（三）单方、验方集锦

1. 小儿胎毒（先天性梅毒）

松香一两，枯矾六钱，丹皮六钱，黄丹一钱，五分轻粉二钱，雄精四钱，朱砂四钱，绿豆粉二两，梅片五钱。

上药共研细末，用麻油调涂患处。

2. 小儿百日咳治疗简介

初期：咳嗽、喷嚏，呛时流泪，类似感冒咳嗽。

方用：白前五钱，紫菀五钱，百部五钱，桔梗五钱，甘草一钱，贝母二钱，桑白皮二钱，地骨皮二钱。

中期：呛咳不已，呕吐痰涎，咳时面赤脖粗。

方用：海浮石三钱，牛蒡子二钱，生蛤壳三钱，杏仁三钱，川贝母二钱，沙参三钱，麦冬三钱，玉竹二钱，白前五钱，陈皮五钱。

末期：眼角膜充血，面浮而肿，呛咳不已，有时咯血。

方用：诃子肉三钱，全瓜蒌三钱，炒黄芩五钱，海浮石三钱，炒山栀一钱二分，青黛六分，杏仁三钱，牛蒡子二钱。

3. 小儿百日咳方1

生蛤壳三钱，青黛四分，蒸百部一钱，甜百合三钱。

冰糖炖服，日1剂，5～8剂可愈。用于咯血时。

4. 小儿百日咳方2

生石膏二钱，炒黄芩七分，象贝母一钱，白芥子五分，杏仁二钱。

用于咳嗽、呕吐、痰涎，日1剂，连服6剂，不愈再服3～4剂。

5. 疳积初期：蛤蟆药

炙蟾皮二两，炒麦芽八两，炒六神曲四两，山楂炭四两，焦锅巴半斤。

共研细末，冲服，每日2次，每次一钱五分，或二钱。

6. 婴儿湿疹：清容膏

黄连一钱，黄柏一钱，大黄八分，炖石膏三钱，炉甘石三钱，冰片八分，铜绿八分，花椒八分，炖寒水石三钱，川丹（铅粉）八分。

共研细末，用凡士林油调涂之。

作痒者加紫荆皮粉少许，流水者加枯矾少许，有腐者加雄黄少许。

第三节　杨以阶处方精选

一、杨以阶20世纪40年代处方原件

（一）杨以阶手迹原件

本部分处方笺十分珍贵，并且来之不易。这是杨以阶先生20世纪40年代，即中华人民共和国成立前后的处方，共47张。其中一半由笔者[1]小学时代的老同学张锡焜先生提供。张锡焜幼年家贫，从黄山山里的长坛村转到潜口舅舅家并借读于潜口小学。他是笔者的至交，而杨氏家族的病人来源主要是黄山山里。他告诉笔者黄山谢裕大茶叶公司老板谢吉龙先生家收藏有杨以阶先生早年处方近20张，可无偿提供原件给笔者。此后又承同道和朋友多方赞助，使得收集到的处方数达47张。其中济南王建辉先生提供近10张，祁门胡永久先生、上海谢玮先生及北京中医药大学陈子杰先生各提供1张。这些处方均写在自己加印方笺底版的宣纸上，或者是朋友所赠，上有“国医杨以阶诊笺，某某某赠”或“以阶医士有道，某某某赠”红字。少数几张或者写在某“油坊”、某“茶号”专用纸上，或写在空白宣纸上，经家人和朋友多方鉴定是杨以阶先生的笔迹，也予纳入。此外还有将近10张写在空白纸上或某商号专用纸上的处方，因从笔迹上看无法确定是否为杨以阶先生所写，故弃之不用，以保证手迹原件的真实性。

本部分处方笺是杨以阶先生在年近40岁、已有20年左右的诊疗实践时所写。本部分收录的处方笺完全是中医传统的格式，有姓名或简名，有或无性别，有日期、主要临床症状、舌苔脉象、辨证和治法，条理十分清楚。书法是古代中医执业者必修的基

[1]　笔者：本节笔者指杨永弘教授。

本功，多数知名中医都是书法高手。杨以阶先生有一手妍美书法，且熟谙四六骈文，这些造诣后来曾令一位安徽大学中文系教授赞不绝口。杨氏世代医家擅长儿科，兼治内、妇科疾病，这些处方笺中儿科病例只占很小一部分，大多是内科和妇科病例。

从前徽州中医写处方笺是用宣纸，自右至左直书。中药用量为旧制（一斤为十六两，一两为十钱，一钱为十分），并以特殊符号表示。1980年以后中医处方改成新制，一钱约30克。按当时的规矩，患者复诊时要带着原来的处方笺，医家就在上面简单叙述病情变化，划去和增加三五味药。考虑到这一部分处方读者识别起来有一定困难，故均在影印基础上附有完整排印文字。

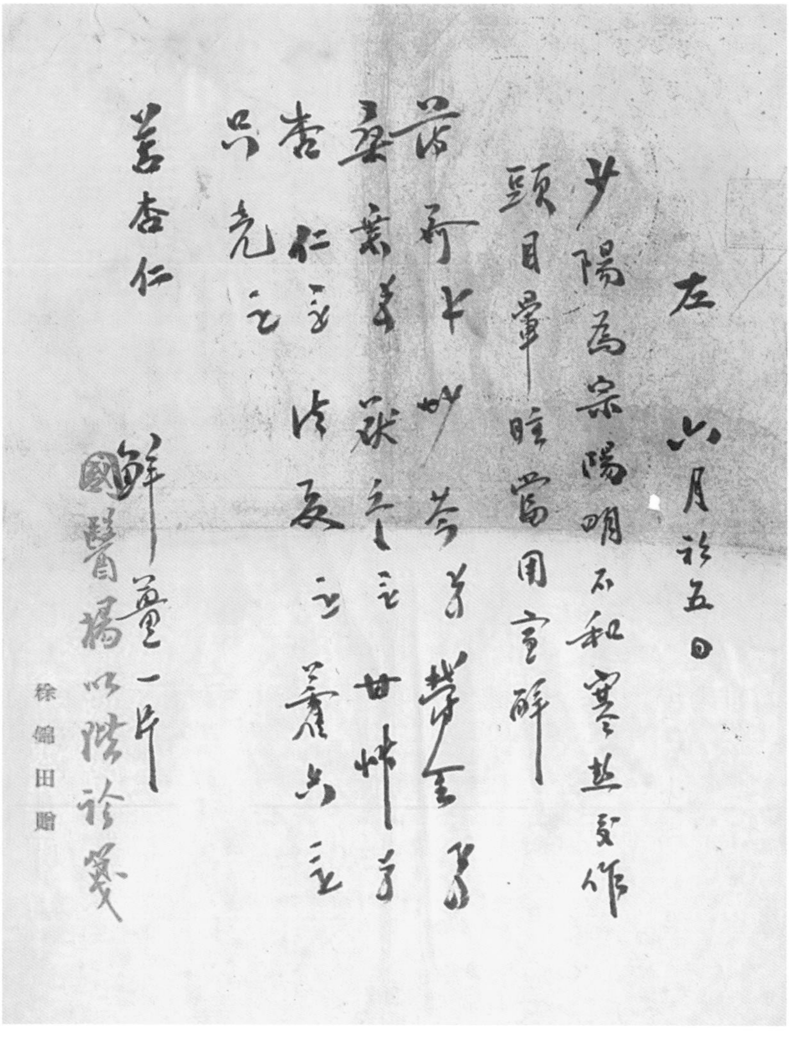

左，六月初五日。少阳为宗，阳明不和，寒热交作，头目晕眩，当用宣解。薄荷一钱，炒黄芩一钱五分，郁金一钱五分，桑叶一钱五分，茯苓三钱，甘草一钱五分，杏仁（苦杏仁）三钱，法半夏二钱，藿香三钱，枳壳二钱，鲜生姜一片。

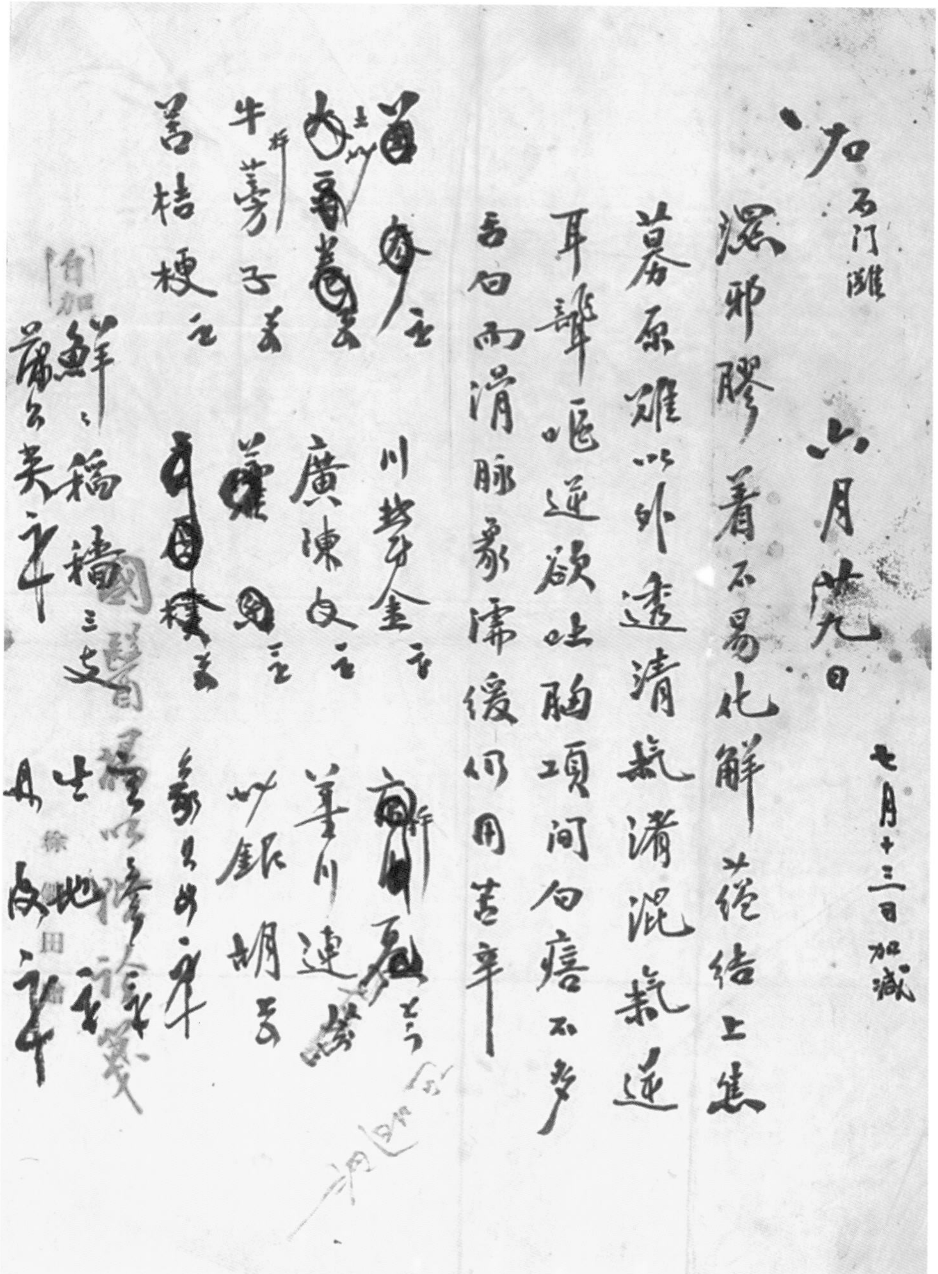

右，石门滩，六月二十九日。湿邪胶着不易化解，蕴结上焦募原，难以外透，清气淆混，气逆耳聋，呕逆欲吐，胸项间白痞不多，舌白而滑，脉象濡缓，仍用苦辛。苦参二钱，川郁金二钱，半夏一钱二分，土炒大豆卷三钱，广陈皮二钱，姜川黄连八分，牛蒡子一钱五分，藿香三钱，炒银柴胡一钱五分，苦桔梗二钱，厚朴一钱五分，象贝母二钱。

七月十三日加减。去：苦参、半夏、大豆卷、藿香、厚朴。加：玄参三钱、鲜稻穞三支、生地二钱、蒲公英二钱、丹皮二钱。

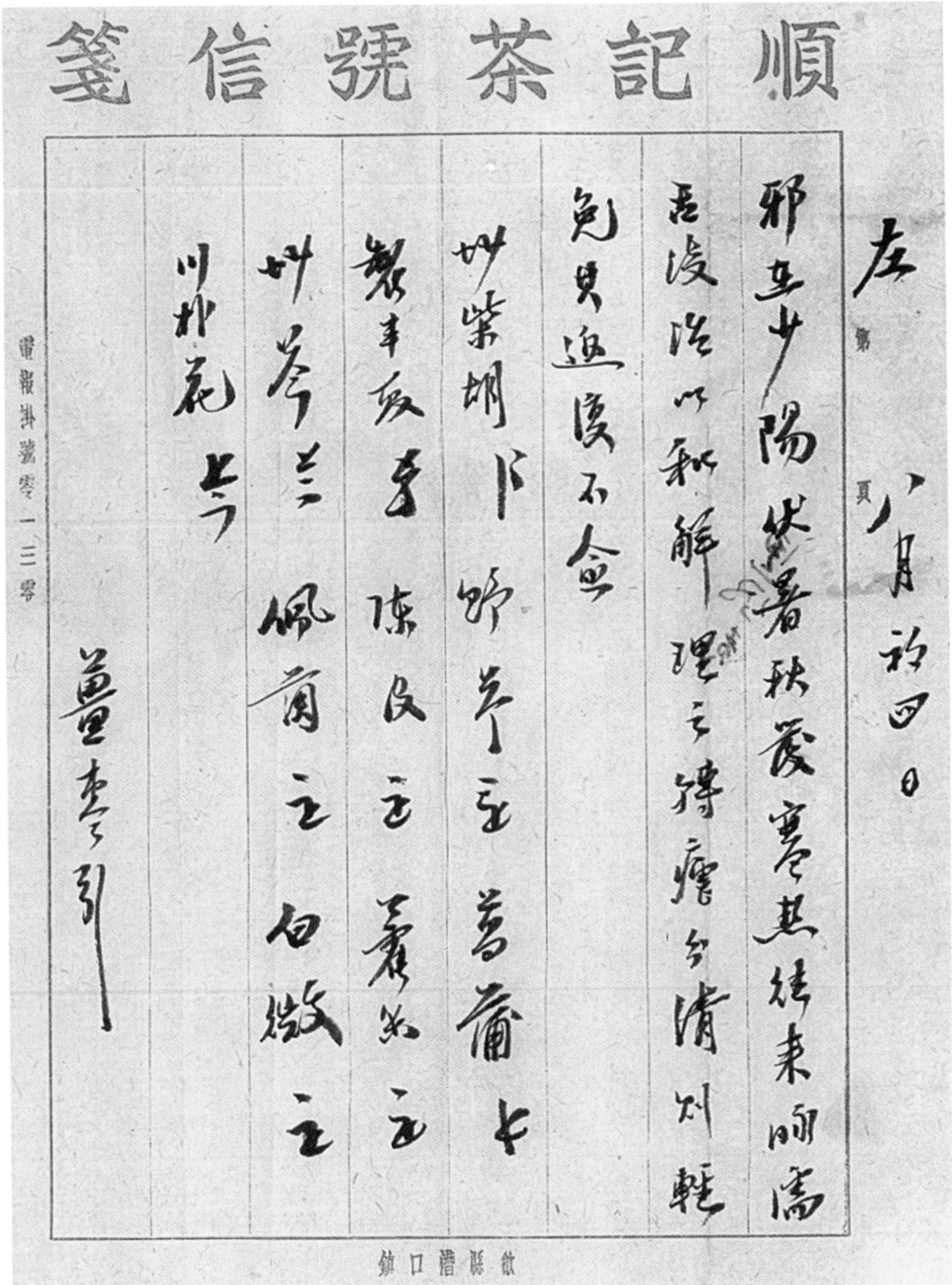

左，八月初四日。邪在少阳，伏暑秋发，寒热往来，脉濡舌淡。治以和解，理之转疟分清则轻，免其反复不愈。炒柴胡二分，野茯苓三钱，菖蒲一钱，制半夏一钱五分，陈皮二钱，藿香二钱，炒黄芩一钱二分，佩兰二钱，白薇二钱，川厚朴花一钱二分，生姜、大枣引。

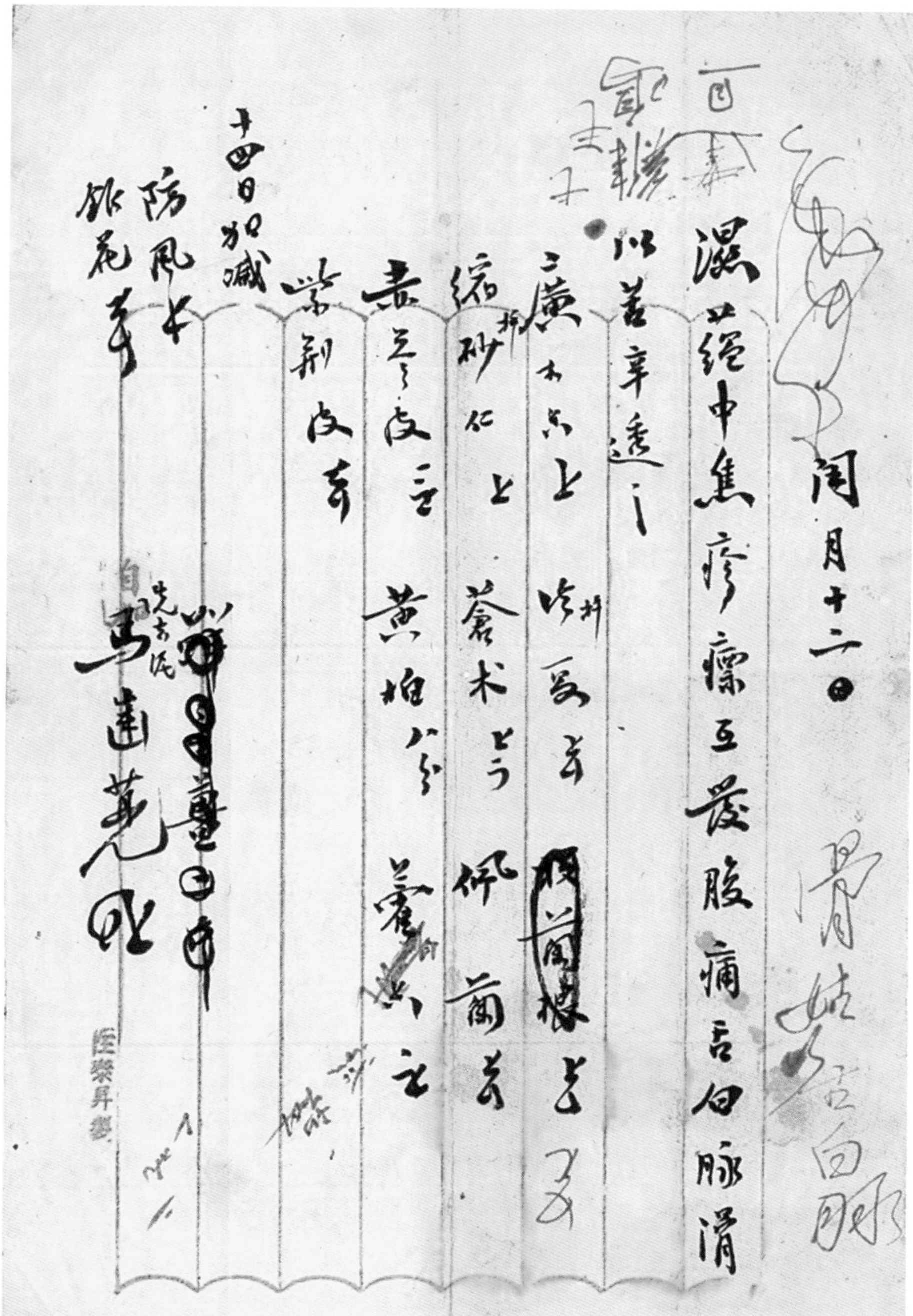

闰月十二日。湿蕴中焦，疹瘰互发，腹痛，舌白脉滑，以苦辛透之。广木香一钱，法半夏杵五钱，板蓝根一钱五分，缩砂仁杵一钱，苍术一钱二分，佩兰一钱五分，赤参皮三钱，黄柏八分，藿香二钱，紫荆皮一钱五分，鲜生姜二片。

十四日加减。去：板蓝根、鲜生姜。加：防风一钱、金银花一钱五分、马齿苋洗去泥四钱。

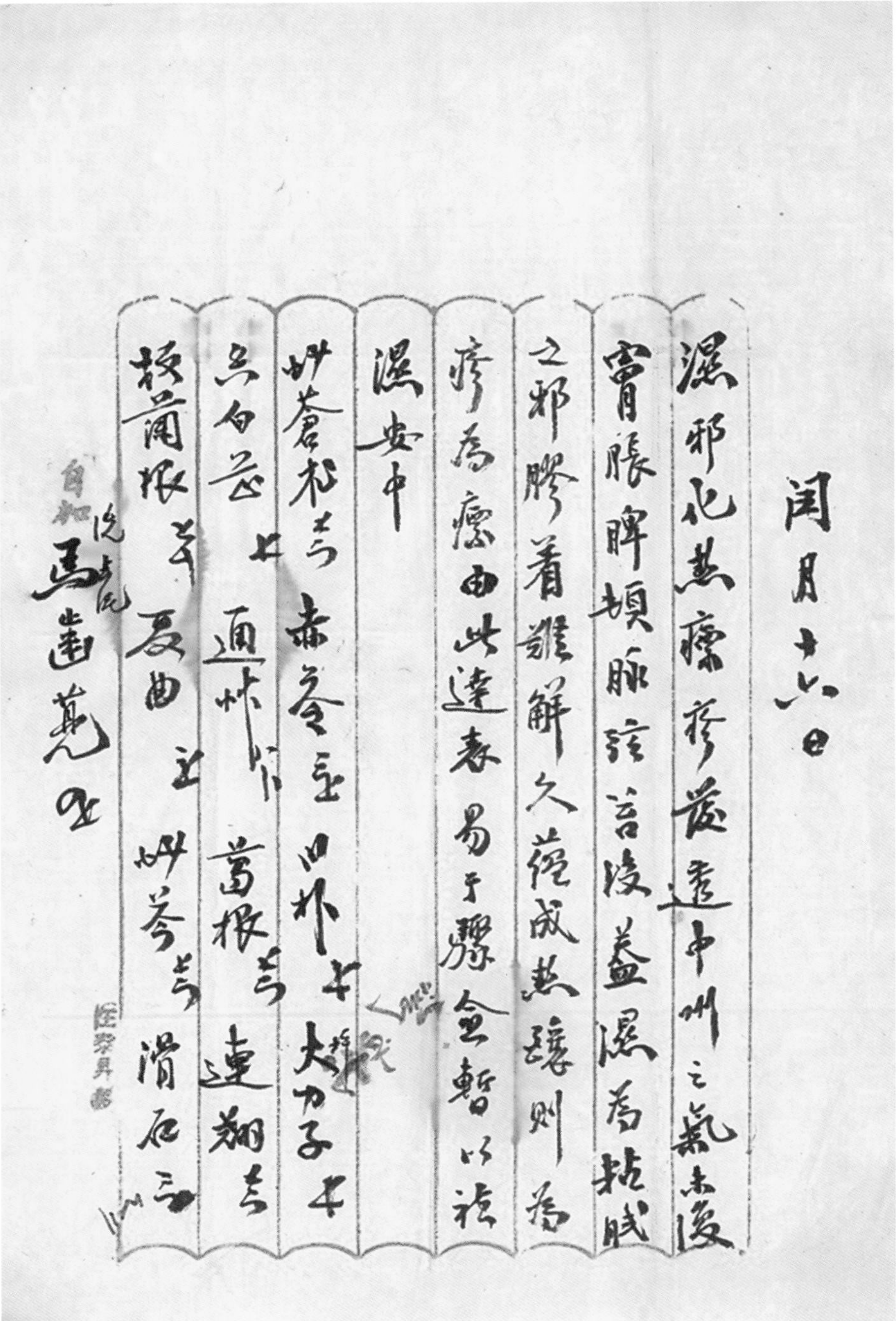

闰月十六日。湿邪化热，瘰疹发透，中州之气未复，胃胀脾顿，脉弦苔淡，盖湿为黏腻之邪，胶着难解，久蕴成热，酿则为疹为瘰，由此达表，易于骤愈，暂以祛湿安中。炒苍术一钱二分，赤苓三钱，川厚朴一钱，大力子杵一钱，香白芷一钱，通草八分，葛根一钱二分，连翘一钱二分，板蓝根一钱五分，夏曲二钱，炒黄芩一钱二分，滑石三分，马齿苋洗去泥四钱。

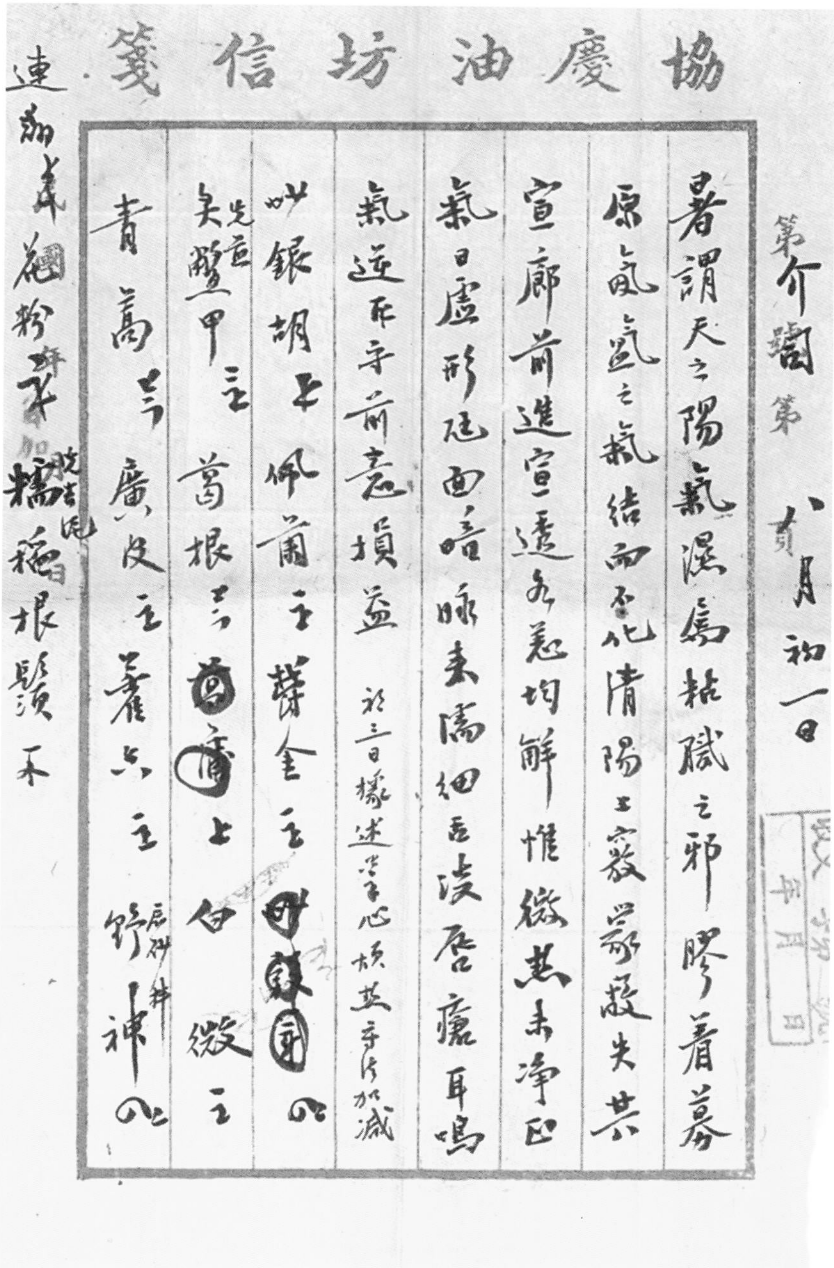
協慶油坊信箋
第介司第　八月初一日
暑謂天之陽氣濕屬粘膩之邪膠着募
原氤氳之氣結而不化清陽上竅蒙蔽失其
宣廓前進宣透各恙均解惟微熱未淨正
氣日虛形尫面暗脈来濡细舌淡唇瘡耳鳴
氣逆再守前意損益

介司，八月初一日。暑谓天之阳气，湿属黏腻之邪，胶着募原氤氲之气，结而不化，清阳上窍蒙蔽，失其宣廓，前进宣透，各恙均解，惟微热未净，正气日虚，形尫面暗，脉来濡细，舌淡唇疮，耳鸣气逆，再守前意损益。炒银柴胡一钱，佩兰二钱，郁金二钱，炒谷芽四钱，炙鳖甲先煎三钱，葛根一钱二分，菖蒲一钱，白薇二钱，青蒿一钱二分，广陈皮二钱，藿香二钱，野茯神煸炒杵四钱。

初三日据述心烦热，守法加减。去：炒谷芽、菖蒲。加：连翘一钱五分、天花粉二钱、糯稻根须洗去泥一两。

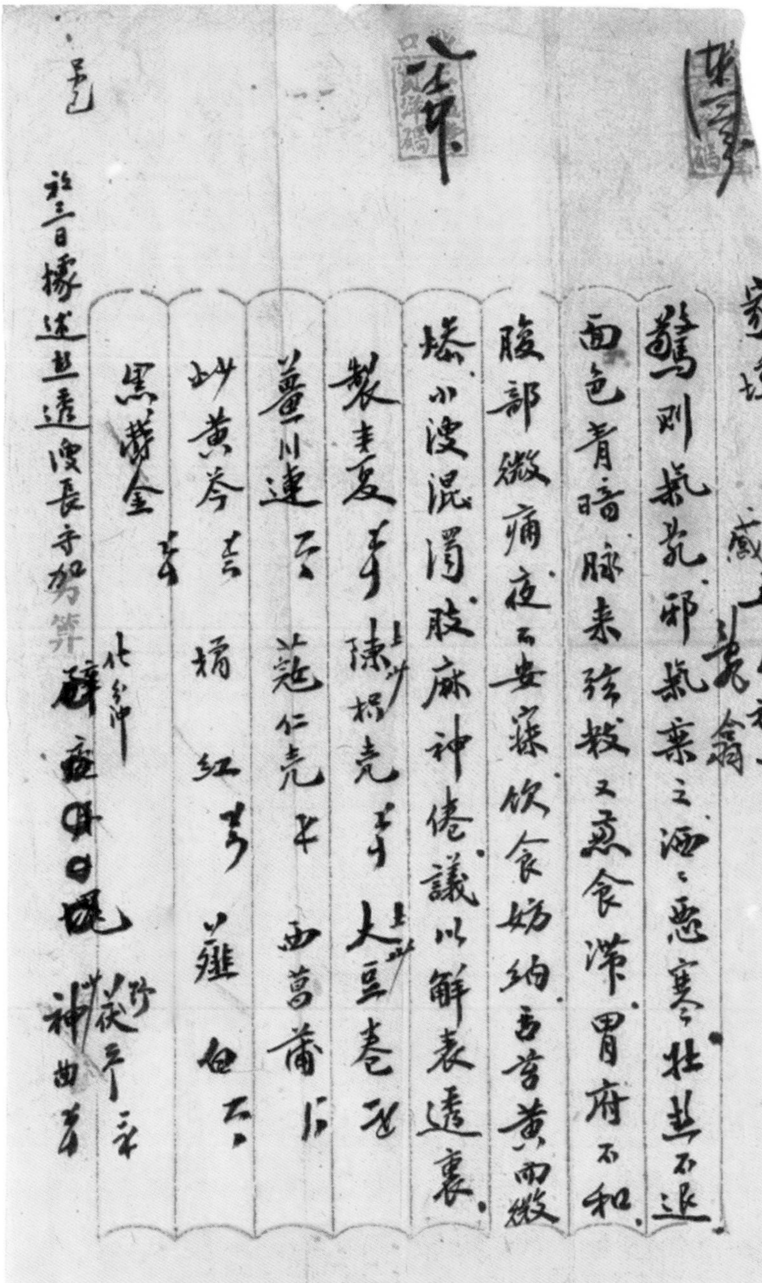

家埙，五月初二日。惊则气乱，邪气乘之，洒洒恶寒，壮热不退，面色青暗，脉来弦数，又兼食滞，胃腑不和，腹部微痛，夜不安寐，饮食妨纳，舌苔黄而微燥，小溲混浊，肢麻神倦，议以解表透里。制半夏一钱五分，土炒陈枳壳一钱五分，土炒大豆卷二钱，姜川黄连二分，蔻仁壳一钱，西菖蒲二分，炒黄芩一钱二分，橘红一钱二分，薤白六分，黑郁金一钱五分，辟痰丹化分冲一块。

初三日据述，热透溲长，守加。去：辟痰丹。加：野茯苓三钱、炒神曲五钱。

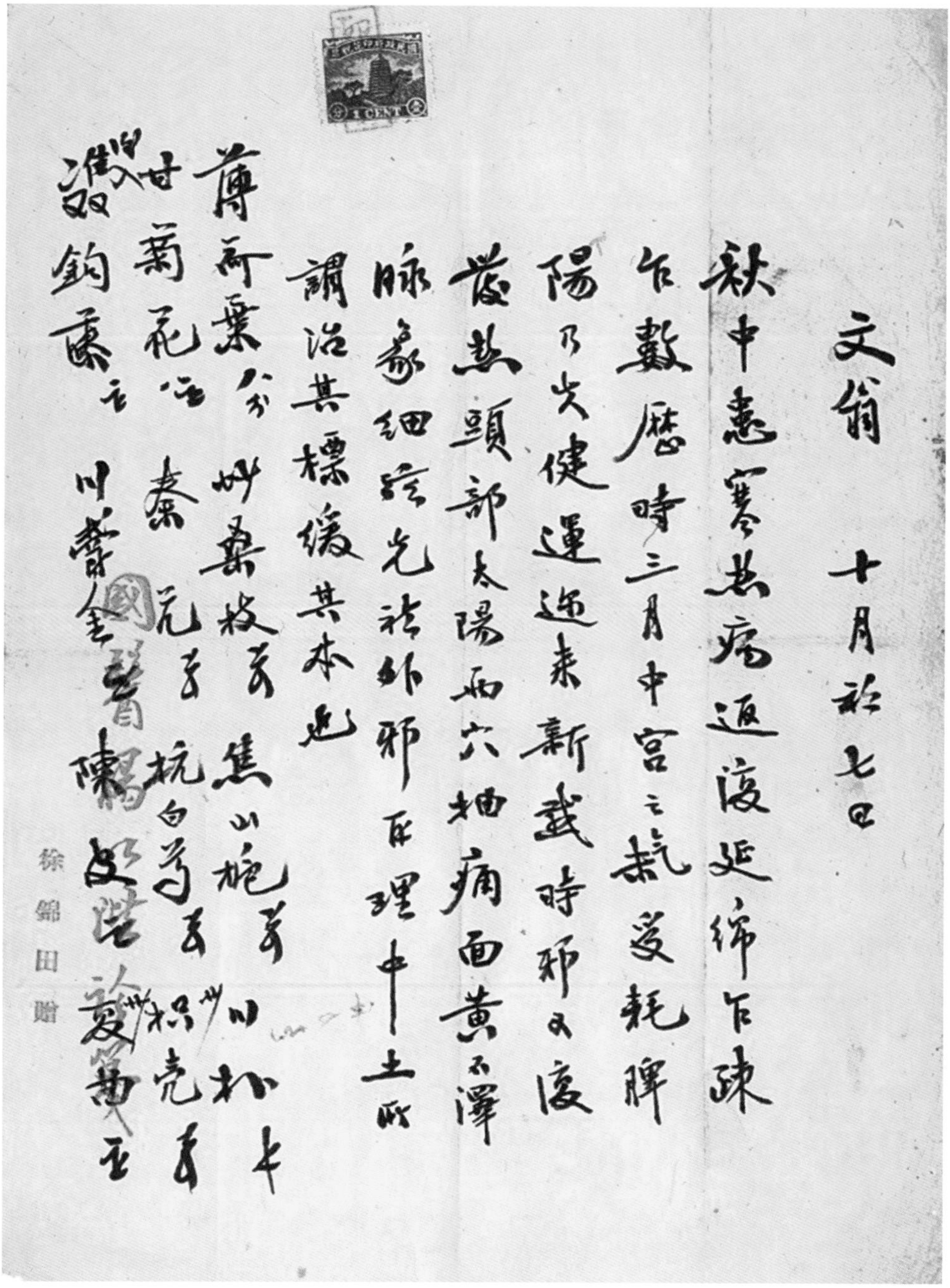

文翁，十月初七日。秋中患寒热病，反复延绵，乍疏乍数，历时三月，中宫之气受耗，脾阳乃失健运，迩来新感时邪，又复发热，头部太阳两穴抽痛，面黄不泽，脉象细弦，先祛外邪，再理中土，所谓治其标缓其本也。

薄荷叶八分，炒桑枝一钱五分，焦山栀一钱五分，川厚朴一钱，甘菊花二钱，秦艽一钱五分，杭白芍一钱五分，炒枳壳一钱五分，双钩藤后入二钱，川郁金二钱，陈皮二钱，炒夏曲二钱。

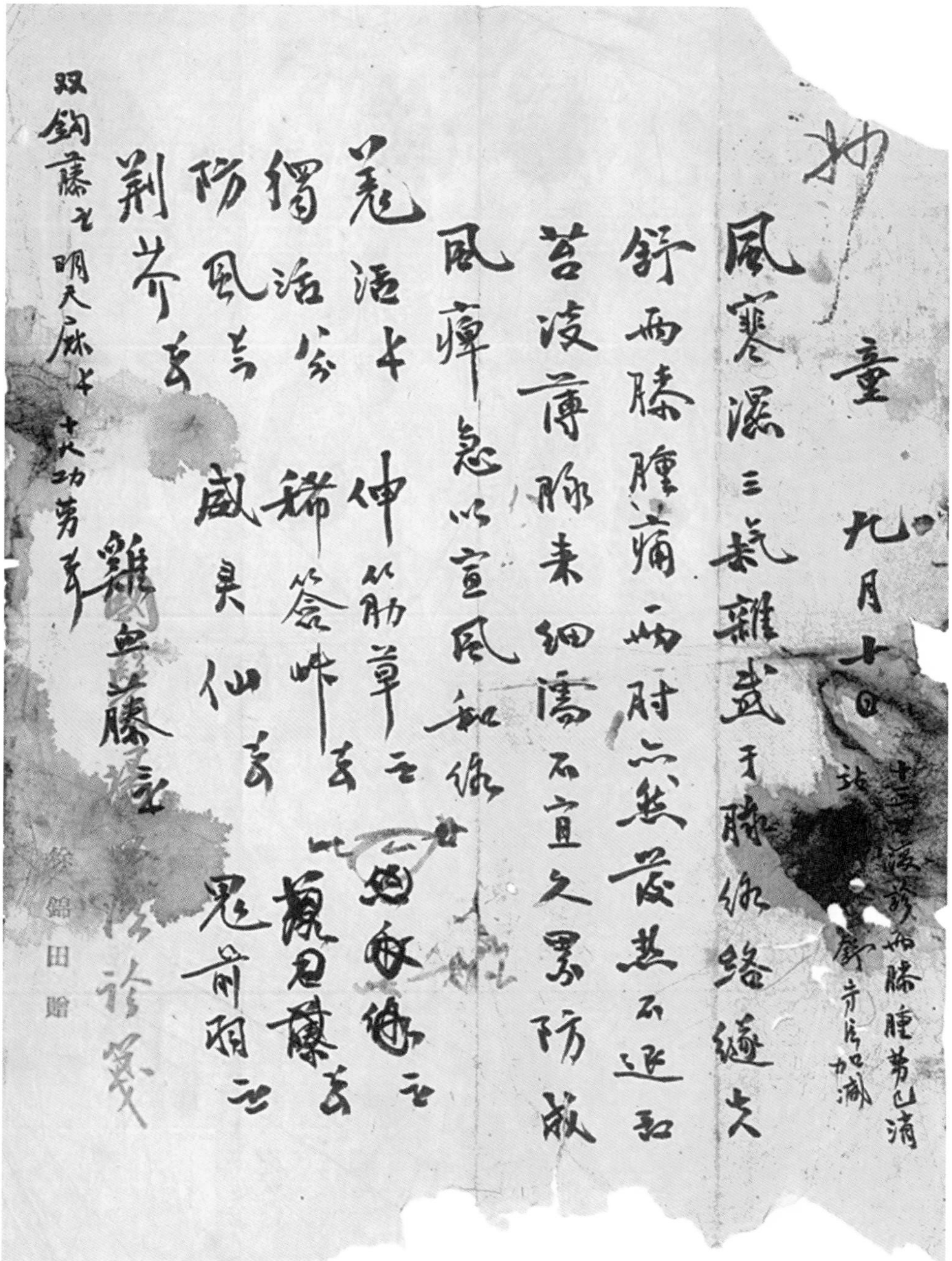

童，九月十日。风寒湿三气杂盛于脉，经络遂失舒，两膝肿痛，两肘亦然，发热不退，舌苔淡薄，脉来细濡，不宜久累，防成风痹，急以宣风和络。羌活一钱，伸筋草二钱，丝瓜络二钱，独活八分，豨莶草一钱五分，络石藤一钱五分，防风一钱二分，威灵仙一钱五分，鬼箭羽二钱，荆芥五钱，鸡血藤三钱。

十三日复诊，两膝肿劳已消，站□□□舒，守法加减。去：丝瓜络、络石藤。加：双钩藤二钱、明天麻一钱、十大功劳一钱五分。

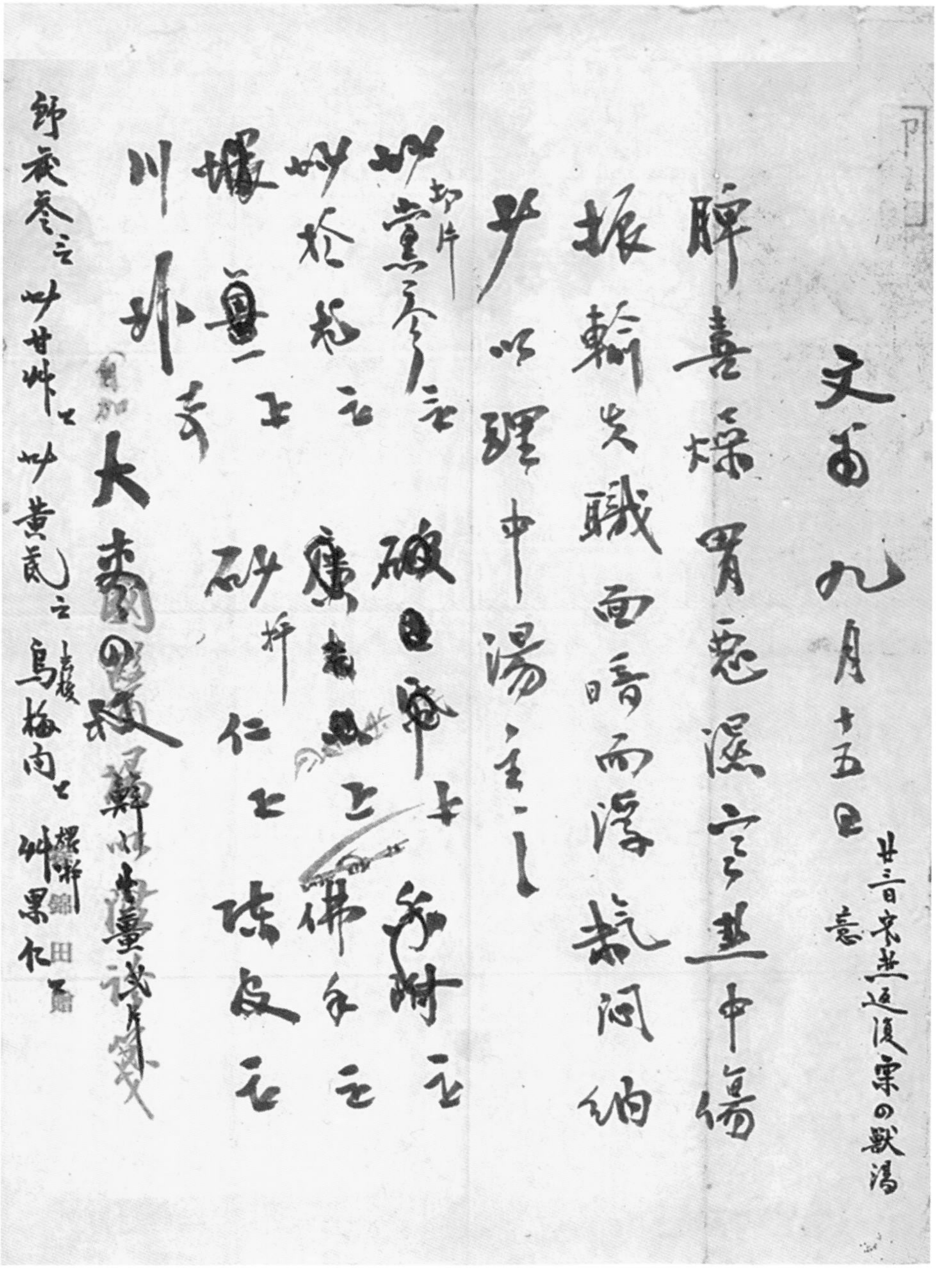

文□，九月十五日。脾喜燥，胃恶湿，寒热中伤，振输失职，面暗而浮，气闷纳少，以理中汤主之。炒党参切片三钱，破故纸一钱，香附二钱，炒於术二钱，广木香一钱，佛手二钱，煨姜一钱，砂仁杵一钱，陈皮二钱，川厚朴五钱，大枣四枚，鲜生姜二片。

二十三日寒热反复，宗四兽汤意。去：破故纸、香附、广木香、煨姜。加：野茯苓三钱、炒甘草一钱、炒黄芪二钱、乌梅肉一钱、煨草果仁杵一钱。

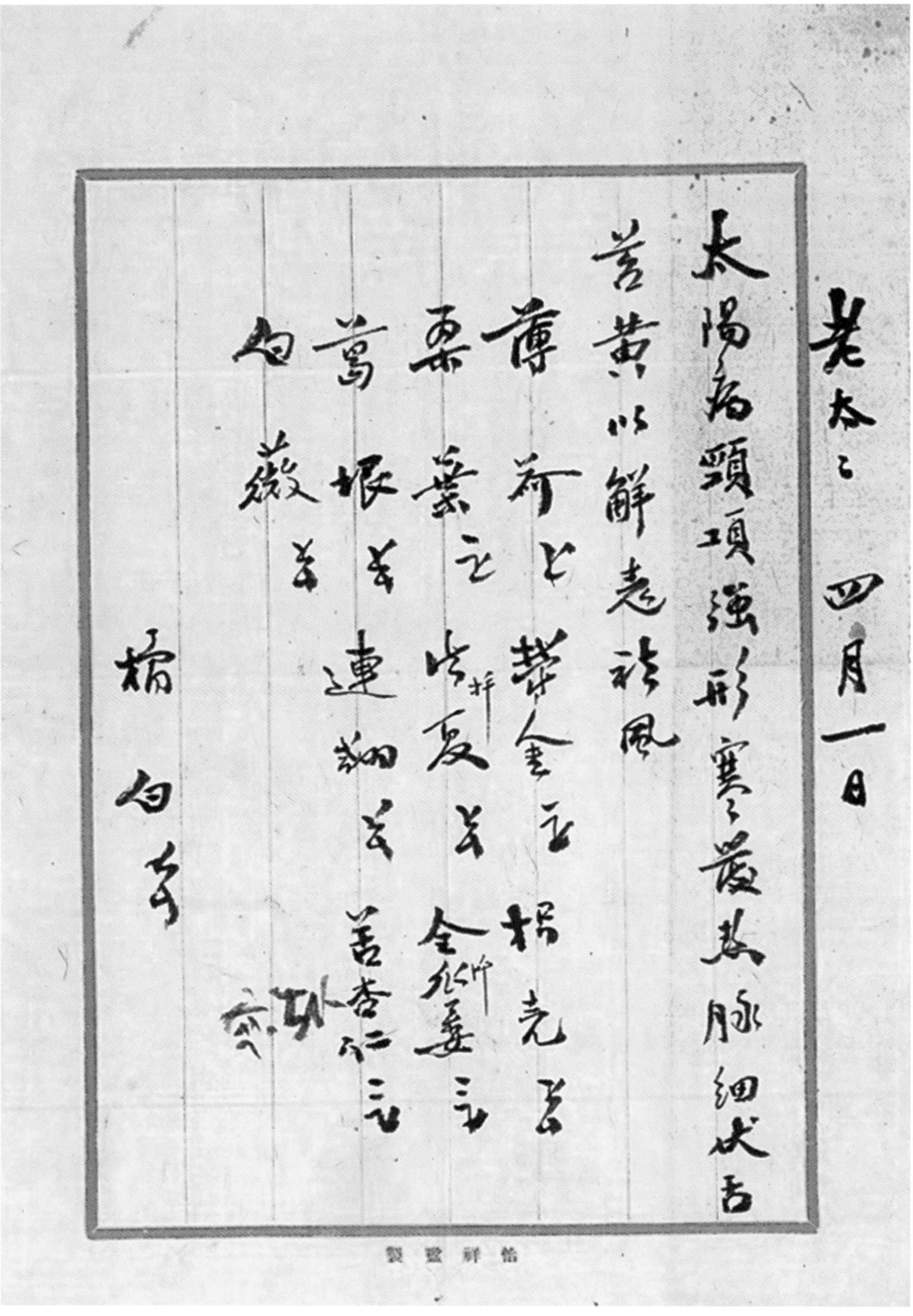

老太太，四月一日。太阳病，颈项强，形寒发热，脉细伏，舌苔黄，以解表祛风。薄荷一钱，郁金二钱，枳壳一钱五分，桑叶二钱，法半夏杵一钱五分，全瓜蒌杵三钱，葛根一钱五分，连翘一钱五分，苦杏仁三钱，白薇一钱五分，橘白一钱五分。

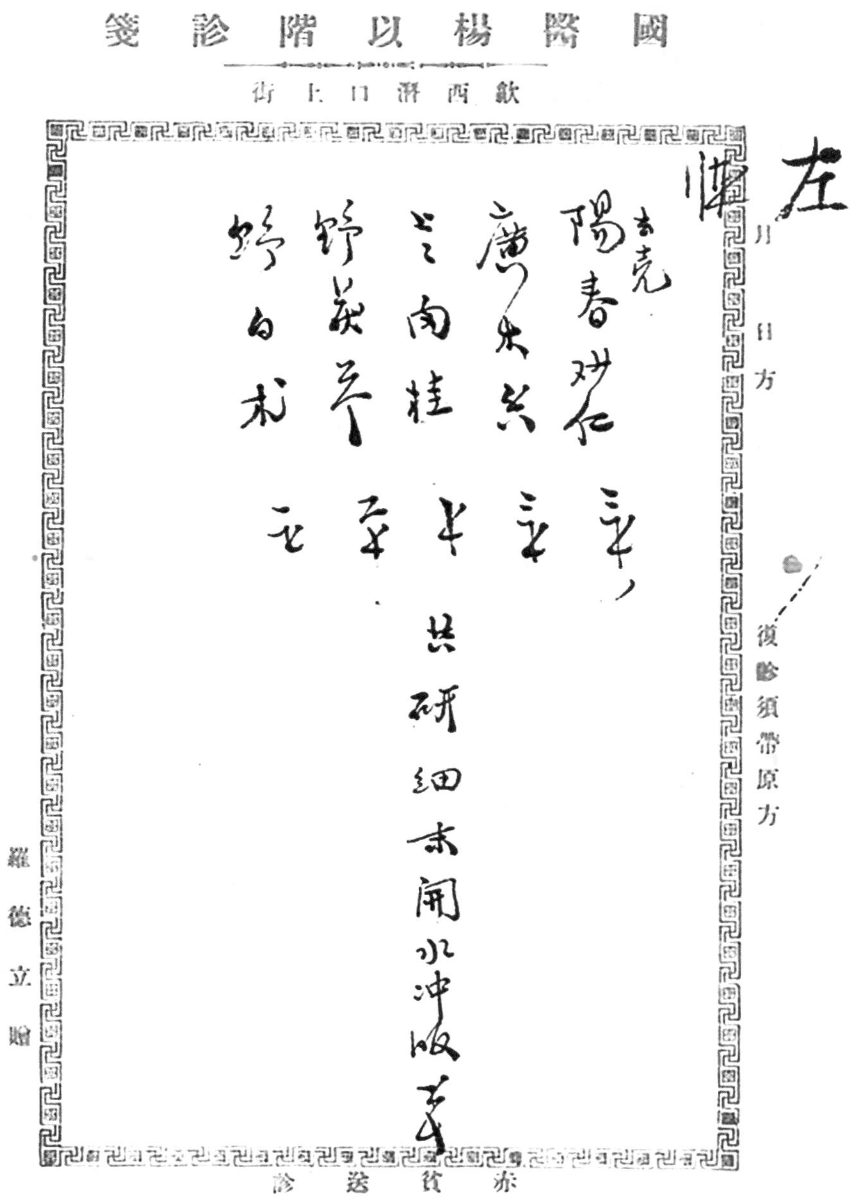
國醫楊以階診箋

歙西滸口上街

左

陽春砂仁去壳三錢

廣木香三錢

老肉桂一錢

野茯苓三錢

野白术二錢

共研細末開水冲服

月　日方

復診須帶原方

羅德立贈

赤貧送診

左。阳春砂仁去壳三钱，广木香三钱，老肉桂一钱，野茯苓三钱，野白术二钱。共研细末，开水冲服一钱五分。

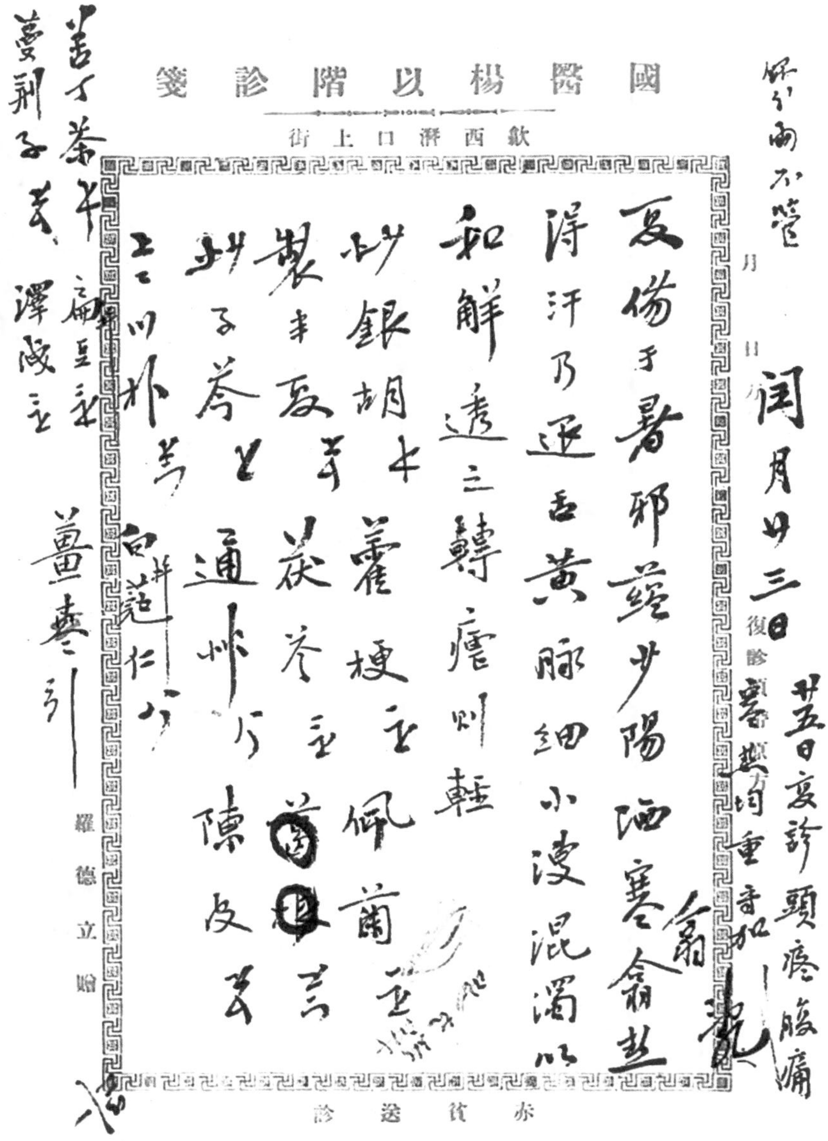

闰月二十三日。夏伤于暑，邪蕴少阳，洒寒翕翕，热得汗乃退，舌黄脉细，小溲浑浊，以和解，透之转疟则轻。炒银柴胡一钱，藿香梗二钱，佩兰二钱，制半夏一钱五分，茯苓三钱，葛根一钱二分，炒子芩一钱，通草八分，陈皮一钱五分，老川朴一钱二分，白蔻仁杵八分，生姜、大枣引。

二十五日复诊，头疼、腹痛，寒热均重，守加。去：葛根。加：苦丁茶一钱、扁豆三钱、蔓荆子五钱、泽泻三钱。

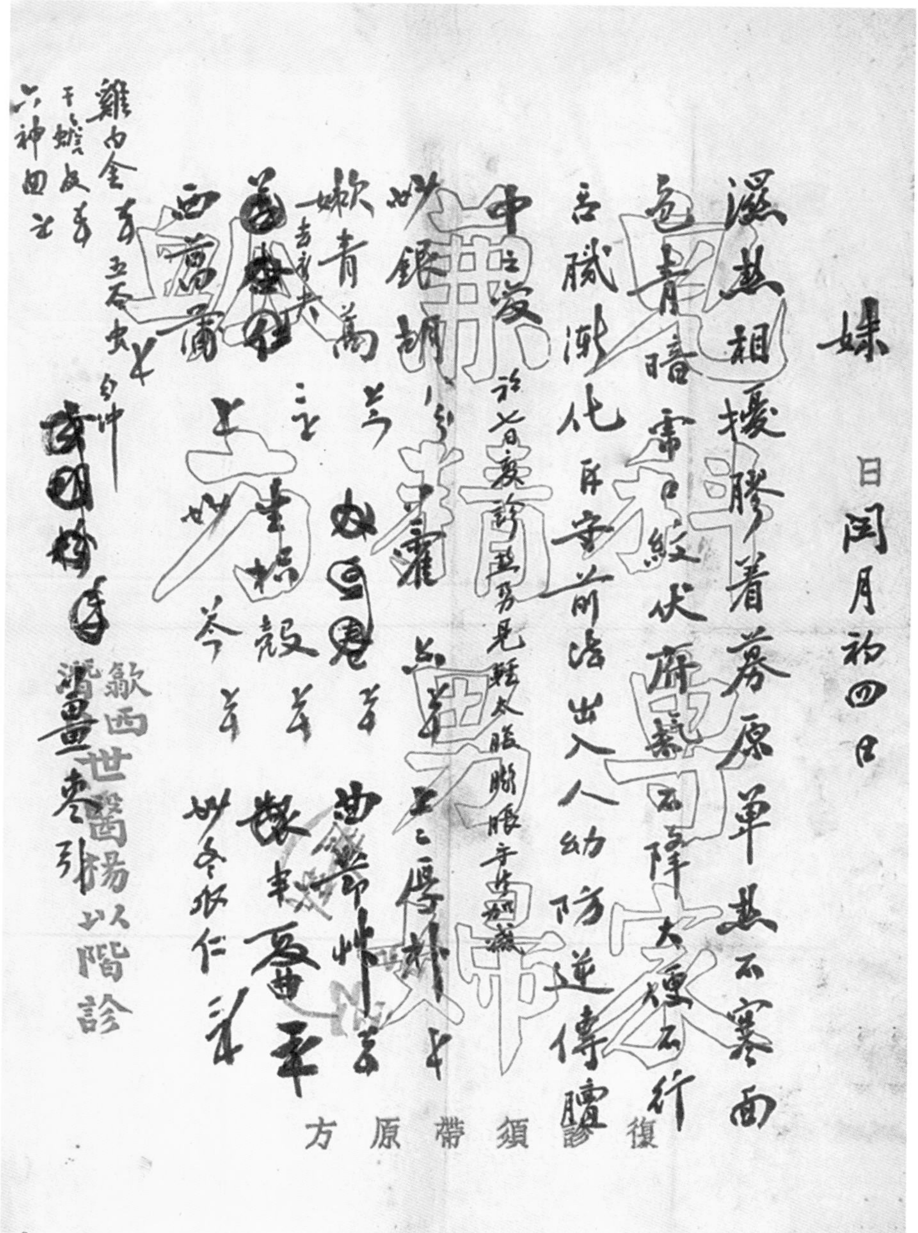

妹，闰月初四日。湿热相扰，胶着募原，单热不寒，面色青暗，虎口纹伏，腑气不降，大便不行，舌腻渐化，再守前法出入，人幼，防逆传膻中之变。炒银柴胡八分，藿香一钱五分，老厚朴一钱，嫩青蒿一钱二分，大豆卷一钱五分，曲节草一钱五分，苦杏仁去衣尖三钱，生枳壳一钱五分，制半夏曲二钱，西菖蒲一钱，炒黄芩一钱五分，炒冬瓜仁三钱，玄明粉分冲一钱五分，生姜、大枣引。

初七日复诊，热势见轻，大腹膨胀，守法加减。去：大豆卷、苦杏仁、玄明粉、制半夏。加：鸡内金一钱五分、干蟾皮一钱五分、六神曲二钱、五谷虫一钱、半夏曲二钱。

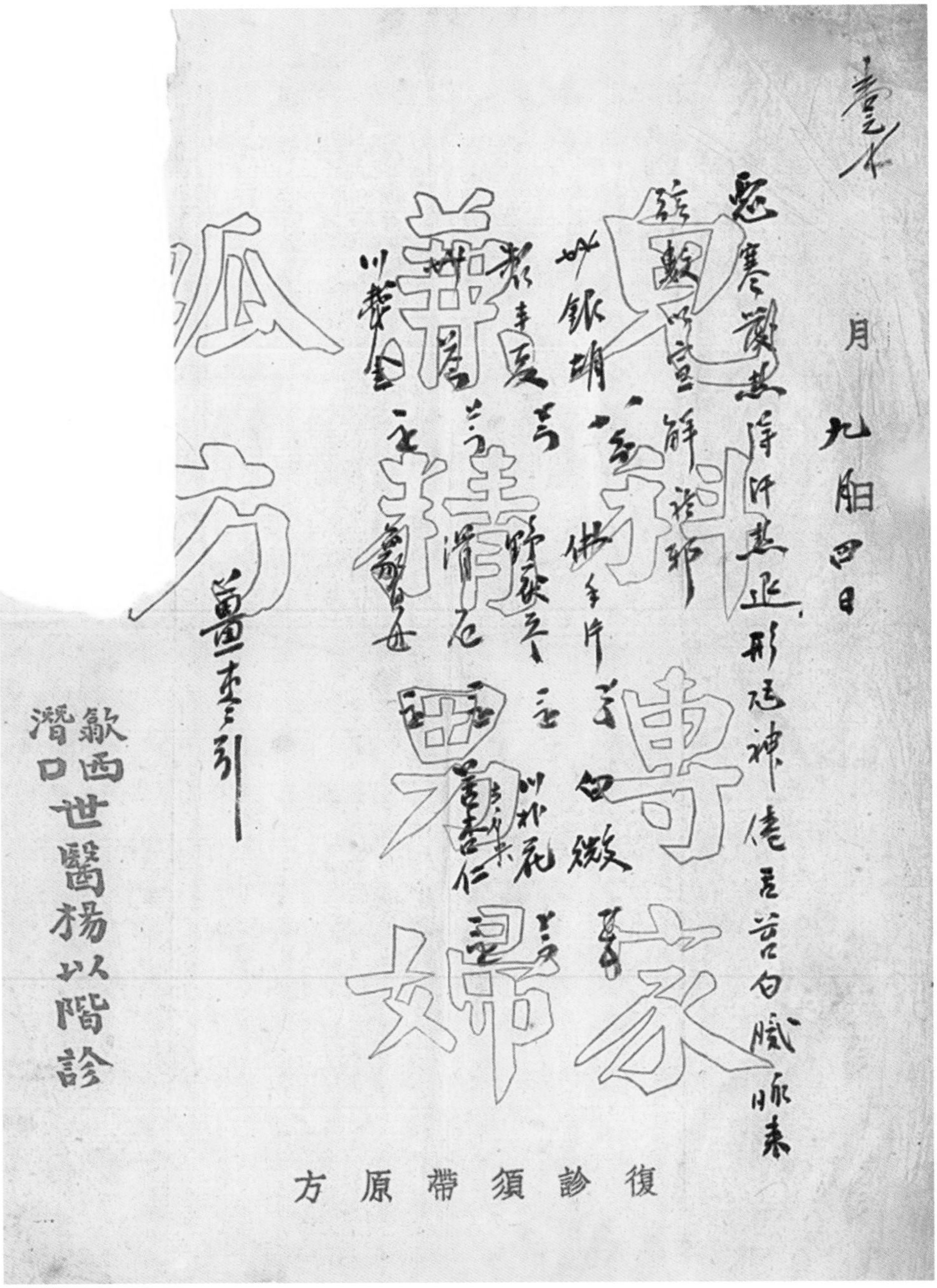

九月四日。恶寒发热，得汗热退，形尪神倦，舌苔白腻，脉来弦数，以宣解祛邪。炒银柴胡一钱二分，佛手片一钱五分，白薇一钱五分，制半夏一钱二分，野茯苓三钱，川厚朴花一钱二分，炒黄芩一钱二分，滑石三钱，苦杏仁去衣尖三钱，川郁金二钱，象贝母二钱，生姜、大枣引。

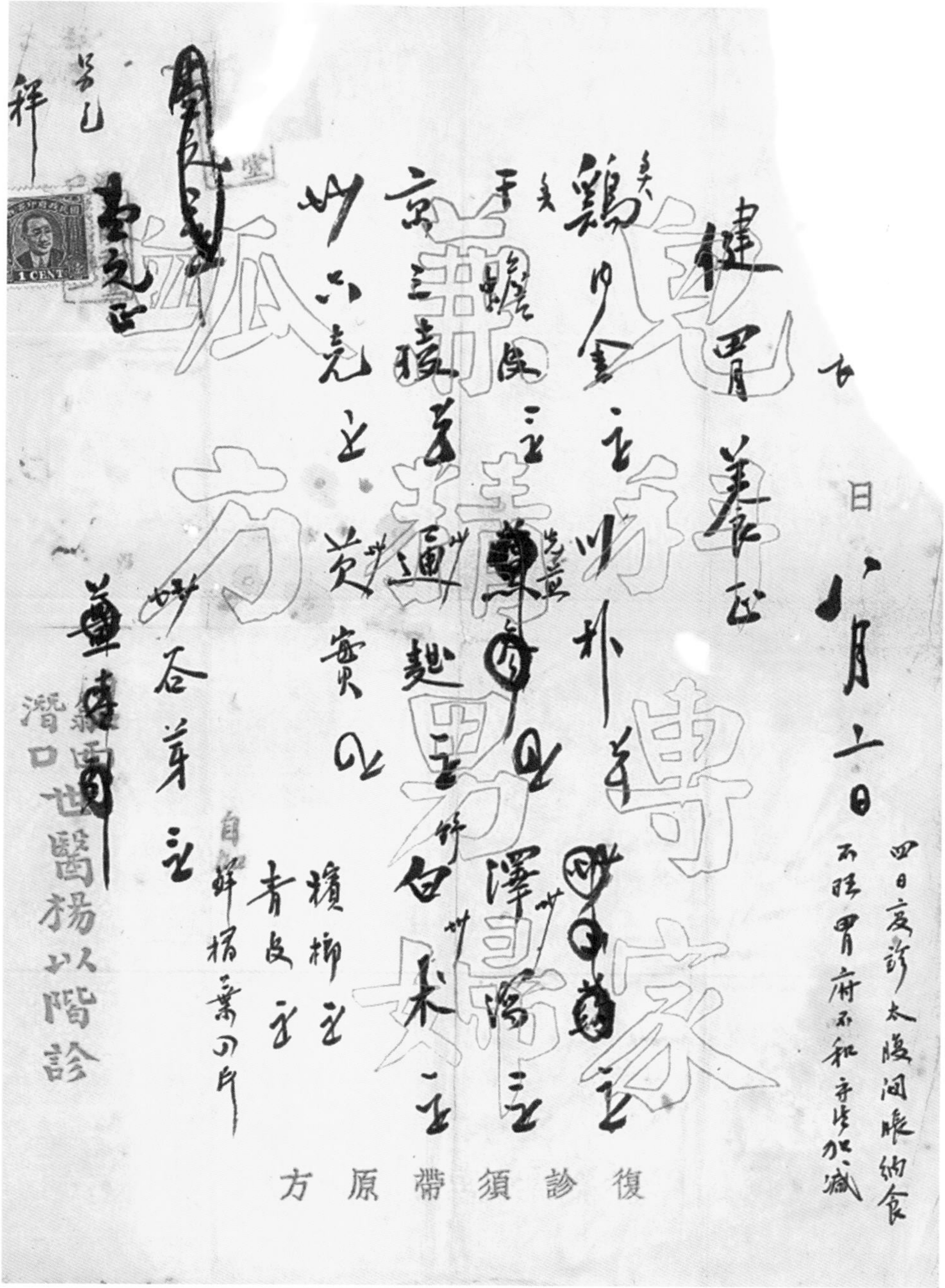

八月二日。健胃养正。焙鸡内金二钱，川厚朴一钱五分，炒山药二钱，炙干蟾皮三钱，党参先煎四钱，炒泽泻三钱，京三棱一钱五分，炒通曲二钱，炒野白术二钱，炒枳壳二钱，炒芡实四钱，炒谷芽三钱，生姜、大枣引。

四日复诊，大腹间胀，纳食不旺，胃腑不和，守法加减。去：炒山药、党参、生姜、大枣。加：槟榔二钱、青皮二钱、鲜橘叶四片。

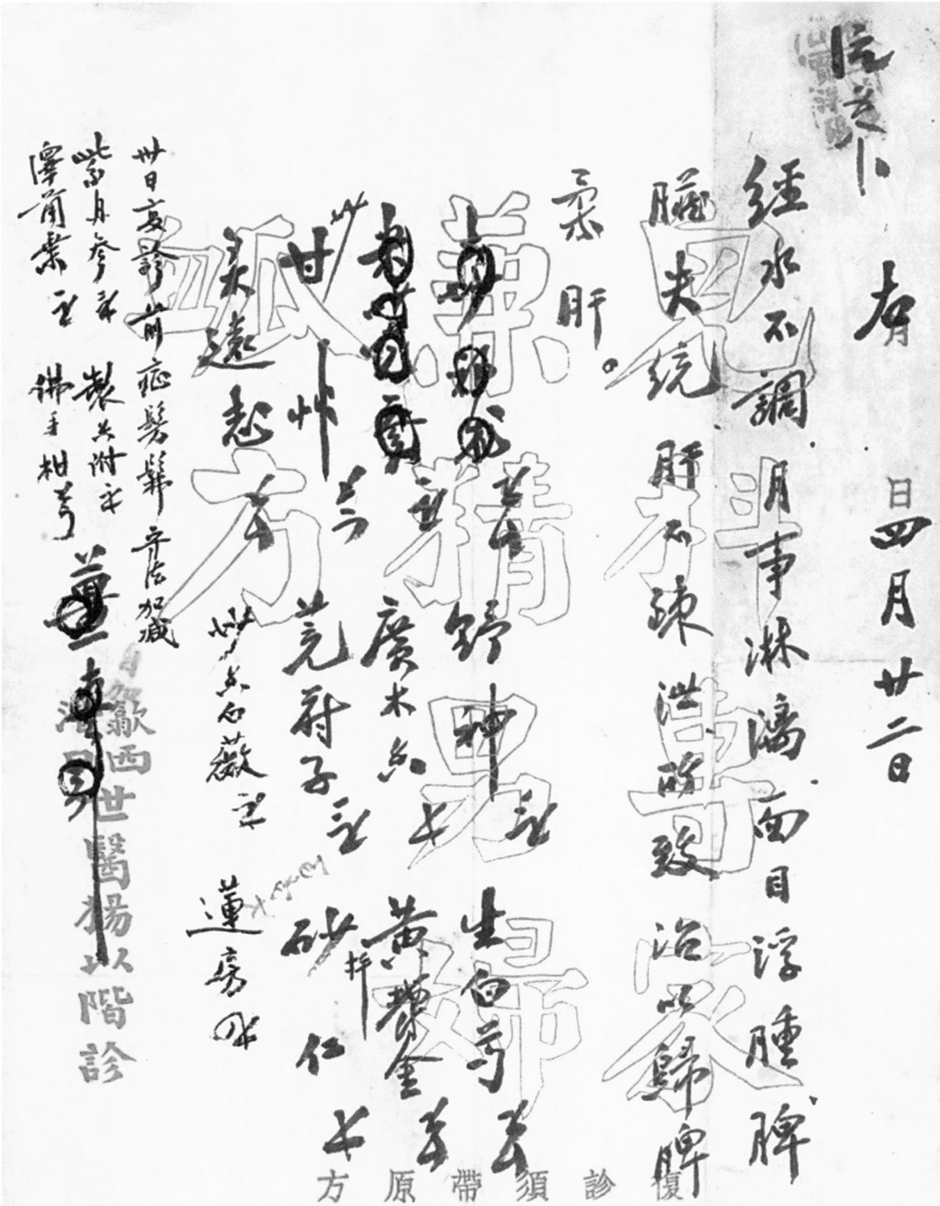

右，四月二十二日。经水不调，月事淋漓，面目浮肿，脾脏失统，肝不疏泄所致，治以归脾柔肝。土炒祁术一钱五分，野茯神三钱，生白芍一钱五分，米炒党参二钱，广木香一钱，黄郁金一钱五分，甘草一钱二分，茺蔚子三钱，砂仁一钱，炙远志五钱，生姜、大枣引。

三十日复诊，前症仿佛，守法加减。去：土炒祁术、米炒党参、生姜、大枣。加：紫丹参三钱、制香附二钱、泽兰叶二钱、佛手柑一钱二分、炒香白薇二钱、莲房四钱。

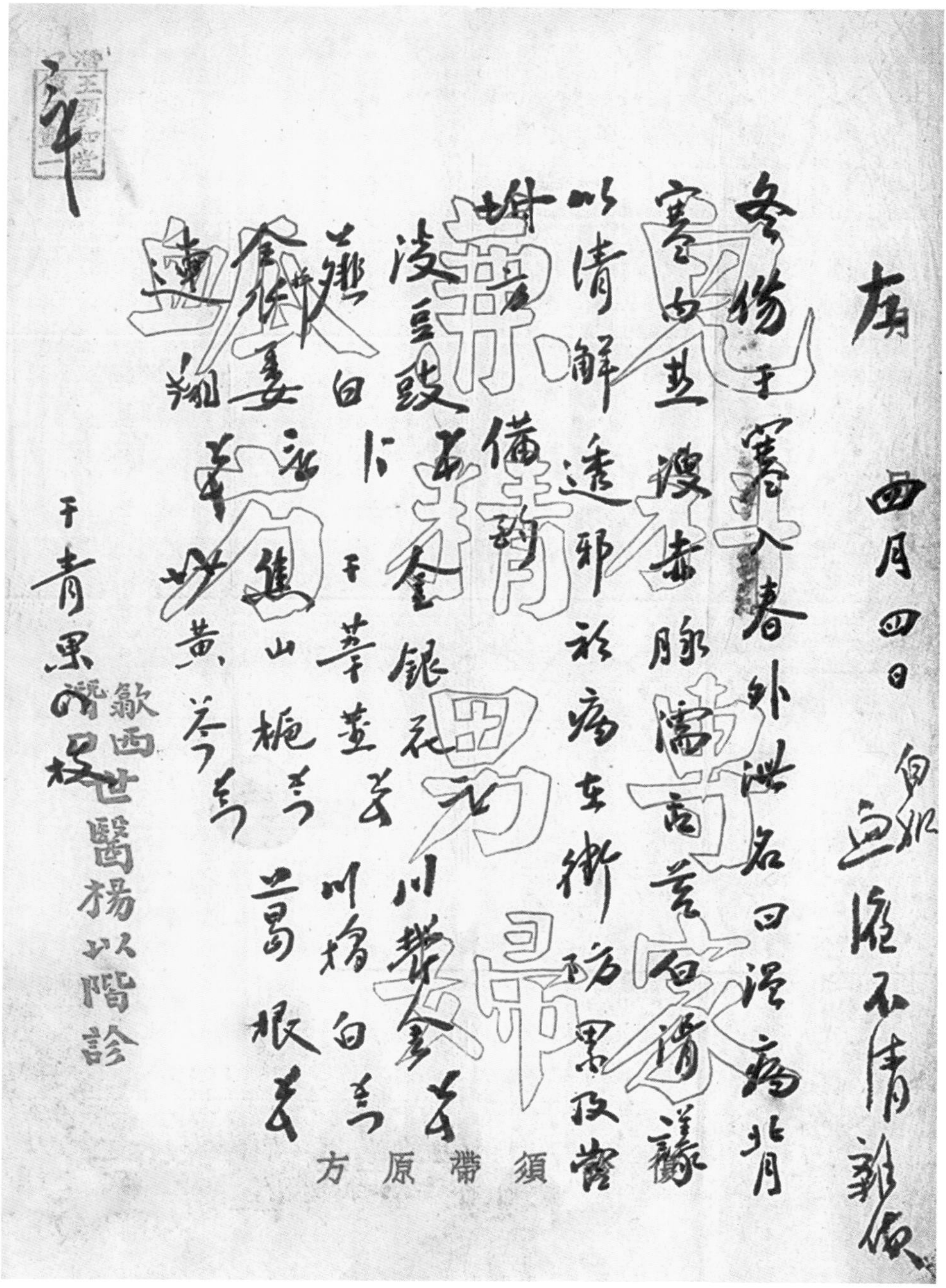

左，四月四日。冬伤于寒，入春外泄，名曰温病，背寒内热，溲赤脉濡，舌苔白滑，议以清解，透邪祛病在卫，防累及营。附方备酌。淡豆豉一钱，金银花二钱，川郁金一钱五分，薤白一钱，干苇茎一钱五分，川橘白一钱二分，全瓜蒌杵三钱，焦山栀一钱二分，葛根一钱五分，连翘五钱，炒黄芩一钱二分，干青果四枚。

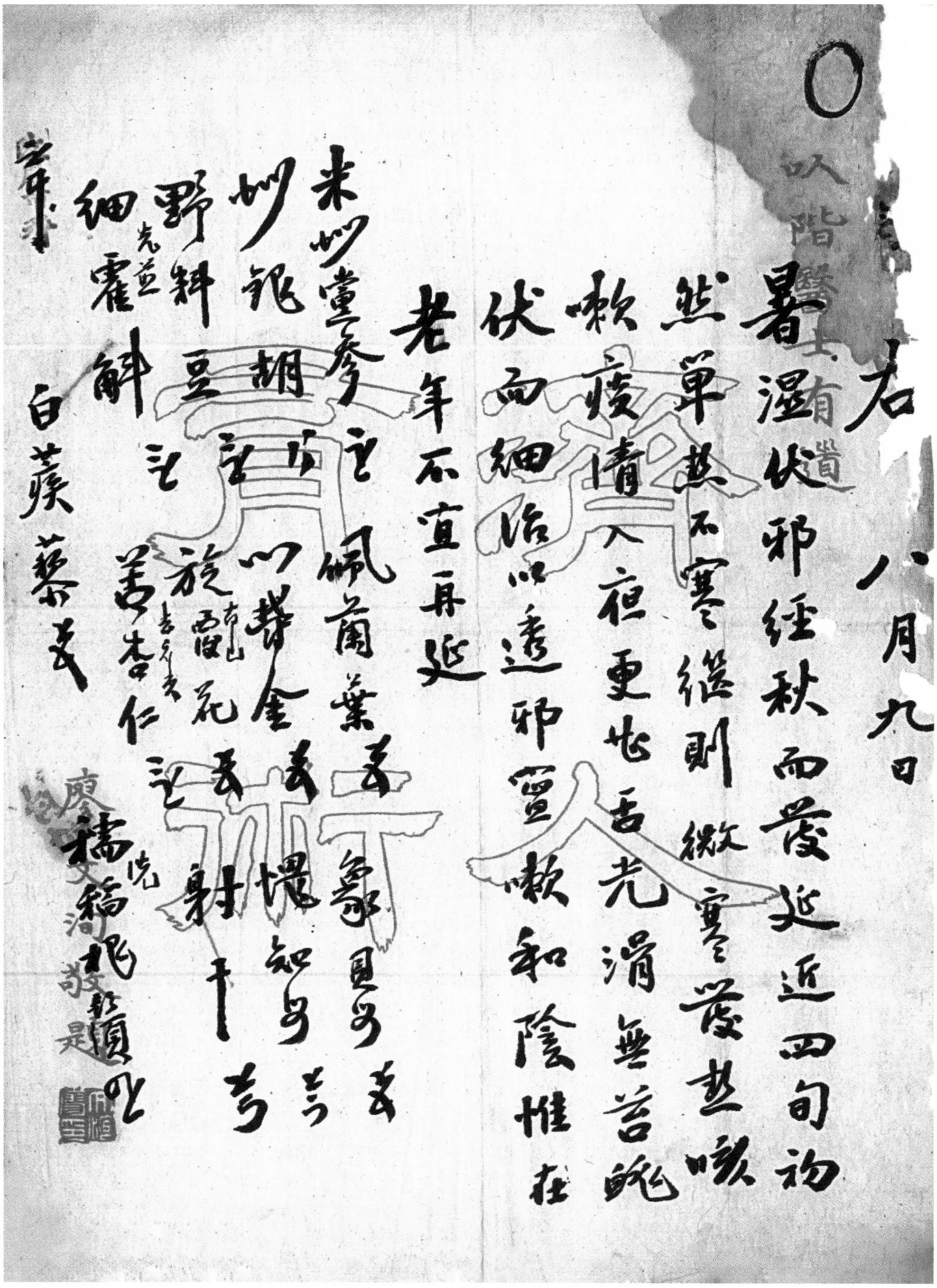

右，八月九日。暑热伏邪，经秋而发，延近四旬初，然单热不寒，继则微寒发热，咳嗽痰清，入夜更甚，舌光滑无苔，脉伏而细，治以透邪、宁嗽、和阴，惟在老年不宜再延。米炒党参二钱，佩兰叶一钱五分，象贝母一钱五分，炒银柴胡二分，川郁金一钱五分，怀知母一钱二分，野料豆三钱，旋覆花布包一钱五分，射干一钱二分，细霍斛先煎三钱，苦杏仁去衣尖三钱，白蒺藜一钱五分，糯稻根须洗四钱。

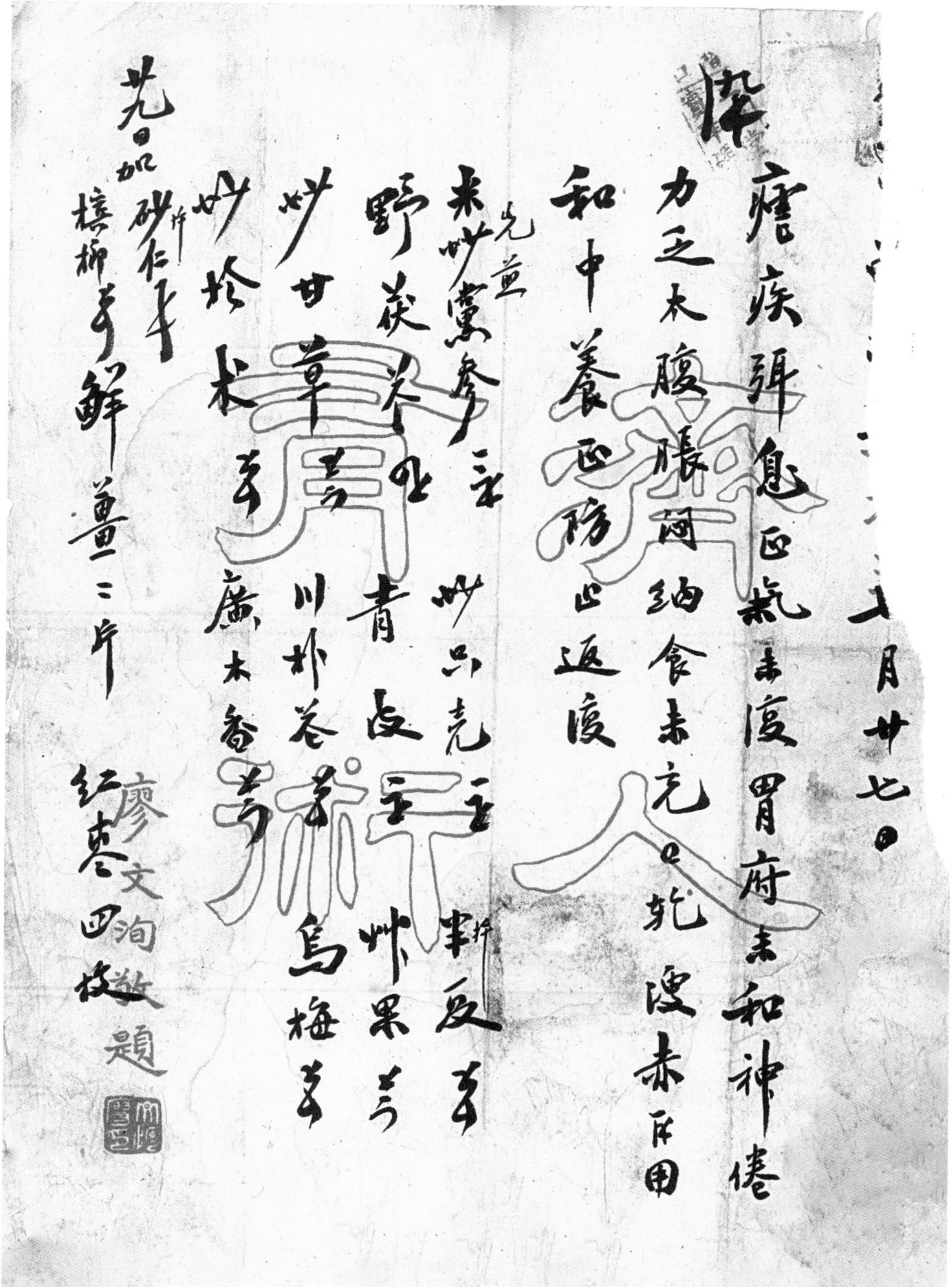

七月二十七日。疟疾弭息，正气未复，胃腑未和，神倦力乏，大腹胀闷，纳食未充，口干溲赤，再用和中养正，防止反复。米炒党参先煎三钱，炒枳壳二钱，半夏一钱五分，野茯苓四钱，青皮二钱，草果一钱二分，炒甘草一钱二分，川厚朴一钱五分，乌梅一钱五分，炒苍术一钱五分，广木香一钱二分，鲜生姜二片，大枣四枚。

二十九日。加：砂仁一钱、槟榔一钱五分。

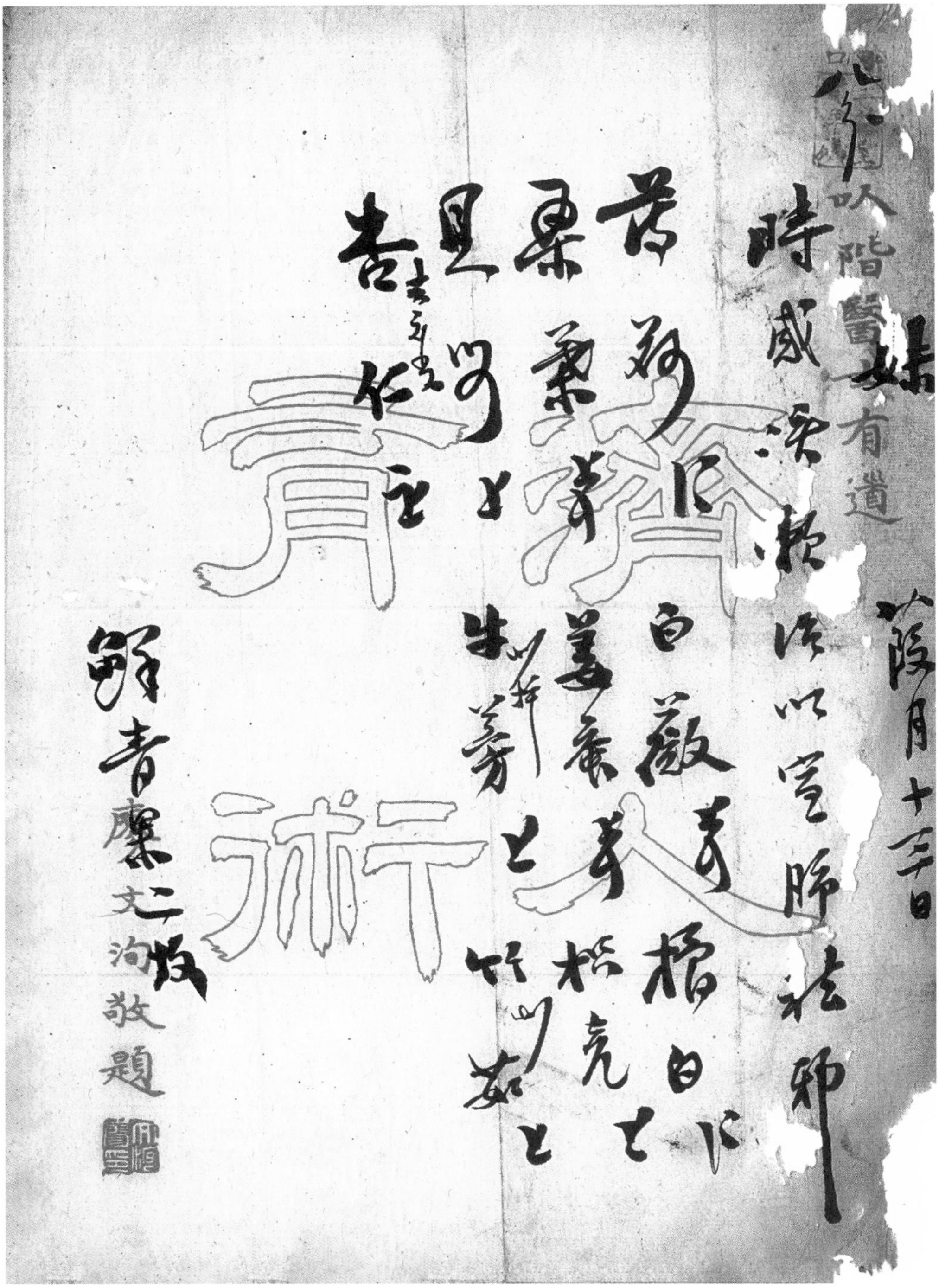

妹，葭月[1]十三日。时感咳嗽，治以宣肺祛邪。薄荷二分，白薇一钱五分，橘白二分，桑叶一钱五分，僵蚕一钱五分，枳壳一钱，贝母一钱，炒牛蒡杵一钱，竹茹一钱，杏仁去衣尖二钱，鲜青果二枚。

---

[1]　葭月：指农历十一月。

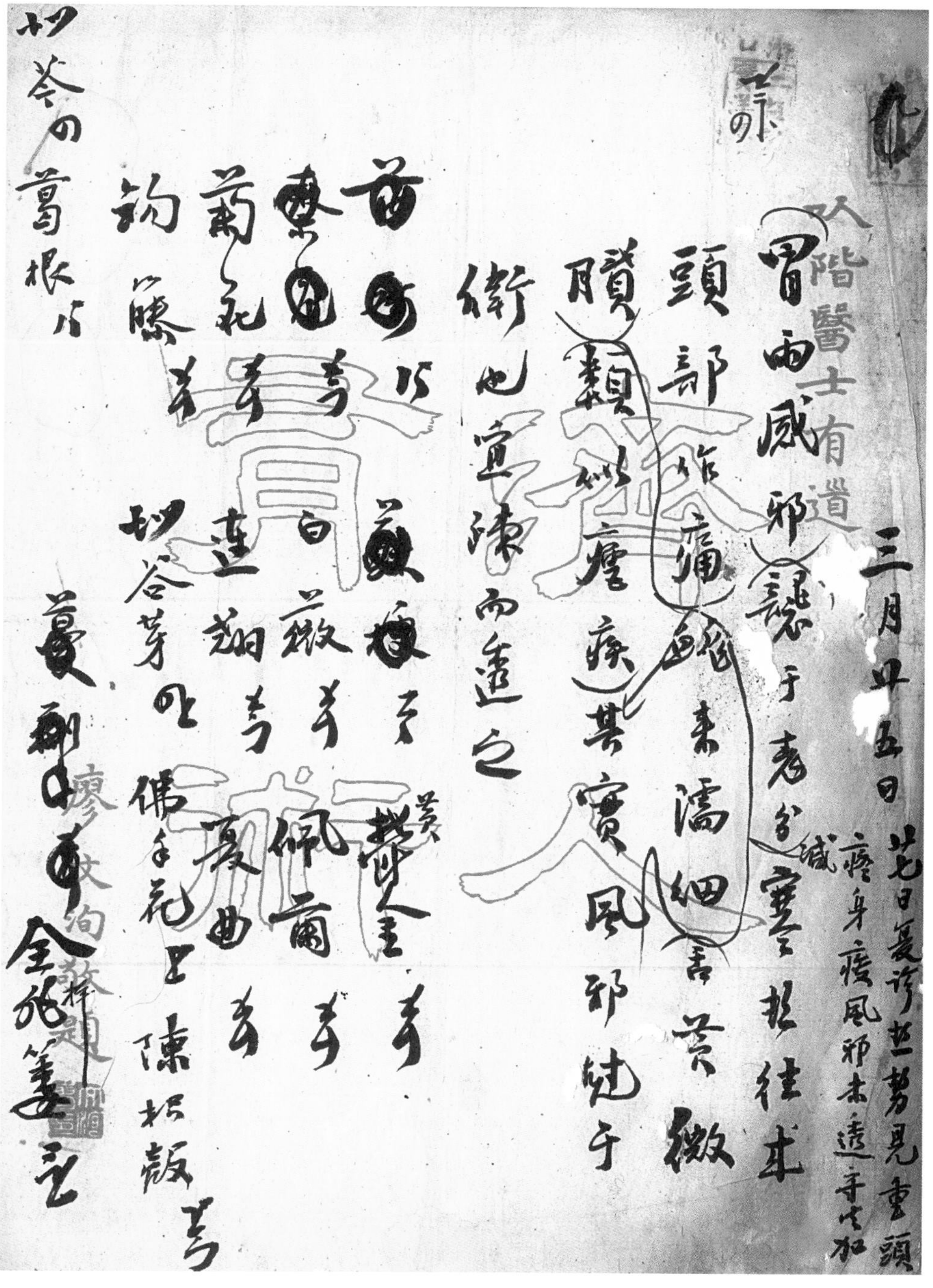

三月二十五日。冒雨感邪，袭于表分，寒热往来，头部作痛，脉来濡细，舌苔微腻。类似疟疾，其实风邪达于卫也，宣疏而透之。薄荷八分，苏梗二分，黄郁金一钱五分，秦艽一钱二分，白薇一钱五分，佩兰一钱五分，菊花一钱五分，连翘一钱二分，夏曲一钱五分，钩藤一钱五分，炒谷芽四钱，佛手花一钱，陈枳壳一钱二分，蔓荆子一钱五分。

二十七日复诊，热势见重，头疼身酸，风邪未透，守法加减。去：薄荷、苏梗、秦艽、蔓荆子。加：炒黄芩四分、葛根八分、全瓜蒌杵三钱。

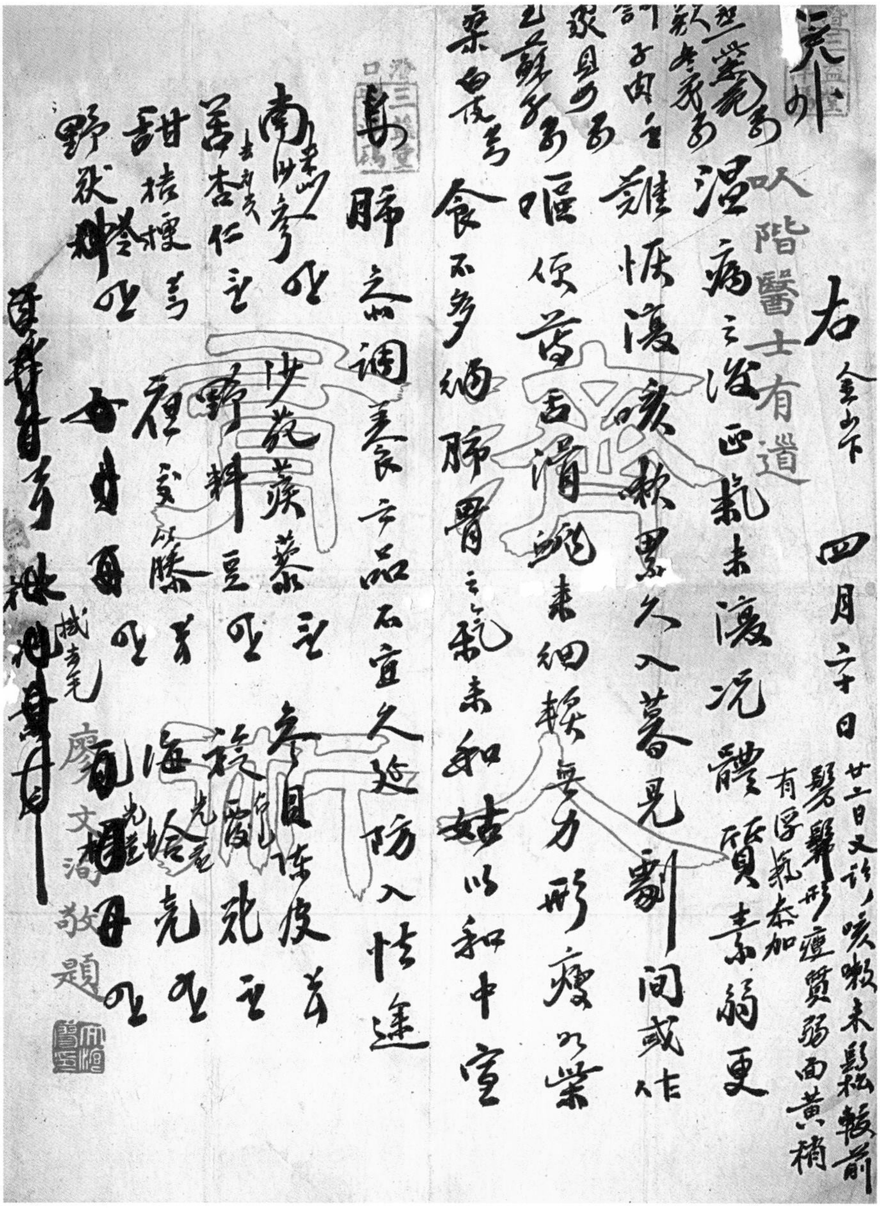

右，四月二十日。温病之后，正气未复，况体质素弱，更难恢复。咳嗽累久，入暮见剧，间或作呕，便薄，舌滑，脉来细软无力，形瘦如柴，食不多纳，肺胃之气未和，姑以和中宣肺，添调养之品，不宜久延，防入怯途。米炒南沙参四钱，沙苑蒺藜三钱，参贝陈皮一钱五分，苦杏仁去衣尖三钱，野料豆四钱，旋覆花布包二钱，甜桔梗一钱二分，夜交藤一钱五分，海蛤壳先煎四钱，野茯苓四钱，女贞子四钱，瓦楞子先煎四钱，黄郁金一钱五分，枇杷叶拭去毛一片。

二十三日又诊，咳嗽未松，较前仿佛，形瘦质弱，面黄稍有浮气添加。去：女贞子、瓦楞子、黄郁金、枇杷叶。加：□紫菀一钱四分、款冬花一钱四分、诃子肉二钱、象贝母一钱五分、紫苏子一钱五分、桑白皮一钱二分。

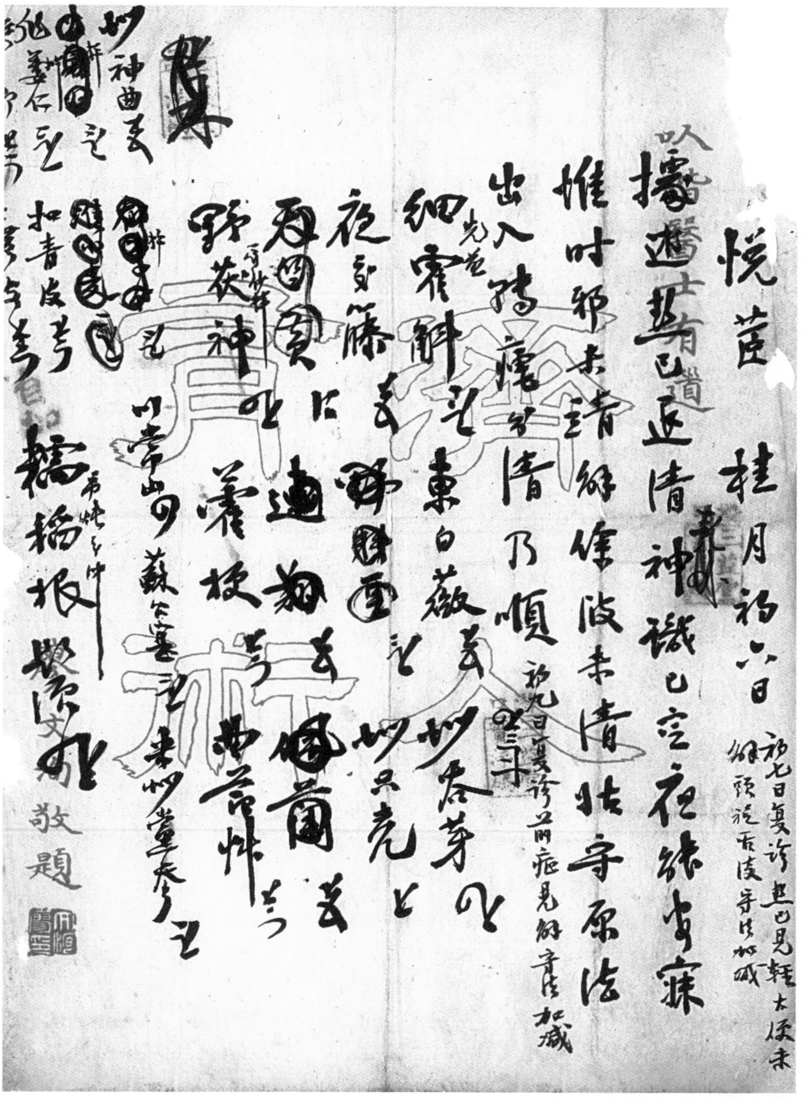

悦茝，桂月[1]初六日。据述热已退清，神识已定，夜能安寐，惟时邪未靖解，余波未清，姑守原法出入，转疟分清乃顺。细霍斛先煎三钱，东白薇一钱五分，炒谷芽四钱，夜交藤一钱五分，野料豆三钱，炒枳壳一钱，天竺黄二分，连翘一钱五分，佩兰一钱五分，野茯神辰砂拌四钱，藿梗一钱二分，曲节草一钱二分，糯稻根须四钱。

初七日复诊，热已见轻，大便未解，头眩，舌淡，守法加减。去：野料豆、天竺黄、连翘、佩兰。加：炒神曲一钱五分、郁李仁杵三钱、火麻仁杵三钱、淮小麦三钱、瓜蒌仁三钱、扣青皮一钱二分、□□一钱二分、□□一钱二分。

初九日复诊，前症见解，守法加减。去：郁李仁、火麻仁、淮小麦。加：川常山四钱、苏芡实三钱、米炒党参二钱。

---

［1］　桂月：指农历八月。

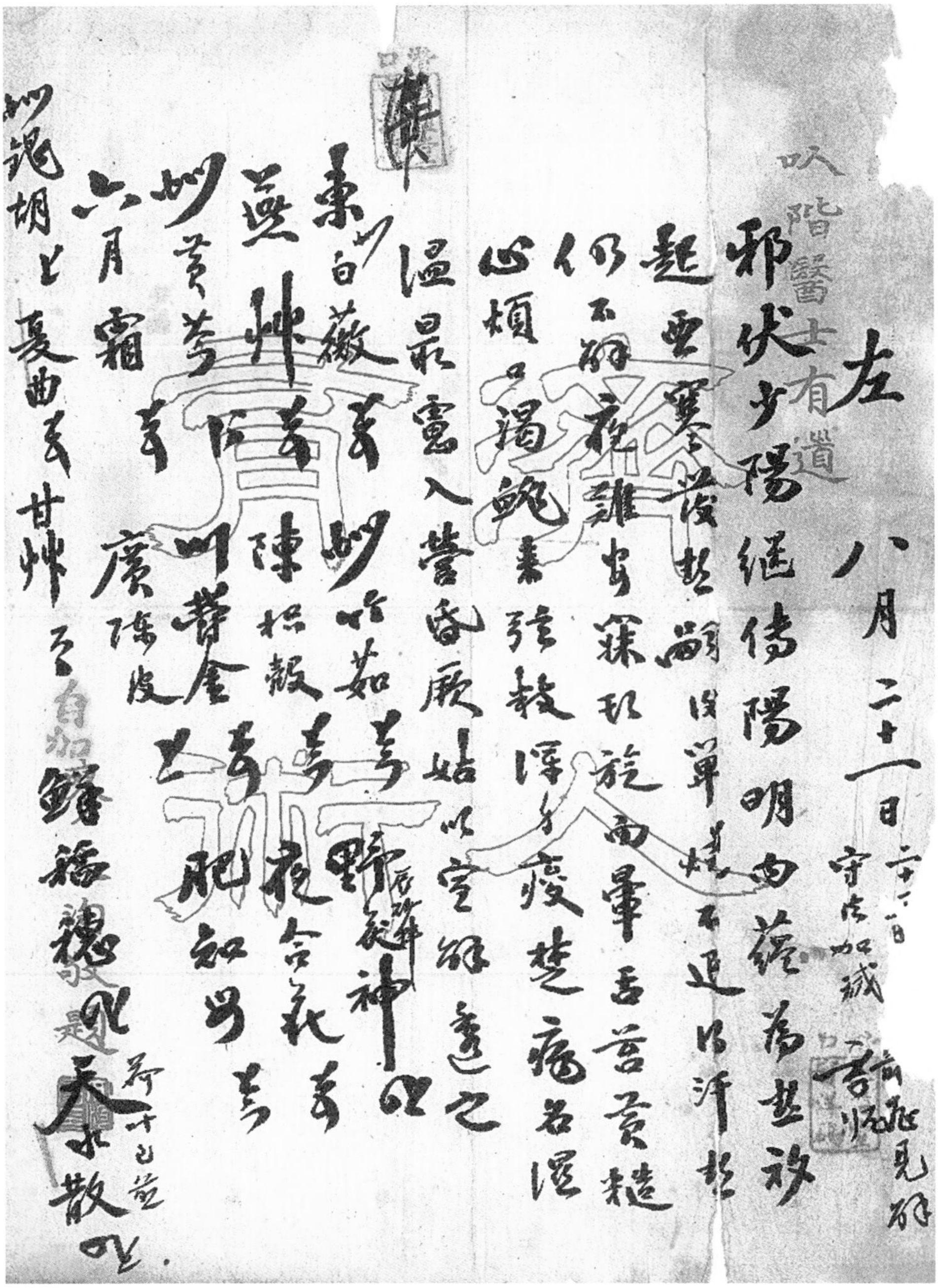

左，八月二十一日。邪伏少阳，继传阳明，内蕴为热，初起恶寒发热，此后单烧不退，乃汗，热仍不解，夜难安寐，头眩而晕，舌苔黄糙，心烦口渴，脉来弦数，浑身酸楚，病名湿温，最虑入营昏厥，姑以宣解透之。炒东白薇一钱五分，炒竹茹一钱二分，野茯神辰砂拌四钱，燕草一钱五分，陈枳壳一钱二分，夜合花一钱五分，炒黄芩二分，川郁金一钱五分，肥知母一钱二分，六月霜一钱五分，广陈皮一钱，鲜稻穗四钱，天水散荷叶包煎四钱。

二十三日又诊，前症见解，守法加减。加：炒银柴胡一钱、夏曲一钱五分、甘草六分。

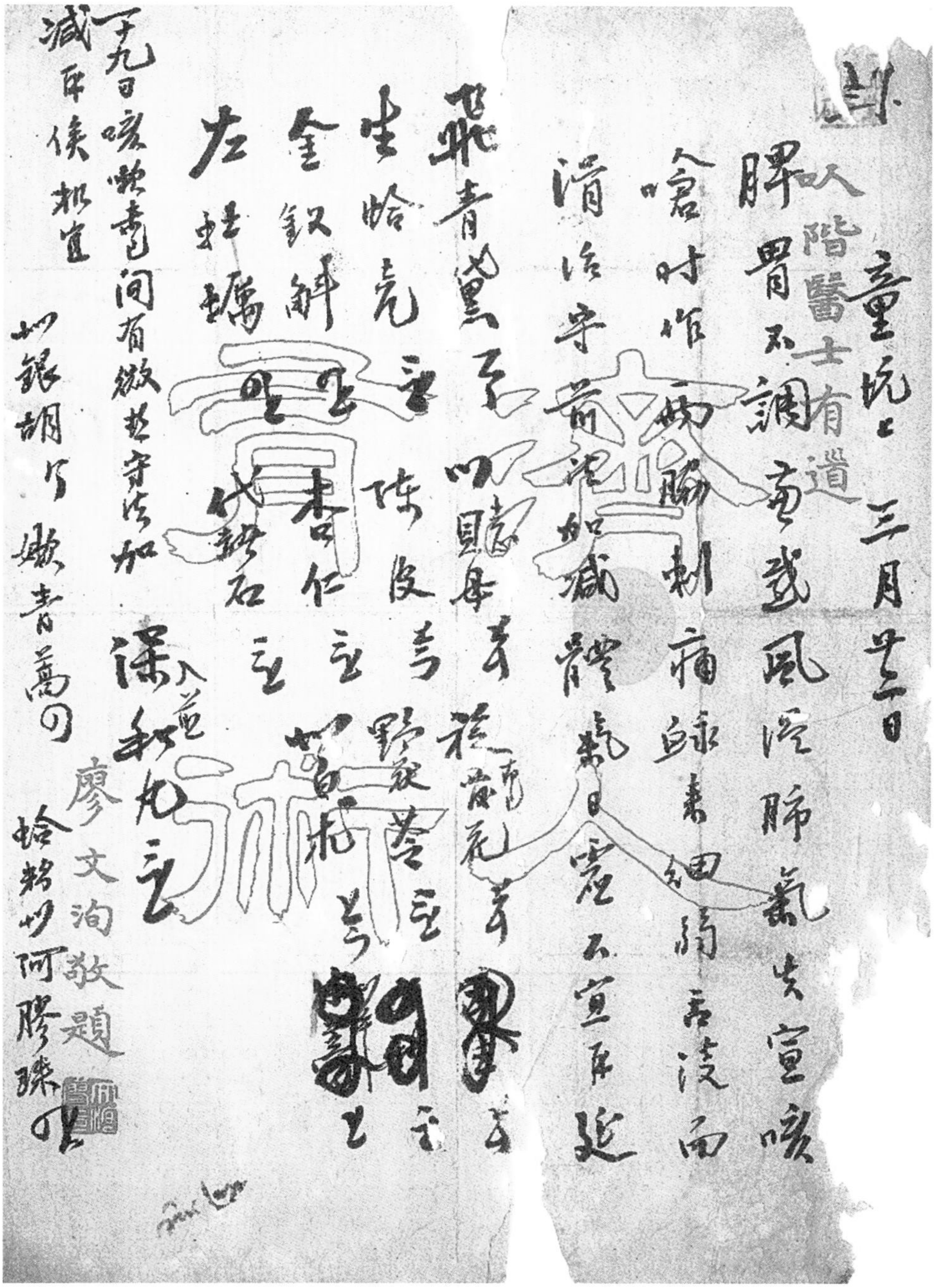

童，坑上，三月二十二日。脾胃不调，兼感风温，肺气失宣，咳呛时作，两胁刺痛，脉来细弱，舌淡而滑，治守前法加减。体气日虚，不宜再延。飞青黛六分，川贝母去心一钱五分，旋覆花布包一钱五分，郁金一钱五分，生蛤壳三钱，陈皮一钱二分，野茯苓三钱，□□二钱，金钗斛四钱，杏仁三钱，炒白术一钱二分，炒牛蒡杵一钱，左牡蛎四钱，代赭石三钱，保和丸入煎三钱。

二十九日咳嗽未已，间有微热，守法加减，再候机宜。去：郁金、□□、牛蒡。加：炒银柴胡八分、嫩青蒿四分、蛤粉炒阿胶珠四钱。

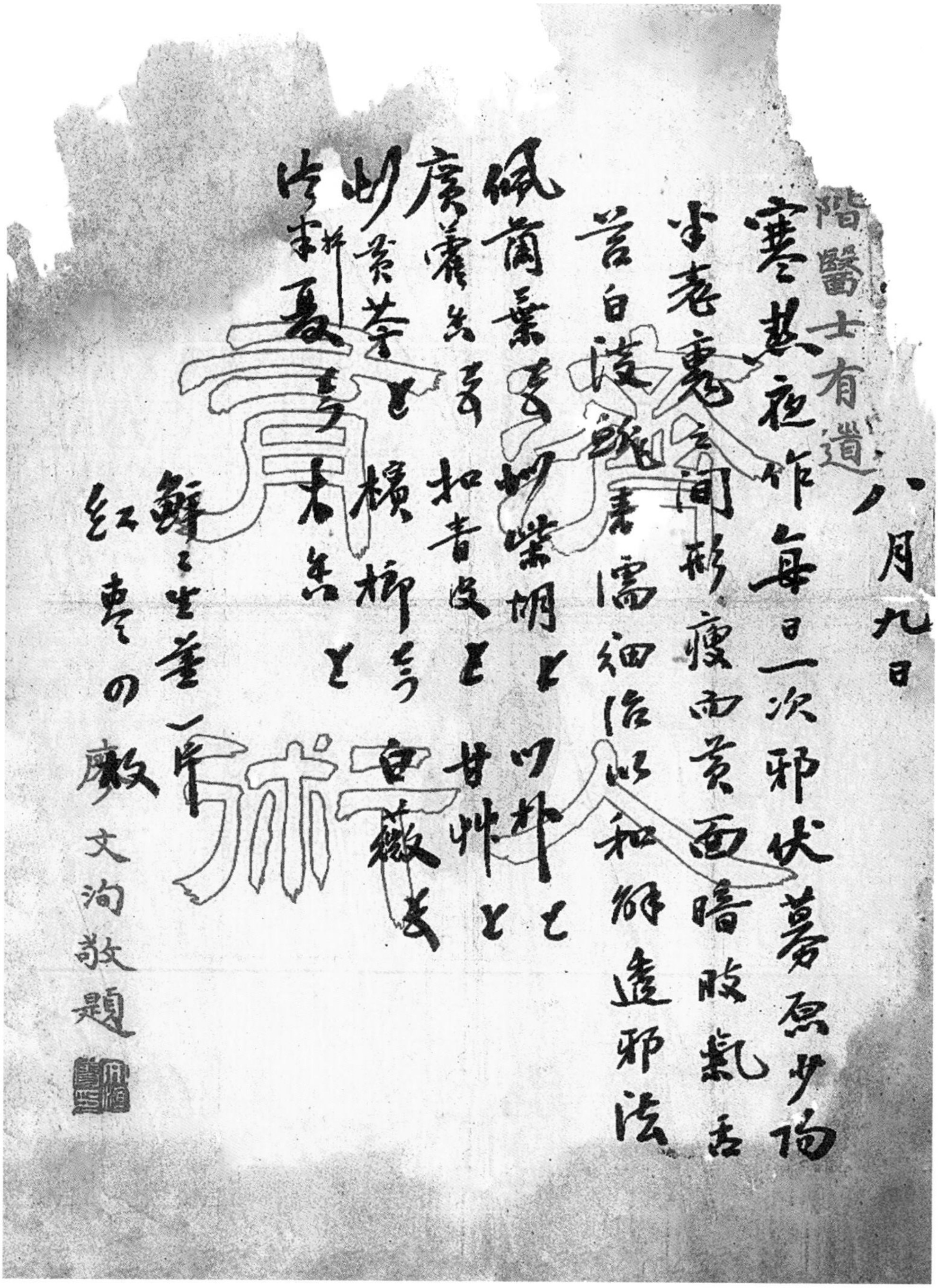

八月九日。寒热夜作，每日一次，邪伏募原，少阳，半表里之间，形瘦而黄，面暗晦气，舌苔白淡，脉来濡细，治以和解透邪法。佩兰叶一钱五分，炒柴胡一钱，川厚朴一钱，广藿香一钱五分，扣青皮一钱，甘草一钱，炒黄芩一钱，槟榔一钱二分，白薇一钱五分，法半夏杵一钱二分，木香一钱，鲜生姜一片，大枣四枚。

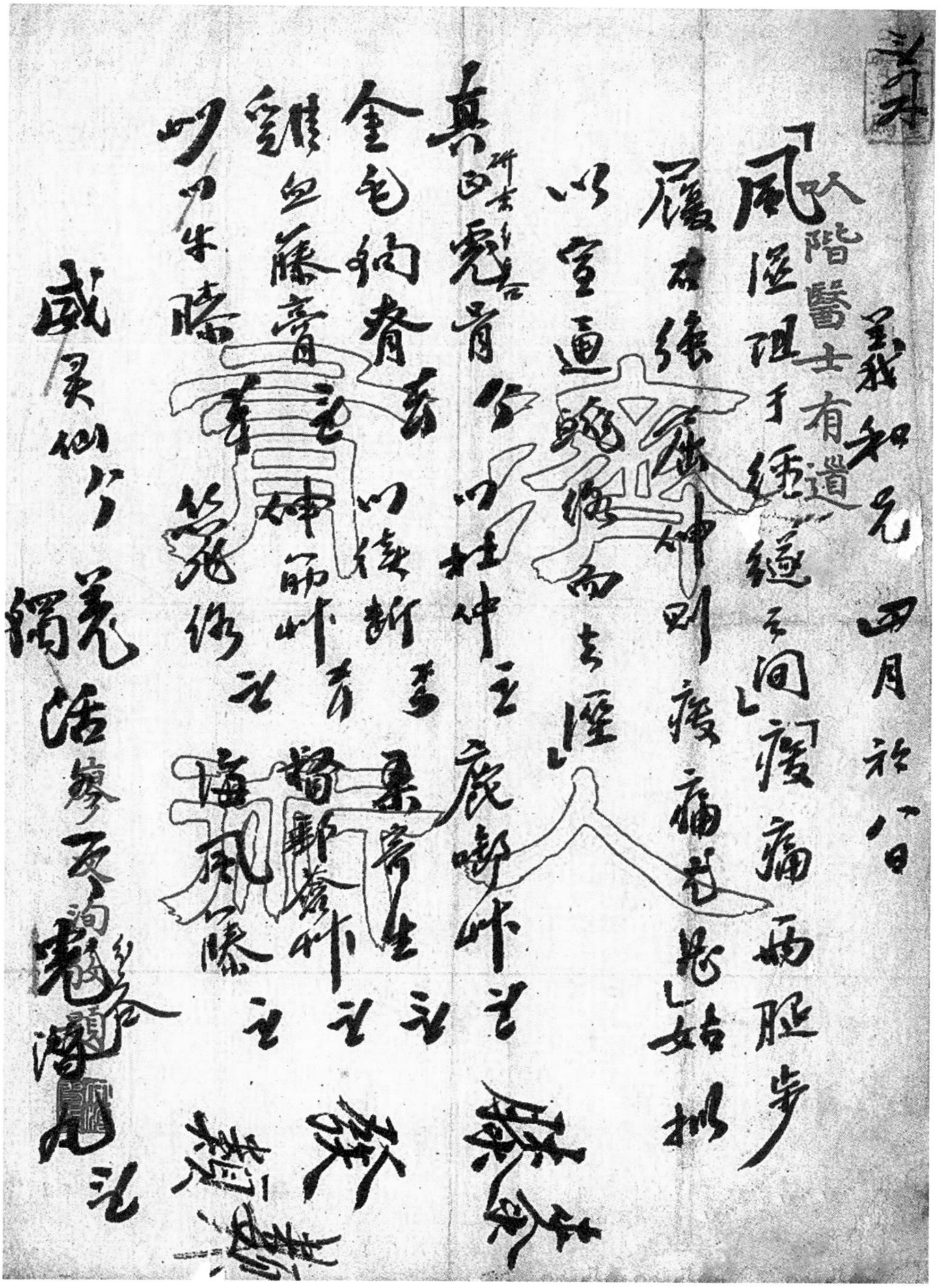

义和兄，四月初八日。风湿阻于经隧之间，酸痛，两腿步履不强，屈伸则酸痛尤甚，姑拟以宣通脉络而祛湿。真正虎骨研末分吞八分，川杜仲二钱，鹿衔草二钱，金毛狗脊一钱五分，川续断一钱二分，桑寄生三钱，鸡血藤膏三钱，伸筋草一钱，豨莶草二钱，炒川牛膝一钱五分，丝瓜络二钱，海风藤二钱，威灵仙八分，羌活、独活各六分，虎潜丸分吞三钱。

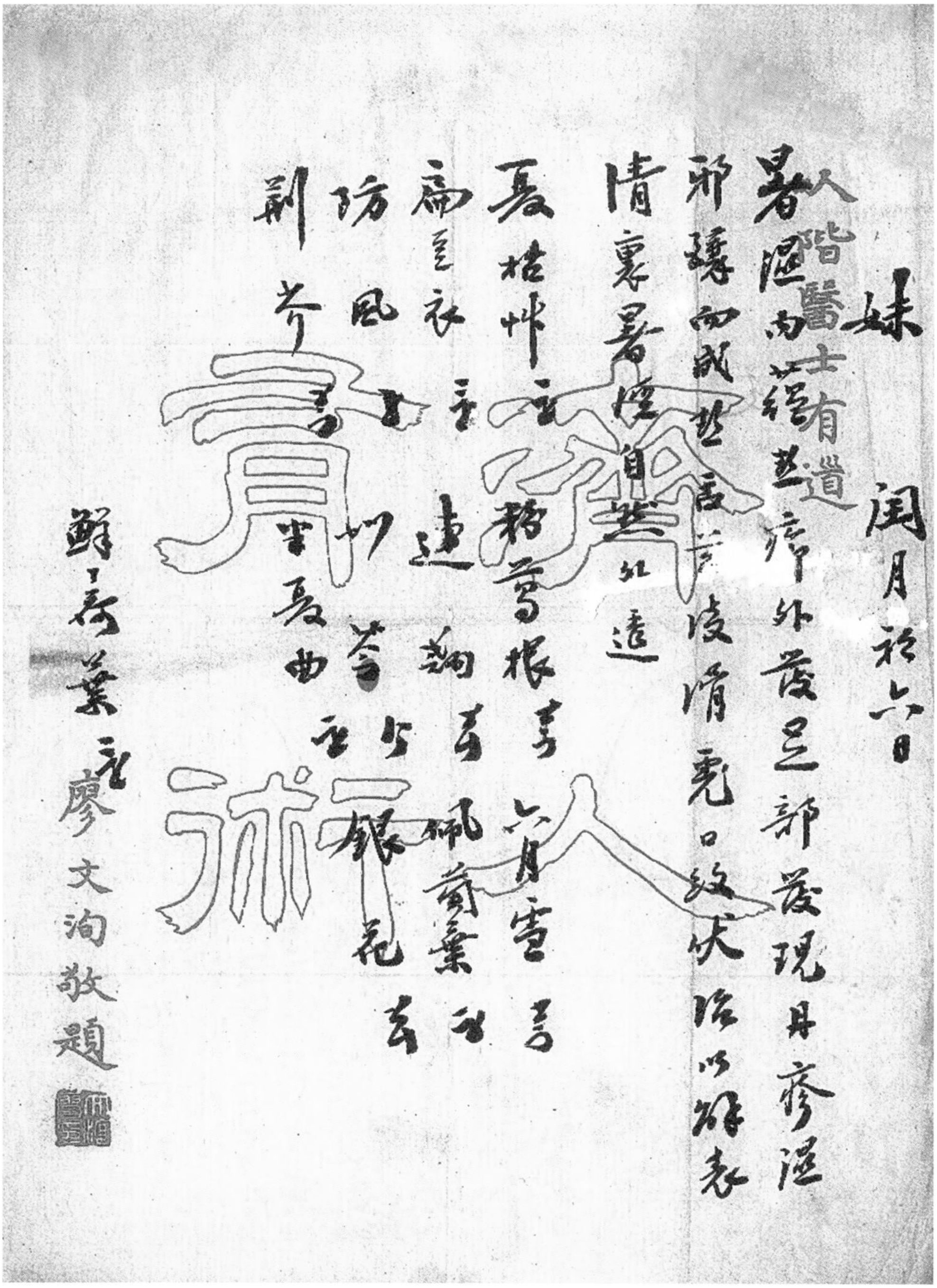

妹，闰月初六日。暑湿内蕴，热滞外发，足部发现丹疹，湿邪酿而成热，舌苔淡滑，虎口纹伏，治以解表清里，暑湿自然外透。夏枯草二钱，粉葛根一钱二分，六月雪一钱二分，扁豆衣三钱，连翘一钱五分，佩兰叶二钱，防风一钱，炒黄芩二分，金银花一钱五分，荆芥一钱二分，半夏曲二钱，鲜荷叶三钱。

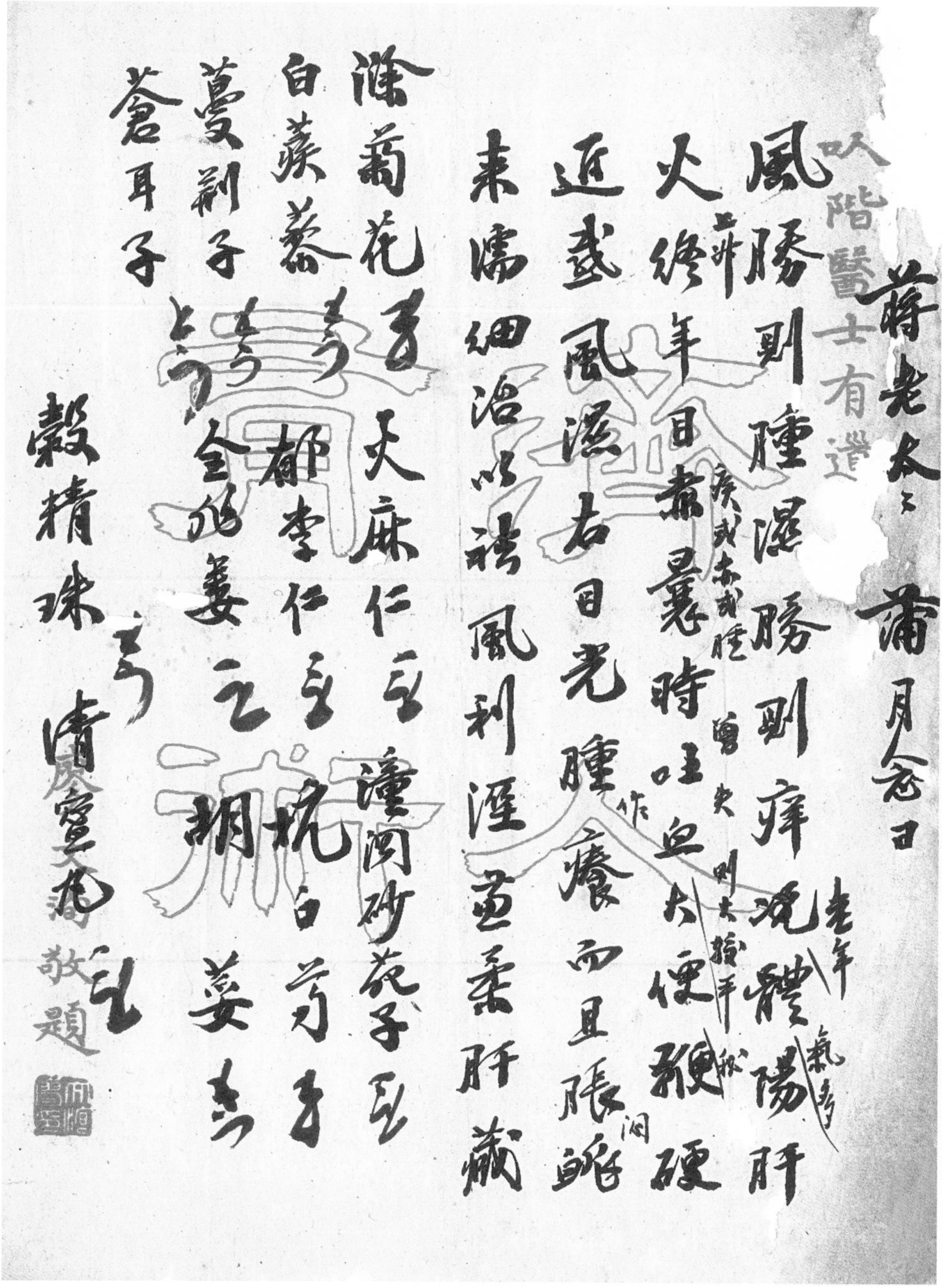
以階醫士有道
蔣老太太 蒲月念日
風勝則腫濕勝則癢況老年體氣多陽肝火上升終年目疾或赤或腫曩時曾吐血則火較平大便秘硬
近感風濕右目光腫作癢而且脹悶
脈來濡細治以祛風利濕兼柔肝藏
滁菊花一錢五分 天麻仁三錢 潼關沙苑子三錢
白蒺藜一錢二分 郁李仁三錢 杭白芍一錢五分
蔓荊子一錢二分 全瓜蔞二錢 胡荽一錢二分
蒼耳子一錢二分
穀精珠一錢二分 清蜜丸二錢

蒋老太太，蒲月[1]二十日。风胜则肿，湿胜则痒，况老年体气多阳，肝火上升，终年目疾，或赤或肿，曩时曾吐血，则火较平，大便秘，便硬，近感风湿，右目光肿作痒，而且胀闷，脉来濡细，治以祛风利湿，兼柔肝脏。滁菊花一钱五分，天麻仁三钱，潼关沙苑子三钱，白蒺藜一钱二分，郁李仁三钱，杭白芍一钱五分，蔓荆子一钱二分，全瓜蒌二钱，胡荽一钱二分，苍耳子一钱二分，谷精珠一钱二分，清蜜丸二钱。

[1] 蒲月：指农历五月。

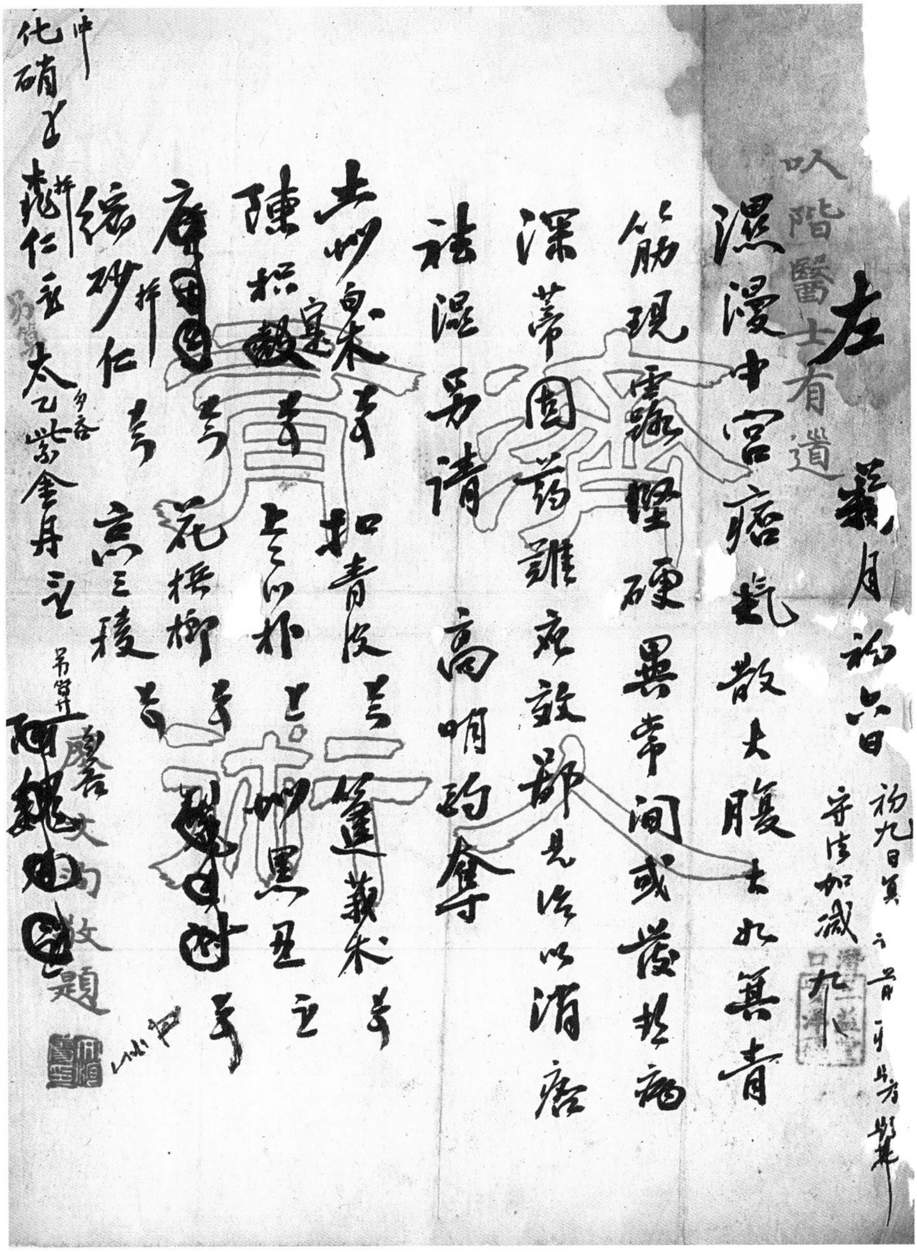

左，□月初六日。湿漫中宫，痞气散大，腹大如箕，青筋现露，坚硬异常，间或发热，病深蒂固，药难应效，鄙见治以消痞祛湿，另请高明酌夺。土炒白术一钱五分，扣青皮一钱二分，蓬莪术一钱五分，陈枳实一钱五分，川厚朴一钱，炒黑丑二钱，广木香一钱二分，花槟榔一钱五分，制香附一钱五分，缩砂仁一钱二分，京三棱一钱五分，阿魏丸二钱。

初九日复诊，前症仿佛，守法加减。去：广木香、制香附、阿魏丸。加：化硝一钱冲、桃仁杵三钱、太乙紫金丹分吞三钱。

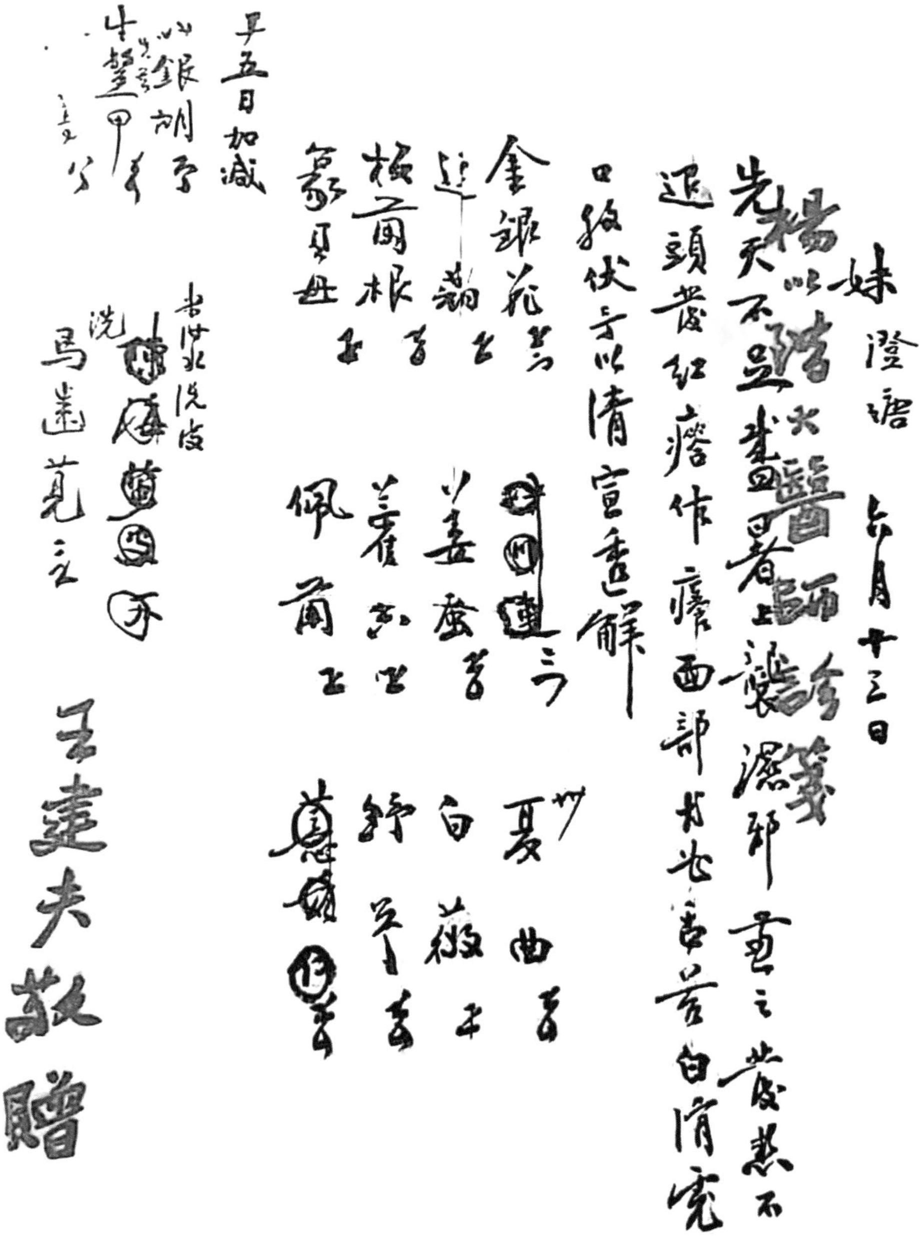

妹，澄溏，六月十三日。先天不足，盛暑上袭，湿邪兼之，发热不退，头发红疮作痒，面部尤甚，舌苔白滑，虎口纹伏，予以清宣透解。金银花一钱二分，炒川黄连三分，炒夏曲一钱五分，连翘一钱，僵蚕一钱五分，白薇一钱，板蓝根一钱五分，藿香一钱，野茯苓一钱五分，象贝母一钱，佩兰一钱，薏苡仁一钱五分，陈海蜇皮米泔水洗皮一两。

十五日加减。去：炒川黄连、薏苡仁、陈海蜇皮。加：炒银柴胡六分、生鳖甲一钱五分，马齿苋洗三钱。

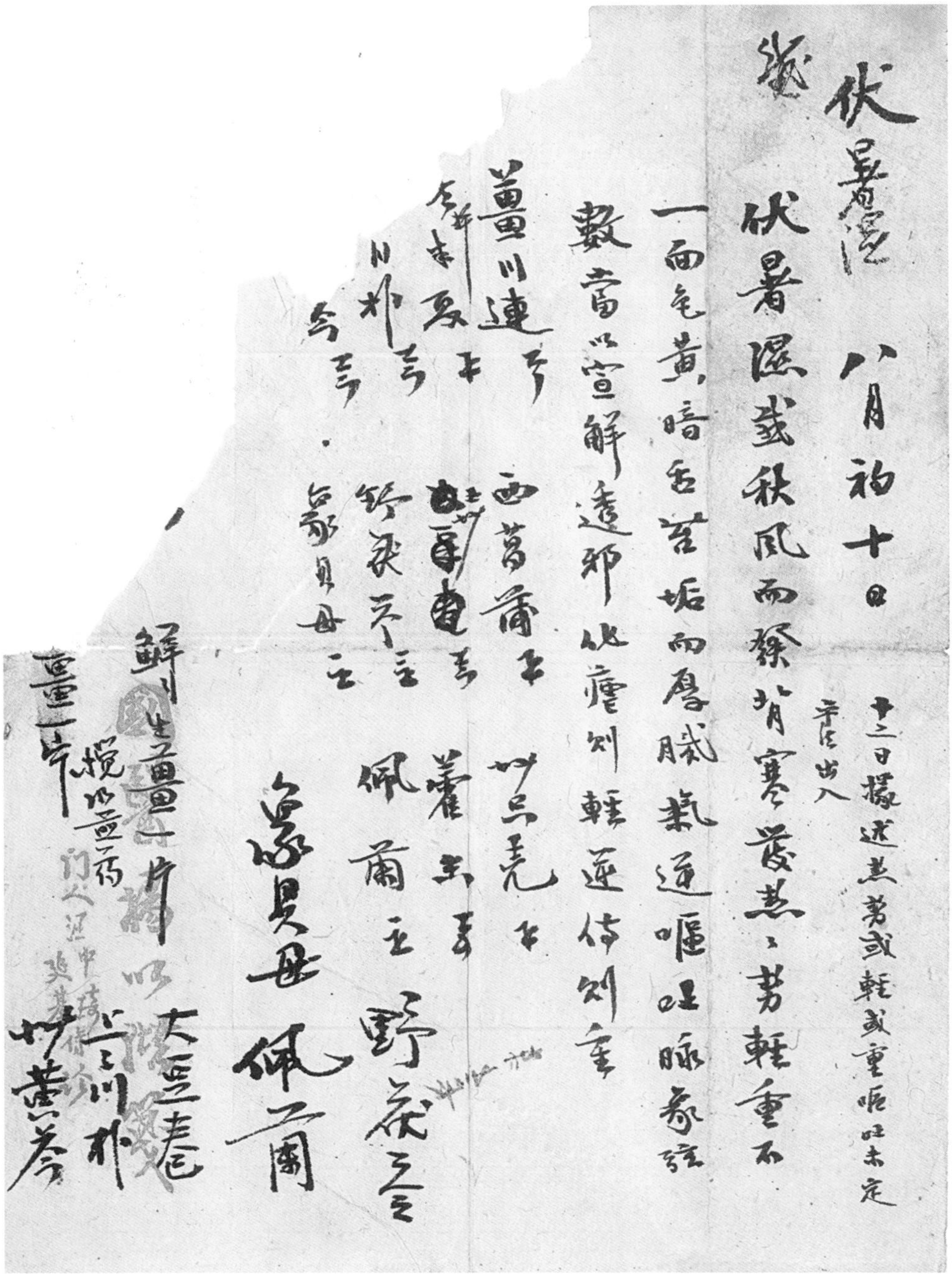

伏暑湿，八月初十日。伏暑湿盛，秋风而发，背寒发热，热势轻重不一，面色黄暗，舌苔垢而厚腻，气逆呕吐，脉象弦数，当以宣解透邪，化疟则轻，逆传则重。姜川黄连六分，西菖蒲一钱，炒枳壳一钱，法半夏杵一钱，土炒大豆卷一钱二分，藿香一钱五分，老川朴一钱二分，野茯苓三钱，佩兰二钱，□□□一钱二分，象贝母二钱，鲜生姜一片。

十二日据述热势或轻或重，呕吐未定，守法出入。去：野茯苓、象贝母、佩兰、大豆卷、老川朴、炒黄芩。加：左上角破损，不知。

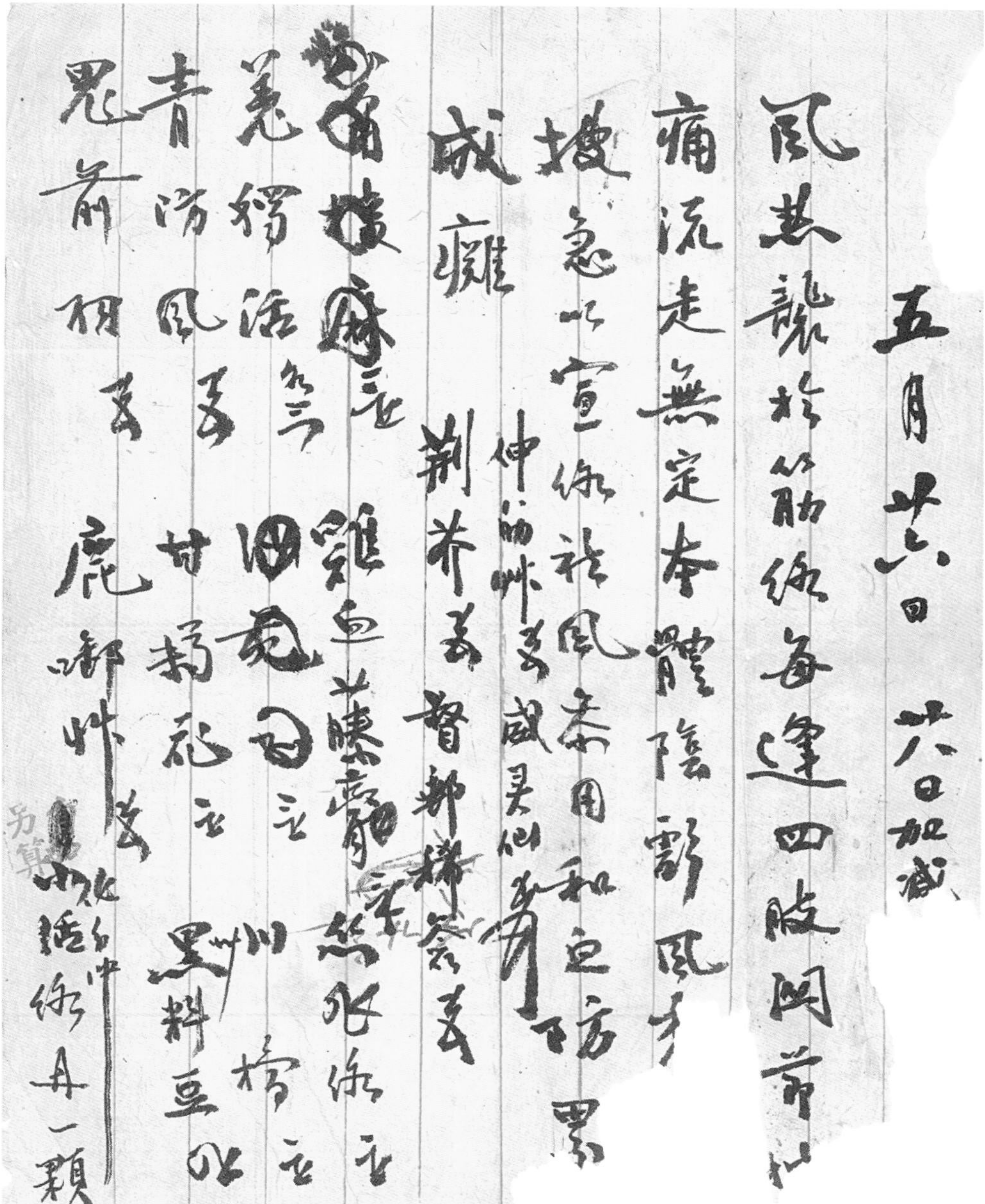

五月二十六日。风热袭于经络，每逢四肢关节肿痛，流走无定，本体阴虚，风热□□，急以宣络祛风，兼用和血，防累成瘫。八角棱麻三钱，鸡血藤膏三钱，丝瓜络二钱，羌活、独活各三钱，沙苑子三钱，川橘二钱，青防风一钱五分，甘菊花二钱，炒野料豆四钱，鬼箭羽一钱五分，鹿衔草一钱五分，小活络丹化末冲一颗。

二十八日加减。去：八角棱麻、沙苑子。加：伸筋草一钱五分、威灵仙一钱五分、荆芥一钱五分、豨莶草一钱五分。

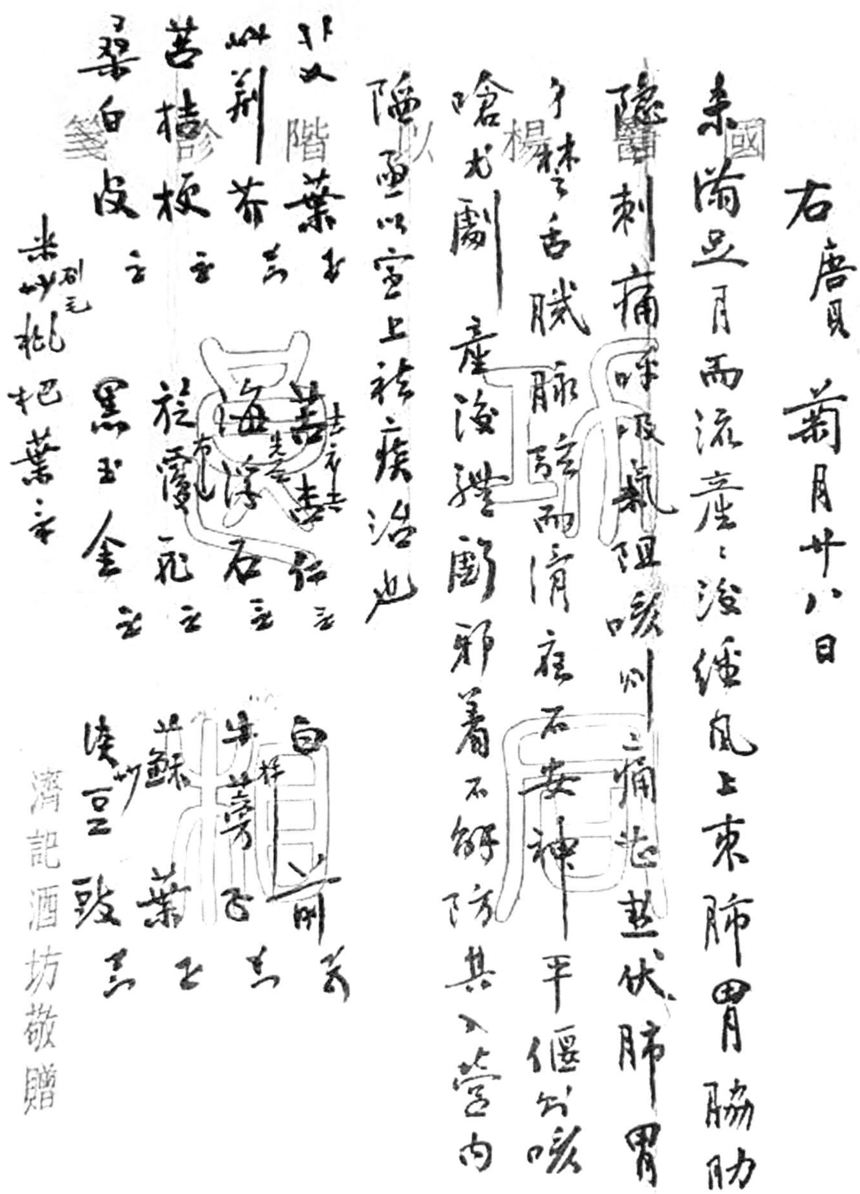

右，唐贝，菊月[1]二十八日。未满足月而流产，产后经风上束肺胃胁肋，隐隐刺痛，呼吸气阻，咳则痛甚，热伏肺胃，身楚，舌腻脉弦而滑，夜不安神，平偃则咳呛尤剧。产后体虚，邪着不解，防其入营内陷，亟以宣上祛痰治也。艾叶一钱，苦杏仁去衣尖三钱，白前一钱五分，炒荆芥一钱二分，海浮石先煎三钱，牛蒡子杵一钱二分，苦桔梗二钱，旋覆花布包二钱，苏叶一钱，桑白皮二钱，黑郁金二钱，炒淡豆豉一钱二分，米炒枇杷叶刷毛三钱。

[1] 菊月：指农历九月。

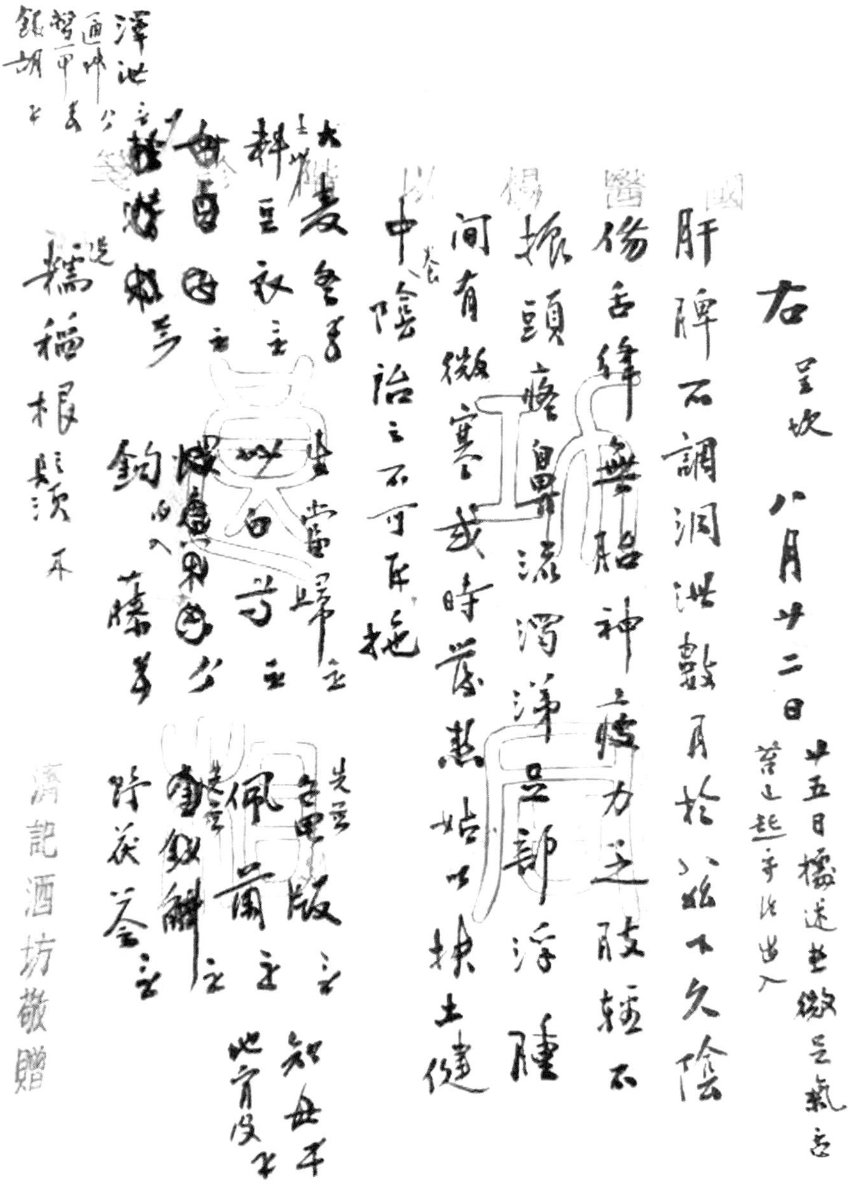

右，呈坎，八月二十二日。肝脾不调，洞泄数月于兹，下久阴伤，舌绛无苔，神疲力乏，肢轻不振，头疼，鼻流浊涕，足部浮肿，间有微寒或时发热，姑以扶土健中，养阴治之，不可再拖。大麦冬一钱五分，生当归二钱，龟板先煎三钱，土炒料豆衣三钱，炒白芍二钱，佩兰二钱，女贞子二钱，煨广木香八分，金钗斛先煎二钱，於潜术一钱二分，钩藤后入一钱五分，野茯苓三钱，糯稻根须一两。

二十五日据述热微足气，舌苔已起，守法出入。去：女贞子、煨广木香、金钗斛、於潜术。加：知母一钱、地骨皮一钱、泽泻三钱、通草八分、鳖甲一钱五分、银柴胡一钱。

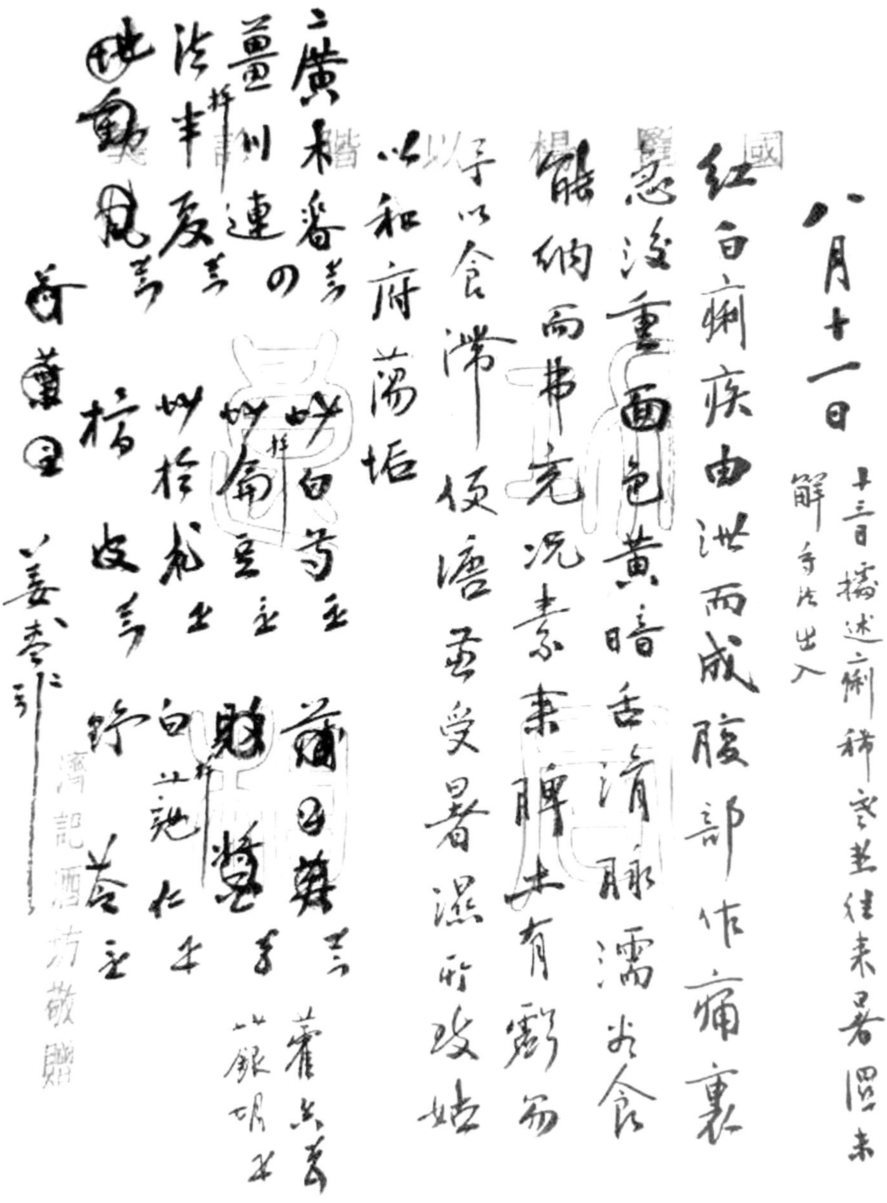

八月十一日。红白痢疾，由泄而成，腹部作痛，里急后重，面色黄暗，舌滑脉濡，谷食能纳而弗充，况素来脾土有虚，易予以食滞便溏，兼受暑湿所致，姑以和腑荡垢。广木香一钱二分，炒白芍二钱，蒲公英一钱二分，姜川黄连四分，炒扁豆杵三钱，败酱一钱五分，法半夏杵一钱二分，炒於术一钱，白蔻仁一钱，地动风（钻地风）一钱二分，橘皮一钱二分，野茯苓三钱，荷叶二钱。

十三日据述痢稀，寒热往来，暑湿未解，守法出入。去：蒲公英、败酱、地动风、荷叶。加：藿香一钱、炒银柴胡一钱五分，生姜、大枣引。

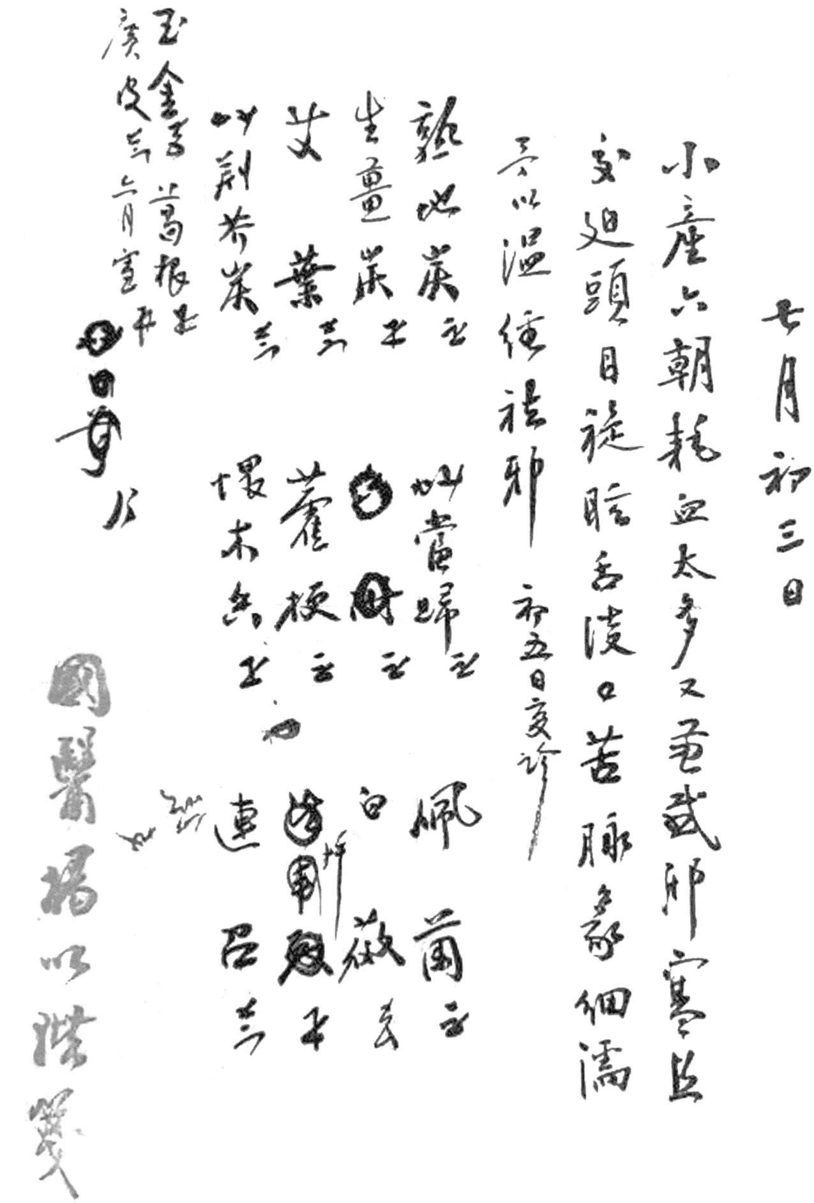

七月初三日。小产六朝，耗血太多，又兼感邪，寒热交迫，头目旋眩，舌淡口苦，脉象细濡，予以温经祛邪。熟地炭二钱，炒当归二钱，佩兰二钱，生姜炭二钱，香附二钱，白薇一钱五分，艾叶一钱二分，藿梗二钱，法半夏一钱，炒荆芥炭一钱二分，煨木香一钱，连翘一钱二分，炒白芍二分。

初五日复诊。去：香附、法半夏。加：郁金一钱五分、葛根一钱、广陈皮一钱二分、六月雪一钱。

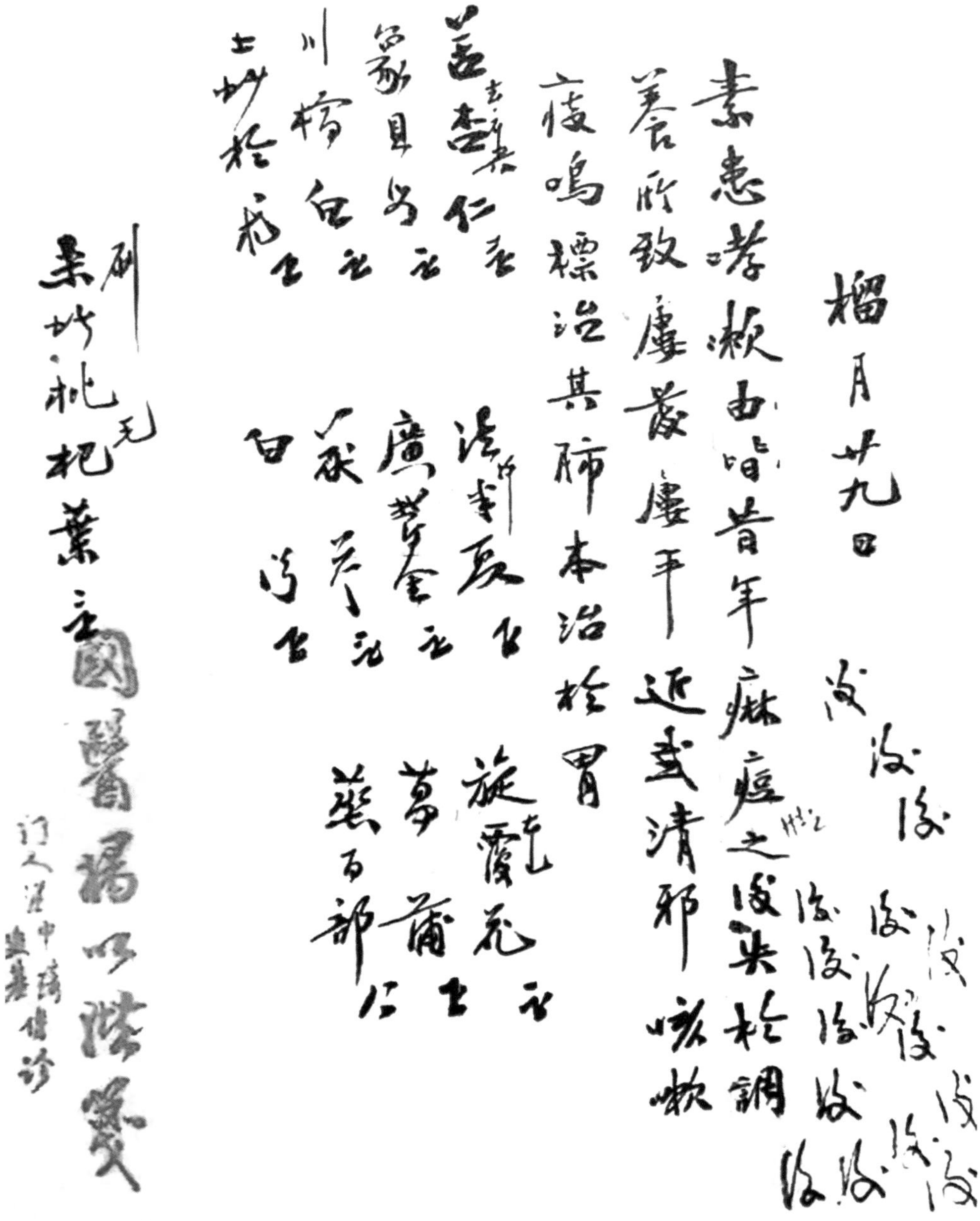

榴月[1]二十九日。素患哮嗽，由皆昔年麻痘之后，失于调养所致，屡发屡平，近感清邪，咳嗽，痰鸣，标治其肺，本治于胃。苦杏仁去衣尖三钱，法半夏杵一钱，旋覆花布包二钱，象贝母二钱，广郁金二钱，菖蒲一钱，川橘白二钱，茯苓三钱，蒸百部八分，土炒於术一钱，白芍一钱，米炒枇杷叶刷毛三钱。

[1]　榴月：指农历五月。

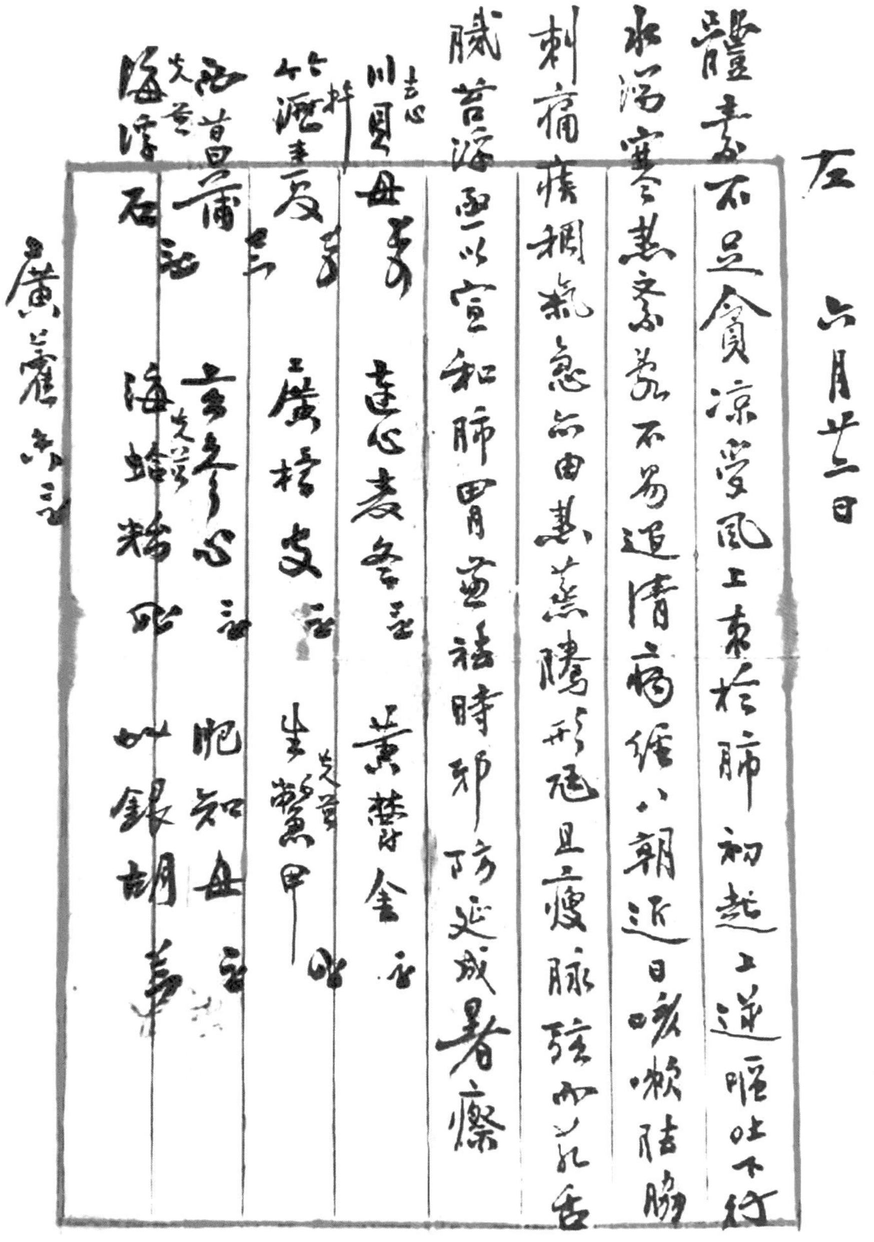

左，六月二十二日。体素不足，贪凉受风，上束于肺，初起上逆呕吐，下行水泻，寒热紊发，不易退清，病经八朝，近日咳嗽，胠胁刺痛，痰稠气急，亦由热蒸腾，形尩且瘦，脉弦而芤，舌腻苔浮。亟以宣和肺胃，兼祛时邪，防延成暑瘵。川贝母去心一钱五分，连心麦冬三钱，黄郁金二钱，竹沥半夏杵一钱五分，广橘皮二钱，生鳖甲先煎四钱，西菖蒲一钱二分，玄冬心三钱，肥知母二钱，海浮石先煎三钱，海蛤粉先煎四钱，炒银柴胡一钱二分，广藿香三钱。

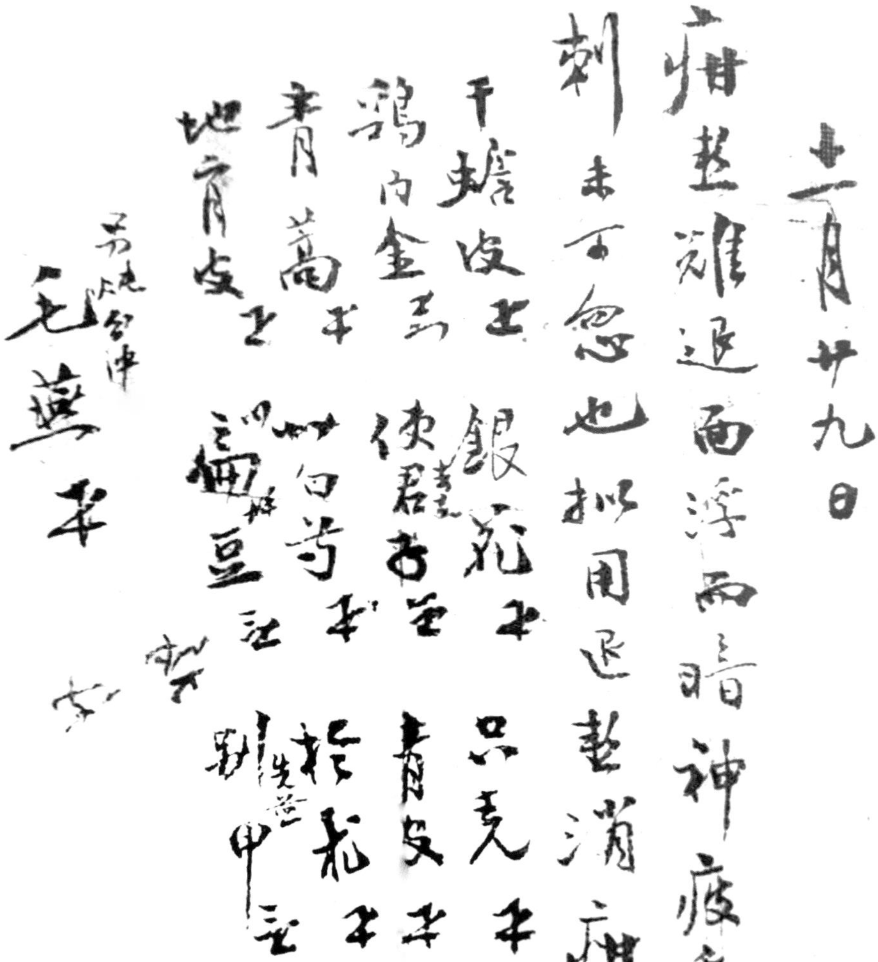

十一月二十九日。疳热难退，面浮而暗，神疲，舌刺，未可忽也，拟用退热消疳。干蟾皮一钱，金银花一钱，枳壳一钱，鸡内金一钱二分，使君子去壳一钱，青皮一钱，青蒿一钱，炒白芍一钱，於术一钱，地骨皮一钱，扁豆杵三钱，鳖甲先煎三钱，毛燕另炖分冲一钱。

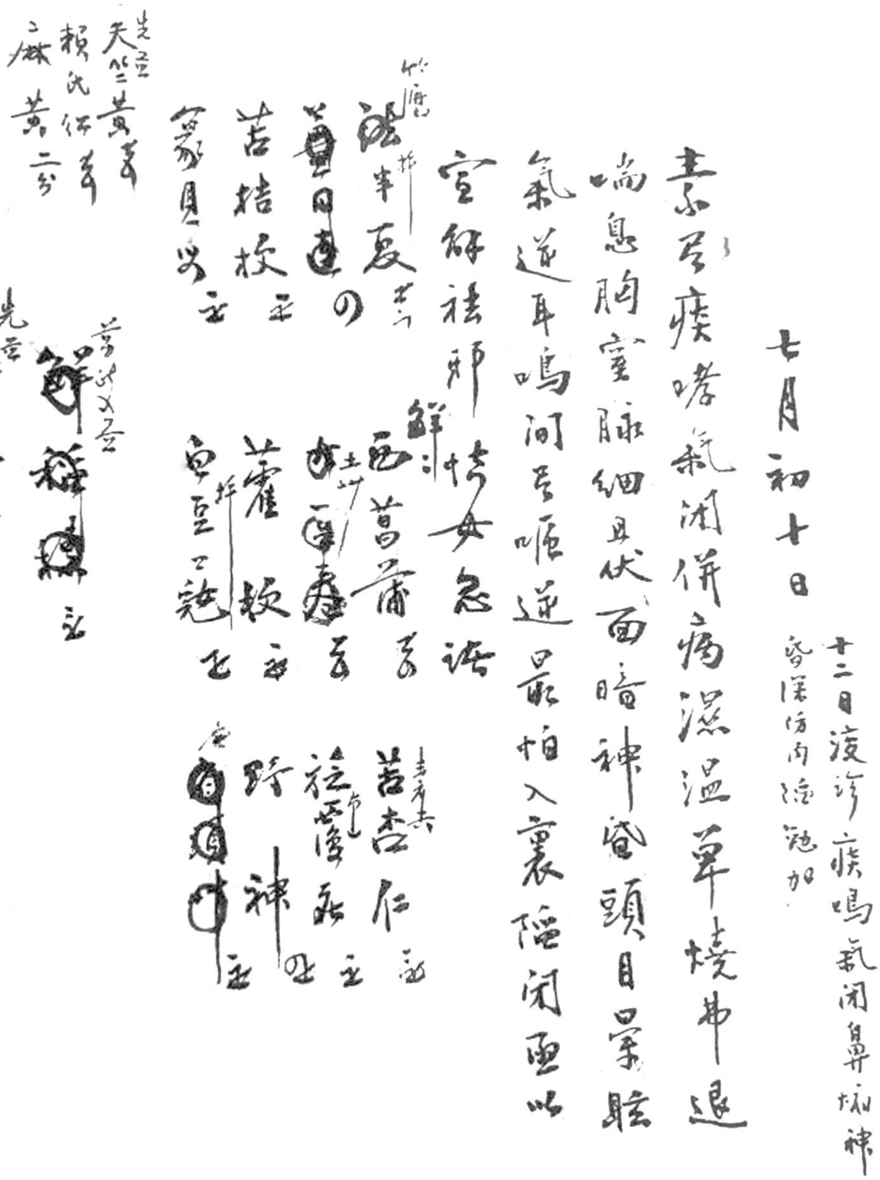

七月初十日。素有痰哮气闭，并病湿温，单烧弗退，喘息胸窒，脉细且伏，面暗神昏，头目晕眩，气逆耳鸣，间有呃逆，最怕入里陷闭，亟以宣解祛邪，情毋忽诸。竹沥法半夏杵一钱二分，鲜西菖蒲一钱五分，苦杏仁去衣尖三钱，姜川黄连四分，土炒大豆卷一钱五分，旋覆花布包二钱，苦桔梗二钱，藿梗二钱，野茯神四钱，象贝母二钱，白豆蔻一钱，白头草二钱，鲜稻根三钱。

十二日复诊，痰鸣气闭，鼻煽，神昏，深防内陷，勉加。去：姜川黄连、大豆卷、白头草、鲜稻根。加：天竺黄先煎一钱五分、赖氏红（橘红）一钱五分、麻黄二分，海蛤粉先煎三钱。

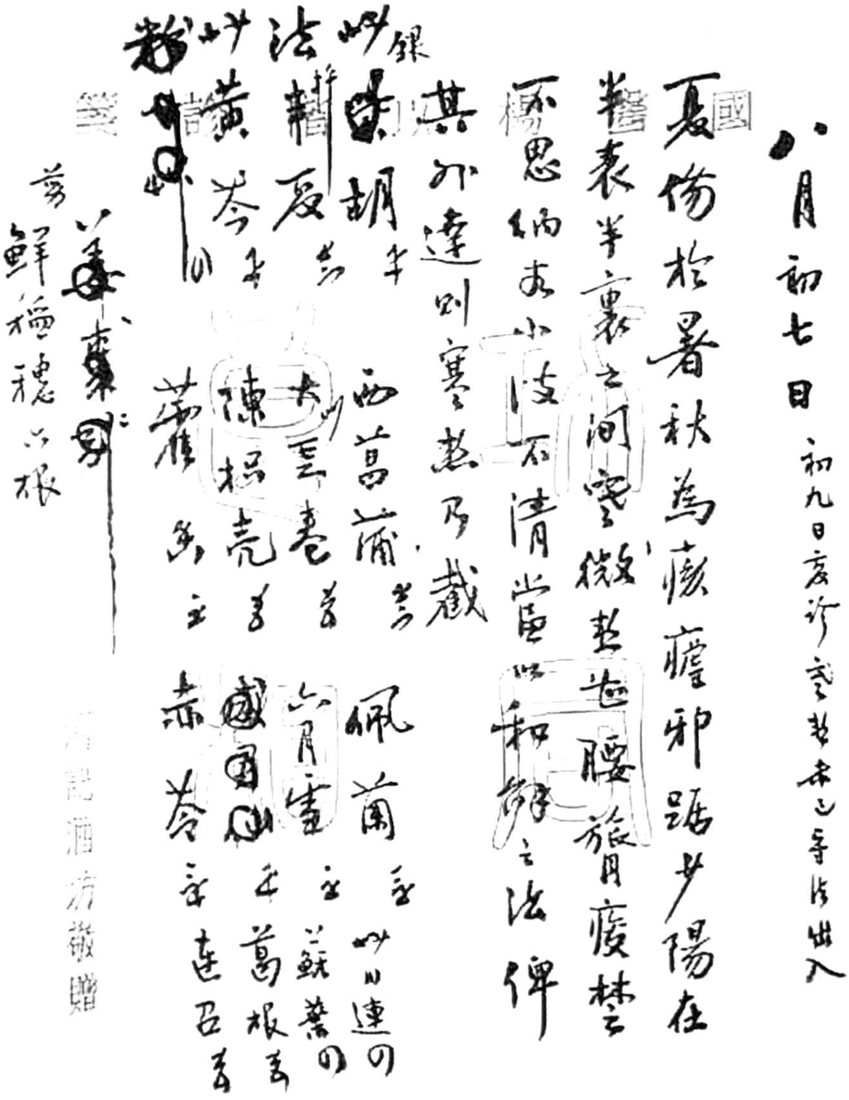

八月初七日。夏伤于暑，秋为痎疟，邪踞少阳，在半表半里之间，寒微热甚，腰膂酸楚，不思纳食，小溲不清，当以和解之法，俾其外达则寒热乃截。炒柴胡一钱，西菖蒲一钱两分，佩兰三钱，法半夏杵一钱二分，炒大豆卷一钱五分，六月雪二钱，炒黄芩一钱，陈枳壳一钱五分，威灵仙一钱，粉甘草四分，藿香二钱，赤苓三钱，生姜、大枣引。

初九日复诊，寒热未已，守法出入。去：炒柴胡、威灵仙、粉甘草、生姜、大枣。加：炒银柴胡一钱、炒川黄连四分、苏叶四分、葛根一钱五分、连翘一钱五分，鲜稻穗剪六根。

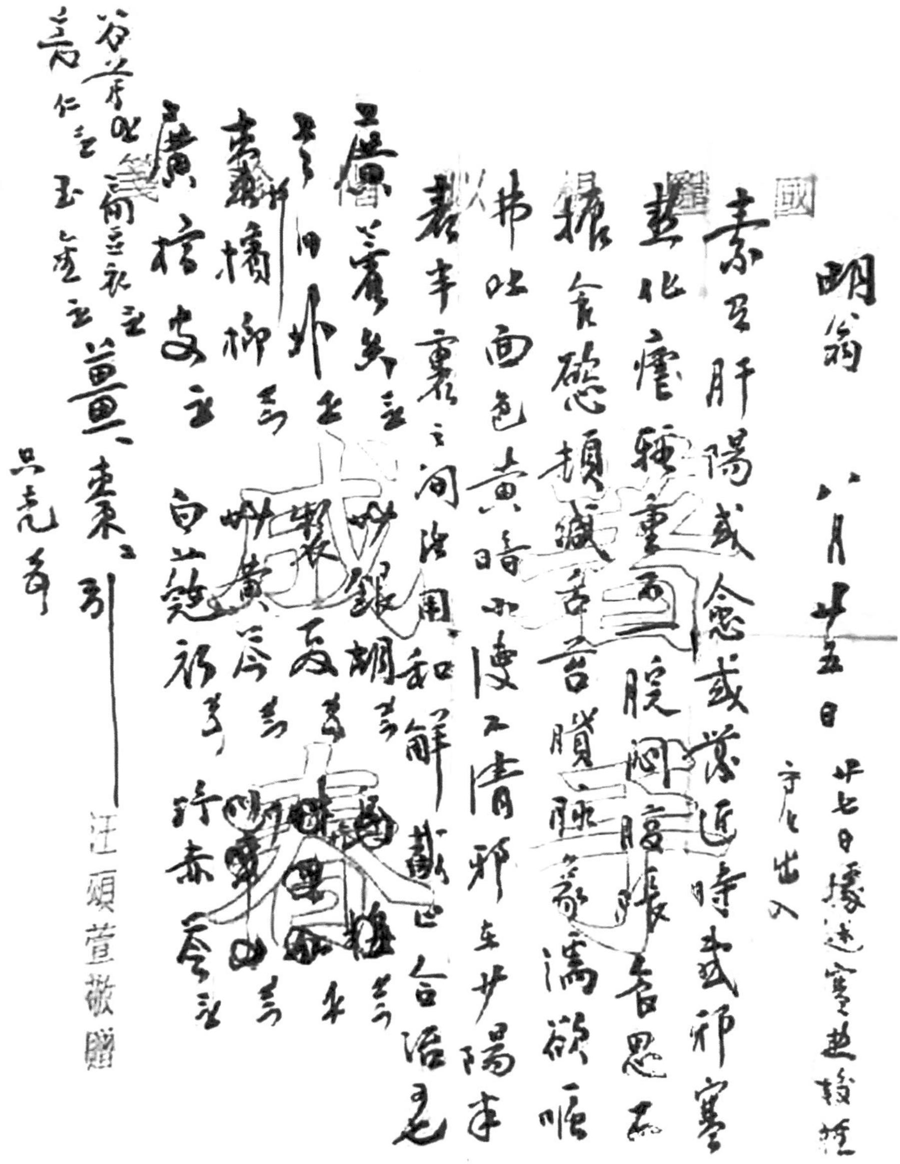

明翁，八月二十五日。素有肝阳，或愈或发，近时感邪，寒热化疟，轻重不一，脘闷腹胀，食思不振，食欲顿减，舌苔腻，脉象濡，欲呕弗吐，面色黄暗，小溲不清，邪在少阳半表半里之间，法用和解，截正合治可也。广藿香三钱，炒银柴胡一钱二分，乌梅一钱二分，老川朴一钱，制半夏一钱五分，草果衣杵一钱，枣槟榔杵一钱二分，炒黄芩一钱二分，炒川常山一钱二分，广橘皮二钱，白蔻衣一钱五分，野赤苓三钱，生姜、大枣引。

二十七日据述寒热较轻，守法出入。去：乌梅、草果衣、川常山。加：谷芽四钱、扁豆衣三钱、薏苡仁三钱、郁金二钱、枳壳一钱五分。

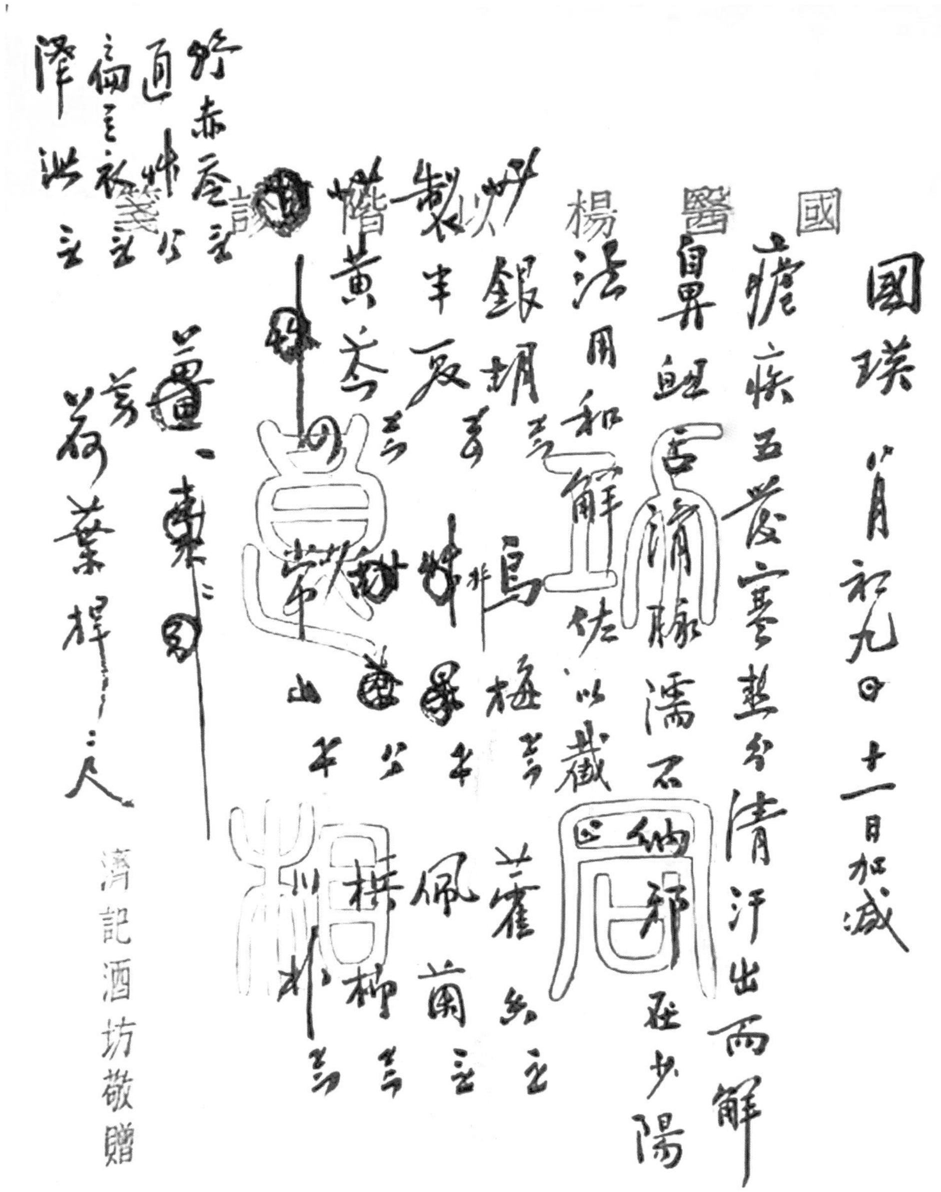

国瑛，八月初九日。疟疾五发，寒热分清，汗出而解，鼻衄，舌滑脉濡，不纳，邪在少阳，法用和解，佐以截止。炒银柴胡一钱二分，乌梅一钱两分，藿香二钱，制半夏一钱五分，草果杵一钱，佩兰三钱，炒黄芩一钱二分，甜茶八分，槟榔一钱二分，甘草四分，炒常山一钱，川厚朴一钱二分，生姜、大枣引。

十一日加减。去：草果、甜茶、甘草、生姜、大枣。加：野赤苓三钱、通草八分、扁豆衣三钱、泽泻三钱、荷叶秆剪三两。

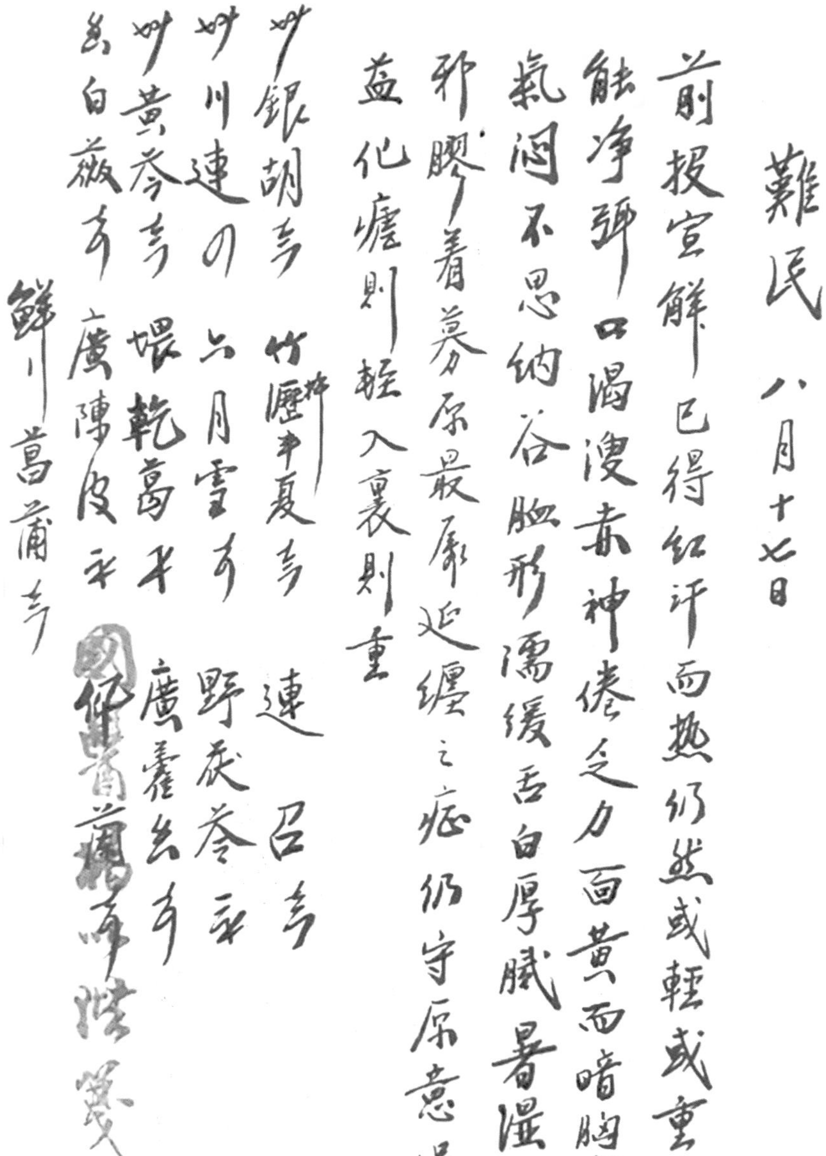

难民，八月十七日。前投宣解，已得红汗，面热仍然或轻或重，未能净弭，口渴溲赤，神倦乏力，面黄而暗，胸窒气闷，不思纳谷，脉形濡缓，舌白厚腻，暑湿之邪胶着募原，最属延缠之症，仍守原意损益，化疟则轻，入里则重。炒银柴胡一钱二分，竹沥半夏杵一钱二分，连翘一钱二分，炒川黄连四分，六月雪一钱五分，野茯苓三钱，炒黄芩一钱二分，煨干葛一钱，广藿香一钱五分，香白薇一钱五分，广陈皮一钱，佩兰一钱五分，鲜菖蒲一钱二分。

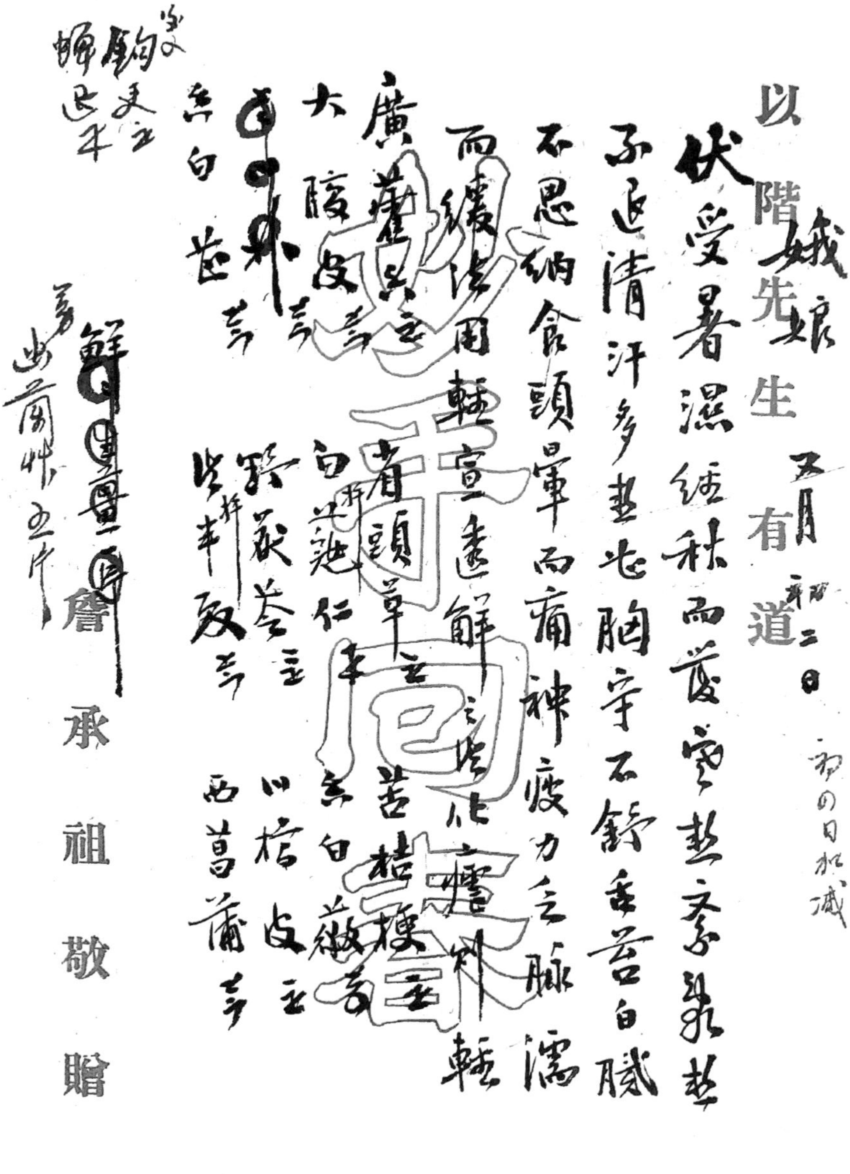

娥娘，六月初二日。伏受暑湿，经秋而发，盛热紊象，热未退清，汗多热甚，胸宇不舒，舌苔白腻，不思纳食，头晕而痛，神疲力乏，脉濡而缓，法用轻宣透解之法，化疟则轻。广藿香两钱，省头草两钱，苦桔梗两钱，大腹皮一钱二分，白蔻仁杵一钱，香白薇一钱五分，川厚朴一钱二分，野茯苓三钱，川橘皮两钱，香白芷一钱二分，法半夏一钱二分，西菖蒲一钱二分，鲜生姜一片。

初四日加减。去：川厚朴、鲜生姜。加：净蝉衣一钱、钩藤两钱、幽兰草剪五片。

（二）杨以阶学生抄方原件

本部分处方是与上面处方笺同一时期，为杨以阶先生所带学生侍诊时所抄的处方。抄方是先生看病开方，学生在背后随手抄下留底的资料。一般而言，医者手头并不存有患者的处方笺。患者就诊后，处方笺被患者拿走去药店抓药，即使复诊带来，看完病后总是又被带回家中。好在笔者家中保留有一些学生的抄方，其价值与前者一样。

杨以阶先生于1957前往江苏省中医进修学校学习1年，1958年被调往合肥筹建安徽中医学院，为创院元老之一。安徽中医学院于1960年开始招收中医专业的第一届本科学生，开始了现代学院派的教育。

中医学校教育毕竟是凤毛麟角，新中国成立前中医的承继和发展，主要还是靠“带徒”这种传统模式传承，学生们通过师承、家传，自学成才。杨以阶先生在1955年参加国家医疗机构工作以前，带过8～10个徒弟，其中包括谢锵金（1923—1987）、汪介士（1926—1987）、蒋昌言（1930—1992）、谢国瑛和汪廷基等。

谢锵金为歙县汤口公社芳村人，大约在20世纪40年代随杨以阶先生学医，1958年到安徽中医学院师资班进修学习一年。后回到黄山区医院上班，一直从事医疗事业并担任业务院长几十年，在黄山地区享有盛誉。

汪介士为潜口人，1940—1944年师从杨以阶先生学医。1944年以小学教师身份到黄山区金竹坑、芳村边从教边行医。新中国成立后，汪介士专职行医，曾在杨以阶先生创建的潜口联合诊所工作。1958年公私合营后长期担任洽舍乡卫生院院长。汪介士医师一生勤学苦练，对业务精益求精，在原歙县黄山区一带口碑极佳，被誉为杨氏儿科正宗传人，新中国成立前曾多次救助在黄山一带打游击的革命者（杜维佑、汪景祥等），并与他们结下深厚的友谊。

蒋昌言为杨村人，1948—1953年在潜口随杨以阶先生学医。毕业后在潜口联合诊所和杨村联合诊所工作。

谢国瑛和汪廷基的生卒不详。前者因患晚期结核，学业不得不终止而早逝；后者系旌德人，早年学中医，新中国成立后参加血防工作，曾长期在贵池血防站工作。

杨以阶先生常说“教学相长”，意思是老师一方面在教学生，另一方面也是再学习的过程。带教也是一个辛苦的脑力劳动，杨以阶先生在讲解古籍前要求自己必须先熟悉，乃至背诵。他要求学生学习《黄帝内经》《仲景全书》《金匮要略》《医学心悟》《神农本草经》等经典，最好做到重要段落能背诵，对于《汤头歌诀》和儿科医家许豫和的一些著作更应该熟读。除熟读经典外，杨以阶先生非常注重临床实践。只要时间充裕，他对如何望闻问切，如何写病案，如何开药，君臣佐使如何安排等，均仔细讲解，故深得学生爱戴。新中国成立后，包括“八宝鸡肝散”等在内的一些家传秘方被杨以阶先生毫无保留地传授给学生，并当面示教“取肝”和“制药”的步骤和方法。抄方也是中医学生学习的重要一环。当学生有一定的理论知识，但还不能独立诊治患者时，为老师抄方可加深印象，事后复习还可以探究其所以然，或由老师解释其所以然。另外一点，抄方也为老师保留了一些宝贵的历史资料。下面这些抄方即是这几个学生，尤其是汪介士和谢锵金的劳动成果。

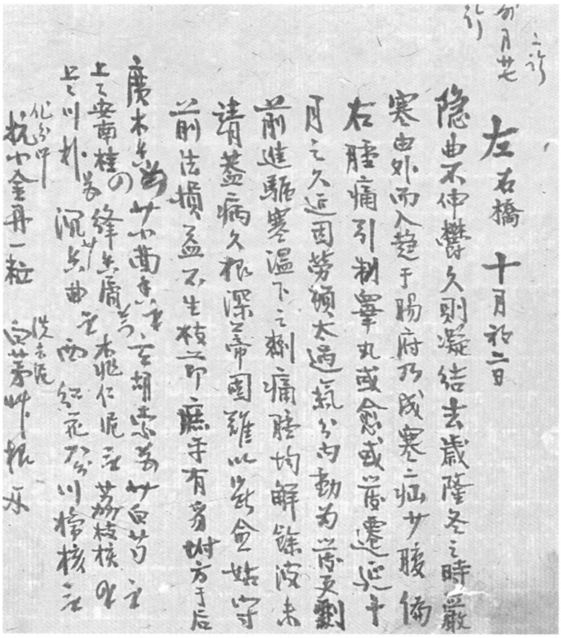

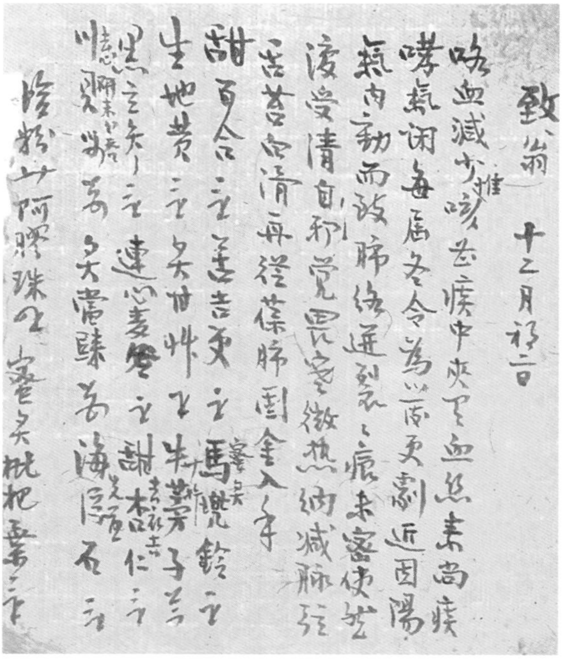

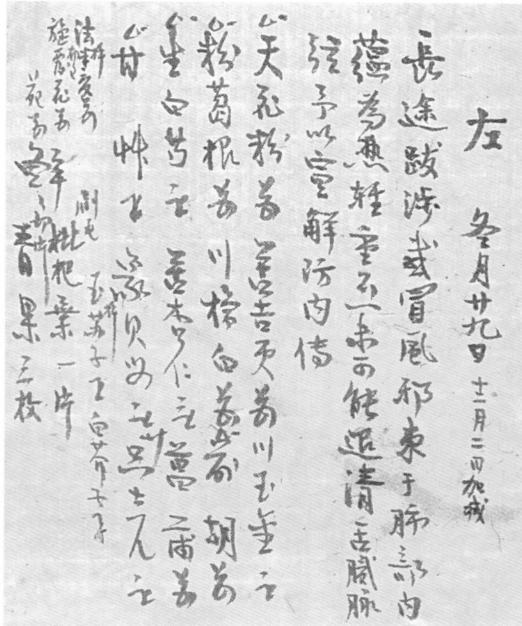

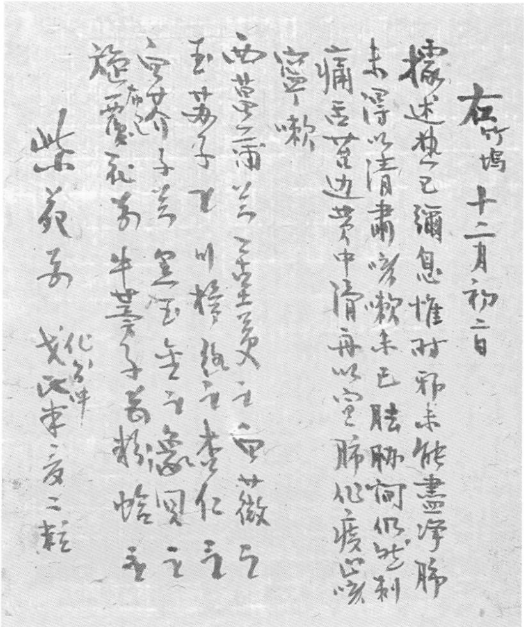

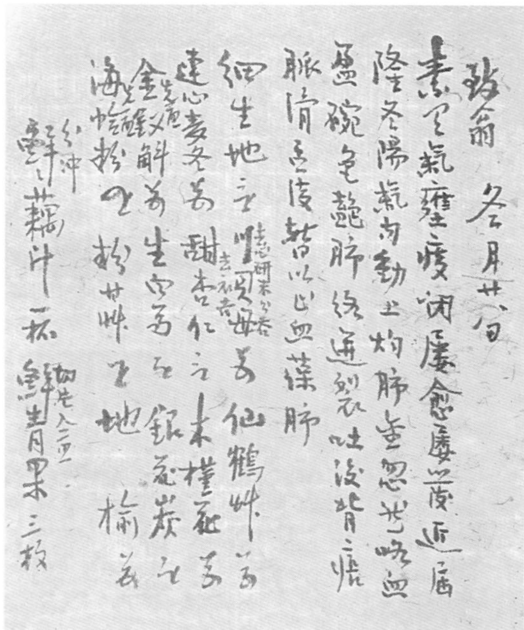

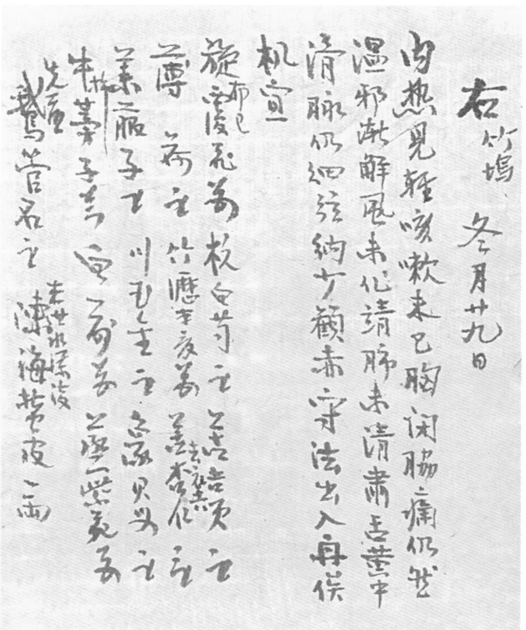

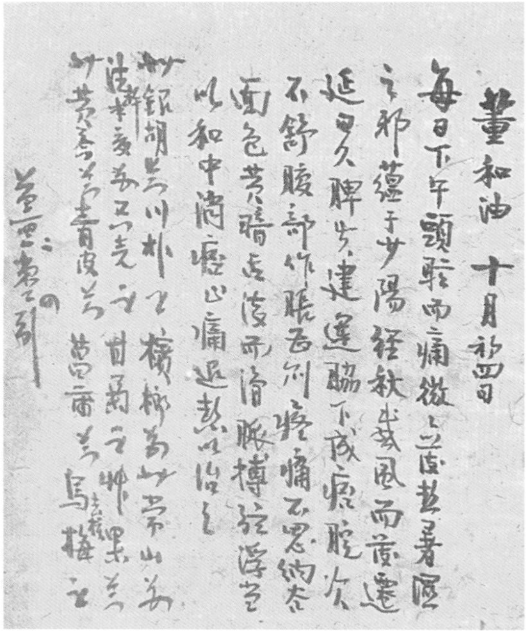
董和油 十月初四日

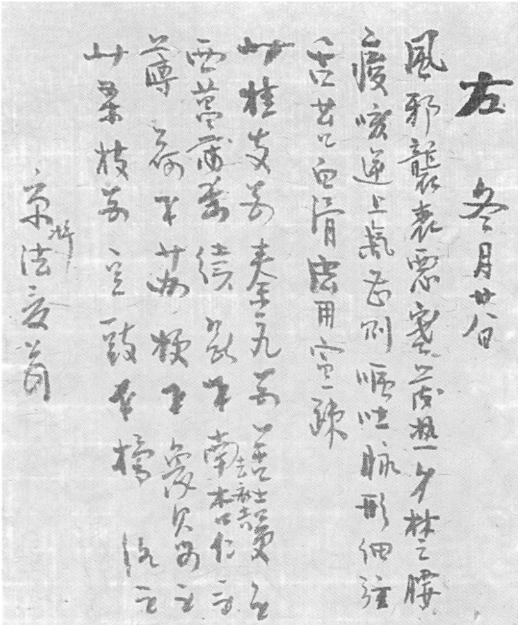
左 冬月廿八日

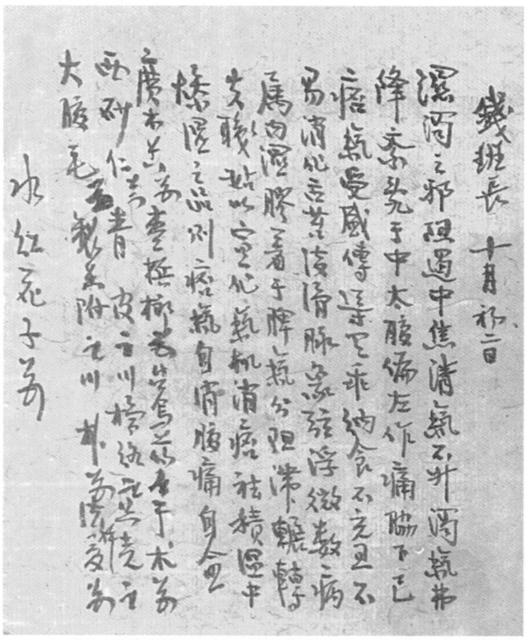
錢班長 十月初二日

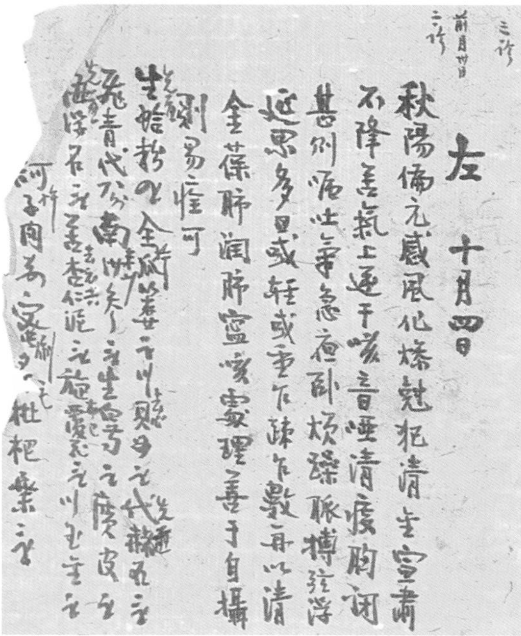
左 十月四日

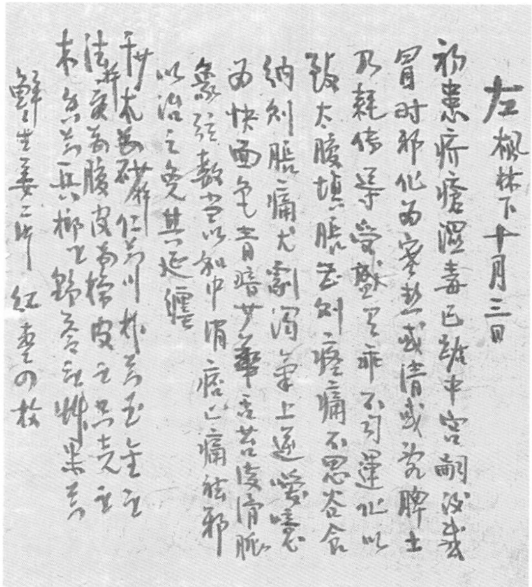
左　枫林下　十月三日

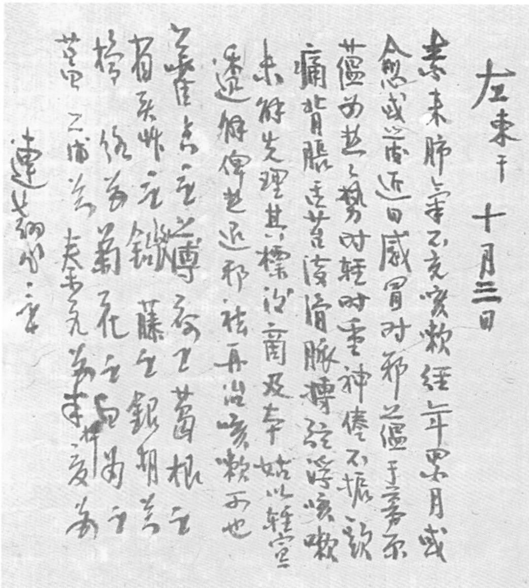
左　東干　十月二日

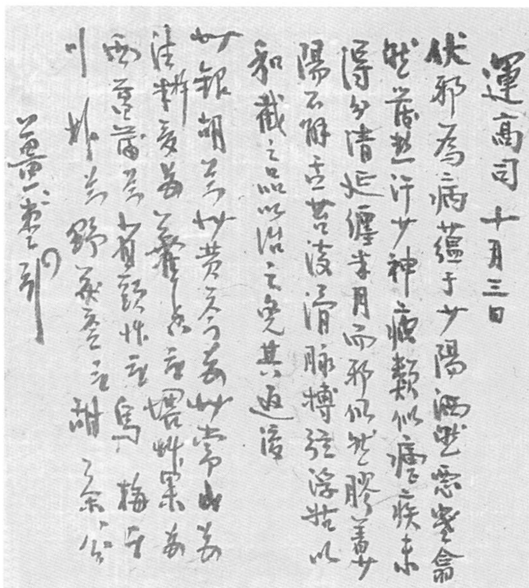
運高司　十月三日

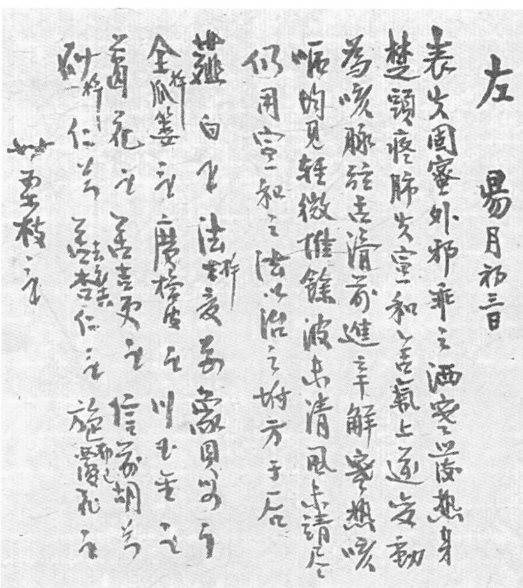
左　易月初三日

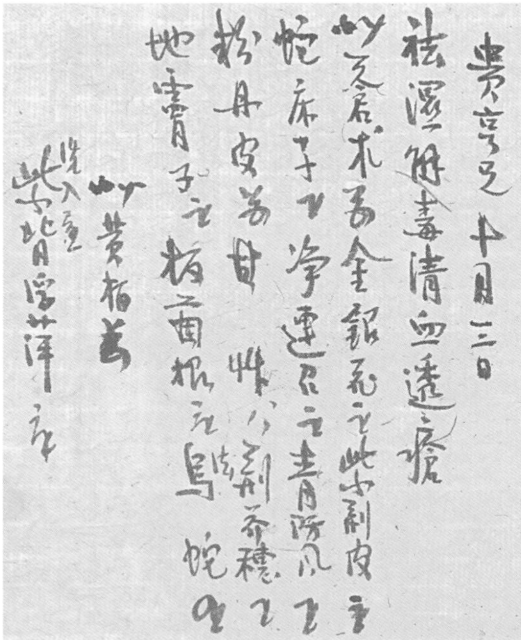

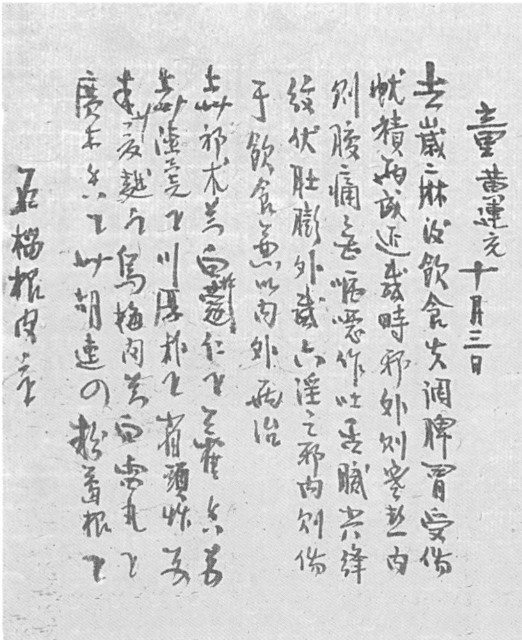

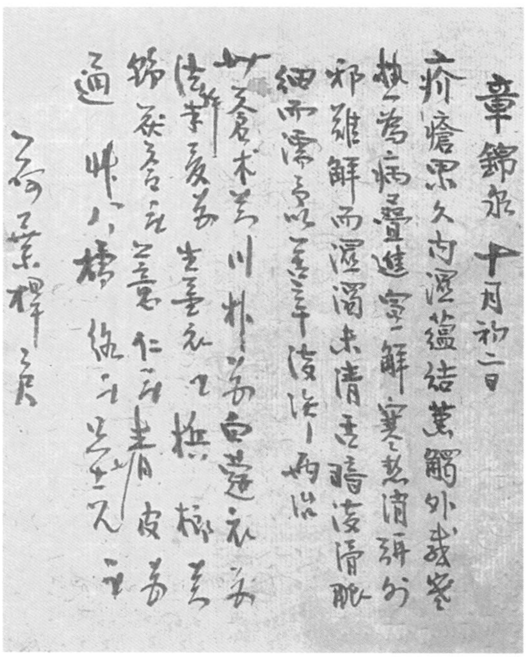

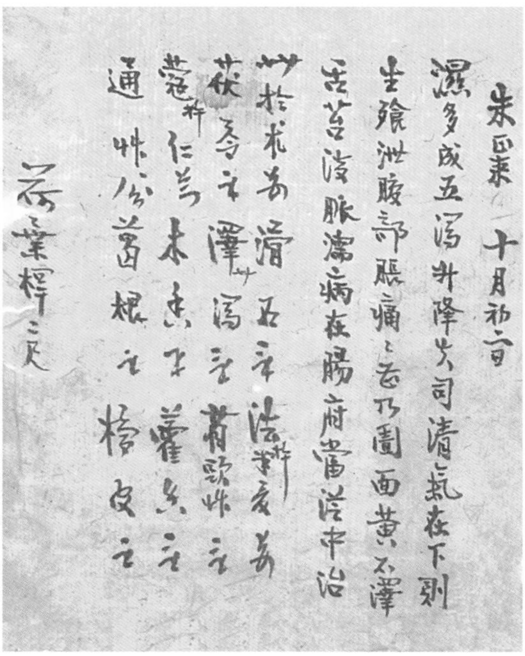

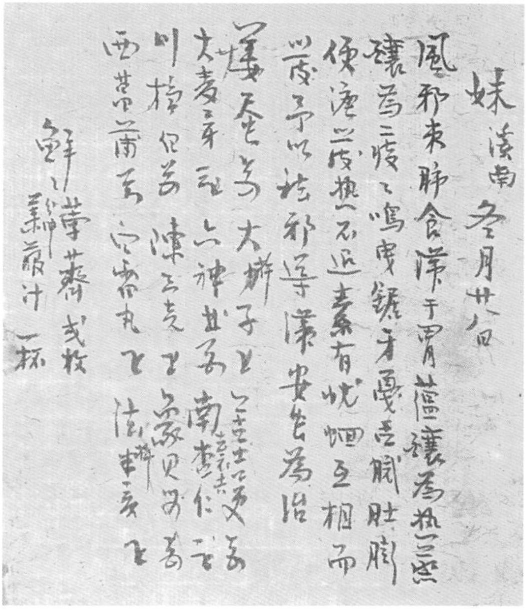

妹 溪南 冬月廿八日
風邪未[illegible]肺食滞于胃蕴釀為熱一經
釀為三候[illegible]舌[illegible]腹肚脹
便溏[illegible]熱不退素有[illegible]互相而
發予以祛邪導滞安當為治
[illegible] 大豆卷 [illegible] 南查[illegible]
大麦[illegible] 六神曲 [illegible]
川樸 陳皮 象貝 [illegible]
西茵陳 保和丸 法半夏
鮮荸薺 式枚
鮮藕汁 一杯

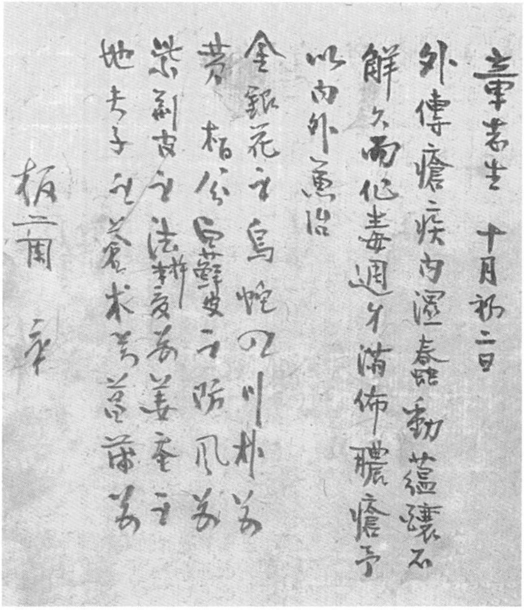

章書生 十月初二日
外傳瘡疾內蘊[illegible]動蘊釀不
解久而化毒遍身滿佈膿瘡予
以內外兼治
金銀花 烏蛇 川朴
黄柏 白鮮皮 防風
紫荊皮 法半夏 姜蚕
地膚子 蒼朮 薏苡
[illegible]

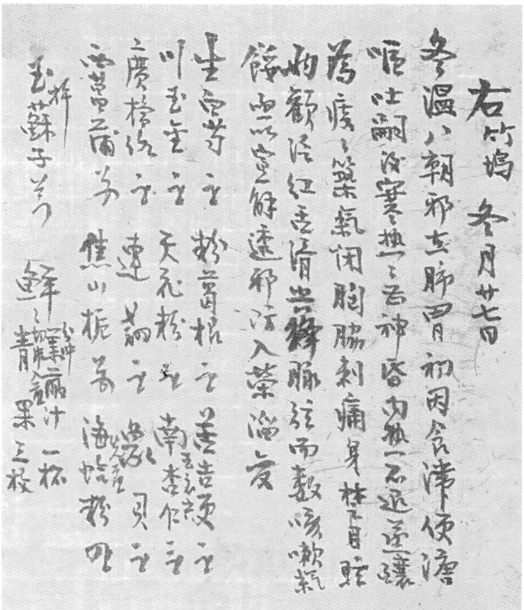

右竹塢 冬月廿七日
冬溫八朝邪在肺胃初因食滞便溏
嘔吐嗣後寒熱神昏內熱不退蘊釀
為痰痰氣閉阻脇刺痛身熱目赤
兩顴紅舌苔黃脈弦而數咳嗽氣
促[illegible]宣解達邪防入營陷
生白芍 粉葛根 苦桔梗
川玉金 天花粉 南杏仁
廣橘紅 連翹 象貝
西茵陳 焦山梔 海蛤粉
[illegible]蘇子
鮮青蘆[illegible]汁 一杯

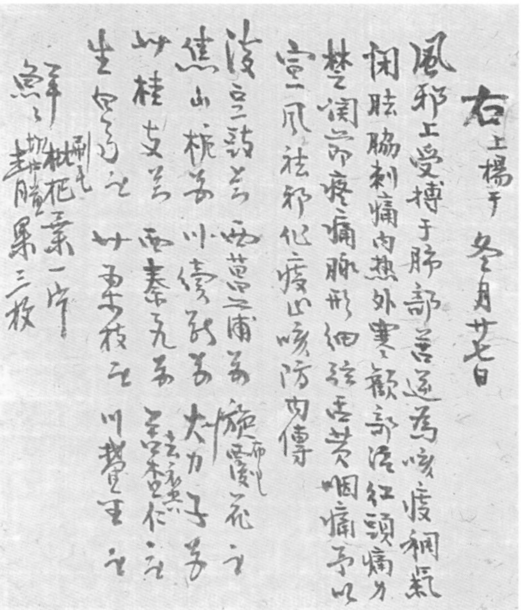

右上楊 冬月廿七日
風邪上受搏于肺部甚遂為咳痰胸氣
閉脹脇刺痛內熱外寒顴部紅頭痛身
楚[illegible]痰痛脈形細弦舌黃咽痛予以
宣風祛邪化痰止咳防內傳
淡豆豉 西茵陳 旋覆花
焦山梔 [illegible] 太子[illegible]
川桂枝 西秦艽 [illegible]杏仁
生白芍 甘草 [illegible]
鮮枇杷葉 一片
鮮青果 三枚

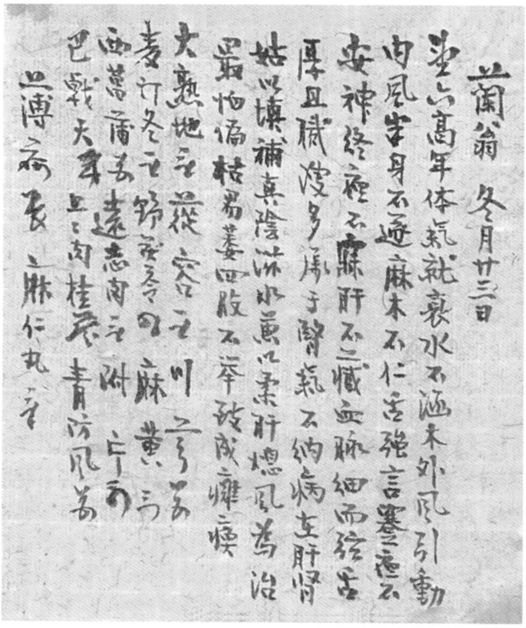

蘭翁　冬月廿三日

並以高年体氣就衰水不涵木外风引動
内风半身不遂麻木不仁舌強言謇語不
安神經痿不靈肝不藏血脉細而弦舌
厚且膩痰多屬子腎氣不納病在肝腎
姑以填補真陰滋水涵以柔肝熄風為治
第恐偏枯易萎四肢不举致成癱瘓

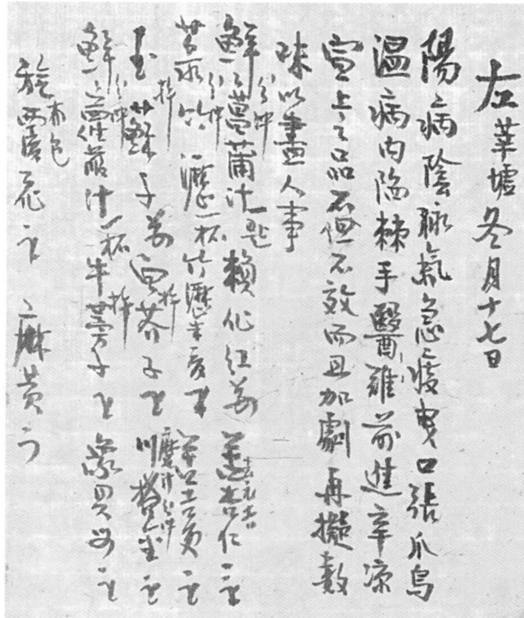

左　華墟　冬月十七日

陽病陰脉氣急痰鳴口張爪鳥
溫病内陷棘手醫難前進辛涼
宣上之品不但不效而且加劇再擬數
味以盡人事

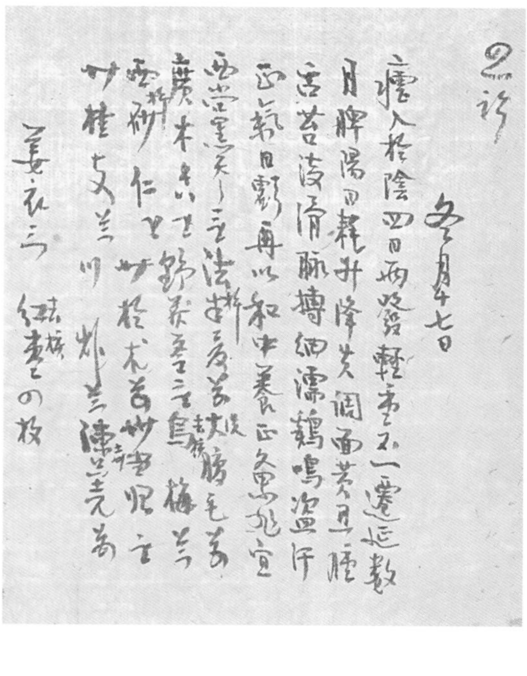

又診　冬月廿七日

瘧入於陰四日兩發輕重不一遷延數
月脾陽日耗升降失調面黃且腫
舌苔滑脉搏細濡鶏鳴盗汗
正氣日虧再以和中養正冀其能宜

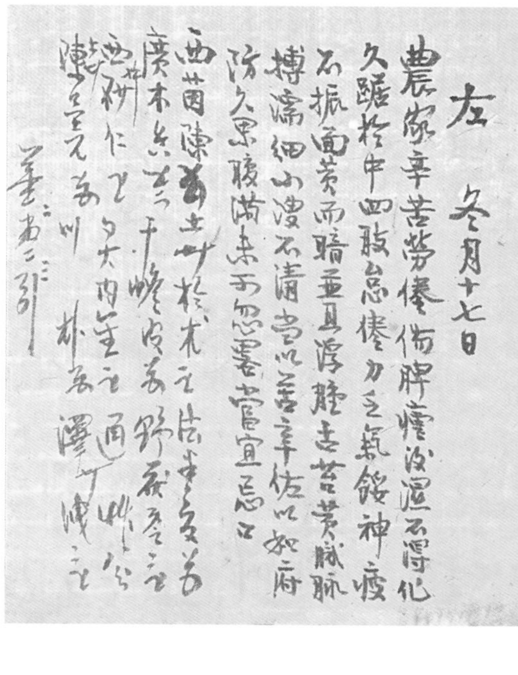

左　冬月十七日

農家辛苦勞倦傷脾瘧疾遲不得化
久踞於中四肢怠惰力乏氣餒神疲
不振面黃而暗垂且浮腫舌苔黃膩脉
搏濡細小溲不清當以芳香佐以[illegible]
防久累腹满未可忽略當宜忌口

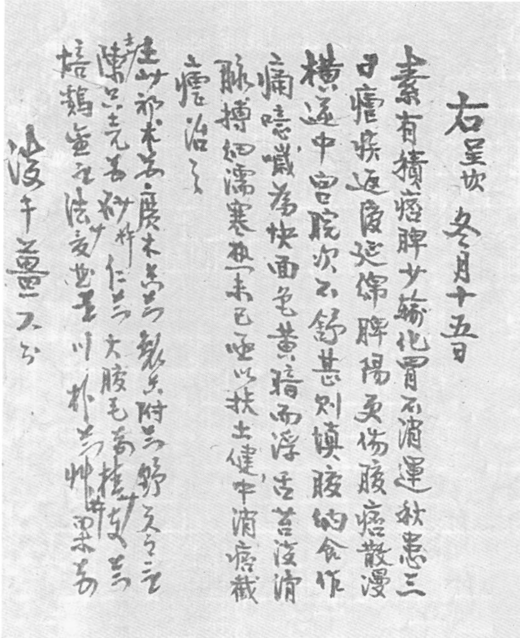

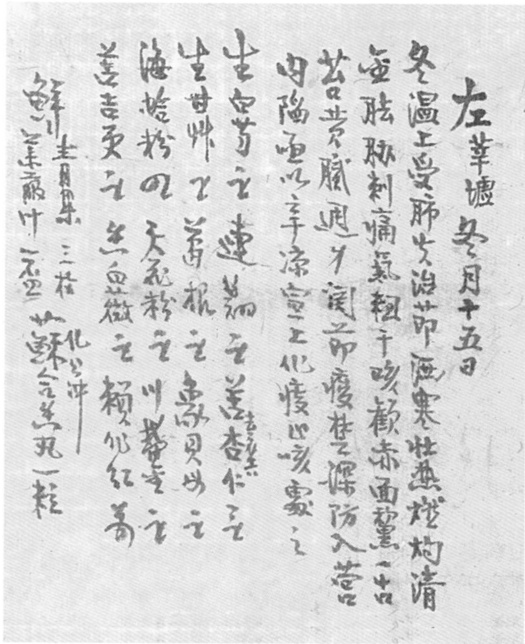

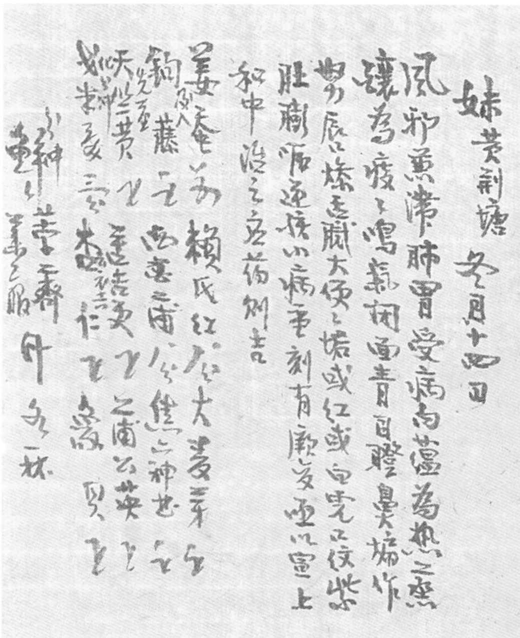

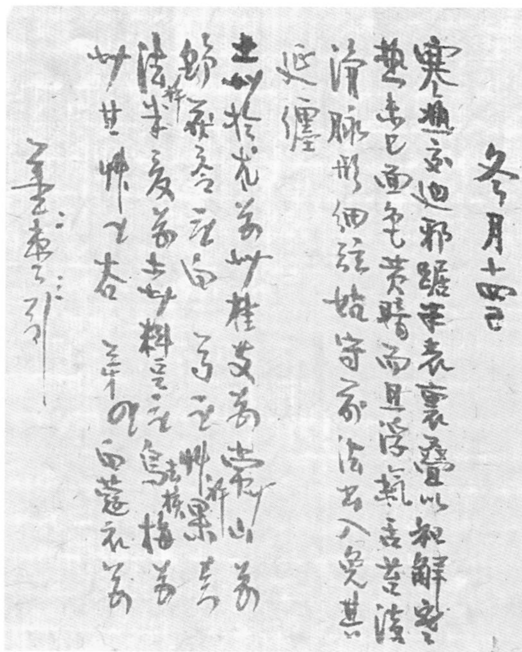

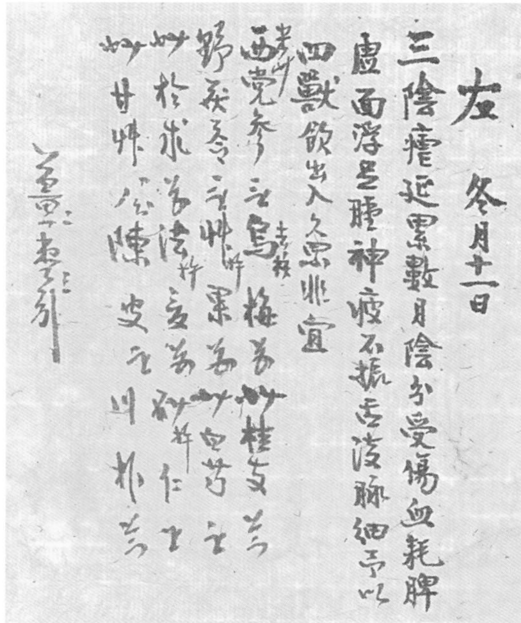
左 冬月十一日
三阴疟延累数月，阴分受伤，血耗脾虚，面浮足肿，神疲不振，舌淡，脉细，予以四兽饮出入

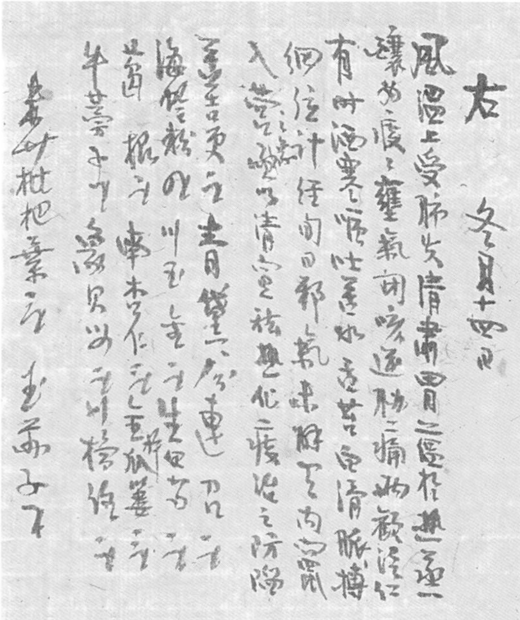
右 冬月十四日

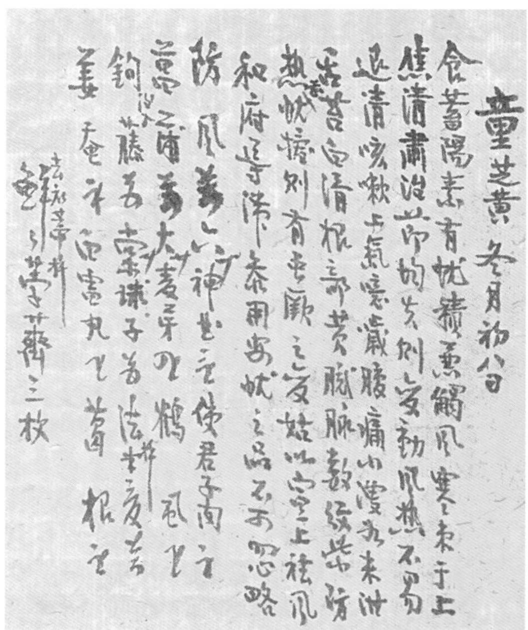
童 芝黄 冬月初八日

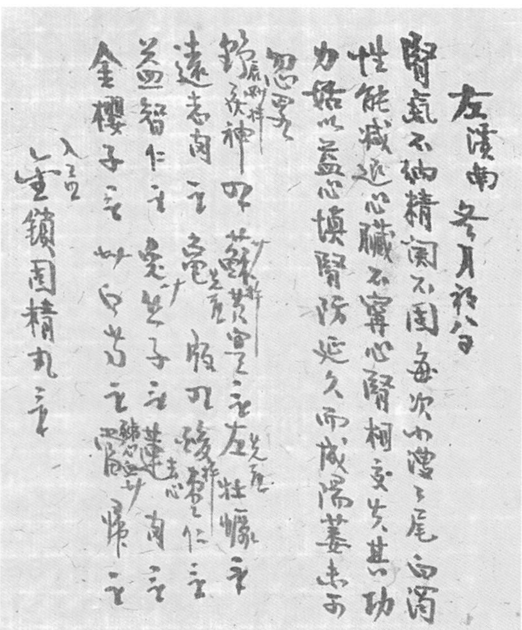
左 渍南 冬月初八日
肾气不纳，精关不固，每次小溲尾白浊，性能减退，心脏不宁，心肾相交失其功力，恪以益心填肾，防延久而成阳萎
金锁固精丸

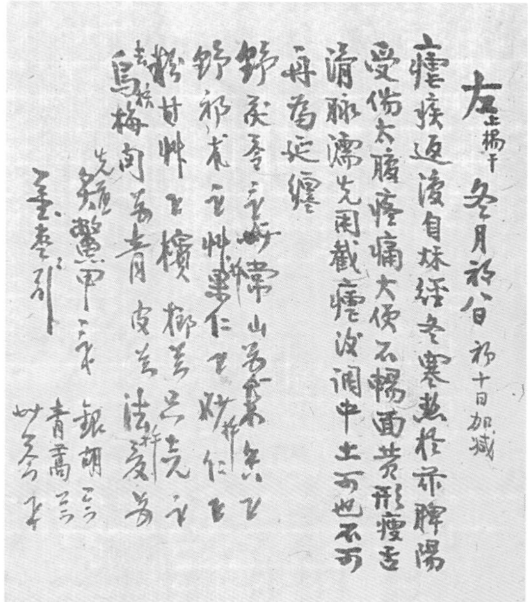

左 上楊干 冬月初八日 初十日加減
瘧疾延淩自秋經冬寒熱往來脾陽
受傷大腹疼痛大便不暢面黃形瘦舌
滑脈濡先用截瘧法調中土可也不可
再爲延纏
鮮首烏三錢 常山一錢五分 草果八分
鮮祁术二錢 炒米仁三錢 炒杵仁三錢
炒甘草一錢 檳榔一錢五分 草果一錢
烏梅肉八分 青皮一錢 法半夏一錢五分
先煎 炙鱉甲三錢 銀胡一錢五分 青蒿一錢五分
薑棗引 炒知母一錢

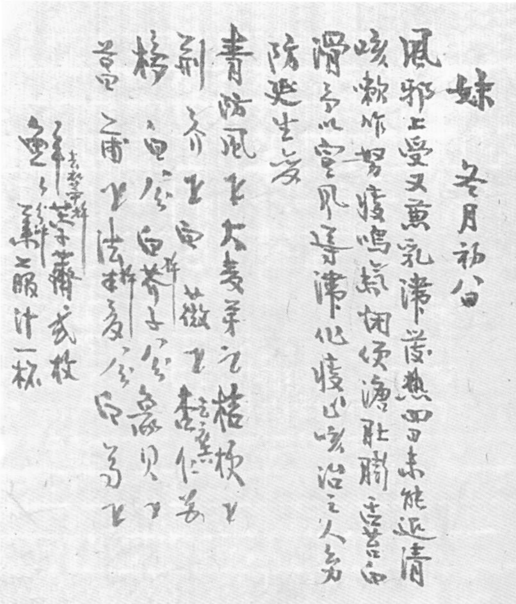

妹 冬月初八日
風邪上受又兼氣滯發熱四日未能退清
咳嗽作嘔痰鳴氣悶便溏肚脹舌苔白
滑當以宣風導滯化痰止咳治之人勿
防延生變
青防風一錢 大麦芽三錢 桔梗一錢
荊芥一錢 生白薇一錢 杏仁一錢五分
橘白八分 白芥子八分 象貝一錢
萹蓄三錢 法半夏八分 白前一錢
鮮竹茹一錢 萊菔子二錢
鮮蘿蔔汁一杯

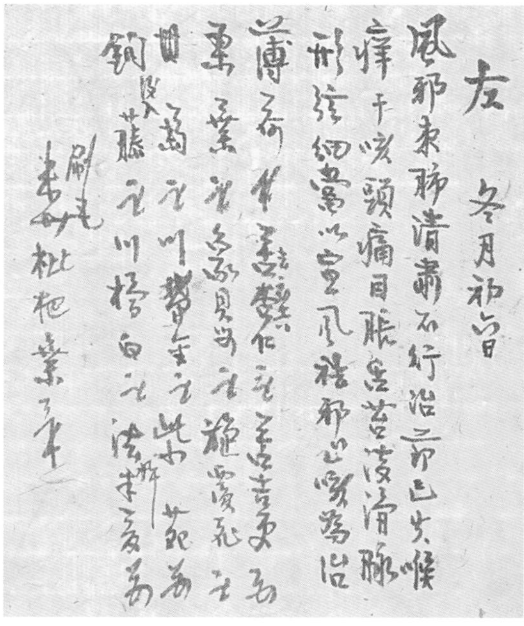

左 冬月初六日
風邪束肺清肅不行治之節已失喉
痒干咳頭痛目脹舌苔淡滑脈
形弦細當以宣風祛邪止咳爲治
薄荷八分 杏仁三錢 苦桔梗一錢五分
桑葉二錢 象貝母二錢 旋覆花二錢
甘菊二錢 川鬱金二錢 紫菀一錢五分
鉤藤二錢 川橘白二錢 法半夏一錢五分
刷毛枇杷葉三片

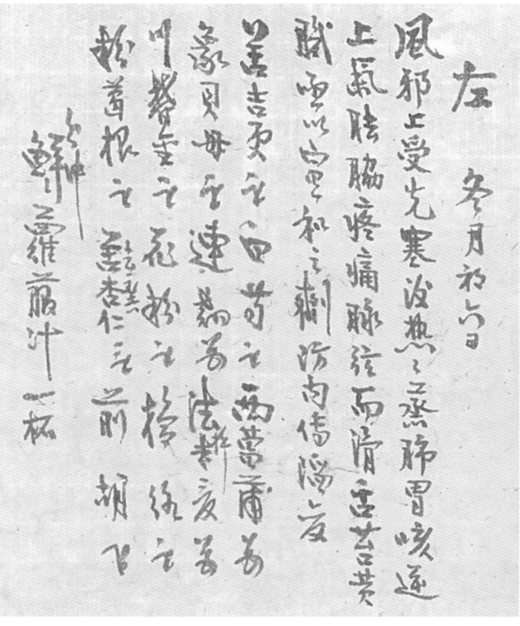

左 冬月初六日
風邪上受先寒後熱二三日肺胃咳逆
上氣脇膈疼痛脈弦而滑舌苔黃
膩當以宣和之劑防內傳爲要
蘇子二錢 白芍二錢 西當歸一錢五分
象貝母二錢 連翹一錢五分 法半夏一錢五分
川鬱金二錢 旋覆花二錢 橘絡二錢
蘆根二錢 杏仁二錢 前胡一錢
鮮竹茹 鮮蘿蔔汁一杯

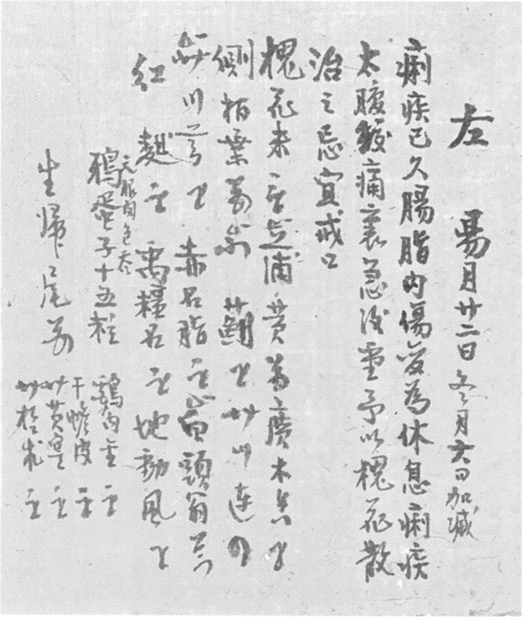

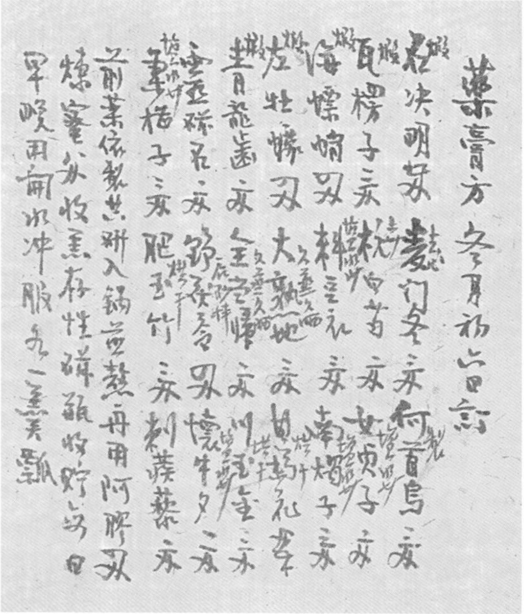

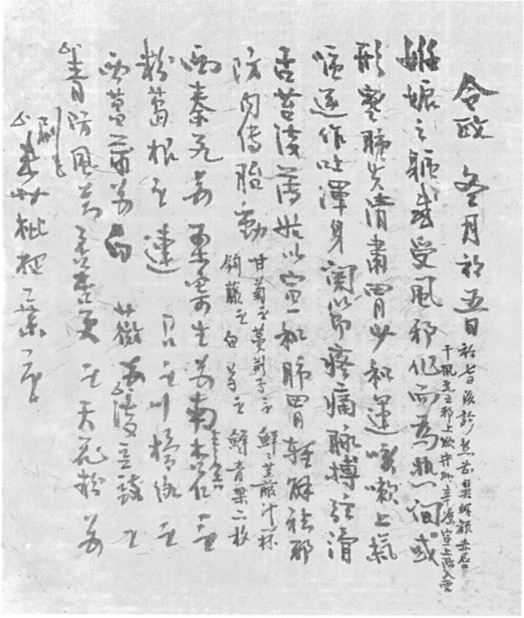

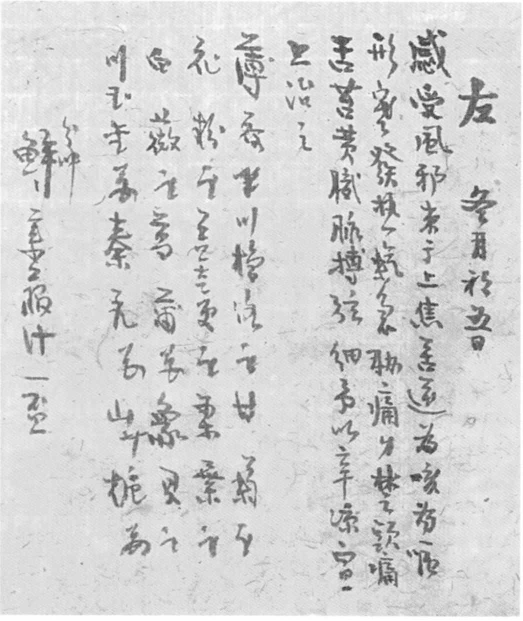

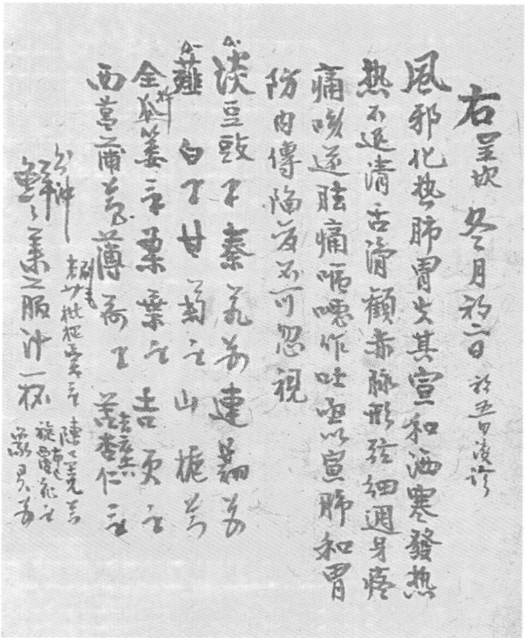

右　呈坎　冬月初二日

風邪化熱，肺胃尤甚，其宣和洒寒發熱，熱不退，清舌滑，顴赤，脉形弦细，週身疼痛，咳逆，脇痛，嘔噁作吐，亟以宣肺和胃，防内傳陷，尤不可忽視

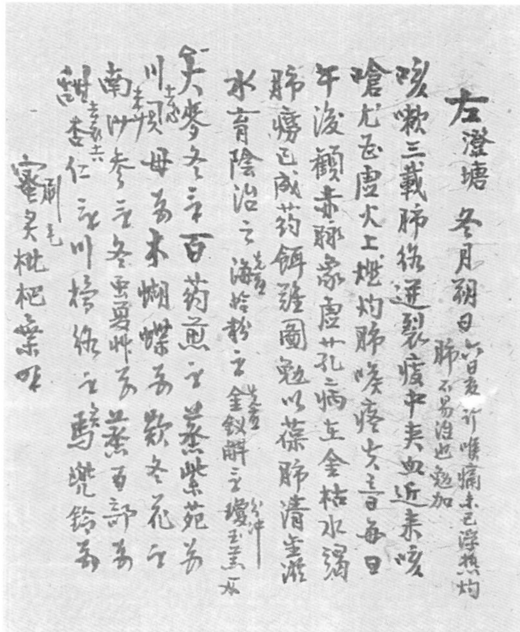

左　澄塘　冬月朔日

咳嗽三載，肺络逆裂，痰中夹血，近来咳嗆尤甚，虚火上燃，灼肺喉痒，失音，每日午後顴赤，脉象虚而弦，病在金枯水竭，肺痿已成，药餌难图，勉以葆肺清金滋水育陰治之

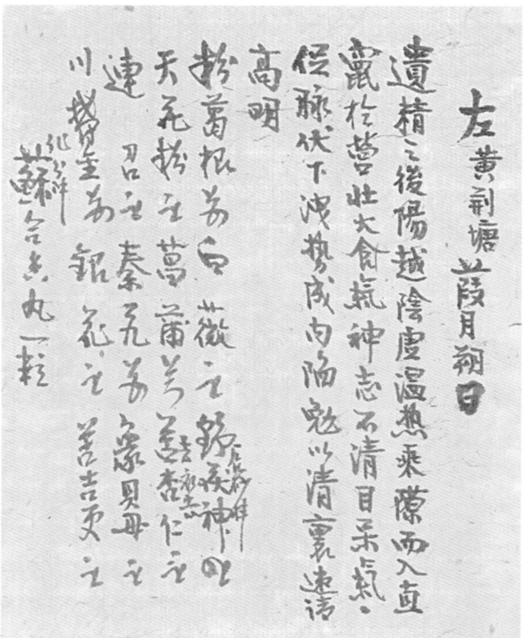

左　黄荆塘　臘月朔日

遺精之後，陽越陰虚，温熱乘隙而入，直竄於營，壯火食氣，神志不清，目赤，氣促，脉伏不浅，势成内陷，勉以清裏透诸高明

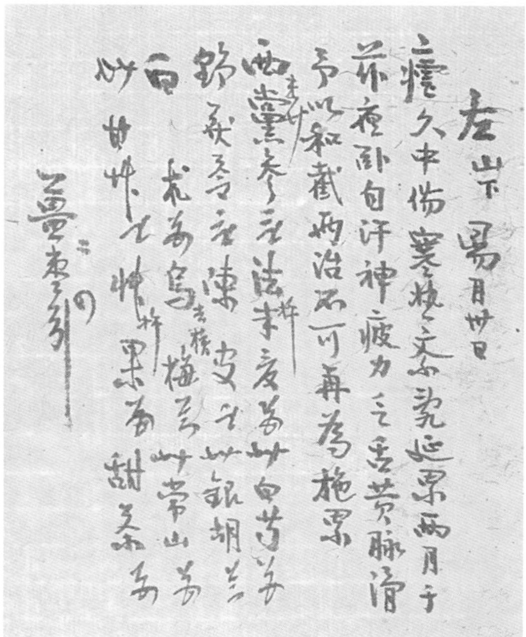

左　山下　易月廿日

瘧久中傷，寒熱交作，虚延累两月，于兹夜卧自汗，神疲力乏，舌黄，脉滑

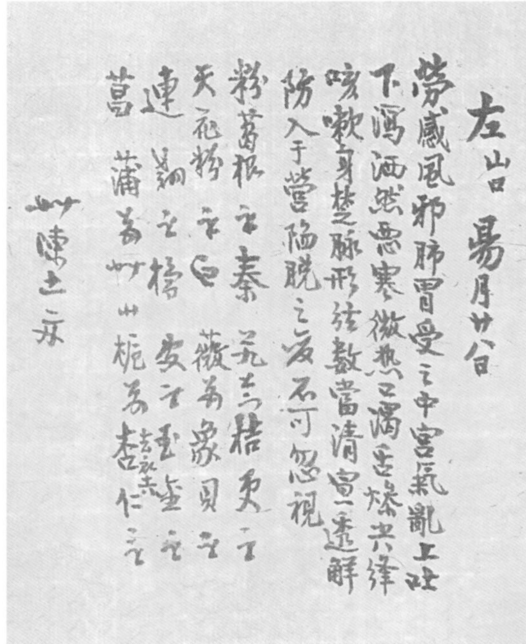

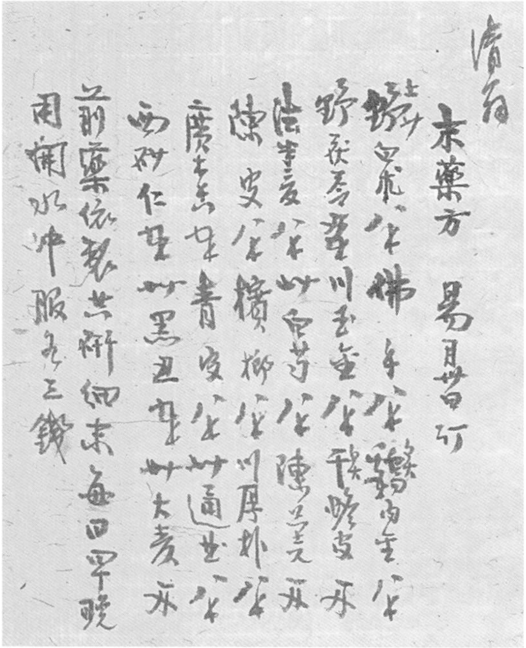

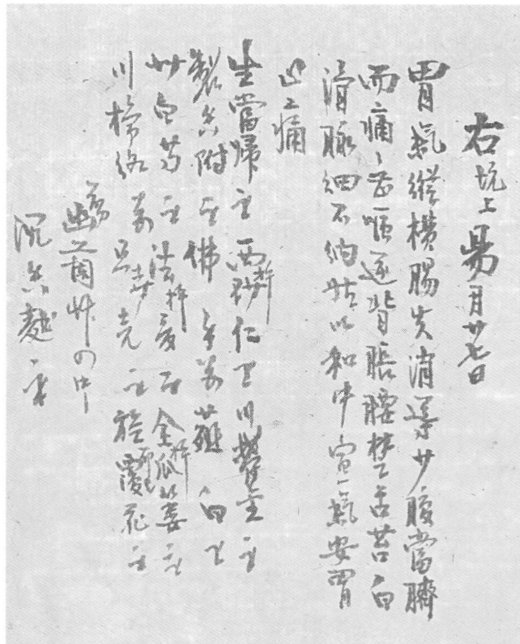

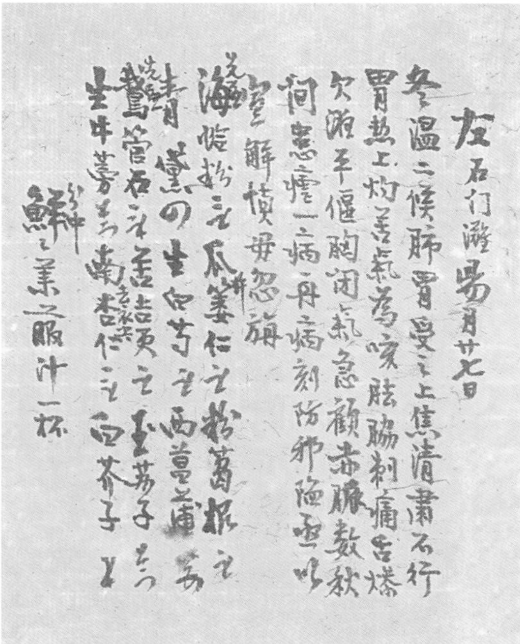

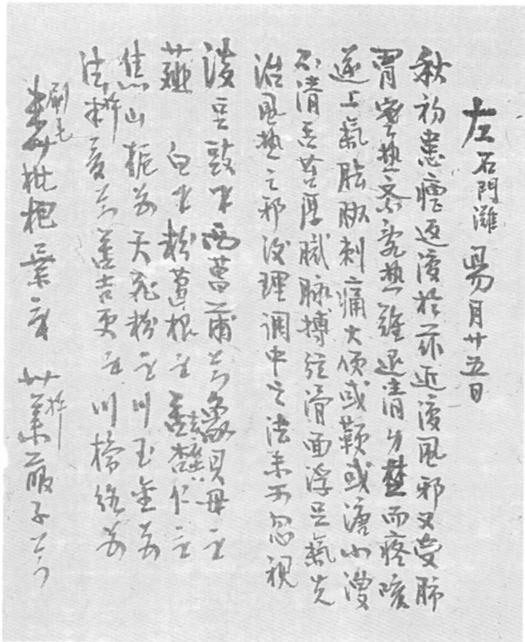
左 石門灘 昜 月廿五日
秋初患瘧延後於秋延後風邪又客肺
胃寒熱交蒸發熱雖退清化未盡而咳嗽
逆上氣脘脇刺痛大便或艱或溏小溲
不清舌苔厚膩脈搏弦滑而浮三氣交
治風熱之邪從理調中之法未可忽視
淡豆豉 錢 西茵陳 錢 象貝母 錢
蘇梗 錢 粉葛根 錢 蔻仁 錢
焦山梔 錢 天花粉 錢 川玉金 錢
桔梗 錢 吉更 錢 川楝絡 錢
枇杷葉 錢 竹茹 錢

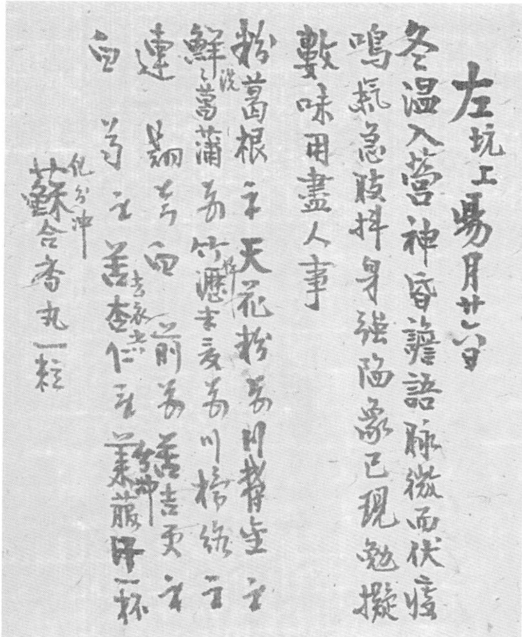
左 坑上 昜 月廿六日
冬溫入營神昏譫語脈微而伏痙
鳴氣急肢抖身強陷象已現勉擬
數味用盡人事
粉葛根 錢 天花粉 錢 川貝母 錢
鮮石菖蒲 錢 竹瀝半夏 錢 川楝絡 錢
連翹 錢 前胡 錢 桔梗 錢
白蔻 錢 杏仁 錢
化分冲 蘇合香丸一粒

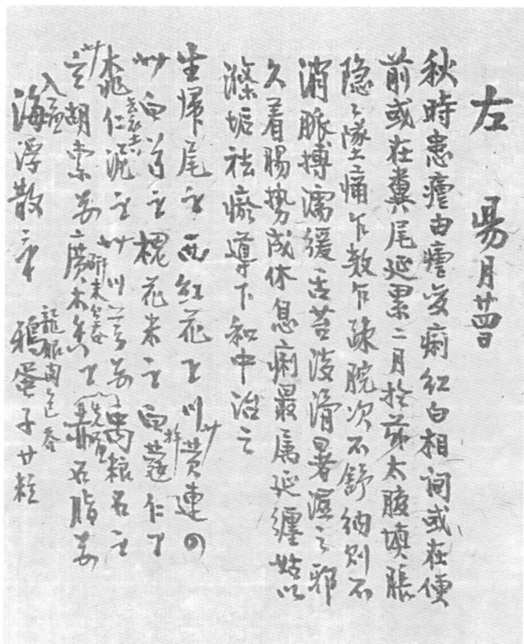
左 昜 月廿四日
秋時患瘧由瘧變痢紅白相間或在便
前或在糞尾延累二月於茲太腹填脹
隱隱作痛作數作疎脘次不舒納則不
消脈搏濡緩舌苔淺滑暑濕之邪
久着腸攣成休息痢最屬延纏姑以
滌垢袪瘀導下和中治之
生歸尾 錢 西紅花 錢 川黃連 錢
白芍 錢 白蔻仁 錢
枳殼 錢 楂炭 錢 廣木香 錢
胡索 錢
海浮散 錢 雞蛋子廿粒

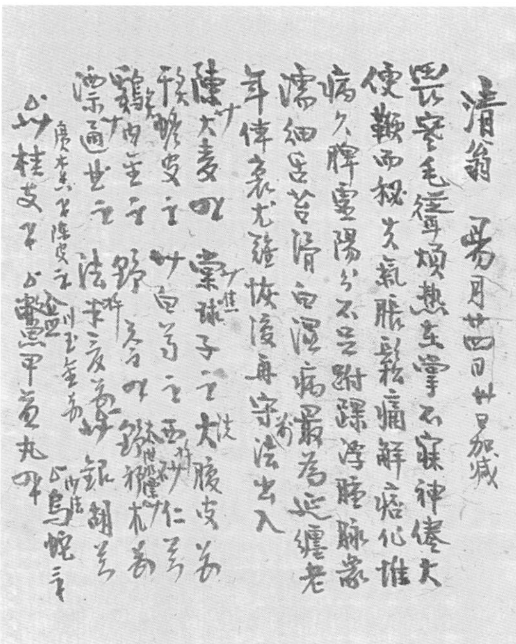
清翁 昜 月廿四日 廿八日加減
咳嗽毛煩熱不寐神倦大
便艱而秘氣脹較痛解痞化滯
病久脾虛陽分不足腑躁浮腫脈象
濡細舌苔滑白濕痛最為延纏老
年體衰尤難恢復再守法出入
陳大麥 錢 宣球子 錢 大腹皮 錢
茯苓皮 錢 白芍 錢 西砂仁 錢
雞內金 錢
漂白朮 錢
川桂枝 錢 烏梅 錢

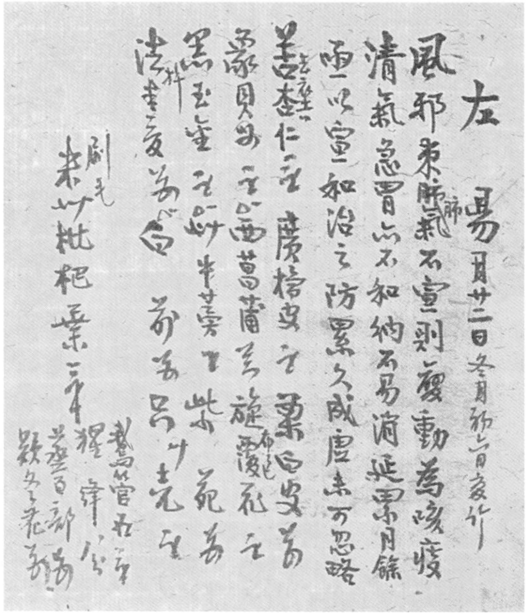

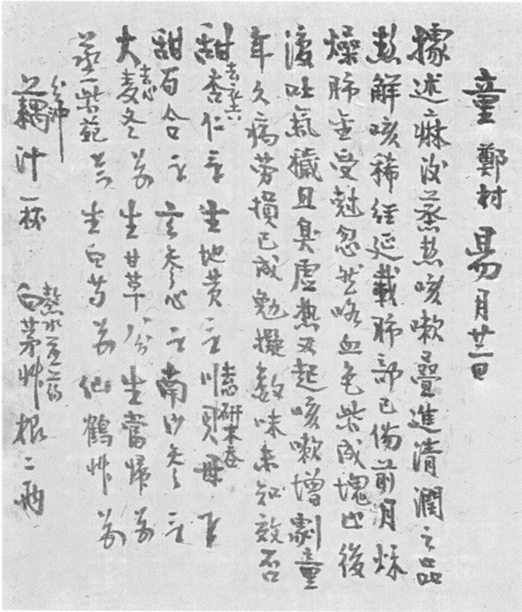

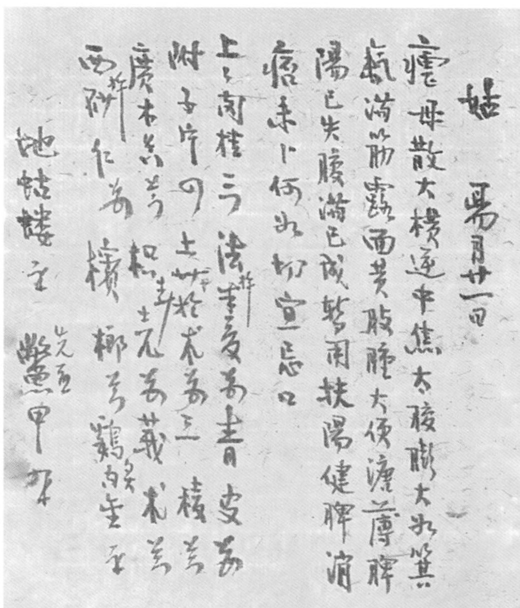

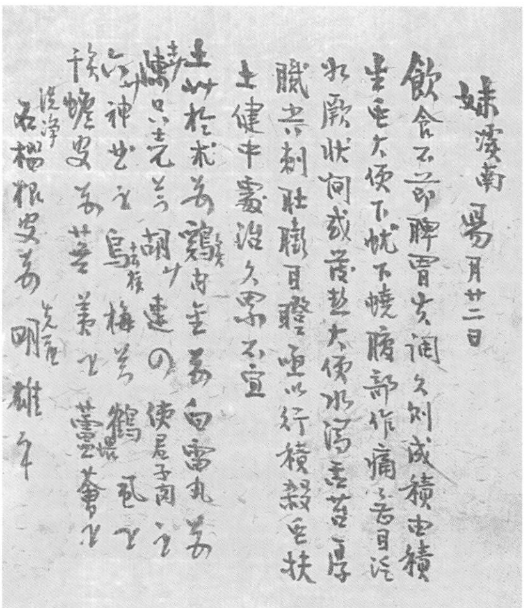

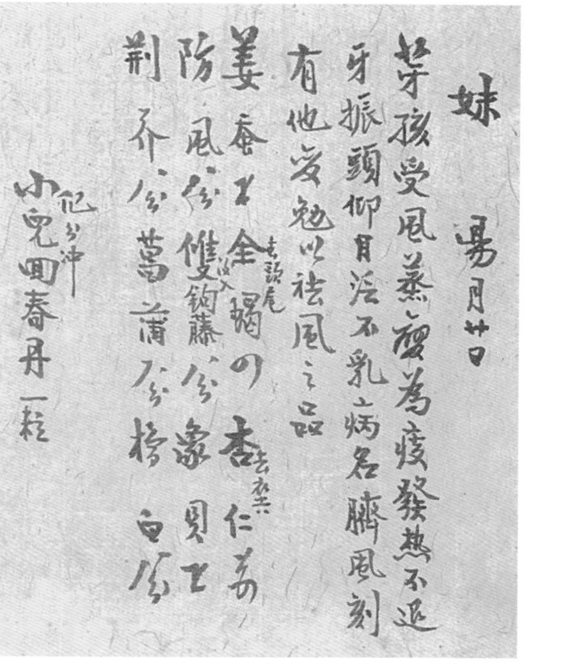

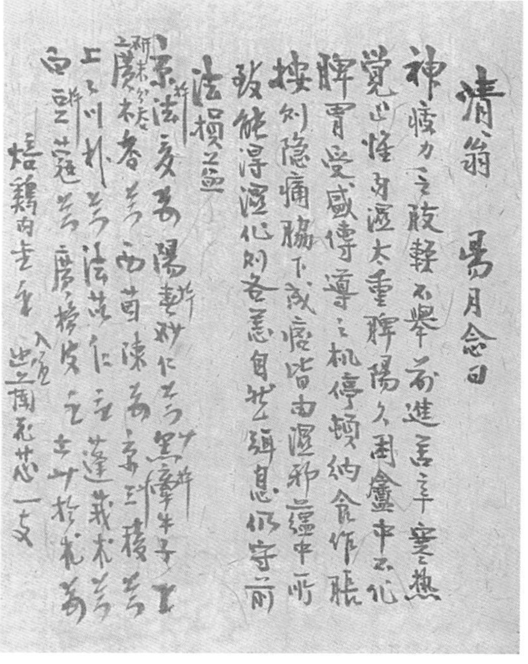

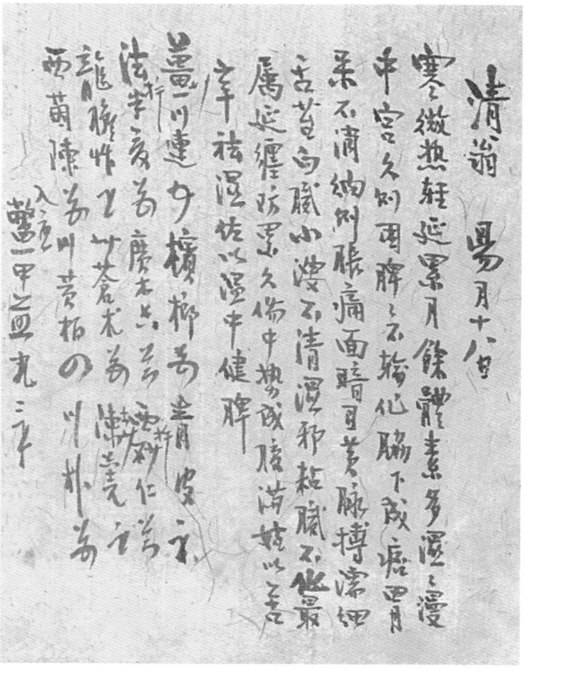

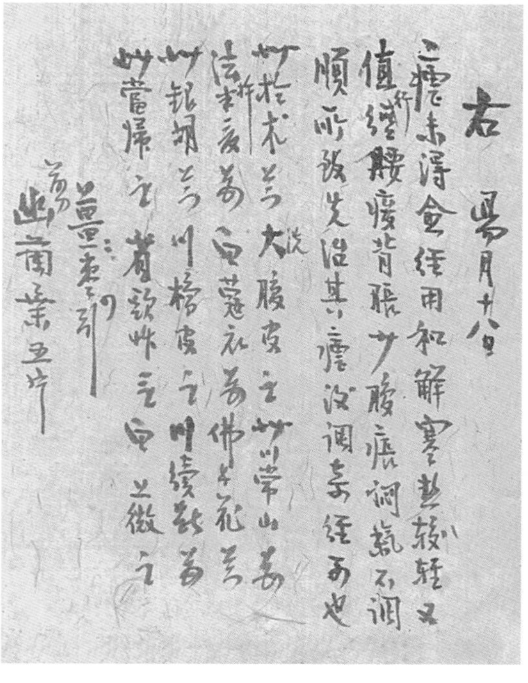

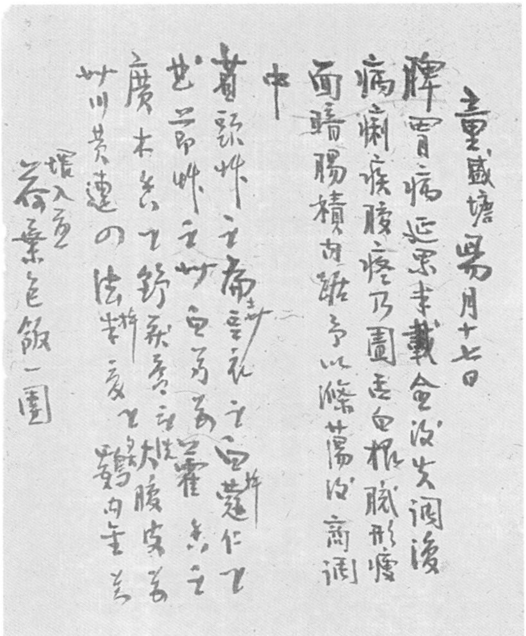

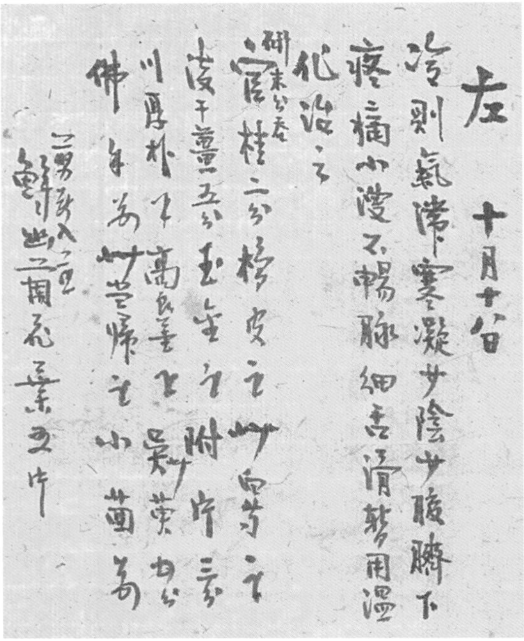

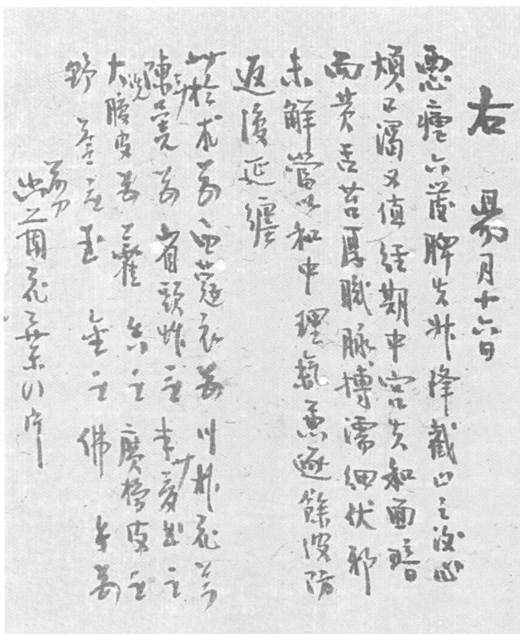

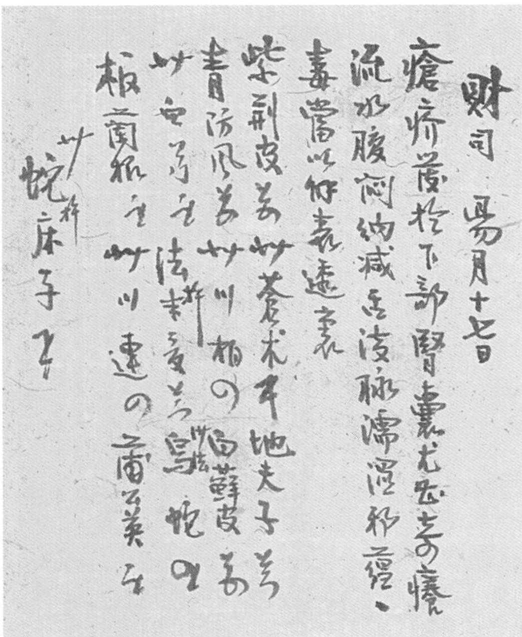

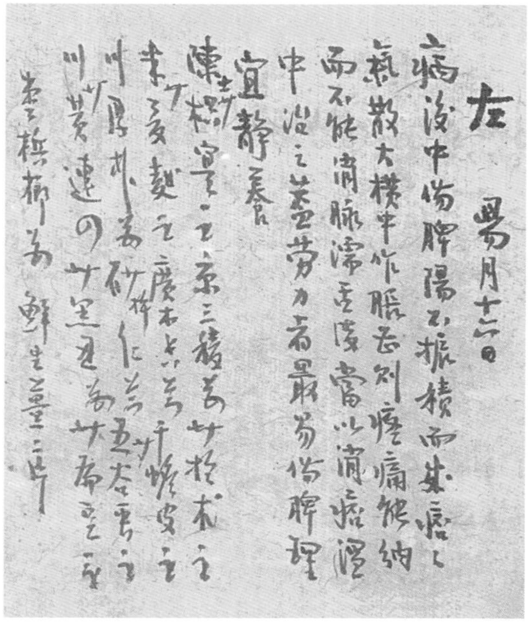

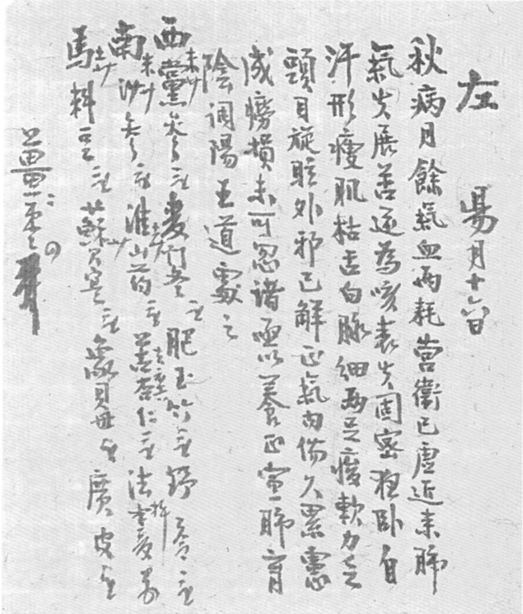

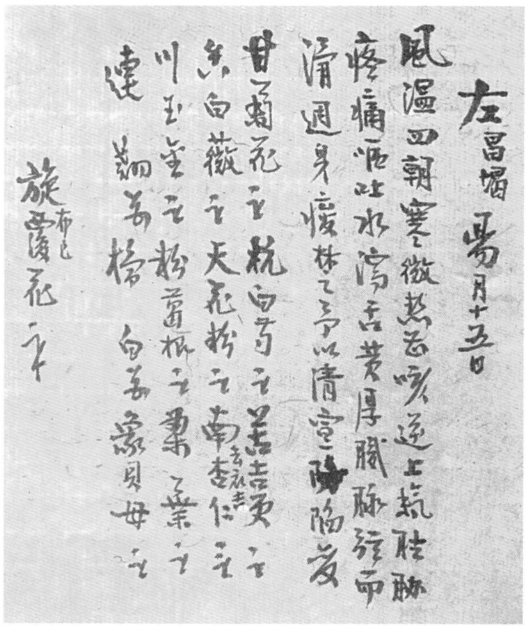

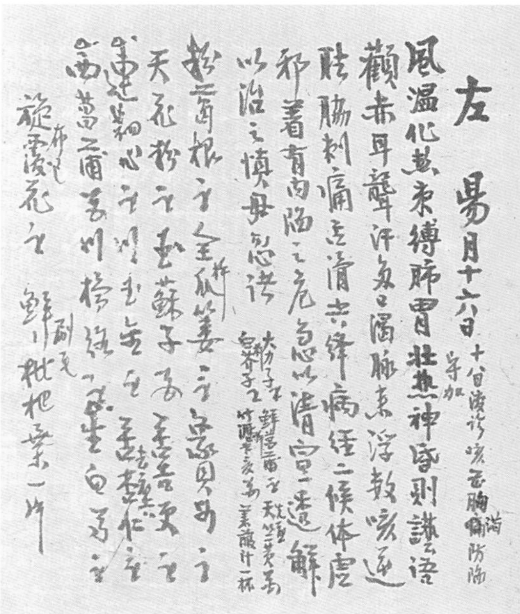

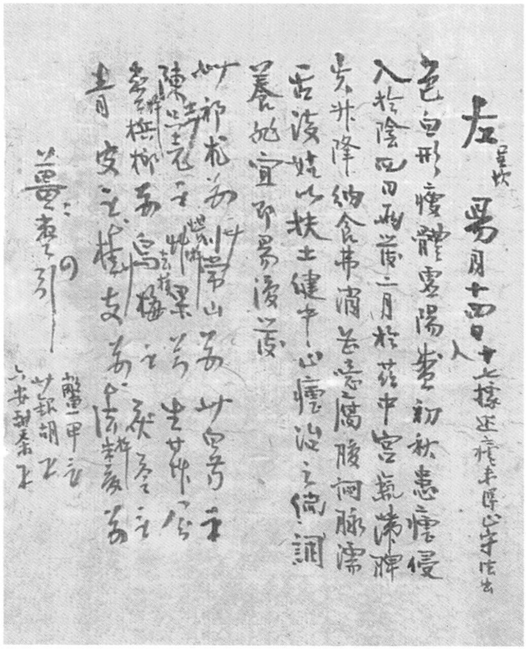

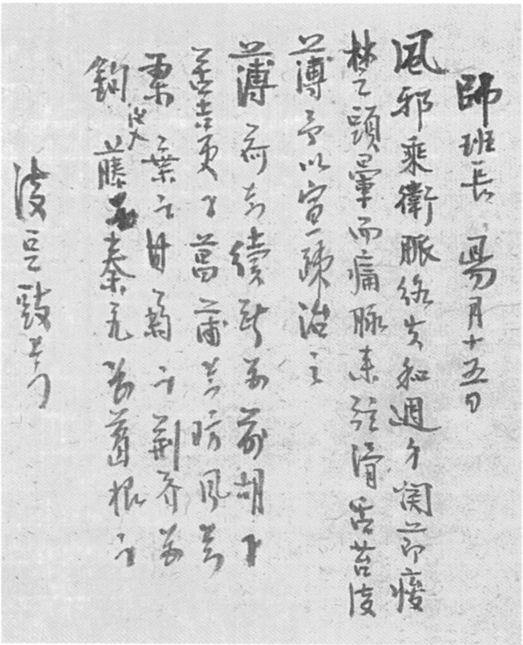

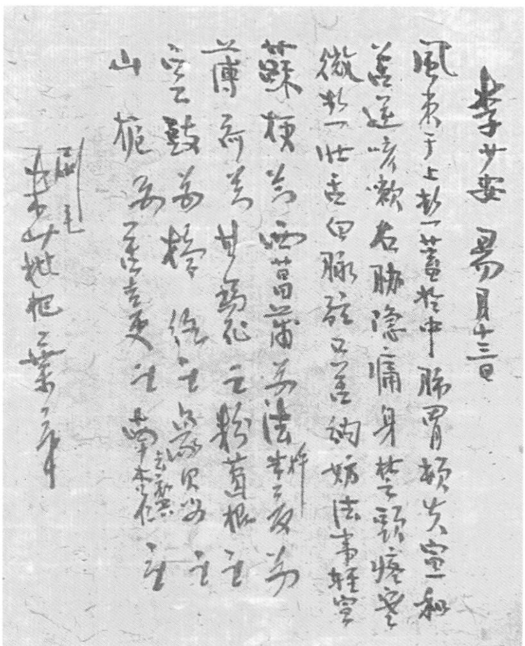

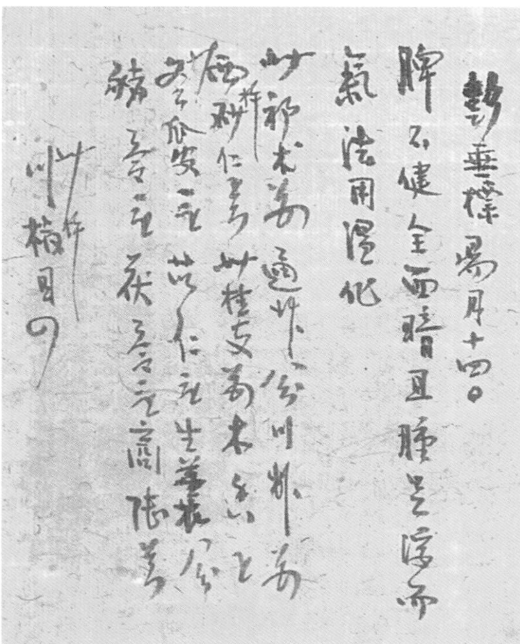

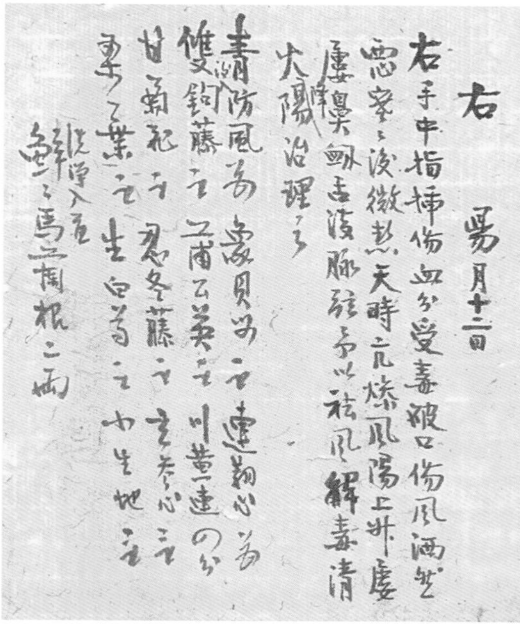
右　易月十二日
右手中指揮傷，血分受毒，破口傷風，洒然惡寒，發微熱，天時亢燥，風陽上升，屢屢擾嘔，舌淡脈弦，予以祛風解毒清降火陽治理之。
青防風一錢半　象貝母二錢　連翹心一錢半
雙鈎藤三錢　蒲公英三錢　川黃連四分
甘菊花一錢　忍冬藤三錢　玄參心二錢
桑葉一錢　生白芍二錢　小生地三錢
鮮蘆根二兩（洗淨入煎）

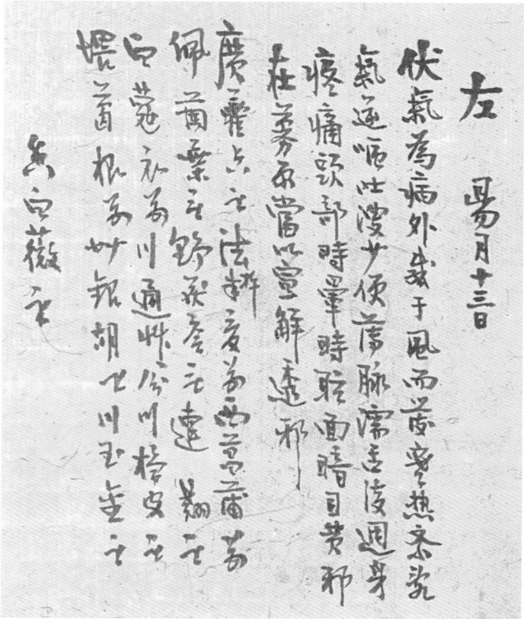
左　易月十三日
伏氣為病，外感于風，而發寒熱，柔汗氣逆，嘔吐，溲少，便溏，脈濡，舌淡，週身疼痛，頭部時暈時眩，面暗，目黄，邪在募原，當以宣解達邪。
廣藿香一錢　法半夏一錢半　西茵陳一錢半
佩蘭葉一錢　赤茯苓三錢　連翹一錢
白蔻仁八分　川通草八分　川楝子一錢
蘆根一兩　銀柴胡七分　川玉金一錢
鮮白薇一錢

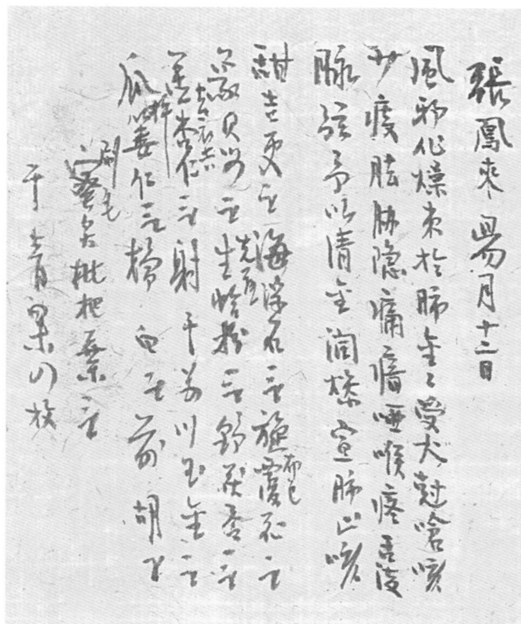
張鳳來　易月十二日
風邪化燥，束於肺金，受火熏灼，咳嗽少痰，脇肋隱痛，痛連咽喉疼，舌淡，脈弦，予以清金潤燥，宣肺止咳。
甜杏仁一錢　海浮石一錢　旋覆花一錢（布包）
象貝母二錢　生蛤殼三錢　鈎藤三錢
冬桑葉一錢　射干一錢　川玉金一錢
瓜蔞仁一錢　橘白一錢　前胡一錢
炙枇杷葉一錢（刷毛）
干青果四枚

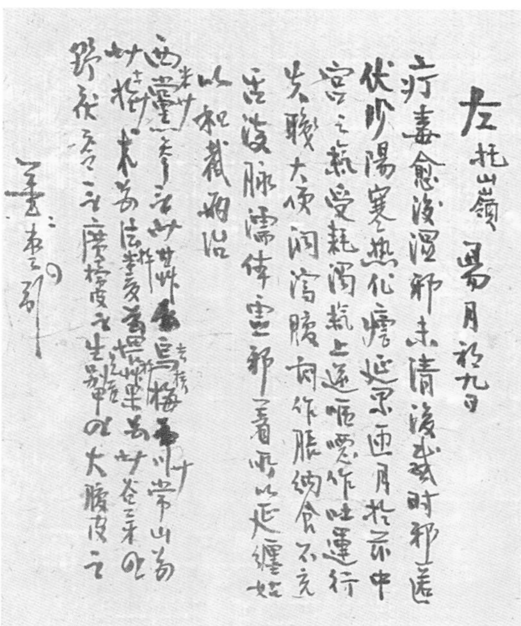
左　托山嶺　易月初九日
疔毒愈後，濕邪未清，復感時邪，邪遏伏於陽，寒熱化瘧，延累匝月，於今中宮之氣受耗，濁氣上逆，嘔噁作吐，運行失職，大便泄瀉，腹內作脹，納食不充，舌淡，脈濡，[illegible]邪，著恐以延久纏，姑以和截兩治。
西黨參一錢　炒常山一錢　烏梅[illegible]
炒白术一錢　法半夏一錢　[illegible]
野於术一錢　廣橘皮一錢　生鱉甲四錢　大腹皮一錢
生姜二片　[illegible]

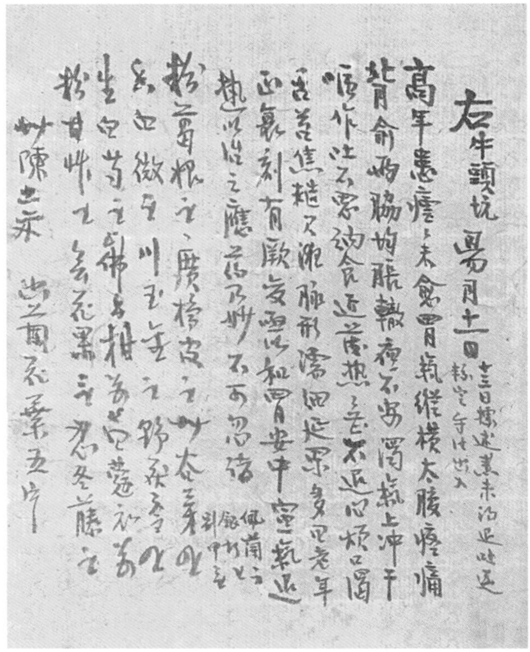

右牛頭坑 易月十一日

高年患瘧，未愈，胃氣從橫，太腹痞痛，背俞兩脇均脹，輾轉不安，胃氣上冲，干嘔作泛，不思納食，近發熱，甚不退，口燥，舌苔焦糙不潤，脈形濡細，延累多日，老年正氣剝盡，有厥脫之虞，以和胃安中，宣氣通熱以治之，應否乃妙，不可忽諸

粉葛根 [illegible] 廣橘皮 [illegible] 炒杏仁 [illegible] 佩蘭 [illegible]

[illegible] 川通 [illegible]

生白芍 [illegible] 佛手柑 [illegible]

粉甘草 [illegible]

炒陳米 [illegible]

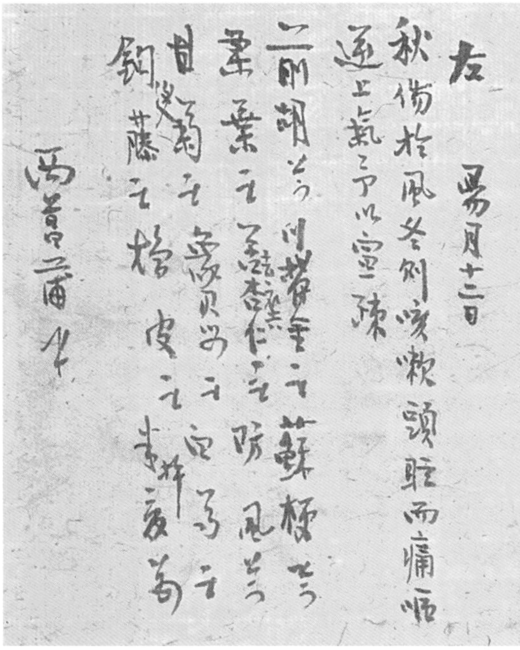

右 易月十二日

秋傷於風，冬則咳嗽，頭脹而痛，喉逆上氣，二子以宣陳

二前胡 [illegible] 川貝 [illegible] 蘇梗 [illegible]

桑葉 [illegible] 杏仁 [illegible] 防風 [illegible]

甘草 [illegible] 象貝母 [illegible] 白前 [illegible]

鈎藤 [illegible] 橘皮 [illegible] 枇杷葉 [illegible]

兩劑 [illegible]

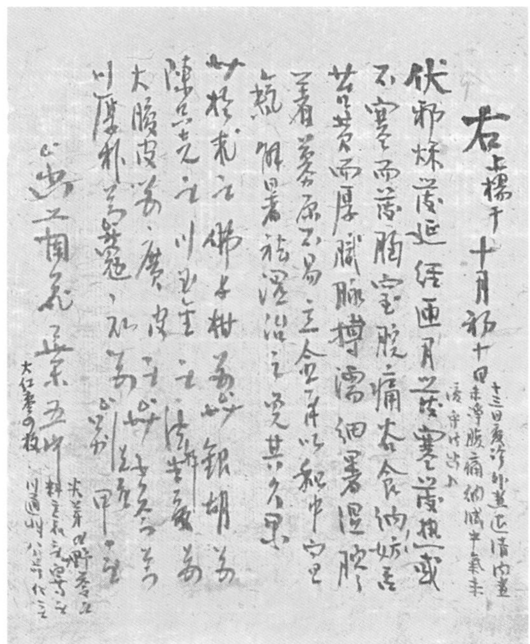

右 十月初十日

[illegible]

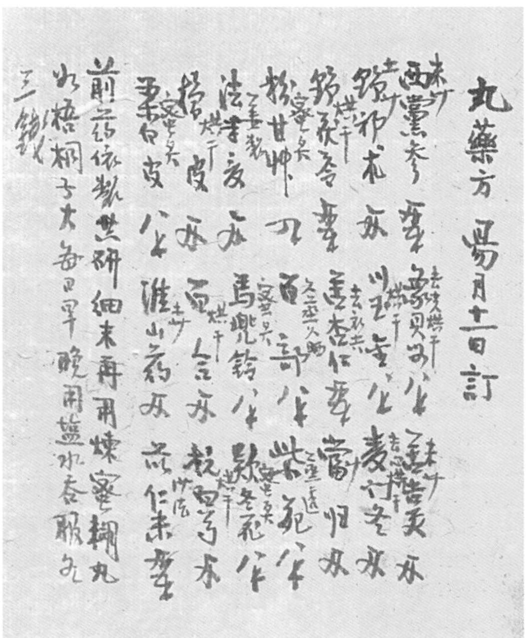

丸藥方 易月十一日訂

西黨參 [illegible]

焦白术 [illegible]

炒甘草 [illegible]

法半夏 [illegible]

橘皮 [illegible]

桑白皮 [illegible]

前藥依數共研細末，再用煉蜜糊丸，如梧桐子大，每日早晚用鹽水吞服，三錢

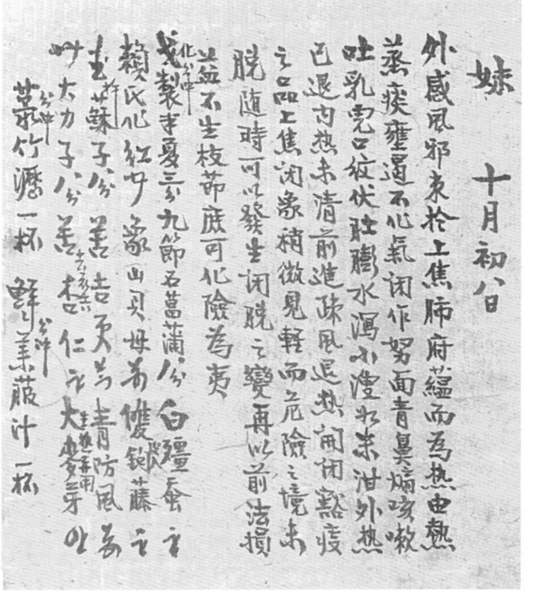
妹 十月初八日
外感風邪袭於上焦肺府蘊而為熱由熱
蒸痰壅遏不化氣閉作喘面青鼻煽咳嗽
吐乳兜口旋伏肚膨水瀉小溲如米泔外熱
已退內熱未清前進疏風退熱開閉豁痰
之品上焦閉象稍微見輕而危險之境未
脫隨時可以發生閉脫之變再以前法損
益不生枝節庶可化險為夷
[illegible]製半夏三分 九節石菖蒲八分 白殭蠶二錢
賴氏化紅 [illegible] 川貝母 [illegible] 雙鈎藤二錢
生蘇子八分 [illegible] 青防風八分
[illegible] 大力子八分 [illegible] 杏仁二錢 大麥芽 [illegible]
[illegible] 竹瀝一杯 鮮茅[illegible]汁一杯

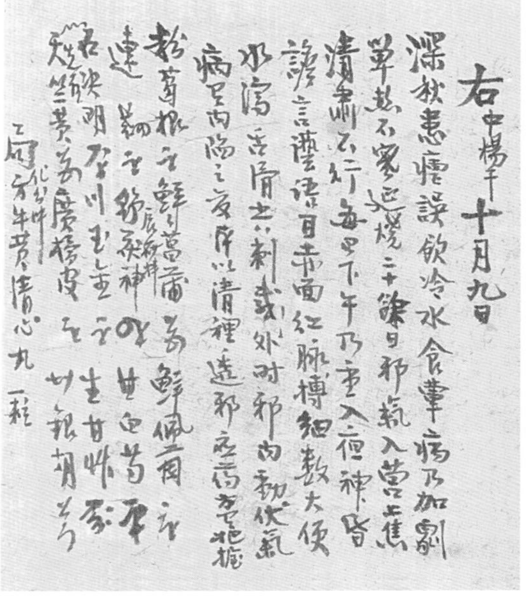
右 中楊千 十月九日
深秋患瘧誤飲冷水食葷病乃加劇
單熱不寒延燒二十餘日邪熱入營上焦
清氣不行每日下午乃重入夜神昏
譫言[illegible]語目赤面紅脈搏細數大便
水瀉舌質[illegible]刺[illegible]外時邪內動伏氣
病呈內陷之象亟以清裡透邪[illegible]
粉葛根二錢 鮮[illegible]菖蒲[illegible] 鮮佩蘭二錢
連[illegible] [illegible] 茯神[illegible] 甘菊[illegible]
[illegible] 川[illegible]二錢 生甘草[illegible]
[illegible]黃[illegible] 廣橘皮二錢 [illegible]胡[illegible]
化公牛黃清心丸 一粒

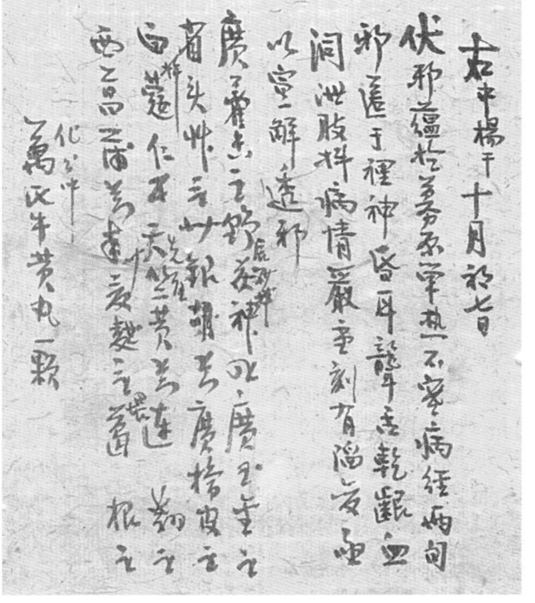
右 中楊千 十月初七日
伏邪蘊於營分[illegible]熱不[illegible]病經兩旬
邪陷于裡神昏耳聾舌乾[illegible]
洞泄肢抖病情嚴重刻有[illegible]
以宣解透邪
廣[illegible]二錢 [illegible]茯神[illegible] 廣玉金二錢
[illegible]頭[illegible]二錢 [illegible] 廣橘皮二錢
白[illegible]仁[illegible] [illegible]黃[illegible] [illegible]二錢
[illegible]之[illegible] [illegible] 根二錢
化公牛黃丸一顆

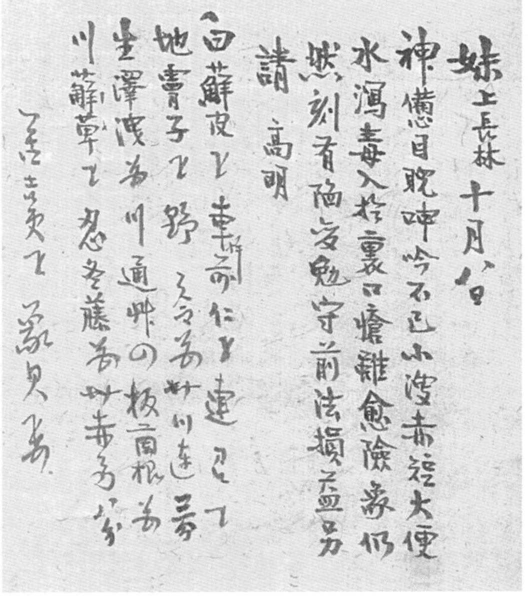
妹 上長林 十月八日
神備目眩呻吟不已小溲赤短大便
水瀉毒入於裏口噤難愈險象仍
然刻有[illegible]勉守前法損益另
請 高明
白蘇皮[illegible] [illegible]仁[illegible] 連[illegible]
地膚子[illegible] [illegible]
生澤瀉[illegible] 川通草[illegible] 板藍根[illegible]
川萆薢[illegible] 忍冬藤[illegible] [illegible]
[illegible] [illegible]貝[illegible]

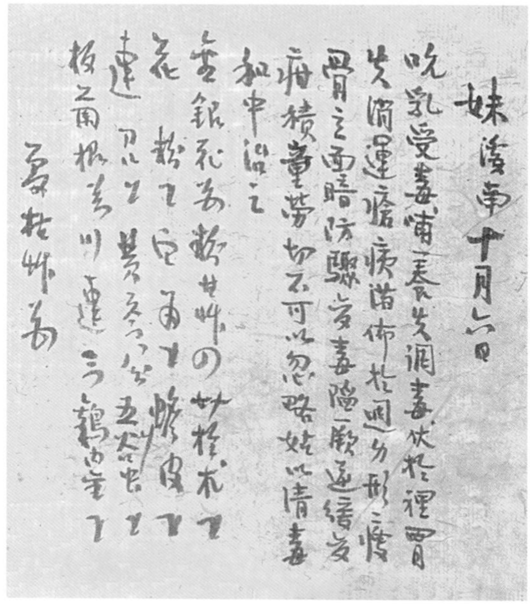

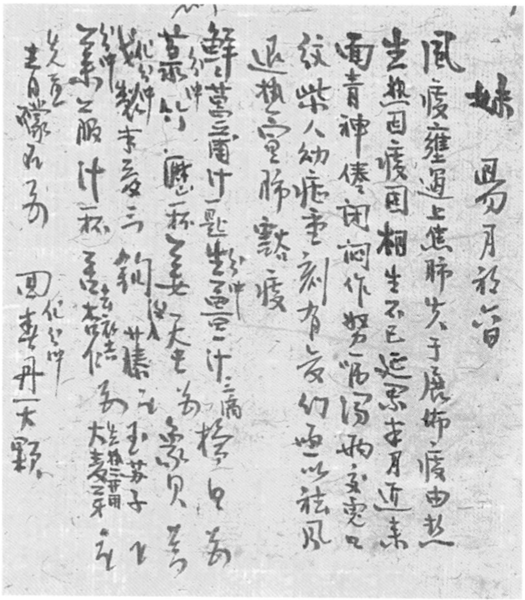

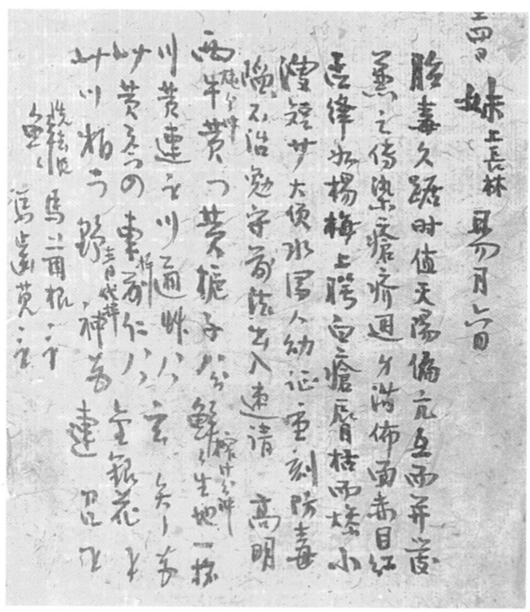

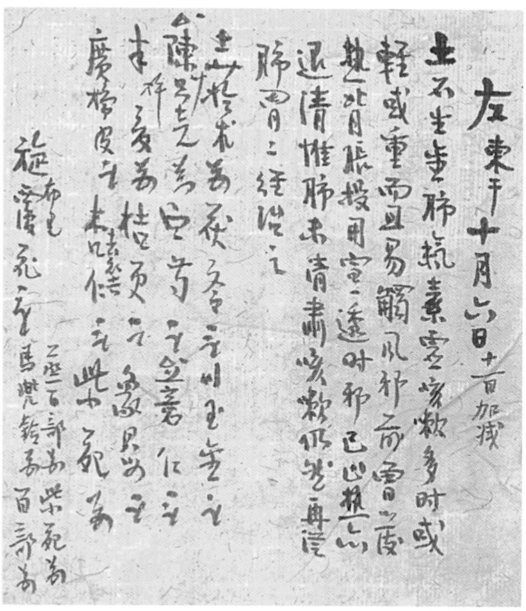

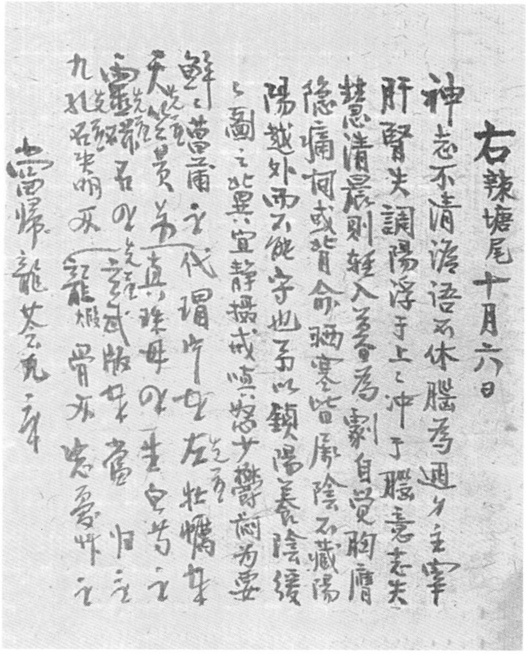
右　辣塘尾　十月六日
神志不清，語語不休，朦為遇夕益[illegible]
肝腎失調，陽浮于上，上冲于腦，意志失
慧，清晨則輕，入暮為劇，自覺胸膺
隱痛，[illegible]，[illegible]皆屬陰不藏陽，
陽越外而不能守也。予以鎮陽養陰緩
緩圖之，並宜靜攝戒嗔怒少鬱，尚為要。
鮮菖蒲 [illegible]　代瑁 [illegible]　左牡蠣 [illegible]
天竺黃 [illegible]　真珠母 [illegible]　生白芍 [illegible]
[illegible]　龍骨 [illegible]　當歸 [illegible]
九孔石決明 [illegible]　[illegible]
當歸龍[illegible]丸 [illegible]

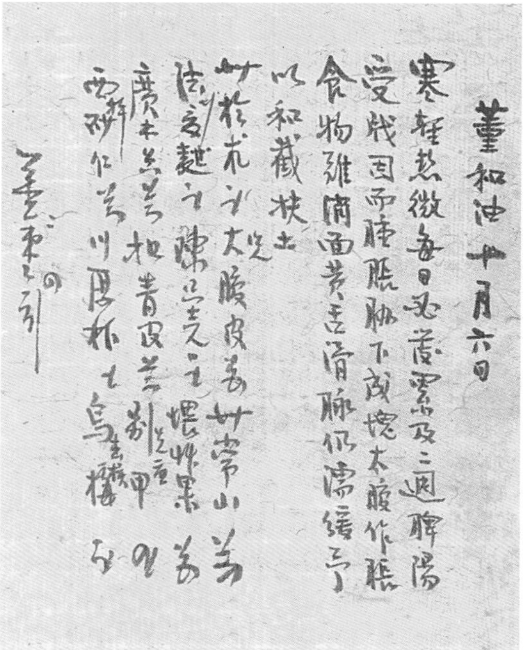
董　和油　十月六日
寒熱微，每日必發，至今已及三週，脾陽
受戕，因而腫脹，脈下，[illegible]，大腹作脹，
食物難消，面黃，舌滑，脈仍濡緩，予
以和截扶土。
草果 [illegible]　大腹皮 [illegible]　常山 [illegible]
[illegible]　陳皮 [illegible]　[illegible]
廣木香 [illegible]　青皮 [illegible]　鱉甲 [illegible]
砂仁 [illegible]　川厚朴 [illegible]　烏梅 [illegible]
[illegible]

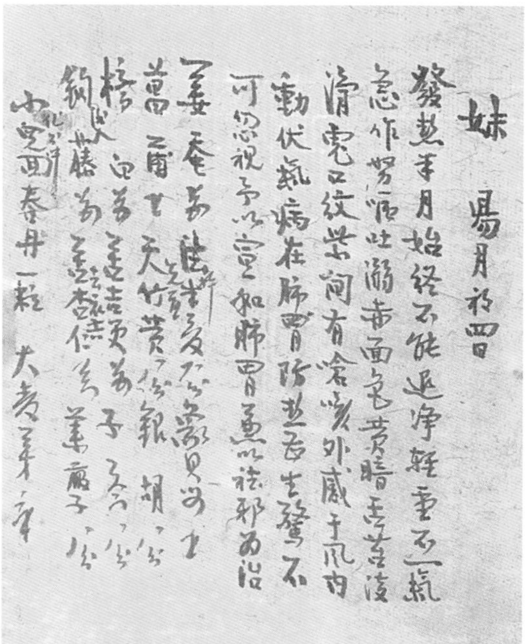
妹　易月初四
發熱半月，始終不能退淨，輕重不一，氣
急作勞，痰吐溺赤，面色黃暗，舌苔[illegible]
滑，[illegible]，[illegible]外感于風，内
動伏氣，病在肺胃，防熱甚生驚，不
可忽視。予以宣和肺胃，兼以祛邪爲治。
[illegible]　[illegible]　浙貝母 [illegible]
[illegible]　天竹黃 [illegible]　[illegible]
[illegible]　[illegible]　[illegible]
[illegible]　[illegible]　[illegible]
[illegible]　[illegible]　大[illegible]

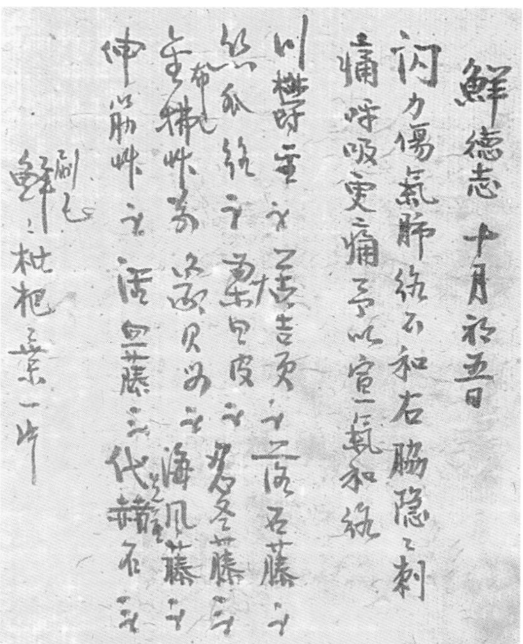
鮮德志　十月初五日
閃力傷氣，肺絡不和，右脇隱隱刺
痛，呼吸更痛，予以宣氣和絡。
川楝子 [illegible]　[illegible]　石[illegible]藤 [illegible]
絲瓜絡 [illegible]　[illegible]　忍冬藤 [illegible]
[illegible]　浙貝母 [illegible]　海風藤 [illegible]
伸筋草 [illegible]　[illegible]　代赭石 [illegible]
鮮枇杷葉一片

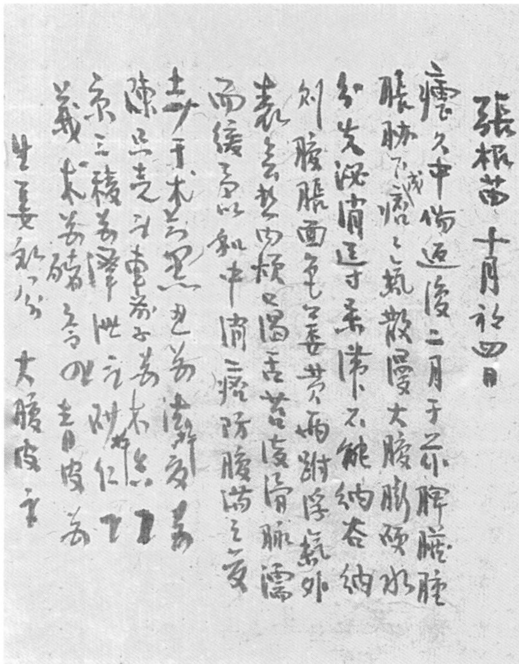

張根苗 十月初四日
瘧久中傷延後二月于茲脾臟腫
脹脇下成痞之疏散[illegible]大腹膨硬[illegible]
分先泌清運于系帶不能納谷納
則腹脹面色萎黄兩脚浮氣外
表之熱内煩口渴舌苔黄滑脈濡
而緩當以和中消痞防腹滿之變
赤芍 [illegible] 黑丑 [illegible]
[illegible]
[illegible]
[illegible]
生姜 大腹皮

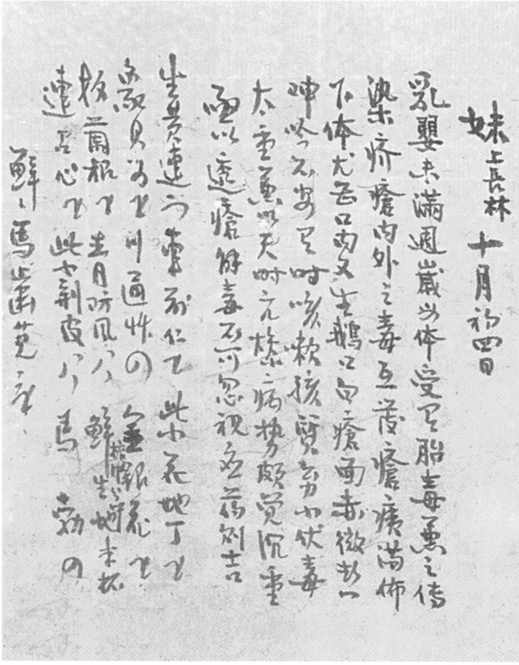

妹上長林 十月初四日
乳嬰未滿週歲其体受胎毒熏之傷
染疥瘡内外之毒互發瘡癢滿佈
下体尤甚口角又生鵝口白瘡面赤微熱
呻吟不安且時咳嗽痰質多如伏毒
太重薰於天時之燥熱之病勢頗覺沉重
當以透瘡解毒不可忽視為要
生黄連 [illegible] 此小花地丁
象貝 [illegible] 通草 金銀花
板藍根 生月防風 [illegible]
連翹心 此子 剝皮 [illegible]
鮮馬齒莧

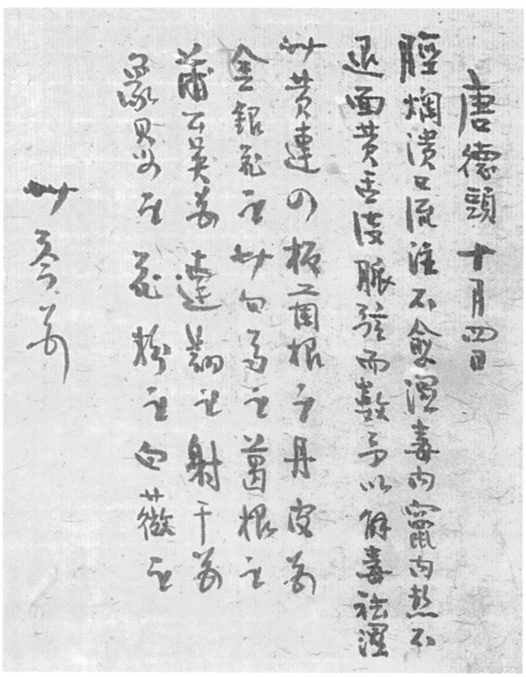

唐德頭 十月四日
腔爛潰口流涎不食濕毒内竄内熱不
退面黄舌淡脈弦而數當以解毒祛濕
炒黄連 板藍根 丹皮
金銀花 炒白芍 葛根
蒲公英 連翹 射干
象貝 花粉 白薇
炒芩

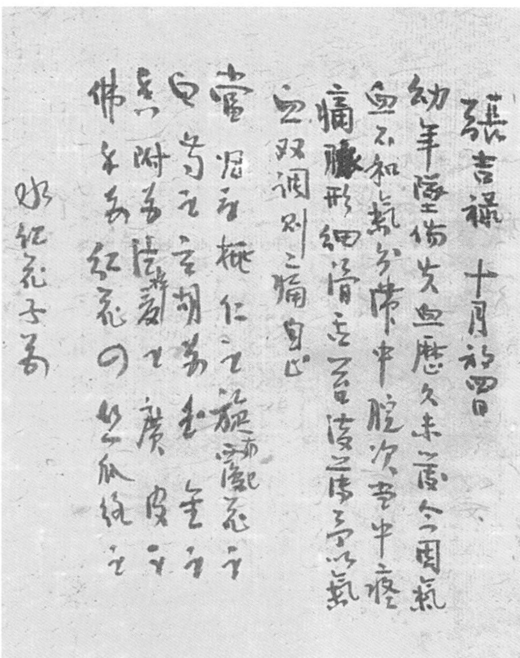

張吉禄 十月初四日
幼年墜傷失血歷久未痊今因氣
血不和氣分滞中脘[illegible]
痛脈形細滑舌苔淡之像當以氣
血双調則痛自止
當歸 桃仁 旋覆花
白芍 柴胡 [illegible]
香附 [illegible] 廣皮
佛手 紅花 絲瓜絡
[illegible]

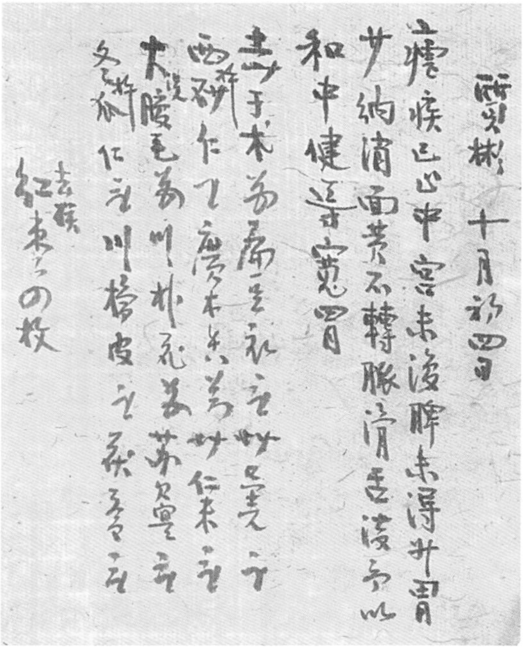
蔡楙　十月初四日
瘧疾已止中宮未復脾未得升胃
少納消面黃不轉脹滿舌淡當以
和中健運

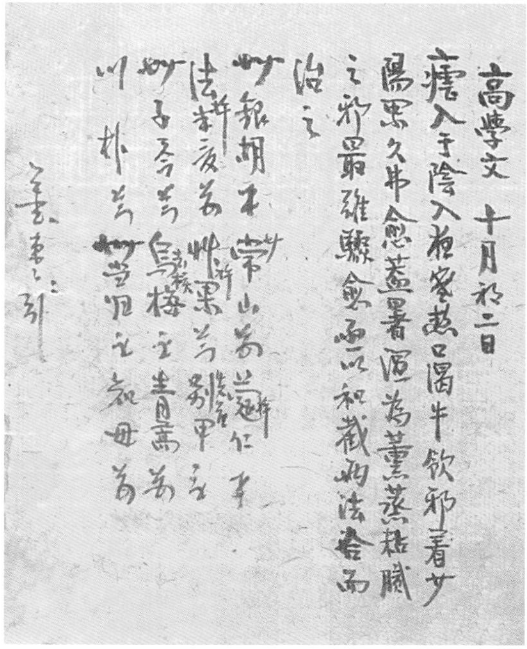
高學文　十月初二日
瘧入于陰入夜發熱口渴牛飲邪着少
陽里久而愈蓋暑濕爲薰蒸枯臟
之邪最難驟愈宜以和截兩法合而
治之

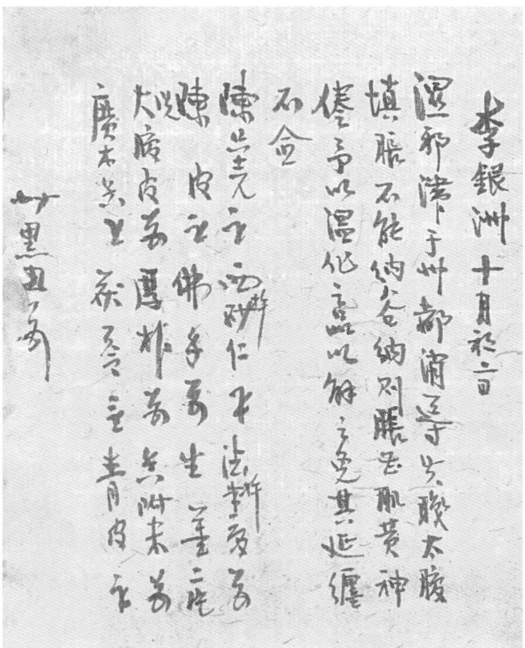
李銀洲　十月初二日
濕邪滯于中都消運失職太腹
膜脹不能納谷納則脹舌肌黃神
倦當以温化爲以解之免其延纏
不愈

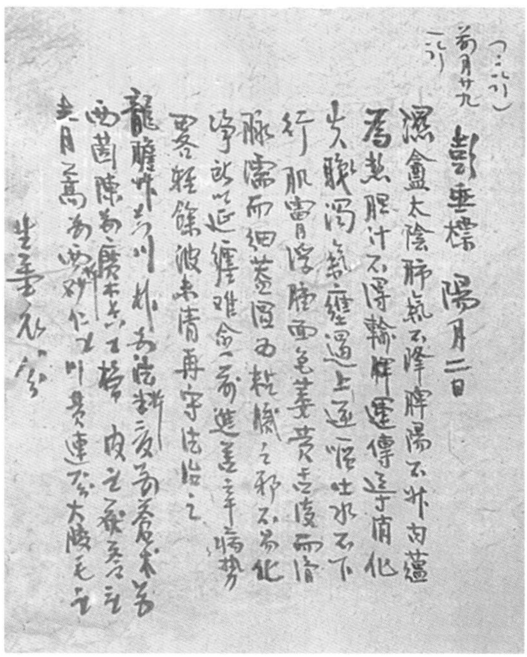
彭垂標　陽月二日
濕瘧太陰肺氣不降脾陽不升肉蘊
爲熱胆汁不得輸將運傳逆于肺化
出膜隔氣血逆上逆嘔吐水不下
行脈雷浮膽面色萎黃舌淡而滑
脈濡而細並宜面枯燥之邪不易化
淨或延纏难愈前進善辛脇勢
暑輕餘波未清再守法治之

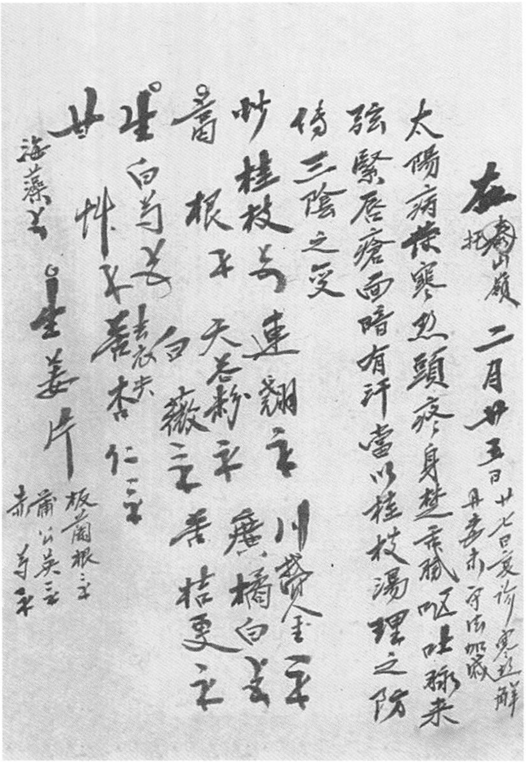

右　二月廿五日　廿七日复诊寒热更解

太阳病发热恶寒，头疼身楚，恶心呕吐，脉来弦紧，舌苔白，面晦，有汗，当以桂枝汤理之，防传三阴之变

炒桂枝五分　连翘二钱　川芎八分

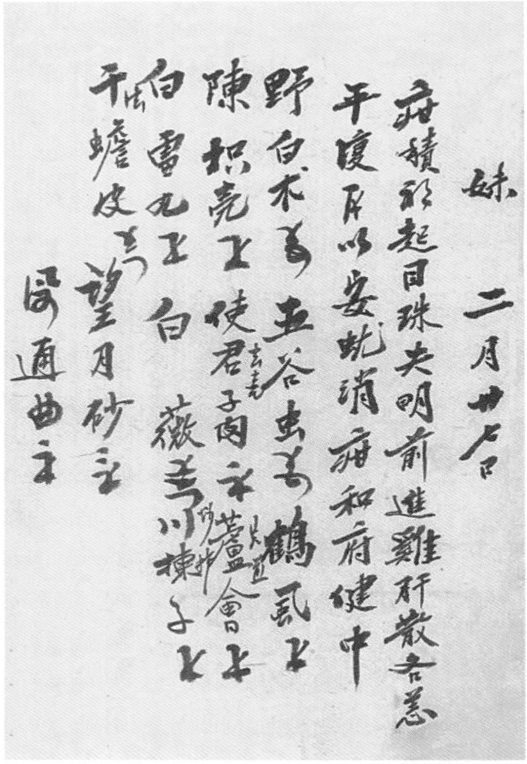

妹　二月廿七日

痞积形起，目珠失明，前进鸡肝散，目患平复，以安蛔消痞和府健中

野白术五分　五谷虫五分　鹤虱五分　陈枳壳五分　使君子肉一钱　芦荟五分　白雷丸五分　白薇五分　川楝子五分　干蟾皮五分　望月砂二钱　炒通曲一钱

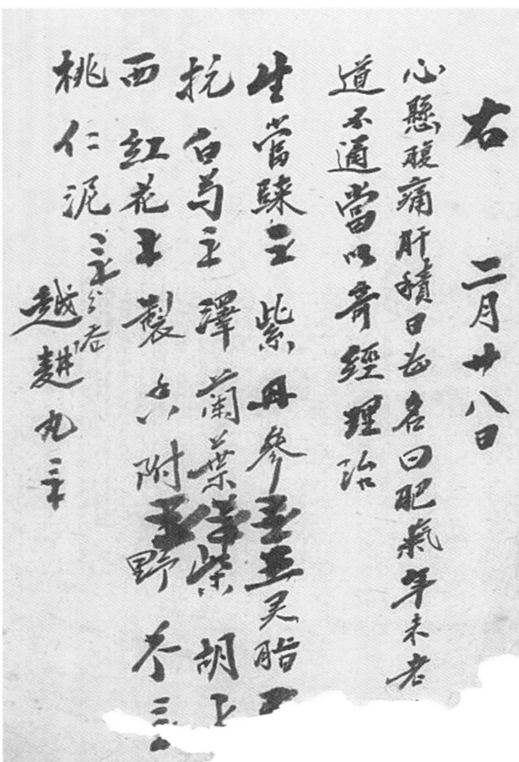

右　二月廿八日

心悬腹痛，肝积日久，名曰肥气，年未老，道不通，当以奇经理治

生当归二钱　紫丹参　五灵脂　抚白芍二钱　泽兰叶　柴胡五分　西红花五分　制香附　桃仁泥二钱　越鞠丸二钱

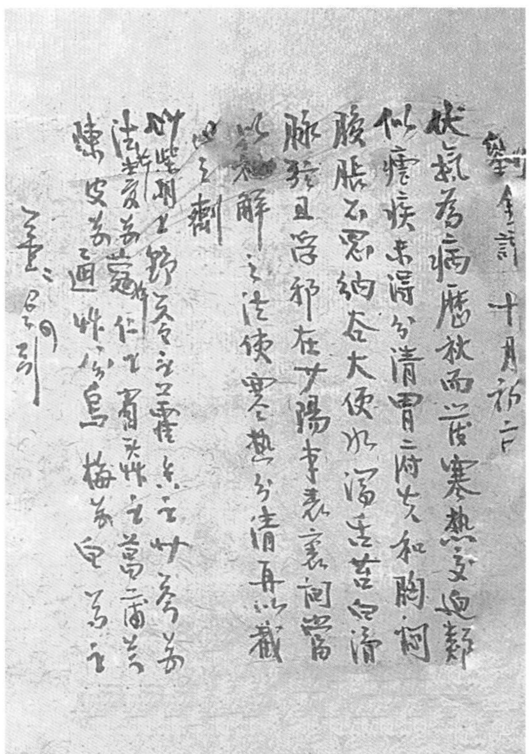

刘　复诊　十月初二

伏气为病，历秋而发，寒热交迫，似疟疾，未得分清，胃二肠失和，胸闷腹胀，不思纳谷，大便水泻，舌苔白滑，脉弦且浮，邪在少阳，事表里间，当以和解之法，使寒热分清，再以截之剂

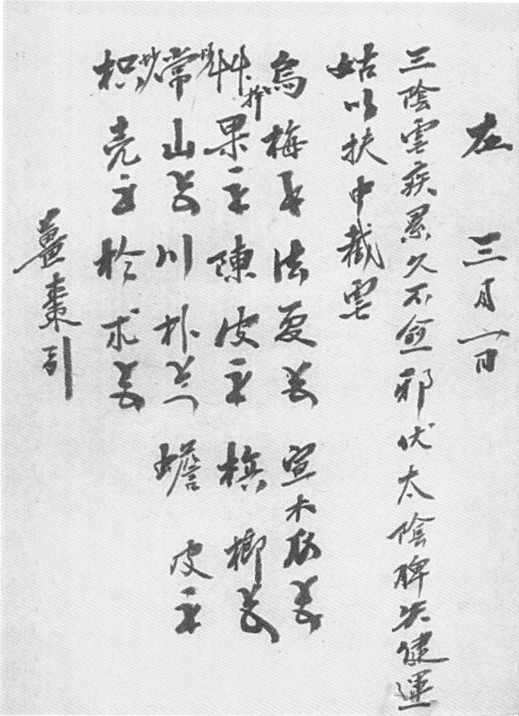
左　三月一日
三陰瘧疾累久不愈，邪伏太陰，脾失健運，姑以扶中截瘧
烏梅　法夏　宣木瓜
炒草果　陳皮　檳榔
炒常山　川朴　蟾皮
炒枳殼　於术
薑棗引

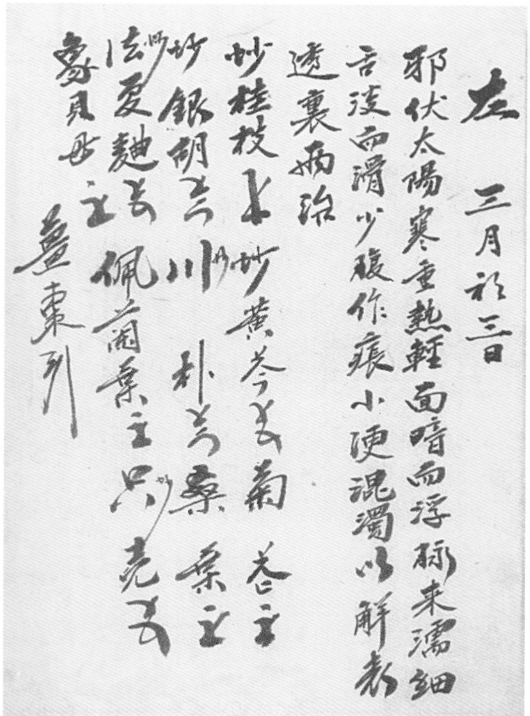
左　三月初三日
邪伏太陽，寒重熱輕，面晴而浮，脈來濡細，舌淡而滑，少腹作脹，小便混濁，以解表透裏為治
炒桂枝　炒黃芩　菊花
炒銀胡　川朴　桑葉
炒法夏麴　佩蘭葉　炒枳殼
象貝母
薑棗引

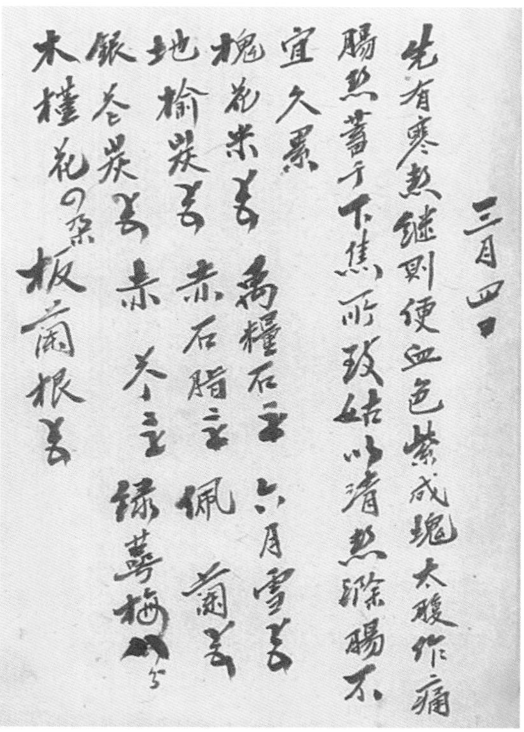
三月四日
先有寒熱，繼則便血，色紫成塊，太腹作痛，腸熱蓄于下焦所致，姑以清熱滌腸，不宜久累
槐花米　禹餘糧石　六月雪
地榆炭　赤石脂　佩蘭
銀花炭　赤茯苓　綠萼梅
木槿花　板藍根

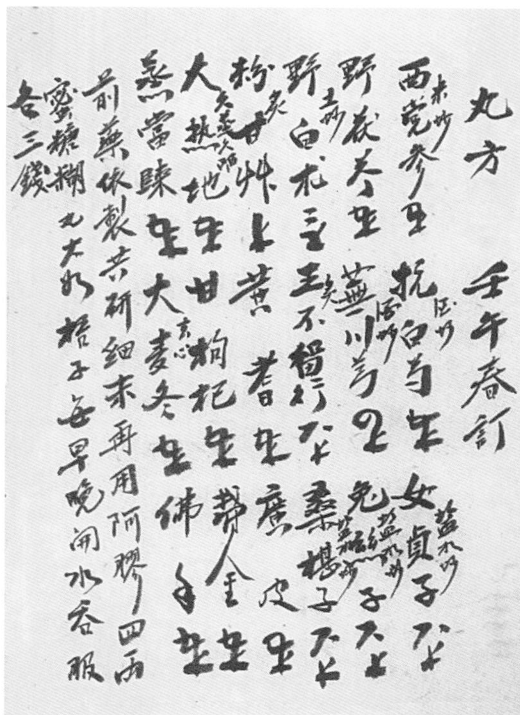
丸方　壬午春訂
西黨參　杭白芍　女貞子
野於术　川芎　菟絲子
野白术　不留行　桑椹子
炙甘草　黃耆　廣皮
大熟地　甘枸杞　雞內金
歸身　大麥冬　佛手
前藥依製共研細末，再用阿膠四兩、蜜糖糊丸大如梧子，每早晚開水吞服，各三錢

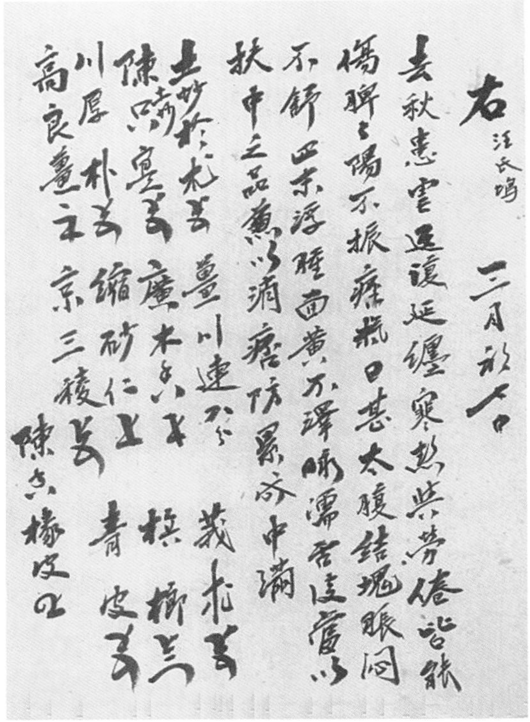
右 汪長鳴 三月初六日
去秋患寒，延讀延纏，寒熱與勞倦皆能傷脾，脾陽不振，痞塊日甚，太腹結塊脹悶不節，四末浮腫，面黃不澤，脈濡，當健以扶中之品兼以消痞，防累及中滿。
土炒於朮錢半　薑川連八分　莪朮錢半
陳枳實錢半　廣木香八分　檳榔錢半
川厚朴錢半　縮砂仁一錢　青皮錢半
高良薑三分　京三稜錢半　陳香櫞皮一錢

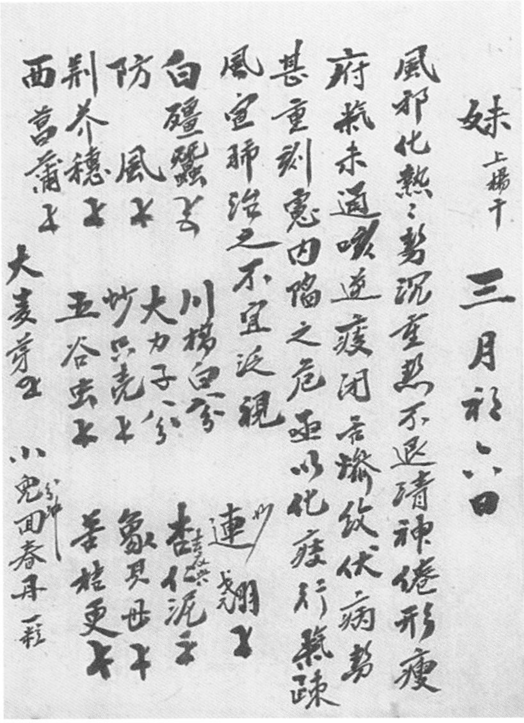
妹 上楊干 三月初六日
風邪化熱，熱勢沉重，熱不退，精神倦怠，形瘦，府氣未通，咳逆痰閉，舌燥紋伏，病勢甚重，到處內陷之危，亟以化痰行氣疏風宣肺治之，不宜遲緩。
白殭蠶錢半　川楊白八分　炒連翹一錢
防風八分　大力子一錢　杏仁泥一錢（去皮尖）
荊芥穗八分　炒枳殼八分　象貝母八分
西菖蒲八分　五谷蟲八分　苦桔梗八分
大麥芽一錢　小兒回春丹一粒（分沖）

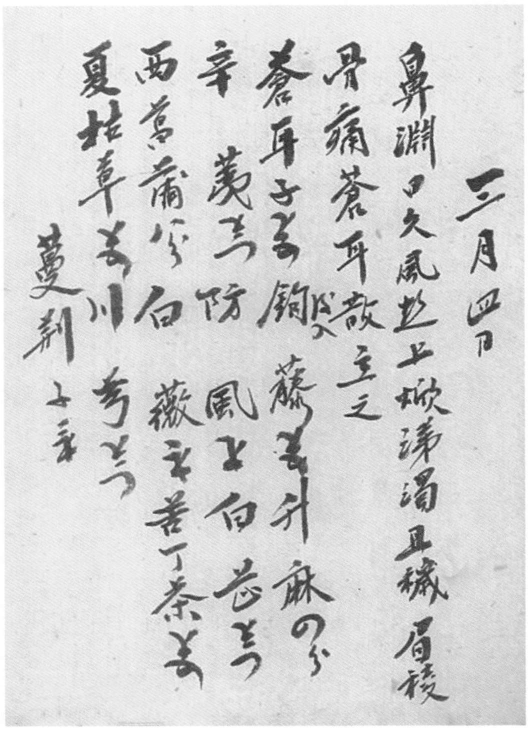
三月四日
鼻淵日久，風熱上攻，涕濁且穢，眉稜骨痛，蒼耳散主之。
蒼耳子錢半　鉤藤錢半（後入）　升麻四分
辛夷錢半　防風一錢　白芷錢半
西菖蒲八分　白蒺藜一錢　苦丁茶錢半
夏枯草錢半　川芎錢半
蔓荊子一錢

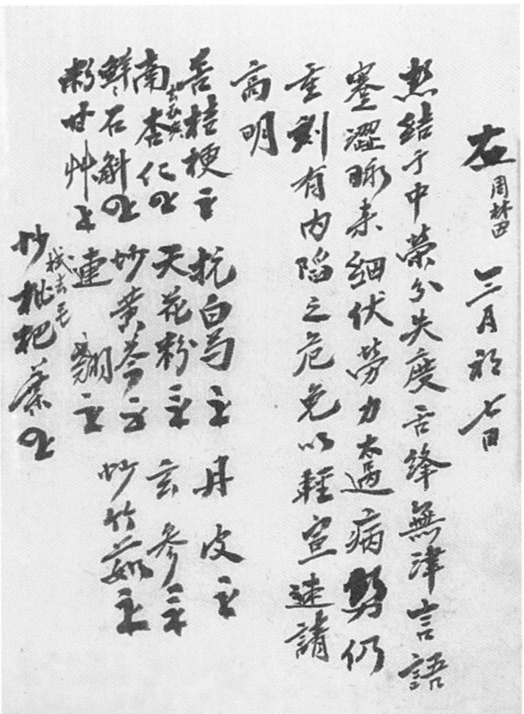
右 周林田 三月初七日
熱結于中，營分失度，舌絳無津，言語蹇澀，脈來細伏，勞力太過，病勢仍重，到有內陷之危，免以輕宣速請高明。
苦桔梗一錢　杭白芍一錢　丹皮一錢
南杏仁二錢（去衣尖）　天花粉一錢　玄參一錢
鮮石斛二錢　炒黃芩一錢　炒竹茹一錢
粉甘草八分　炒連翹一錢
炒枇杷葉二錢（拭去毛）

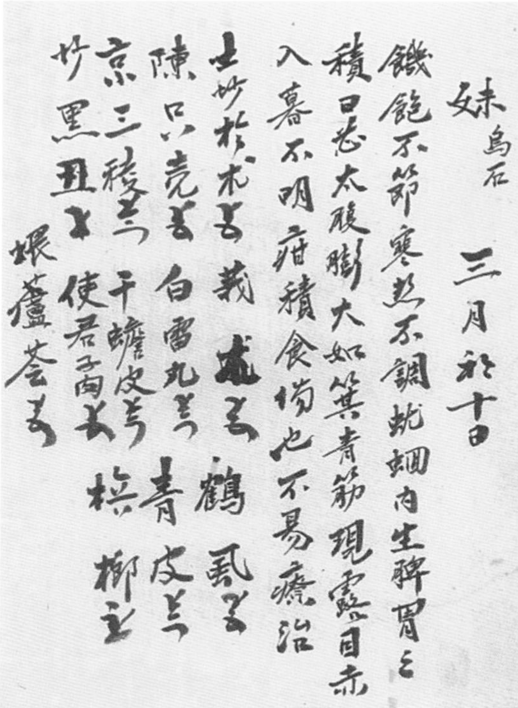
妹 烏石 三月初十日
饑飽不節寒熱不調蛕蛔内生脾胃之
積日甚太腹膨大如箕青筋現露目赤
入暮不明疳積食傷也不易療治

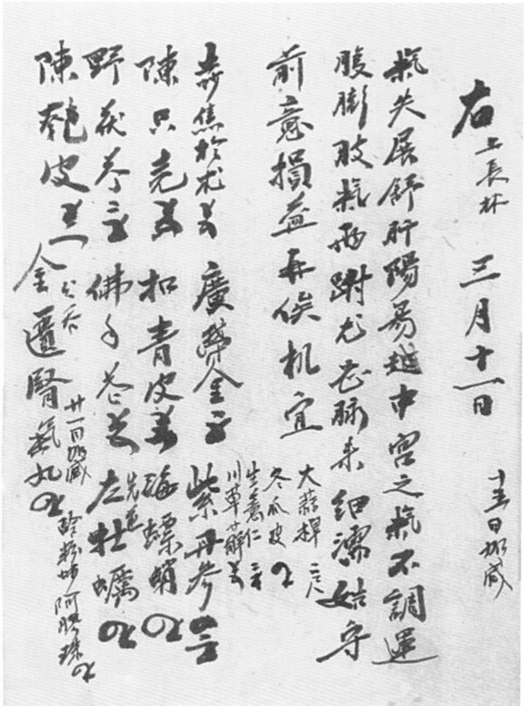
右 上長林 三月十一日
前意損益奉候机宜

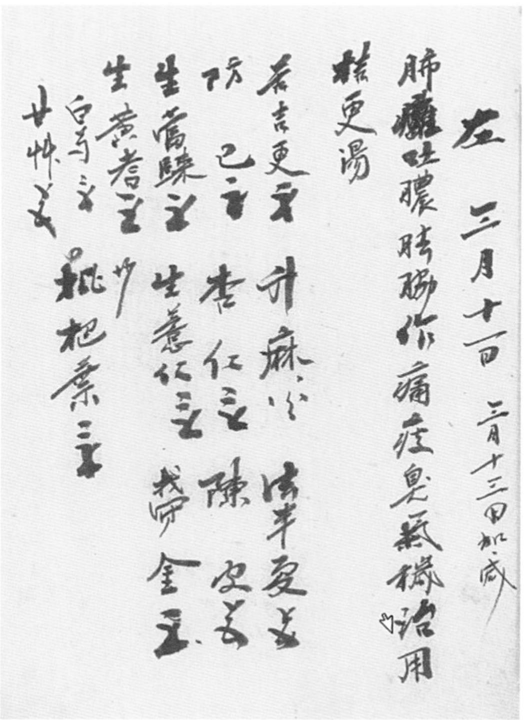
右 三月十一日
桔梗湯

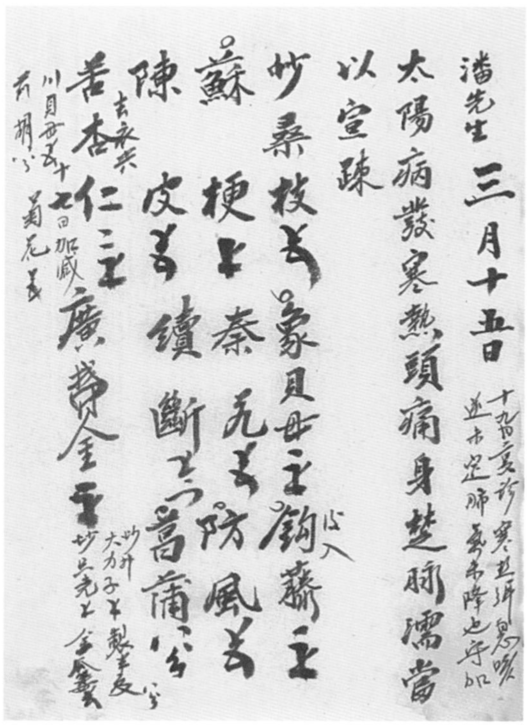
潘先生 三月十五日
太陽病發寒熱頭痛身楚脉濡當
以宣疏

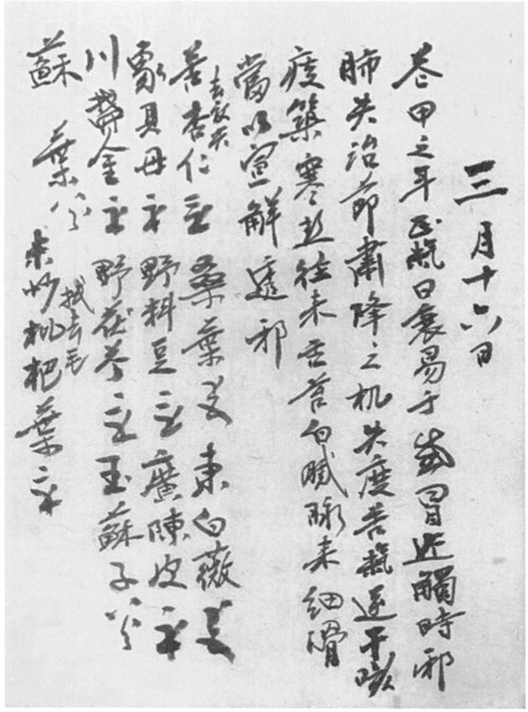

三月十六日

春甲之年正气日衰易于感冒近届时邪

肺失治节肃降之机失度苦气逆干咳

痰气寒热往来舌苔白腻脉来细滑

当以宣解透邪

苦杏仁（去皮尖）三钱　桑叶二钱　东白薇二钱

象贝母三钱　野料豆三钱　广陈皮一钱

川贝母三钱　野茯苓三钱　玉苏子八分

苏叶八分　米炒枇杷叶（拭去毛）三钱

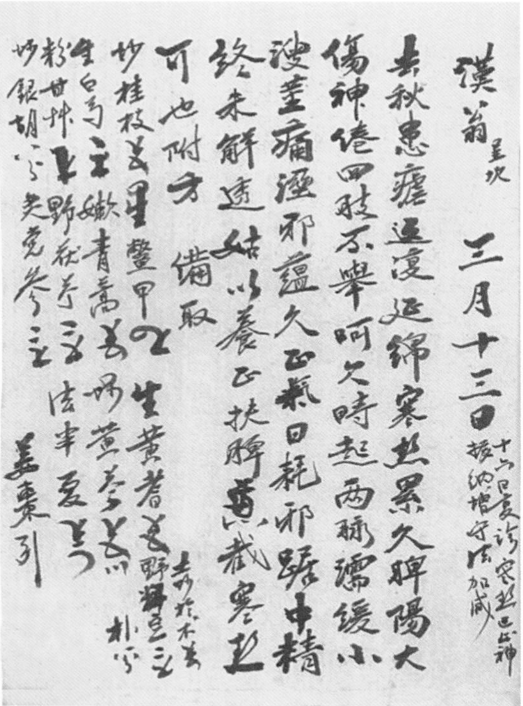

汉翁　呈政　三月十三日（十六日复诊，寒热已止，神振纳增，守法加减）

去秋患疟迁延缠绵寒热累久脾阳大

伤神倦四肢不举呵欠时起两脉濡缓小

濡基痛湿邪蕴久正气日耗邪踞中精

终未解透姑以养正扶脾兼截寒热

可也附方备政

炒桂枝八分　鳖甲一钱　生黄芪二钱（野料豆三钱）（去炒於术　朴八分）

生白芍二钱　嫩青蒿二钱　炒黄芩一钱五

粉甘草八分　野茯苓三钱　法半夏一钱

炒银胡八分　米党参三钱　姜枣引

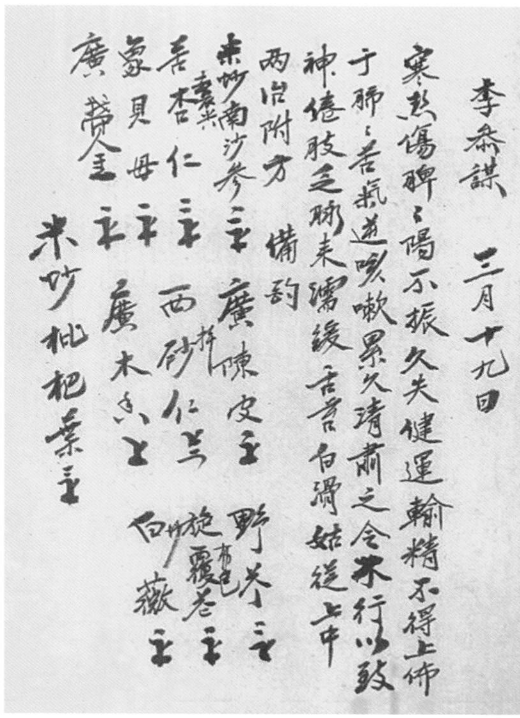

李翁议　三月十九日

寒热伤脾脾阳不振久失健运输精不得上归

于肺肺苦气逆咳嗽累久清肃之令不行以致

神倦肢乏脉来濡缓舌苔白滑姑从上中

两治附方备酌

米炒南沙参三钱　广陈皮一钱　野茯苓三钱

苦杏仁（去皮尖）三钱　西砂仁八分　旋覆花（布包）一钱

象贝母三钱　广木香八分　白薇一钱

广郁金一钱

米炒枇杷叶三钱

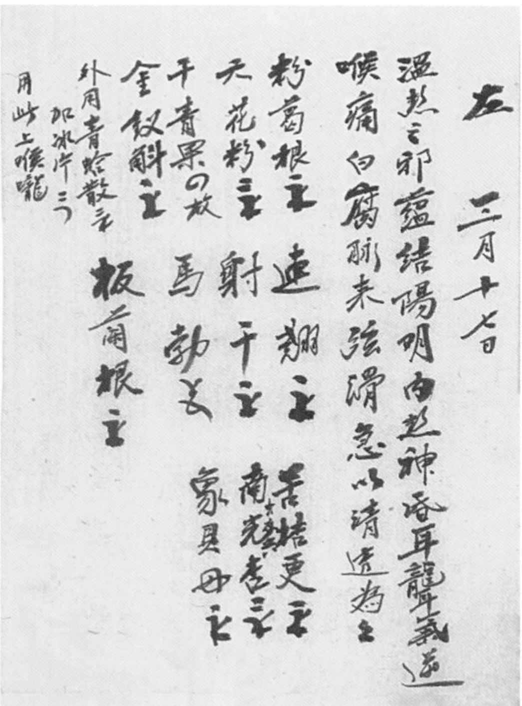

左　三月十七日

温热之邪蕴结阳明内热神昏耳聋气逆

喉痛白腐脉来弦滑急以清透为主

粉葛根三钱　连翘三钱　苦桔梗一钱

天花粉三钱　射干一钱　南薄荷（后入）一钱

干青果四枚　马勃一钱　象贝母三钱

金银斛三钱　板蓝根三钱

外用青黛散三钱　加冰片三分　用此上喉咙

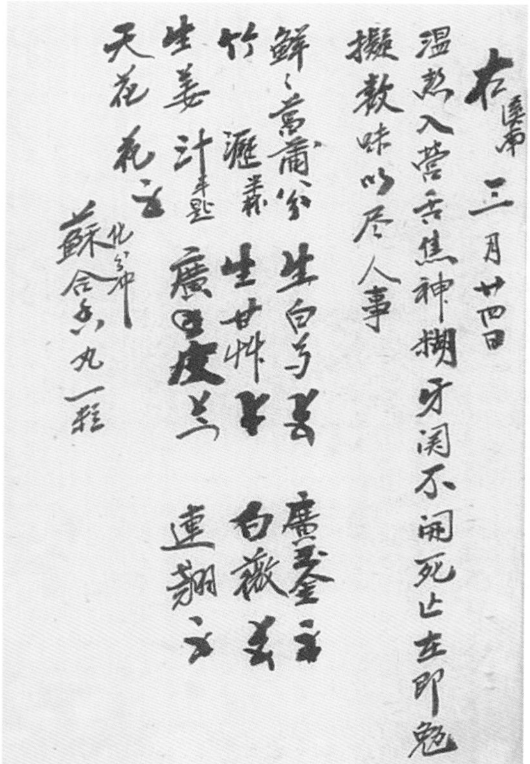
右　三月廿四日
温热入营舌焦神糊牙关不开死亡在即勉
拟数味以尽人事
鲜菖蒲八分　生白芍二钱　广郁金三钱
竹沥一两　生甘草一钱　白薇二钱
生姜汁二匙　广皮一钱五　连翘三钱
天花粉三钱
苏合香丸一粒

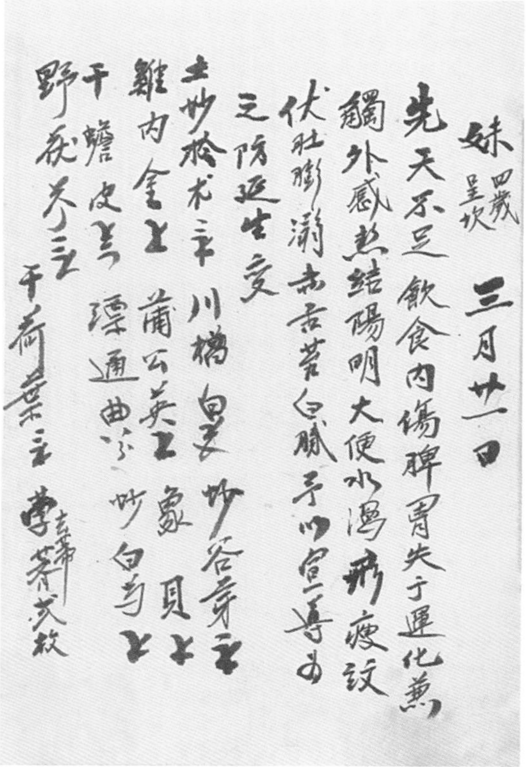
妹　四岁　呈坎　三月廿一日
先天不足饮食内伤脾胃失于运化兼
触外感热结阳明大便水泻形瘦致
伏壮胀满舌苔白腻予以宣导为
之防延生变
土炒于术一钱　川朴一钱　炒谷芽三钱
鸡内金一钱　蒲公英一钱　象贝一钱
干蟾皮二钱　泽通曲三分　炒白芍一钱
野茯苓三钱　干荷叶一钱

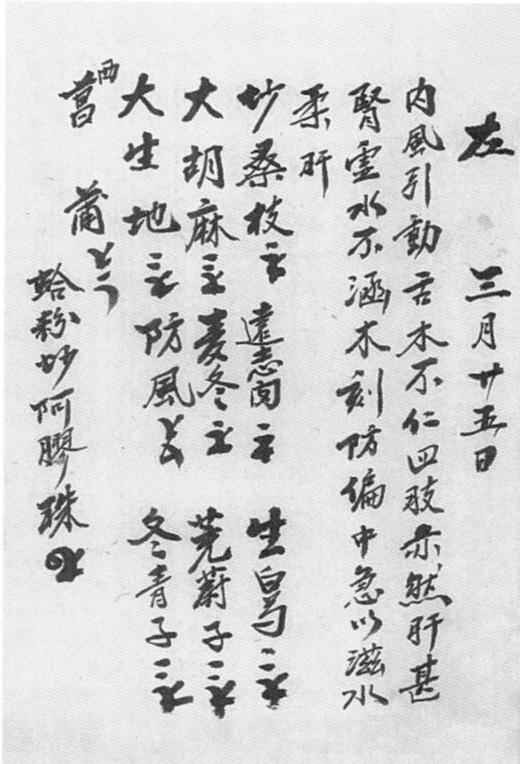
右　三月廿五日
内风引动舌木不仁四肢亦然肝甚
肾虚水不涵木刻防偏中急以滋水
柔肝
炒桑枝三钱　远志肉一钱　生白芍二钱
大胡麻三钱　麦冬三钱　茺蔚子二钱
大生地三钱　防风一钱　冬青子二钱
菖蒲一钱五
蛤粉炒阿胶珠三钱

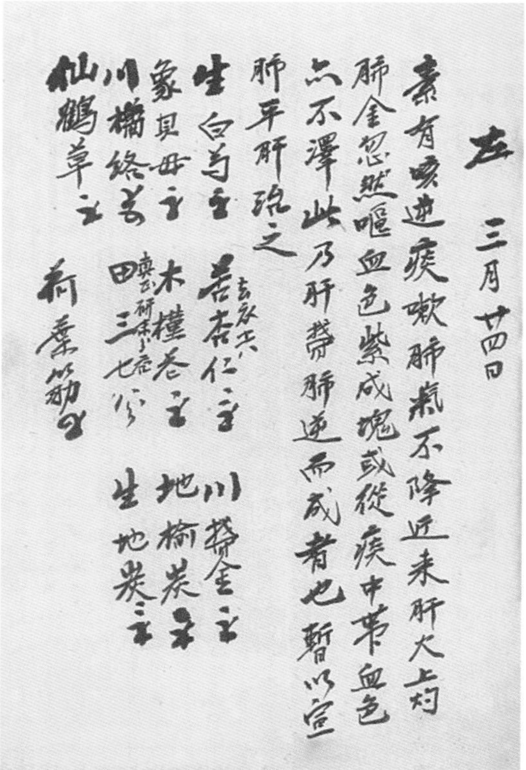
左　三月廿四日
素有咳逆痰嗽肺气不降近来肝火上灼
肺金忽然呕血色紫成块或从痰中带血色
亦不泽此乃肝旺肺逆而成者也暂以宣
肺平肝治之
生白芍二钱　苦杏仁二钱　川郁金二钱
象贝母二钱　木槿花二钱　地榆炭二钱
川橘络一钱　田三七八分　生地炭三钱
仙鹤草三钱　荷叶筋一钱

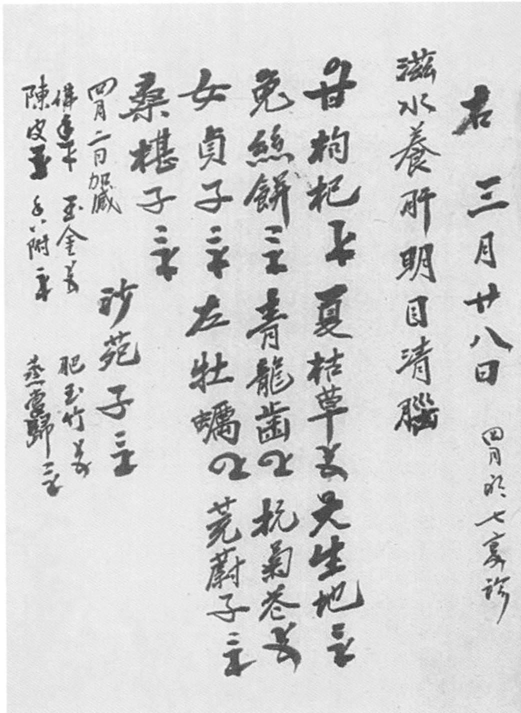

右　三月廿八日　四月初七复诊

滋水養肝明目清腦

甘枸杞四钱　夏枯草钱半　大生地三钱

菟絲餅三钱　青龍齒四钱　杭菊花钱半

女貞子三钱　左牡蠣四钱　茺蔚子三钱

桑椹子三钱　沙苑子三钱

四月二日加減　佛手柑八分　玉金钱半　肥玉竹钱半

陳皮一钱　香附一钱　炙當歸二钱

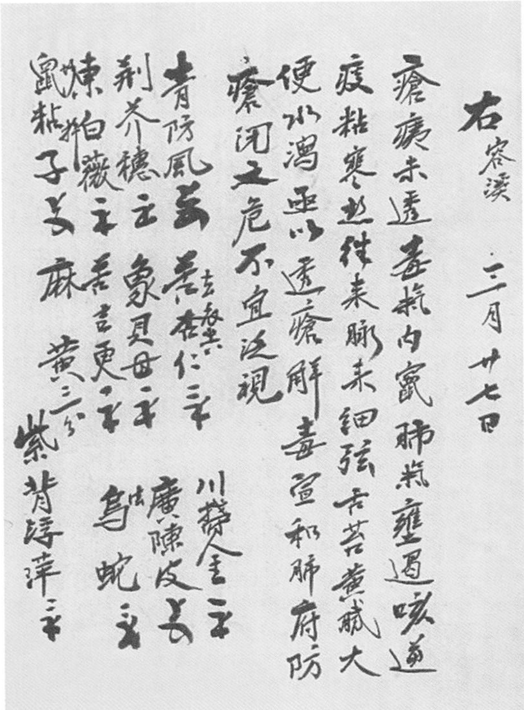

右　容溪　三月廿七日

瘖瘧未透，毒氣內竄，肺氣壅遏，咳逆痰粘，寒熱往來，脈來細弦，舌苔黃膩，大便水瀉。亟以透瘧解毒，宣和肺府，防瘖閉之危，不宜泛視

青防風钱半　苦杏仁三钱（去皮尖）　川鬱金三钱

荊芥穗二钱　象貝母三钱　廣陳皮钱半

嫩白薇二钱　苦吉更一钱　烏蛇二钱

炒鼠粘子钱半　麻黃三分　紫背浮萍一钱

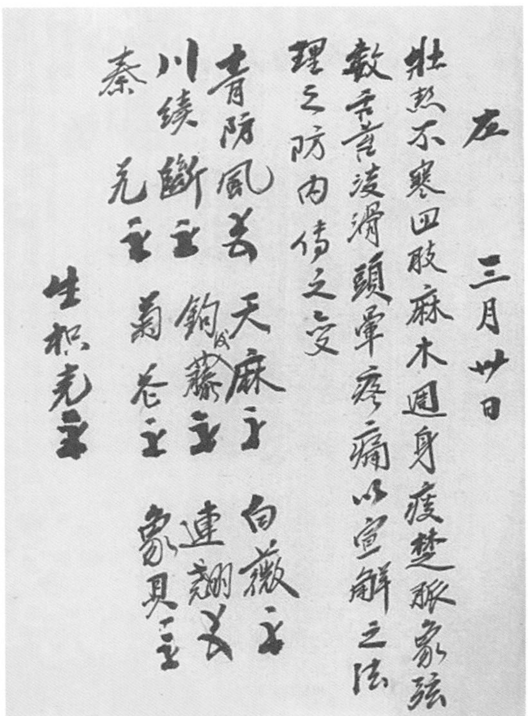

左　三月廿日

壯熱不寒，四肢麻木，週身疼楚，脈象弦數，舌苔淺滑，頭暈疼痛，以宣解之法理之，防內傳之變

青防風钱半　天麻一钱　白薇一钱

川續斷二钱　鉤藤二钱（後入）　連翹钱半

秦艽二钱　菊花二钱　象貝三钱

生枳殼一钱

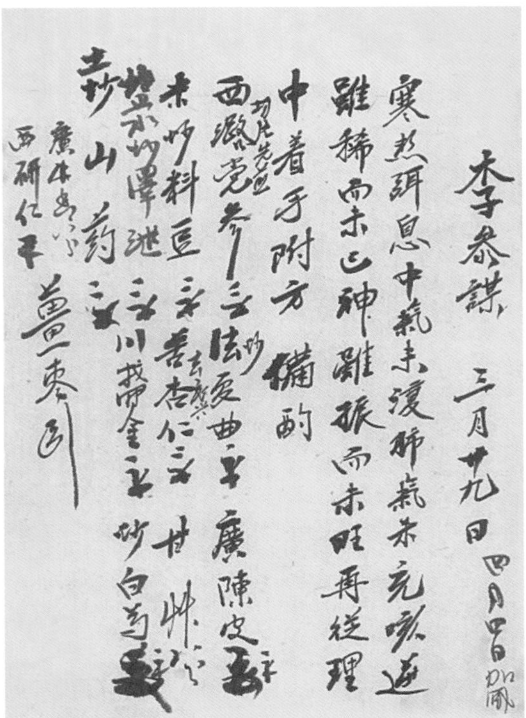

李參謀　三月廿九日　四月四日加減

寒熱既息，中氣未復，肺氣未充，咳逆雖稀而未已，神雖振而未旺，再從理中着手，附方備酌

西潞黨參一钱（切片先煎）　法夏曲一钱（炒）　廣陳皮一钱

米炒料豆三钱　苦杏仁三钱（去皮尖）　甘草八分

鹽水炒萆薢三钱　川鬱金一钱　炒白芍一钱

土炒山藥三钱

廣木香八分　西砂仁一钱　薑一　棗　引

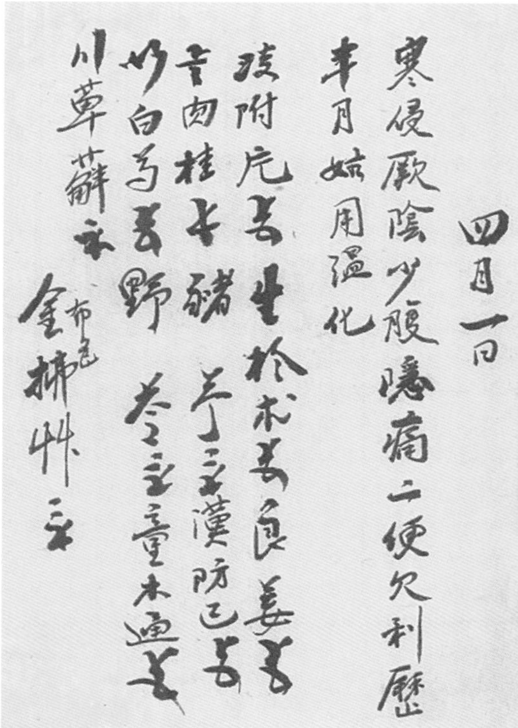
四月一日
寒侵厥阴，少腹隐痛，二便欠利，历
来月姑用温化
川萆薢　金铃子

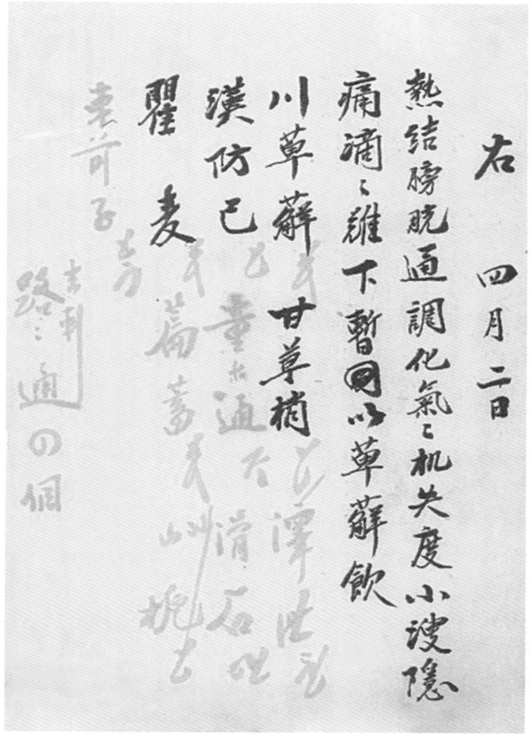
右　四月二日
热结膀胱，通调化气之机失度，小溲隐
痛滴滴难下，暂同以萆薢饮
川萆薢　甘草梢
汉防己
瞿麦

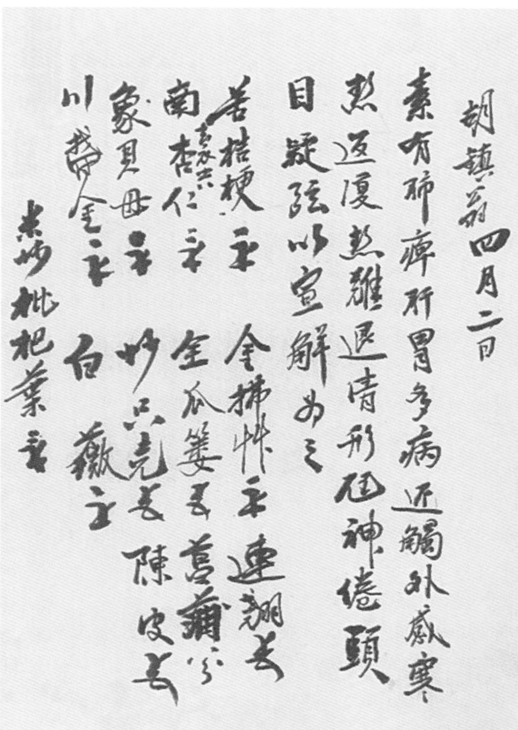
胡镇翁　四月二日
素有肺痹肝胃多病，近触外感寒
热，返复热难退，情形困神倦，头
目眩弦，以宜解为主

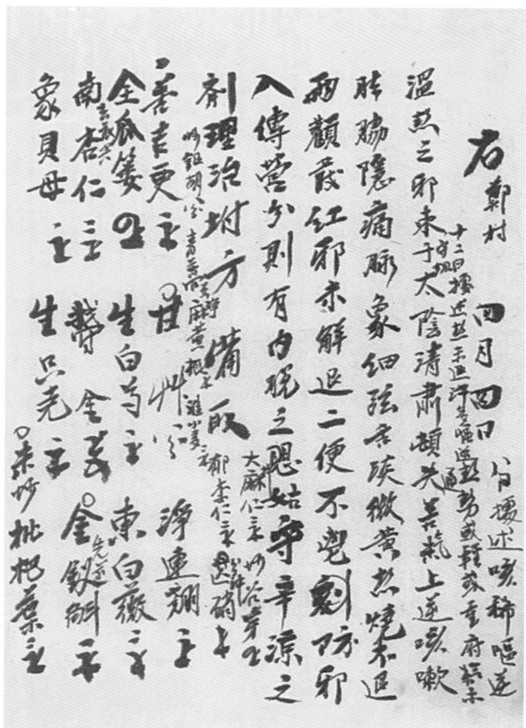
右　郑村　四月四日
温热之邪，来于太阴，清肃顿失，气上逆，咳嗽
胁肋隐痛，脉象细弦，舌苔微黄，热烧未退
两颧发红，邪未解退，二便不觉，刻防邪
入传营分，则有内陷之虑，姑守辛凉之
剂，理治斟方备取
象贝母　炙枇杷叶

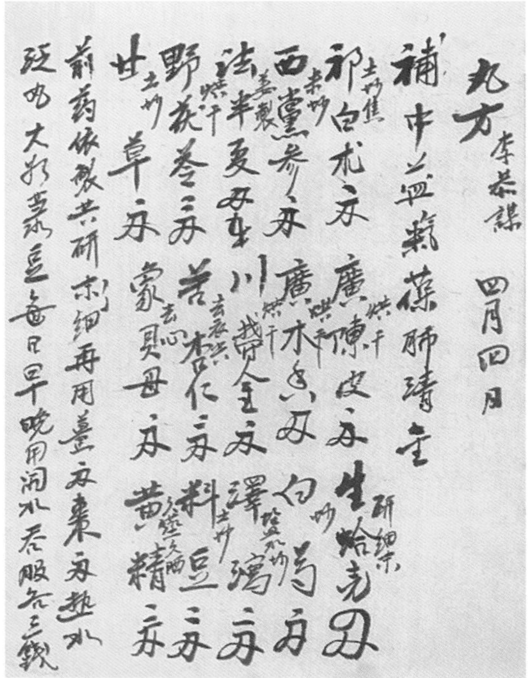

丸方　李恭謀　四月四日

補中益氣藥 脈請全

土炒焦祁白朮二兩　烘干廣陳皮一兩　研細末生蛤殼四兩

米炒西黨參一兩　烘干廣木香五錢　炒白芍一兩

姜製法半夏五錢　烘干川[illegible]金一兩　鹽水炒澤瀉一兩

烘干野茯苓二兩　去衣尖杏仁二兩　土炒料豆二兩

土炒甘草一兩　去心象貝母一兩　炙黃精二兩

前藥依數共研末細再用薏苡一兩大棗一兩煎水

泛丸大粒每日早晚用開水吞服各三錢

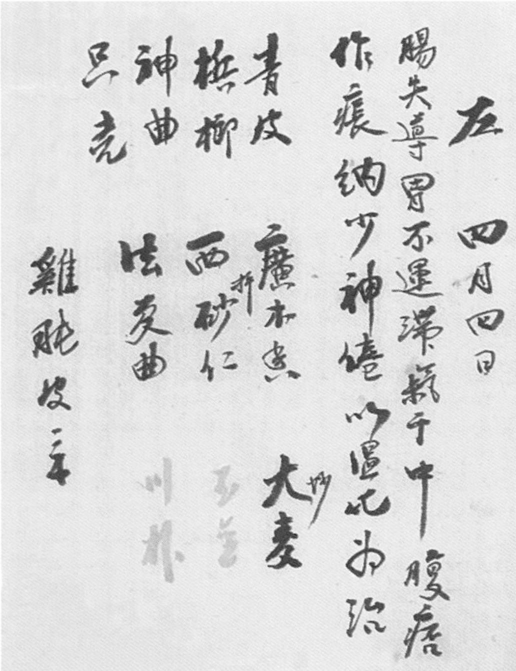

左　四月四日

腸失導胃不運滯氣于中腹痞

作脹納少神倦以運化為治

青皮　廣木香　炒大麥

梹榔　打西砂仁　玉金

神曲　法夏曲　川朴

只殼　雞肫皮二錢

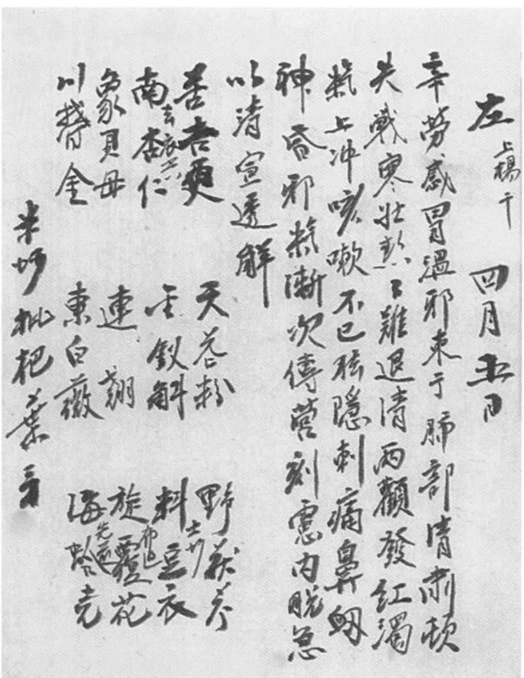

左　上稿干　四月五日

辛勞感冒溫邪束于肺部清肅

失職寒壯熱已罷退清而顴發紅濁

熱上沖咳嗽不已胸隱刺痛鼻衄

神昏邪熱漸次傳營剋慮內陷急

以清宣透解

香豉　天花粉　野茯苓

去衣尖南杏仁　金釵斛　土炒料豆衣

象貝母　連翹　布包旋覆花

川鬱金　東白薇　先煎海蛤殼

米炒枇杷葉三錢

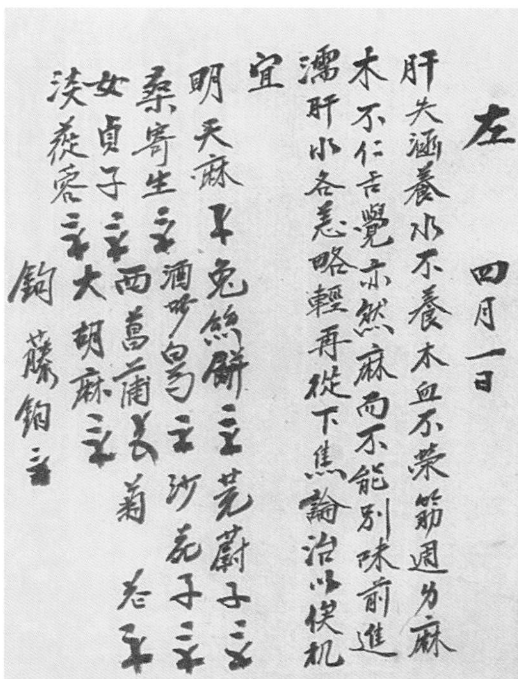

左　四月一日

肝失涵養水不養木血不榮筋週身麻

木不仁舌覺亦然麻而不能別味前進

濡肝小各恙略輕再從下焦論治以俟机

宜

明天麻一錢　菟絲餅三錢　茺蔚子三錢

桑寄生三錢　酒炒白芍三錢　沙苑子三錢

女貞子三錢　西菖蒲[illegible]　[illegible]菊[illegible]一錢

淡蓯蓉三錢　大胡麻三錢

鉤藤鉤三錢

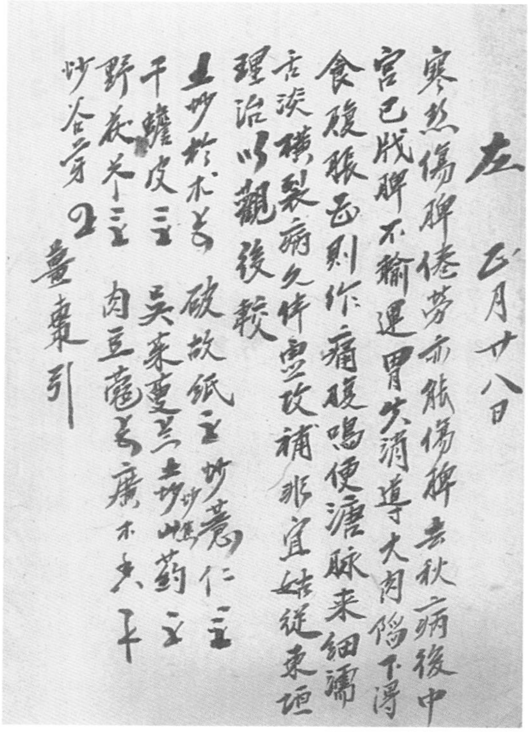

左　五月廿八日
寒热伤脾，倦劳亦能伤脾，去秋病后中宫已戕，脾不输运，胃失消导，大肉尽下，食后胀甚则作痛，腹鸣便溏，脉来细濡，舌淡横裂，病久体虚，攻补非宜，姑从东垣理治，以观后效
土炒於术　破故纸　炒薏仁　干蟾皮　吴茱萸　炒白芍　野茯苓　肉豆蔻　广木香　炒谷芽
姜枣引

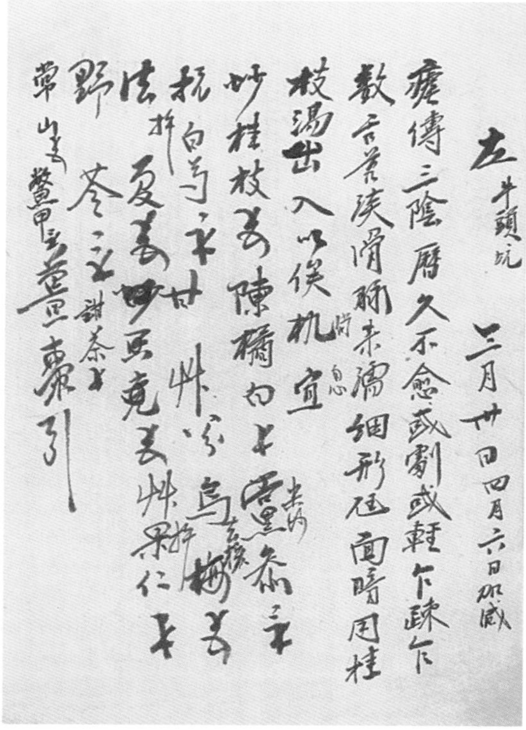

左　牛头坑　三月廿日　四月六日加减
瘅传三阴，历久不愈，或剧或轻，下肢下数旬，舌质淡，脉来濡细，形瘦面晴，用桂枝汤出入，以俟机宜
炒桂枝　陈橘　炒乌梅　杭白芍　炙甘草　法夏　野茯苓　甜茶　鳖甲
姜枣引

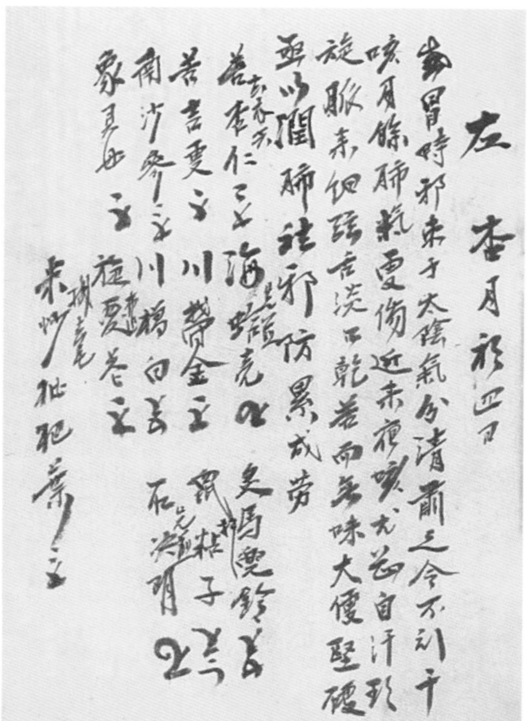

左　杏月初四日
去冒时邪，未于太阴，气分清肃之令不行，干咳月余，肺气受伤，近来夜咳尤甚，自汗，脉来细弦，舌淡口干，而无味，大便坚硬，当以润肺祛邪，防累成劳
光杏仁　海蛤壳　炙马兜铃　苦桔梗　川贝母　南沙参　石决明　象贝母　旋覆花　枇杷叶

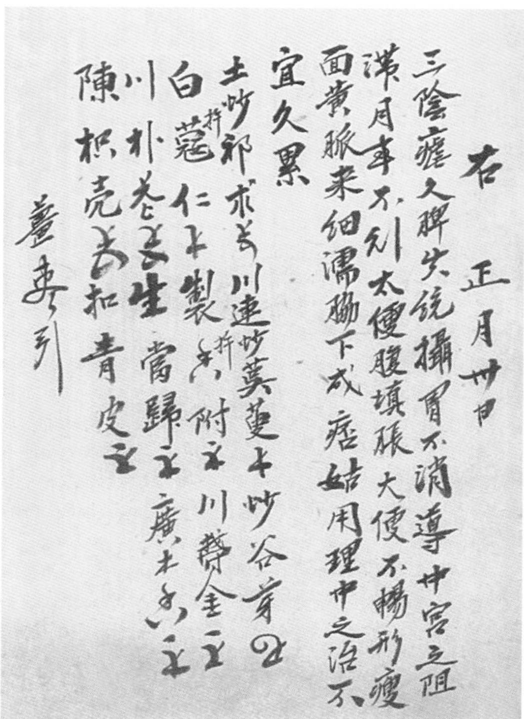

右　正月廿日
三阴瘅久，脾失统摄，胃不消导，中宫之阻滞，月事不行，大便腹填胀，大便不畅，形瘦面黄，脉来细濡，胁下成痞，姑用理中之治，不宜久累
土炒祁术　川连　炒莱菔子　炒谷芽　白蔻仁　制香附　川郁金　川朴　当归　广木香　陈枳壳　青皮
姜枣引

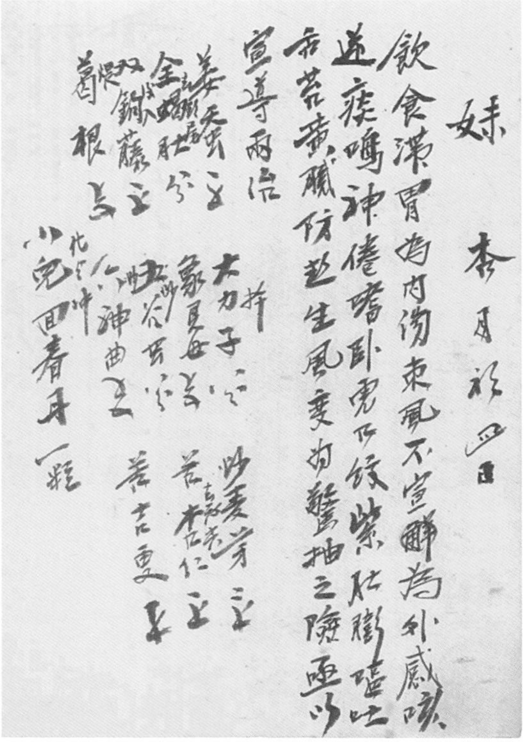
妹　杏月初四日
飲食滯胃為內傷，東風不宣肺為外感，咳
逆痰鳴，神倦嗜臥，兜以錢紫肚臍嘔吐，
舌苔黃膩，防熱生風，變為驚抽之險，亟以
宣導兩治
姜天蟲三錢　大力子二錢　炒麥芽三錢
全蝎尾　象貝母三錢　苦杏仁三錢
雙鉤藤三錢　神曲三錢　苦桔梗一錢
葛根一錢
小兒回春丹一粒

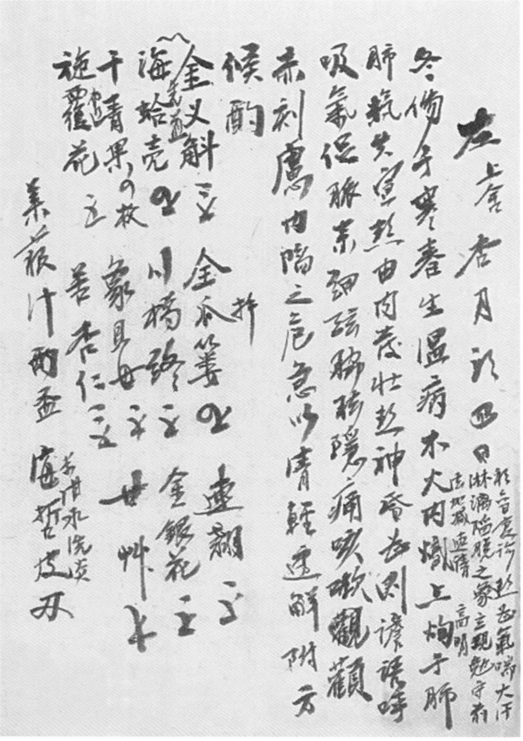
左　上舍　杏月初四日
冬傷於寒，春生溫病，不大肉爍，上灼於肺，
肺氣失宣，熱由內發，壯熱神昏，喘促譫語，
吸氣促脈，舌絳脈弦，陽痛咳嗽，顴紅
赤刺，慮內陷之危，急以清輕透解　附方
候酌
金斛三錢　全瓜蔞四錢　連翹二錢
海蛤殼四錢　川貝母三錢　金銀花三錢
干青果二枚　象貝母　甘草
旋覆花　苦杏仁三錢
鮮蘆根汁兩盃

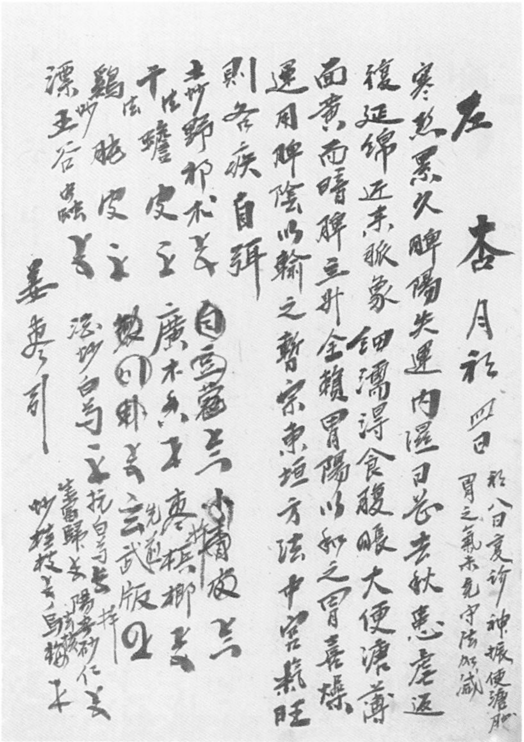
左　杏月初四日
寒熱累久，脾陽失運，內濕日甚，去秋患瘧，遲
後延綿，近來脈象細濡，得食腹脹，大便溏薄，
面黃而晴，脾主升，全賴胃陽以和之，胃喜燥，
運用脾陰以輸之，暫宗東垣方法，中宮兼旺，
則各疾自解
土炒歸身　白豆蔻　小青皮
干蟾皮　廣木香　大腹皮
雞內金　炒白芍　玄武版
漂玉竹　炒桂枝　砂仁
姜棗引

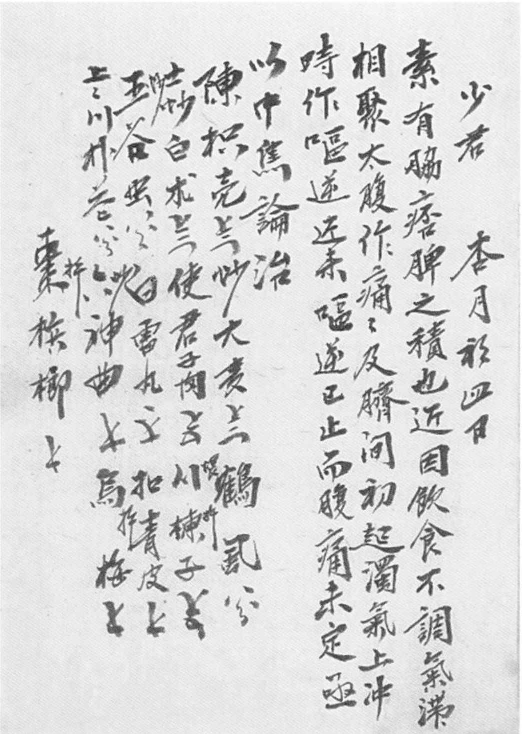
少君　杏月初四日
素有脇痞，脾之積也，近因飲食不調，氣滯
相聚，太腹作痛，痛及臍間，初起濁氣上沖，
時作嘔逆，近來嘔逆已止，而腹痛未定，亟
以中焦論治
陳枳殼　大麦　鶴虱
土炒白术　使君子肉　川楝子
玉谷　雷丸　青皮
川朴　神曲　烏梅
棗檳榔

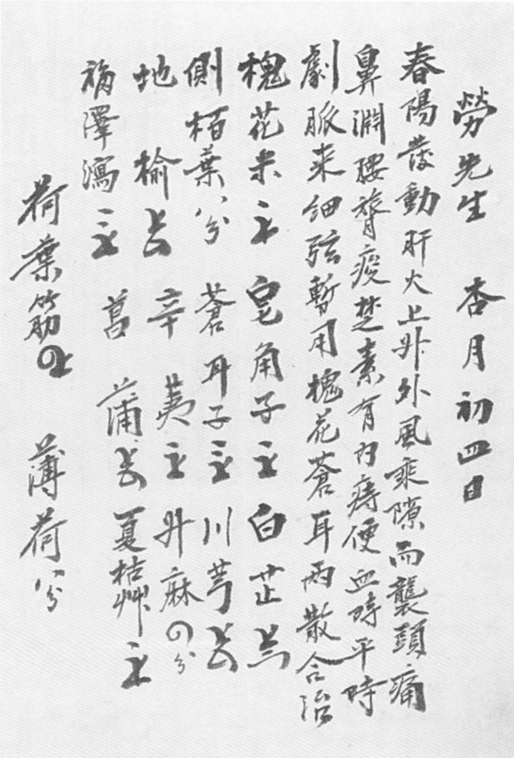
勞先生　杏月初四日
春陽發動，肝火上升，外風乘隙而襲，頭痛鼻淵，腰酸疲楚，素有痔瘍便血，時平時劇，脈來細弦，暫用槐花蒼耳兩散合治
槐花米三　皂角子三　白芷八
側柏葉八分　蒼耳子三　川芎八
地榆八　辛荑三　升麻四分
福澤瀉三　葛[illegible]　蒲黄八　夏枯草三
荷葉筋四　薄荷八分

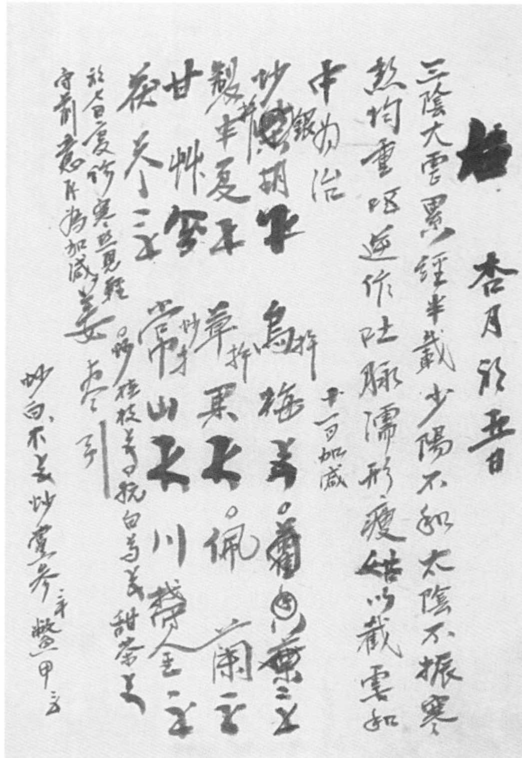
[illegible]　杏月廿五日
三陰大虛，累經半載，少陽不和，太陰不振，寒熱均重，嘔逆作吐，脈濡形瘦，姑以截[illegible]
中為治
炒銀柴胡半　烏梅八　蒲黄三
製半夏半　草果八　佩蘭三
甘草三　常山八　川樸[illegible]三
茯苓三
[illegible]

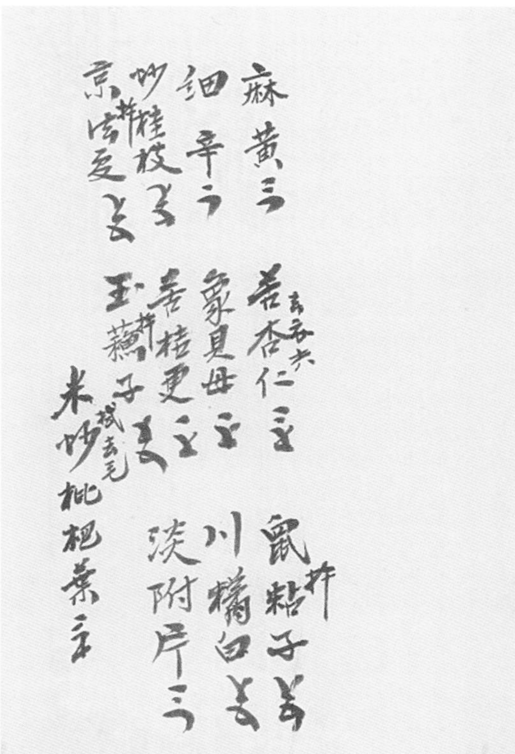
麻黄三　杏仁三　鼠粘子八
细辛二　象貝母三　川橘白八
炒桂枝八　苦桔梗三　淡附片三
京[illegible]八　玉蝴蝶子[illegible]　米炒枇杷葉三

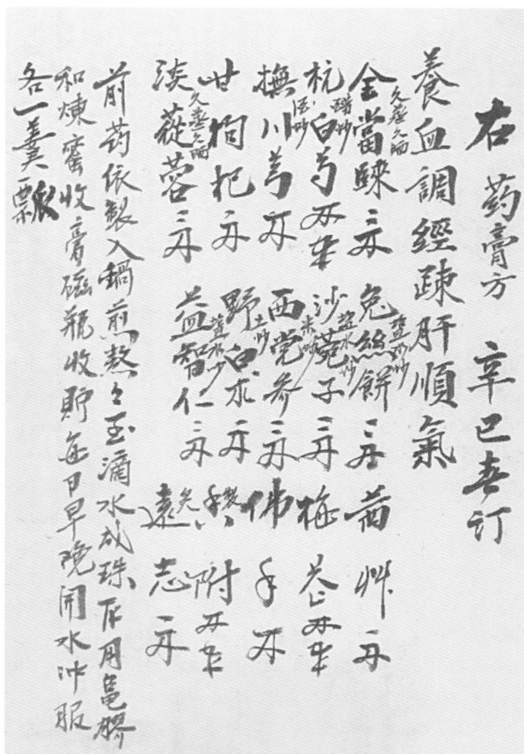
右药膏方　辛巳春订
養血調經疏肝順氣
[illegible]

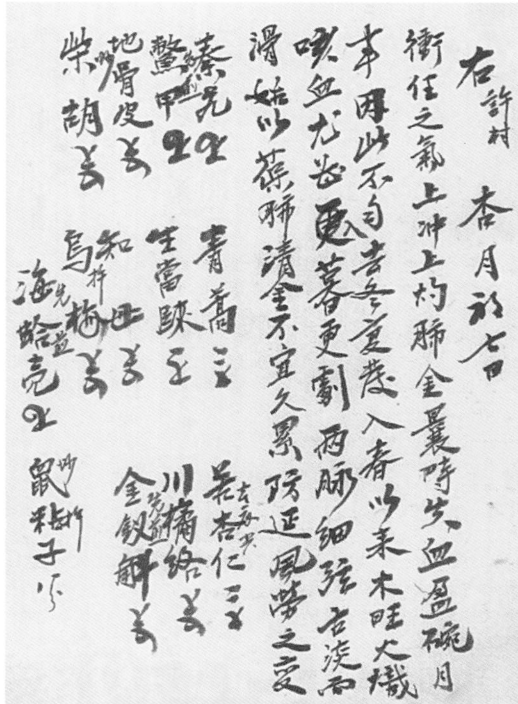
右 许村 杏月初七日
冲任之气上冲上灼肺金晨时失血盈碗月
事因此不至去冬受凉入春以来木旺火燃
咳血尤甚更入暮更剧两脉细弦右涩而
滑姑以蒸肺清金不宜久累防延风劳之变
秦艽一钱 青蒿三钱 川楝络二钱 杏仁三钱
鳖甲一钱 生当归三钱 全钗斛二钱
地骨皮二钱 知母二钱 鼠粘子
柴胡二钱 乌梅二钱
海蛤壳一钱

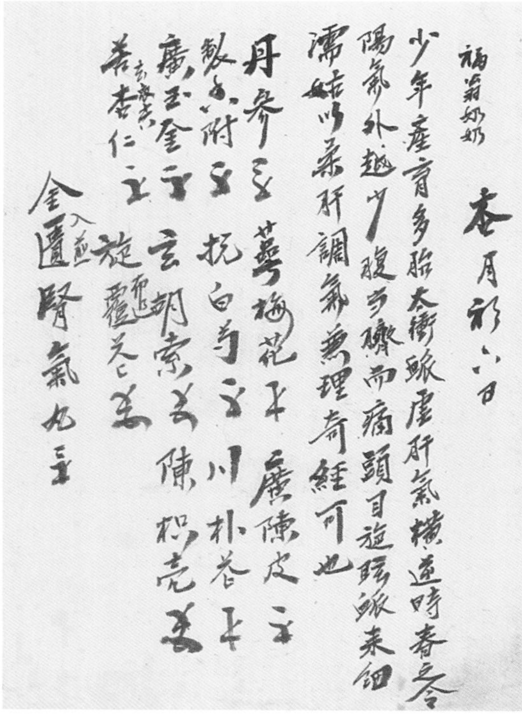
杨翁奶奶 杏月初六日
少年产育多胎太冲脉虚肝气横逆时春之冬
阳气外越少腹少腹而痛头目旋晕脉来细
濡姑以柔肝调气兼理奇经可也
丹参三钱 夢梅花一钱 广陈皮三钱
制香附三钱 抗白芍三钱 川朴花一钱
广玉金三钱 玄胡索二钱 陈枳壳二钱
杏仁三钱 旋覆花二钱
全匮肾气丸三钱

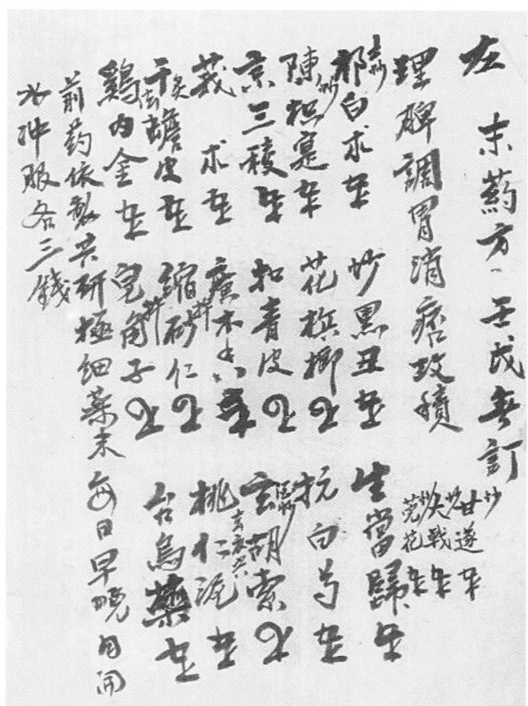
左 末药方 壬戌年订
理脾调胃消痞攻积
炒白术一钱 炒黑丑一钱 生当归一钱 炒甘遂一钱
陈枳壳一钱 花槟榔一钱 抗白芍一钱 炒大戟一钱
京三棱一钱 知青皮一钱 玄胡索一钱 芫花一钱
莪术一钱 广木香一钱 桃仁泥一钱
干蟾皮一钱 缩砂仁一钱 台乌药一钱
鸡内金一钱 皂角子一钱
前药依数共研极细药末 每日早晚开水冲服各三钱

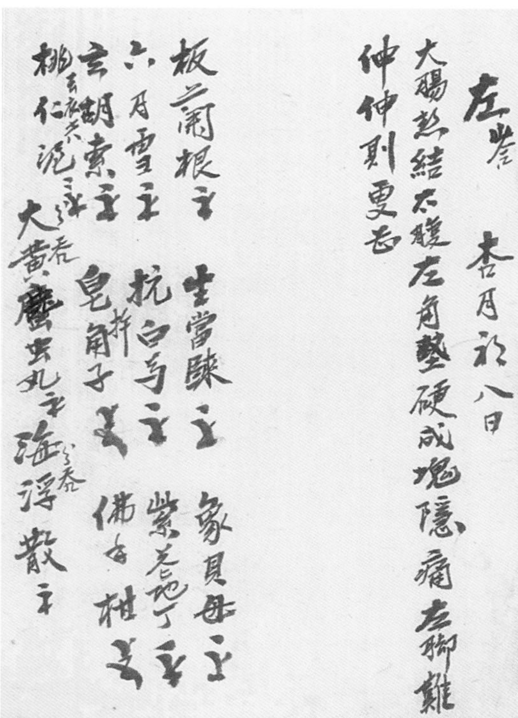
左 杏月初八日
大肠热结太腹左角坚硬成块隐痛 左脚难
伸伸则更甚
板蓝根三钱 生当归三钱 象贝母三钱
六月雪三钱 抗白芍三钱 紫花地丁三钱
玄胡索三钱 皂角子二钱 佛手柑二钱
桃仁泥三钱 大黄䗪虫丸三钱 海浮散三钱

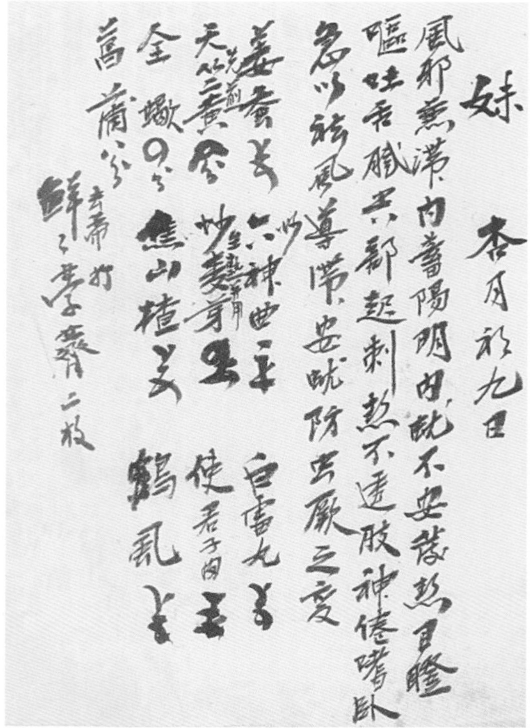

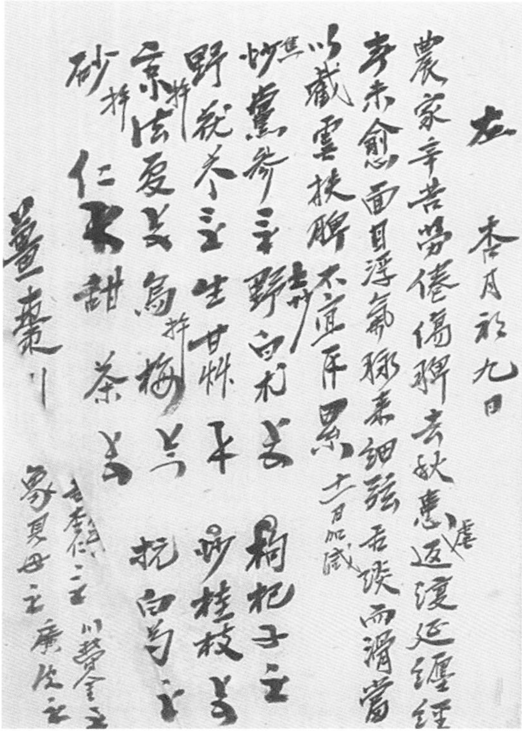

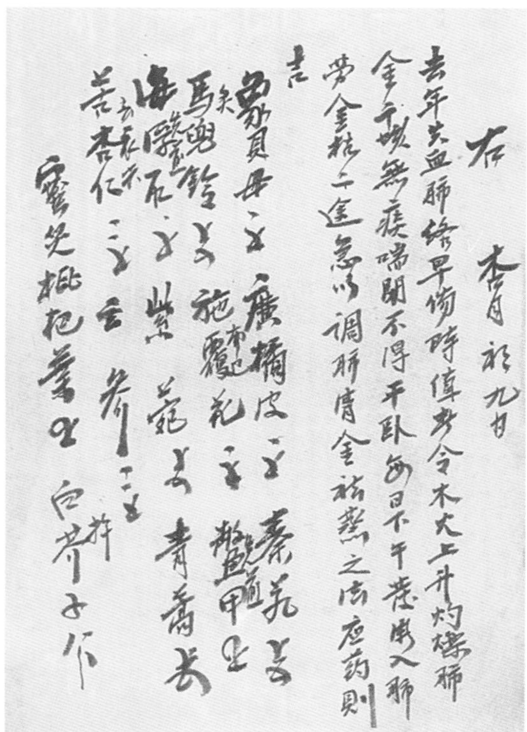

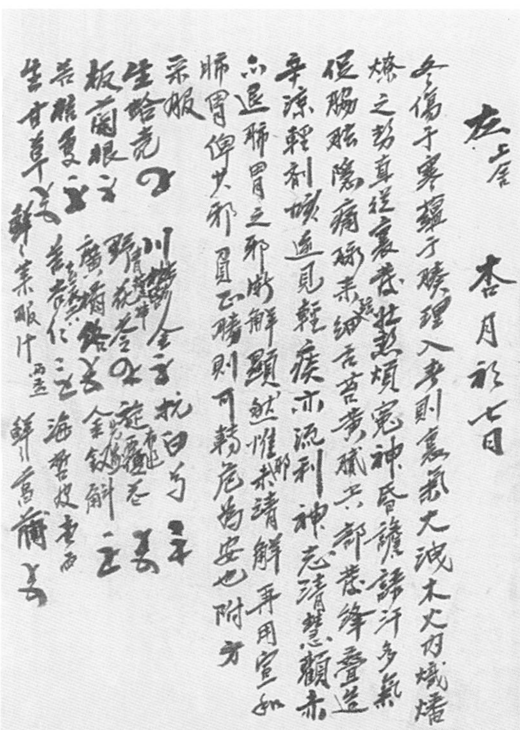

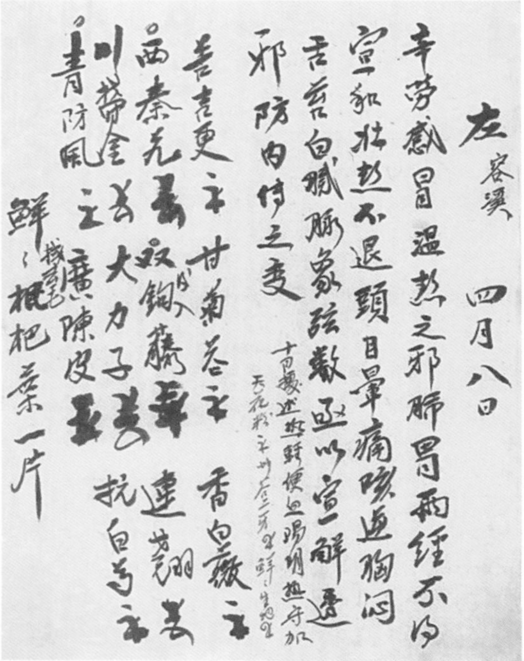

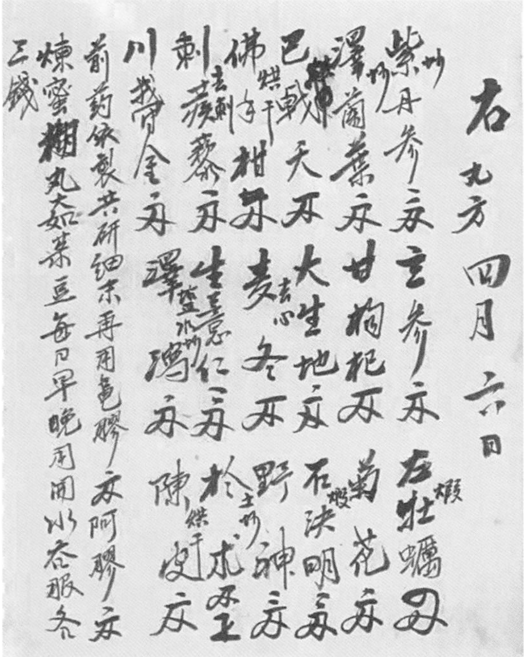

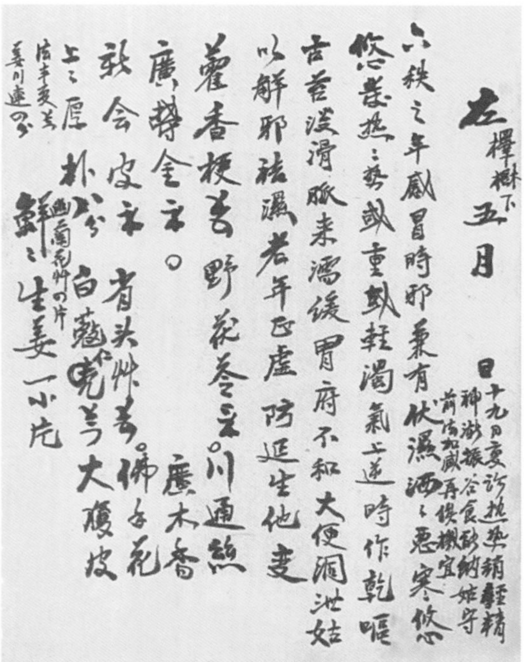

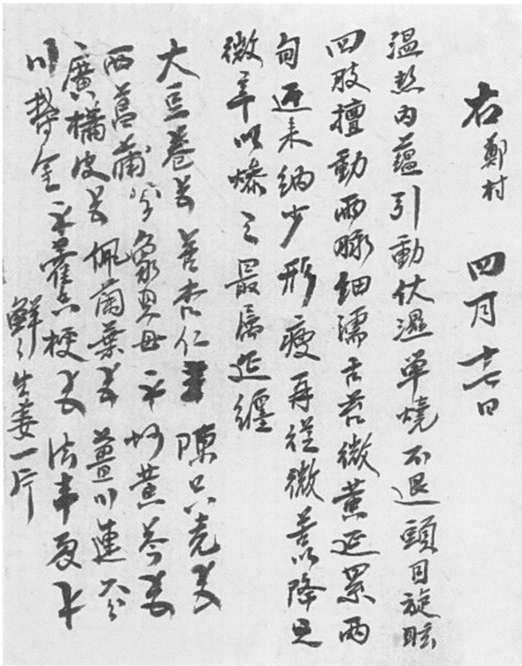

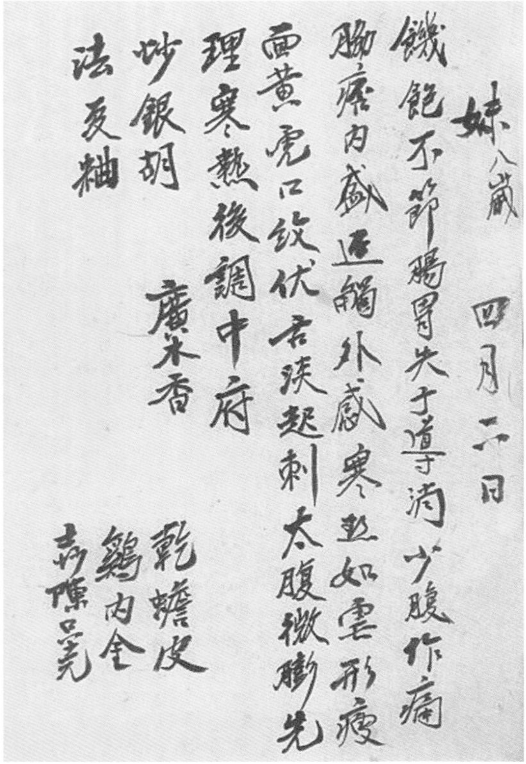
妹八歲　四月二十日
饑飽不節　腸胃失于消導　少腹作痛
面黃　虎口紋伏　舌淡起刺　大腹微膨　先
理寒熱　後調中府
炒銀胡　廣木香　乾蟾皮
法夏粬　鷄內金

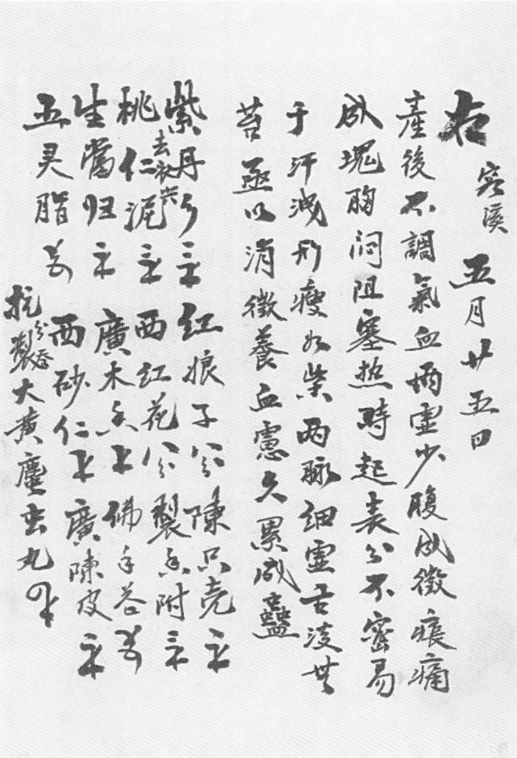
右　五月廿五日
產後不調　氣血兩虛　少腹微脹痛
形瘦如柴　兩脈細虛
紫丹參　紅
桃仁泥　西紅花
生當歸　廣木香
五靈脂　西砂仁
大黃䗪蟲丸

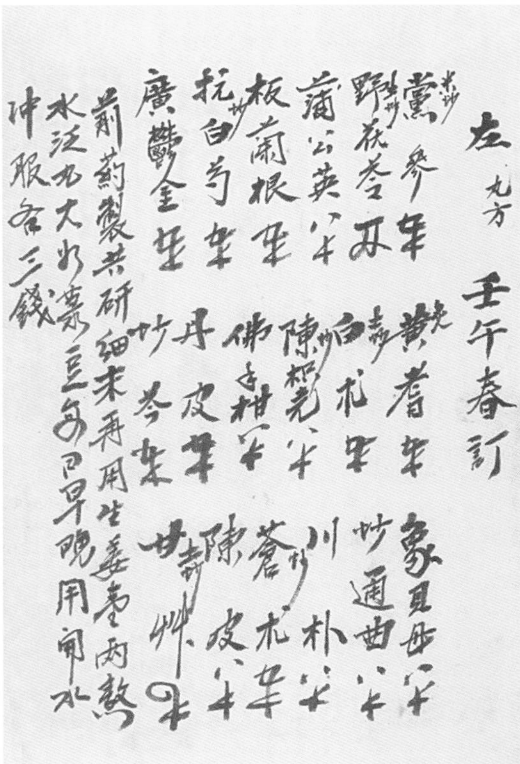
右　丸方　壬午春訂

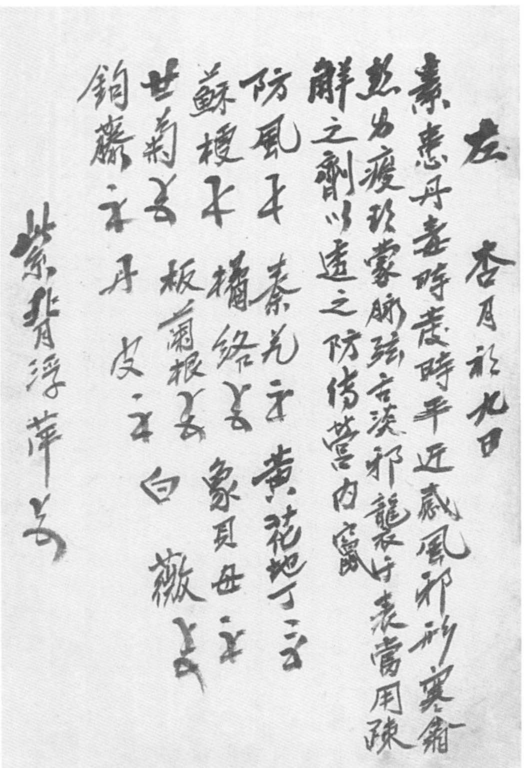
右　春月初九日
防風　秦艽
蘇梗　橘絡
甘菊　板藍根
紫背浮萍

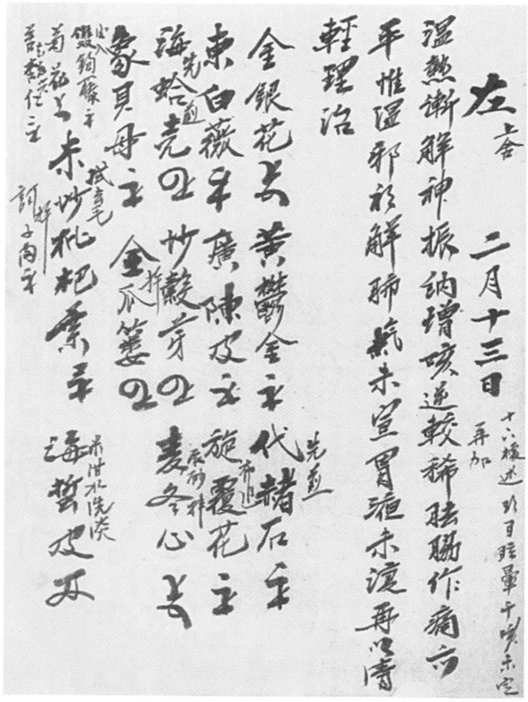
左 上舍　二月十三日

溼熱漸解，神振納增，咳逆較稀，脇腸作痛亦平，惟溼邪初解，肺氣未宣，胃液未復，再以清輕理治

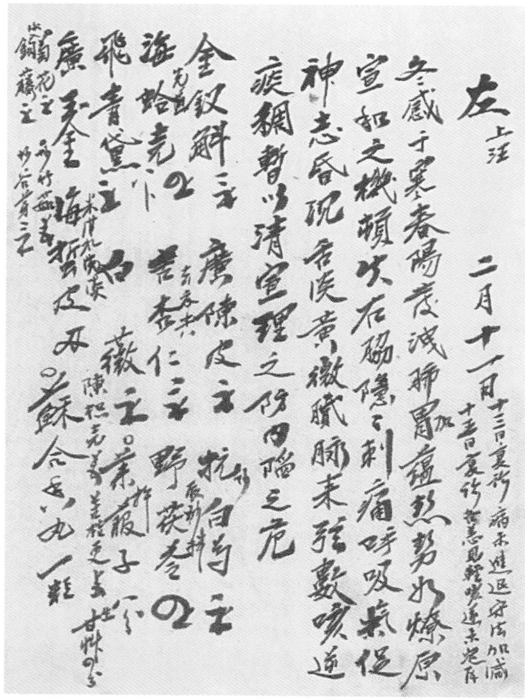
左 上汪　二月十一日

冬感于寒，春陽發洩，肺胃蘊熱，勢必燎原，宣和之機頓失，右脇隱隱刺痛，呼吸氣促，神志昏眩，舌苔黄膩，脈來弦數，咳逆痰稠，暫以清宣理之，防內陷之危

金釵斛　廣陳皮　杭白芍　海蛤殼　苦杏仁　野茯苓　飛青黛　白薇　萊菔子　廣玉金　海蛰皮　蘇合丸一粒

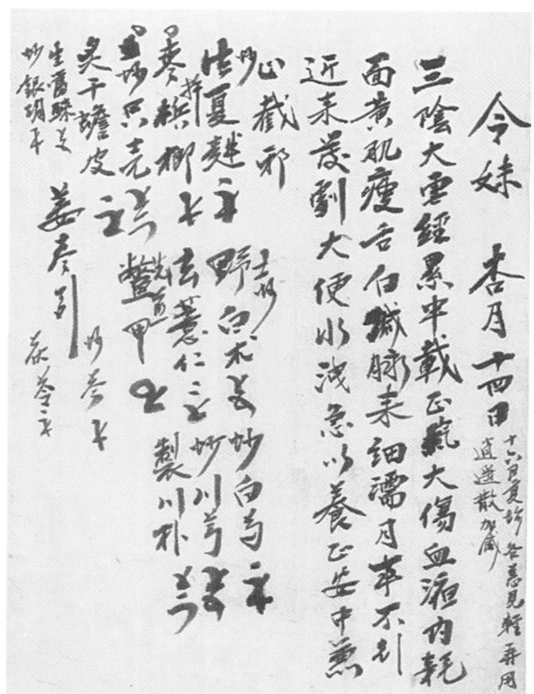
令妹　杏月十四日

三陰大虛，經累半載，正氣大傷，血液內耗，面黄肌瘦，舌白膩，脈來細濡，月事不行，近來發劑大便水泄，急以養正安中兼

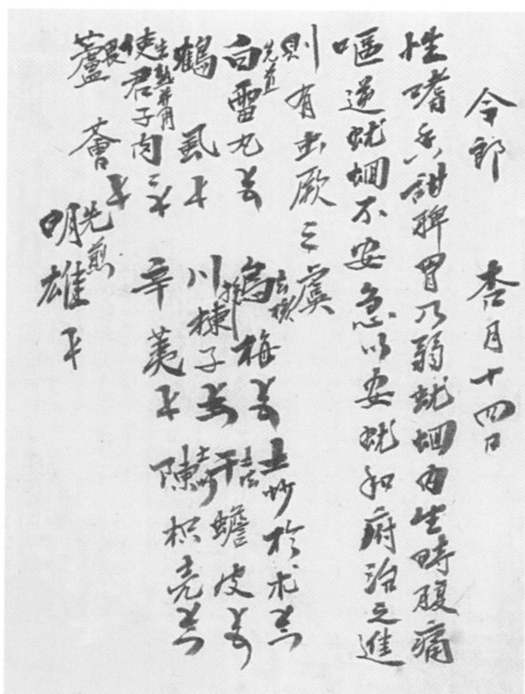
令郎　杏月十四日

性嗜肥甘，脾胃乃弱，蛔蟲由生，時腹痛嘔逆，蛔蟲不安，急以安蛔和腑治之，進則有虫厥之虞

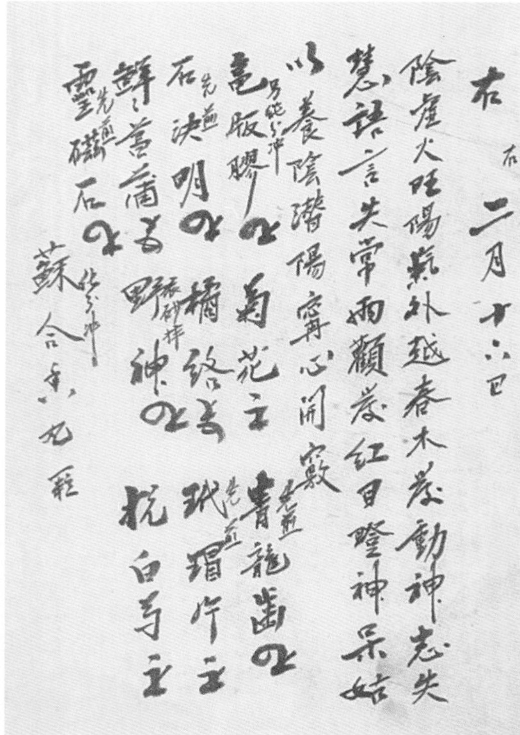

右　二月十六日

陰虚火旺，陽氣外越，春木發動，神志失慧，語言失常，兩顴發紅，目瞪神呆，姑以養陰潛陽，寧心開竅。

龜版膠（另燉沖）一錢　菊花二錢　青龍齒（先煎）四錢

石決明（先煎）四錢　橘絡一錢　玳瑁片（先煎）二錢

鮮菖蒲一錢　辰砂拌茯神四錢　杭白芍二錢

靈磁石（先煎）四錢　蘇合香丸（化沖）一粒

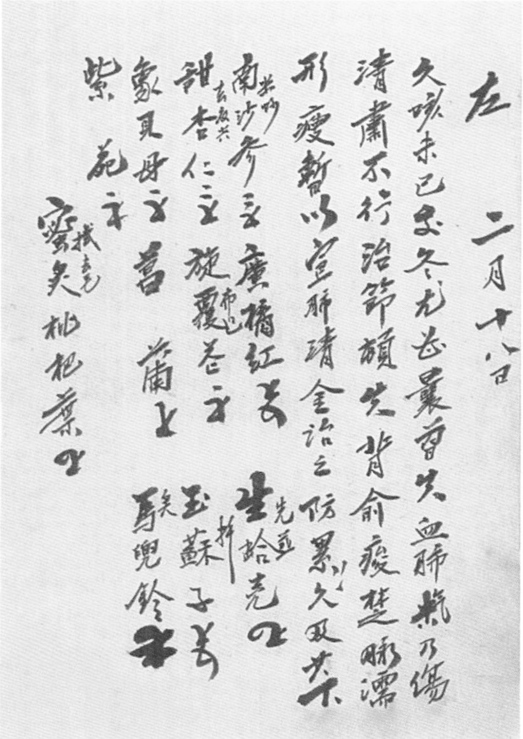

左　二月十八日

久咳未已，去冬尤甚，曩曾失血，肺氣乃傷，清肅不行，治節失司，背俞痠楚，脈濡形瘦，暫以宣肺清金治之，防累久咳成怯。

南沙參（米炒）三錢　廣橘紅一錢　生蛤殼（先煎）四錢

甜杏仁（去皮尖）三錢　旋覆花（布包）三錢　玉蘇子（拌）二錢

象貝母三錢　菖蒲一錢　馬兜鈴（炙）一錢

紫菀三錢　蜜炙枇杷葉（拭毛）三錢

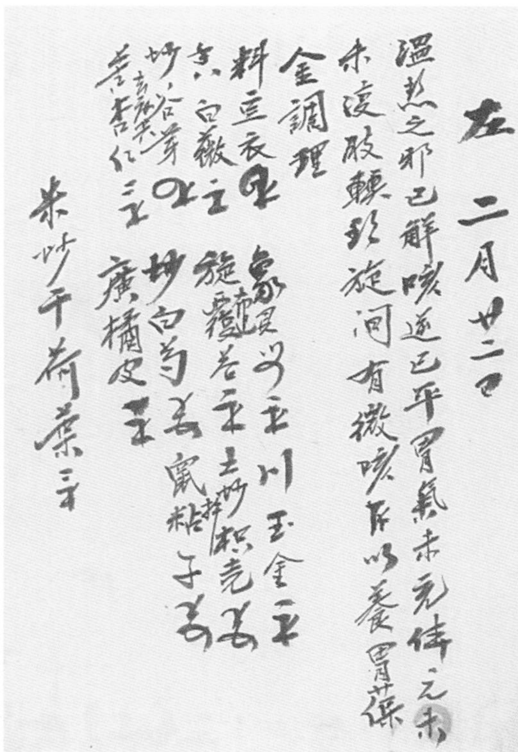

左　二月廿二日

溫熱之邪已解，咳逆已平，胃氣未充，倦〻元未來復，肢軟頭旋，間有微咳，今以養胃保金調理。

料豆衣一錢　象貝母二錢　川玉金一錢

白薇二錢　旋覆花（布包）三錢　土炒枳殼一錢

炒谷芽（生熟）四錢　炒白芍二錢　鼠粘子（拌）二錢

甜杏仁（去皮尖）三錢　廣橘皮一錢

米炒干荷葉三錢

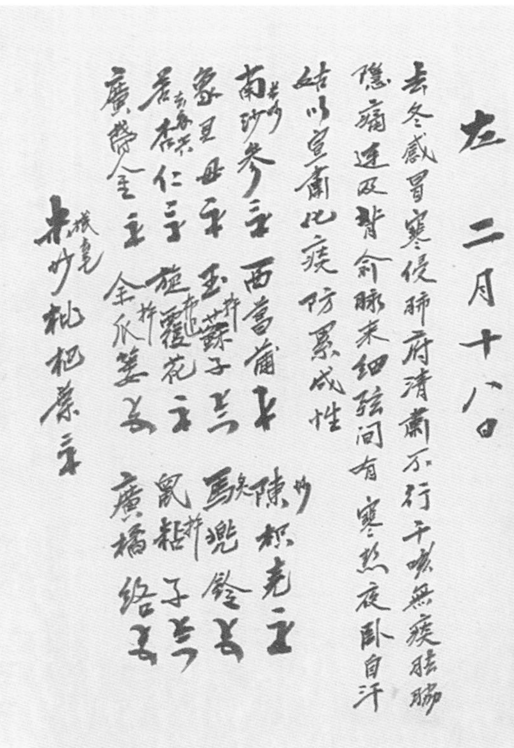

左　二月十八日

去冬感冒，寒侵肺府，清肅不行，干咳無痰，脇肋隱痛，連及背俞，脈來細弦，間有寒熱，夜臥自汗，姑以宣肅化痰，防累成怯。

南沙參（米炒）三錢　西菖蒲一錢　炒陳枳殼一錢

甜杏仁（去皮尖）三錢　玉蘇子（拌）二錢　馬兜鈴（炙）一錢

象貝母三錢　旋覆花（布包）三錢　鼠粘子（拌）二錢

廣鬱金一錢　全瓜蔞四錢　廣橘絡一錢

米炒枇杷葉（拭毛）三錢

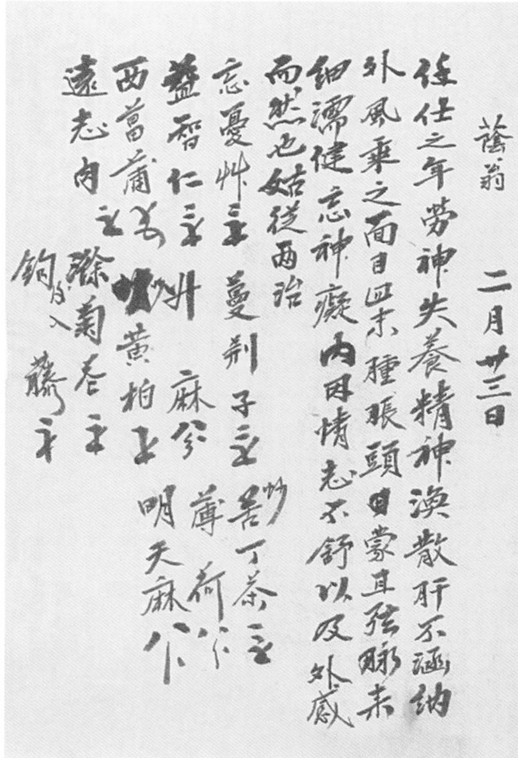

蕃翁　二月廿三日

後任之年劳神失養，精神涣散，肝不涵纳，外風乘之，面目四末腫脹，頭目蒙耳弦，脉来细濡，健忘神凝，内因情志不舒以及外感而然也。姑從西治。

忘憂艸　蔓荊子　炒苦丁茶

益智仁　升麻　薄荷

西當歸　黃柏　明天麻

遠志肉　滁菊花

鈎藤（后入）

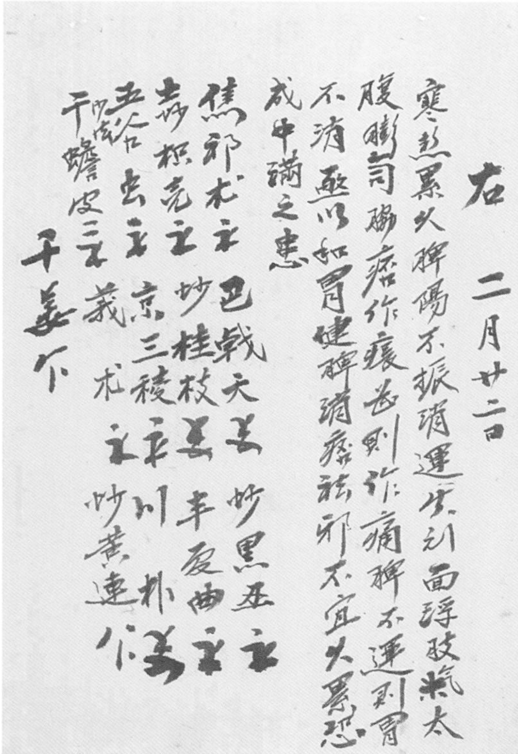

右　二月廿二日

寒熱累次，脾陽不振，消運失司，面浮肢腫，氣太腹膨，胃脇痞作脹，甚則作痛，脾不運則胃不消。亟以和胃健脾，消痞祛邪，不宜久累，恐成中满之患。

焦邪术　巴戟天　炒黑丑

枳壳　炒桂枝　半夏曲

五谷虫　京三棱　川朴

干蟾皮　莪术　炒黄連

干姜

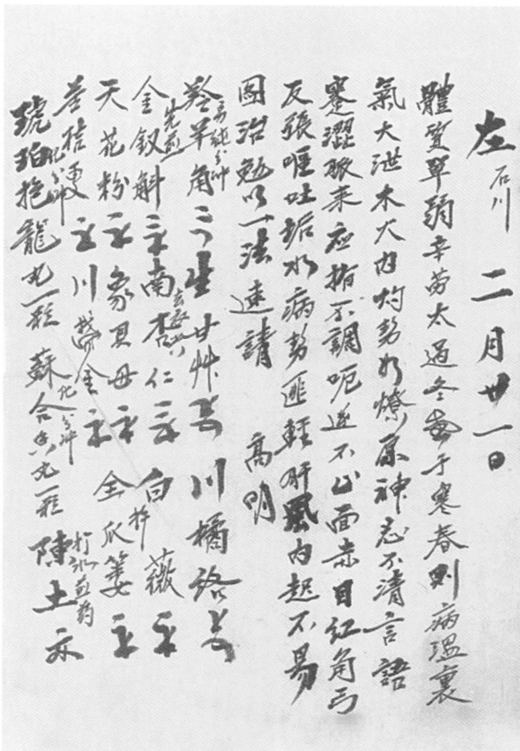

左　石川　二月廿一日

體質單弱，辛苦太過，冬受于寒，春則病温，裏氣大泄，木火内灼，势成燎原，神志不清，言語蹇澀，脉来应指不調，呃逆不已，面赤目紅，角弓反張，嘔吐涎水，病勢匪輕，肝風内起，不易圖治，勉以一法，速請高明。

羚羊角（另磨冲）　生甘艸　川橘络

金钗斛（先煎）　南杏仁　白薇

天花粉　川象贝母　全瓜蒌

参桂（化冲）　川戟

琥珀抱龍丸一粒　苏合丸一粒（化冲）　陳土（打碎煎药）

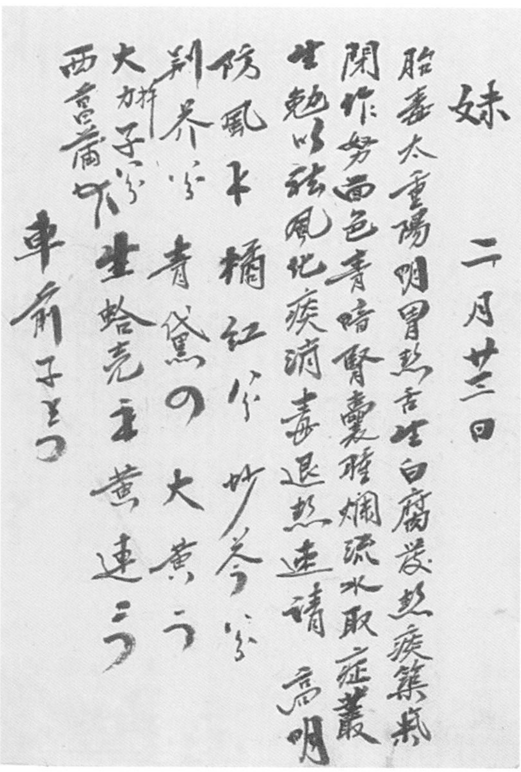

妹　二月廿三日

胎毒太重，陽明胃熱，舌生白腐，發熱痰氣閉作，努面色青暗，腎囊腫爛，流水取症叢生，勉以祛風化痰，消毒退熱，速請高明。

防風　木通　橘红　炒黄芩

荊芥　青黛　大黄

大力子（杵）　生蛤壳　黄連

西當歸

車前子

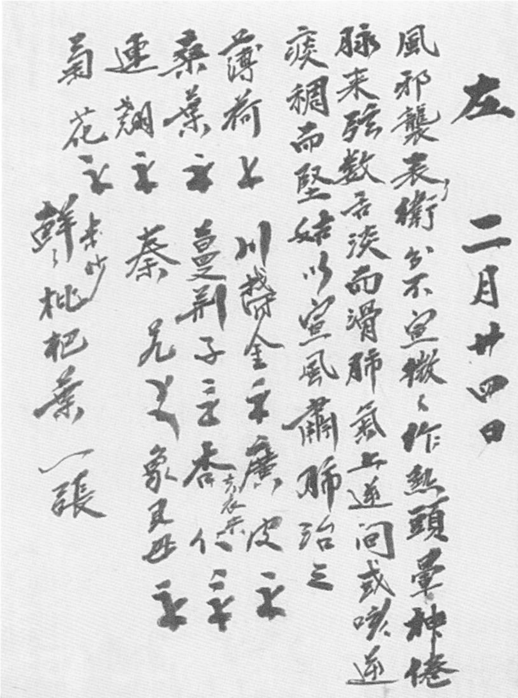

左　二月廿四日

風邪襲表，衛分不宣，微微作熱，頭暈神倦，脈來弦數，舌淡而滑，肺氣上逆，間或咳逆，痰稠而堅，姑以宣風肅肺治之。

薄荷 七分　川鬱金 一錢　廣皮 一錢

桑葉 一錢　蔓荊子 一錢半　杏仁（去衣尖）一錢半

連翹 一錢　秦艽 八分　象貝母 一錢

菊花 一錢　鮮枇杷葉（去毛）一張

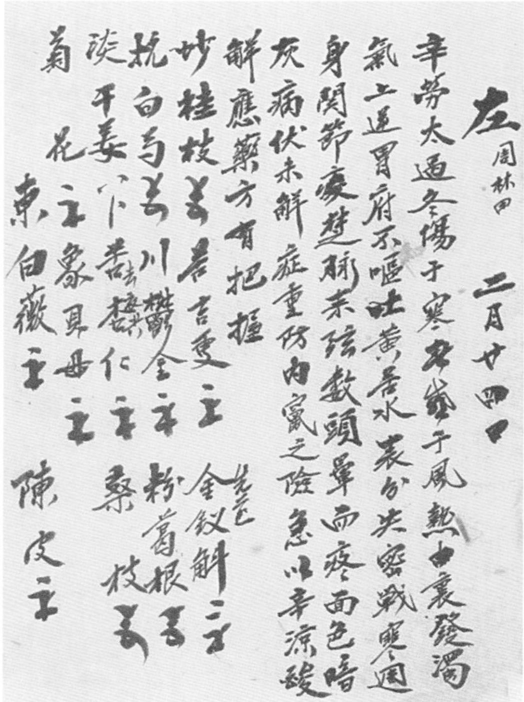

左　周林田　二月廿四日

辛勞太過，冬傷于寒，春發于風，熱由裏發，濁氣上逆，胃府不和，嘔吐黃苦水，表分失密，戰寒，周身關節痠楚，脈來弦數，頭暈而疼，面色暗灰，病伏未解，症重防內竄之險，急以辛涼疏解，應藥方有把握。

炒桂枝 五分　苦桔梗 一錢　金釵斛（先煎）三錢

杭白芍 一錢半　川鬱金 一錢　粉葛根 一錢半

淡干姜 八分　苦杏仁（去皮尖）一錢　桑枝 一錢半

菊花 一錢　象貝母 一錢　陳皮 一錢

東白薇 一錢

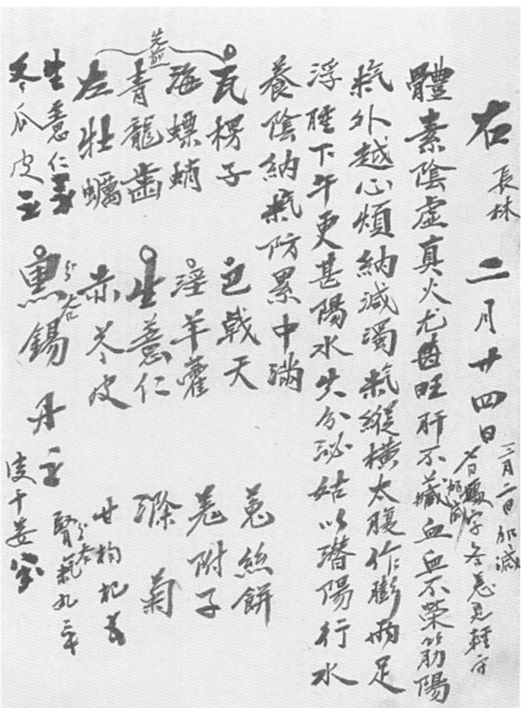

右　長林　二月廿四日（三月二日加減）

體素陰虛，真火尤甚旺，肝不藏血，血不榮筋，陽氣外越，心煩納減，濁氣縱橫，太腹作膨，兩足浮腫，下午更甚，陽水失分泌，姑以潛陽行水，養陰納氣，防累中消。

瓦楞子　巴戟天　菟絲餅

海螵蛸　淫羊藿　胡附子

青龍齒（先煎）　生薏仁　滁菊

左牡蠣　赤茯皮　甘枸杞 一錢半

生薏仁 一錢　冬瓜皮 一錢

黑錫丹（包）一錢　腎氣丸 三錢

淡干姜 一錢

二、杨以阶20世纪70年代处方原件

这一部分收录杨以阶先生20世纪70年代的儿科处方（病例1除外），其中前3个病例较为特殊，故予以详细解析。病例1中的患者系安徽大学中文系教授，他30岁时患急性黄疸性肝炎，谷丙转氨酶超出正常值10多倍，全身蜡黄，恶心呕吐，身体虚弱，整夜失眠。他接受西医治疗一段时间后病情不见好转，人瘦了30多斤，瘦骨嶙峋，濒临死亡边缘，遂求治于杨以阶先生。近年笔者通过多方寻找，才找到这位教授，他无偿提供了当年的处方，所提供内容虽然不全，但也可以从中了解治疗的基本情况。病例2与病例3为1973年7月—8月杨以阶先生赴石台县七都镇探亲期间接诊的患儿。病例2中的患儿患有中毒性菌痢，住院期间出现休克，病情危急。当时医疗条件有限，西药只有庆大霉素和654–2（消旋山莨菪碱），不能输血或使用其他生物制品，更没有呼吸机等抢救设备。杨以阶先生采用中医方法对其进行治疗，使患儿痊愈出院。病例3中的患儿则因患风湿性心脏病合并心衰住院，经中西医结合治疗，病情得到改善出院。

这3个病例能够说明杨以阶先生不仅在儿科方面造诣较深，在内科及其他科方面造诣也很深，也说明中医不仅可以治疗慢性病，也可以治疗急性病，甚至危重症。

除3例特殊病例以外，本部分还收录了未曾收进《儿科临证验案》中的病例，且为杨以阶先生的处方手稿。然因篇幅有限，未对其进行解析。

（一）3个特殊病例

1. 病例1

沈晖，男，30岁，安徽大学教师，患重症肝炎，久治不愈，经杨以阶先生诊治后痊愈。患者曾撰文纪念杨以阶先生，该文章获安徽省立医院建院120周年征文一等奖，并被刊登在安徽省立医院网站上。现摘录文中部分内容。

1973年，我大学毕业后被分配到合肥教书。因为当时有“备战备荒”的政治任务，我在带学生去“野营拉练”的途中病倒了。这次是因营养不良而患急性黄疸性肝炎，谷丙转氨酶指数竟为560单位，超出正常值10多倍。我全身浮肿，脸部和眼睛蜡黄，见到食物就恶心呕吐，身体虚弱无力。采用西医方法治疗一段时间，病情不见好转。此时我精神恍惚，一点食欲也没有，整夜失眠，人瘦了30多斤，瘦骨嶙峋，仿佛风一吹，人就会倒下，濒临死亡边缘。

后经人介绍我到省立医院看中医，挂老中医杨以阶先生的号。记得杨老那时已年近古稀，他身材中等，腰板挺直，不胖不瘦，端坐把脉，一副仙风道骨的形象。望闻问切一番后，他用极细的钢笔在我的病历本上写道：“肝病未愈，肝功未复，入夜不寐，即睡而多梦，四肢无力，当以疏肝健脾，清热利湿之方于下。”

我拿起病历本，看了一眼大有王羲之行书之范的好字，对杨老说声：“谢谢！”

这声“谢谢”里，既有对杨老精湛医术的钦佩，更有对他那一手妍美书法，以及熟谙四六骈文造诣的由衷赞美！

5剂汤药服完，我的肝功能基本恢复正常。复诊时，杨老又在病历上写道：“中焦嘈杂，悠然作胀，右胁隐痛，当以疏肝理气、和胃调肝之法，处方如下。”

又服了5剂药后，我感觉身体轻松，睡眠也好了。继续找杨以阶先生看了几次病，总共服了40剂汤药。经杨老仁医妙手的调治，我的食欲顿开，面色由蜡黄渐渐变得红润起来，各项肝功能指标恢复正常，拖了大半年的肝病竟奇迹般治愈了。

四十多年过去了，我至今还珍藏着杨老给我看病时写的那份病历，时不时还拿出来看一看。如今杨老已归道山，睹物思人，油然而生一股浓浓的怀念之情。

1973-9-15　肝病未愈，肝功未复，入夜不寐，即睡多梦，四肢无力，前进疏肝健脾，清热利湿，症状略轻，守原意加减。

炒柴胡一钱五分，川郁金二钱，绿梅花三钱，茯神三钱，炒枣仁四钱，炒白芍二钱，炒当归三钱，夜合花三钱，焙鸡内金三钱，沉香曲三钱，炒党参三钱，大枣四枚。3剂。

1973-9-24　药后诸恙悉减，现仍腹胀不适。

炒白芍三钱，川厚朴花三钱，大腹皮三钱，绿梅花三钱，佛手二钱，香橼皮三钱，沉香曲三钱，炒党参三钱，鸡内金三钱，炒柴胡一钱五分，炒白芍三钱，大枣四枚。5剂。杨/汤（汤为杨以阶先生所带学生）

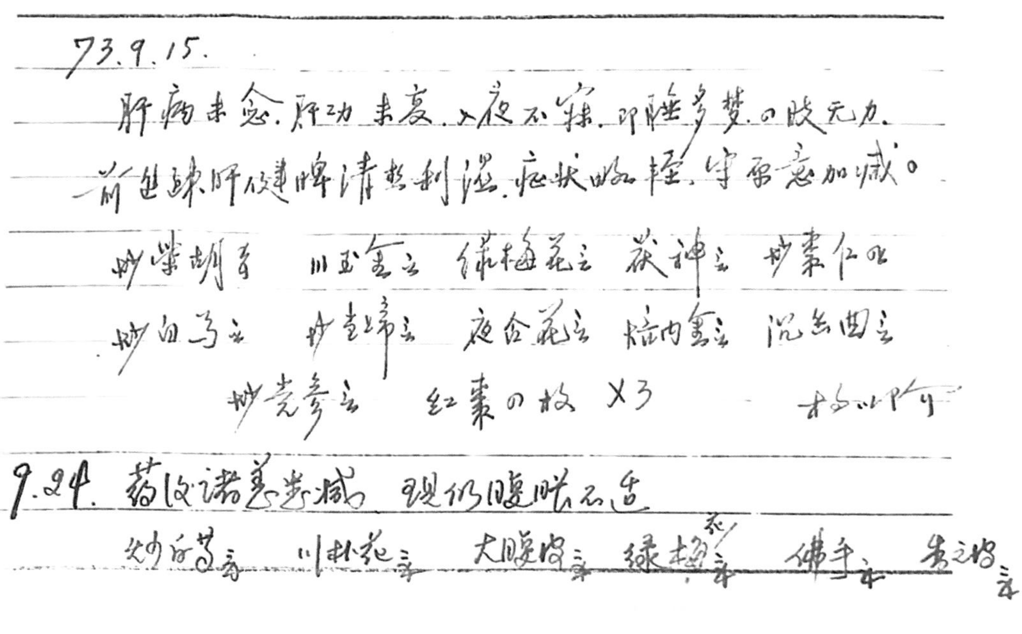
73.9.15.
肝病未愈.肝功未复.入夜不寐.即睡多梦.四肢无力.
前进疏肝健脾清热利湿.症状略轻.守原意加减。
炒柴胡钱半　川郁金二　绿梅花三　茯神三　炒枣仁四
炒白芍二　炒当归三　夜合花三　焙内金三　沉香曲三
炒党参三　红枣四枚　X3　杨以阶
9.24.　药后诸恙悉减　现仍腹胀不适
炒白芍三　川朴花三　大腹皮三　绿梅花三　佛手二　香橼皮三

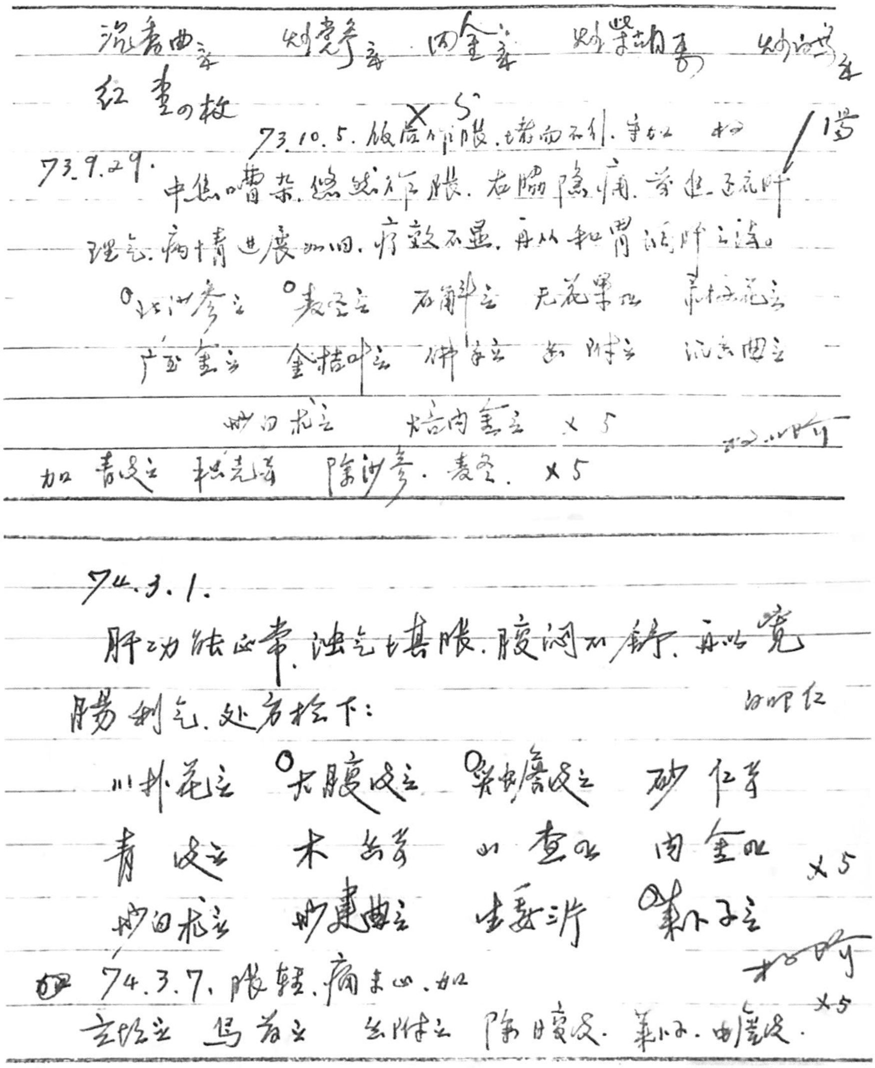
73.9.29.
中焦嘈杂，悠然作胀，右胁隐痛，前进疏肝理气，病情进展如旧，疗效不显，再从和胃调肝之法。
73.10.5. 饭后作胀，堵而不利，守加

1973–9–29　中焦嘈杂，悠然作胀，右胁隐痛，前进疏肝理气，病情进展如旧，疗效不显。再从和胃调肝之法。

北沙参三钱，麦冬三钱，石斛三钱，无花果四钱，绿梅花三钱，广郁金三钱，金桔叶三钱，佛手二钱，香附二钱，沉香曲三钱，炒白术三钱，焙鸡内金三钱。5剂。

1973–10–5　饭后作胀，堵而不利，守加。加青皮二钱、枳壳四钱，除沙参、麦冬。5剂。

1974–3–1　肝功能正常，浊气填胀，腹闷不舒。再以宽肠利气，处方于下。

川厚朴花三钱，大腹皮二钱，炙蟾皮二钱，砂仁一钱五分，青皮二钱，木香四钱，山楂四钱，鸡内金四钱，炒白术三钱，炒建曲三钱，生姜三片，莱菔子三钱。5剂。

1974–3–7　胀轻，痛未止。加玄胡三钱、乌药二钱、香附二钱，除大腹皮、莱菔子、炙蟾皮。5剂。

2. 病例2

1973年8月，杨以阶先生赴石台县七都镇探亲期间，仍接诊不少慕名而来的患者。此为1例重症中毒性菌痢患儿，住院期间接受西医治疗，但因当时医疗条件有限，只有庆大霉素和654–2（消旋山莨菪碱），无吸氧、输血和使用呼吸机等条件，后主要采用中医方法进行治疗，患儿痊愈出院。

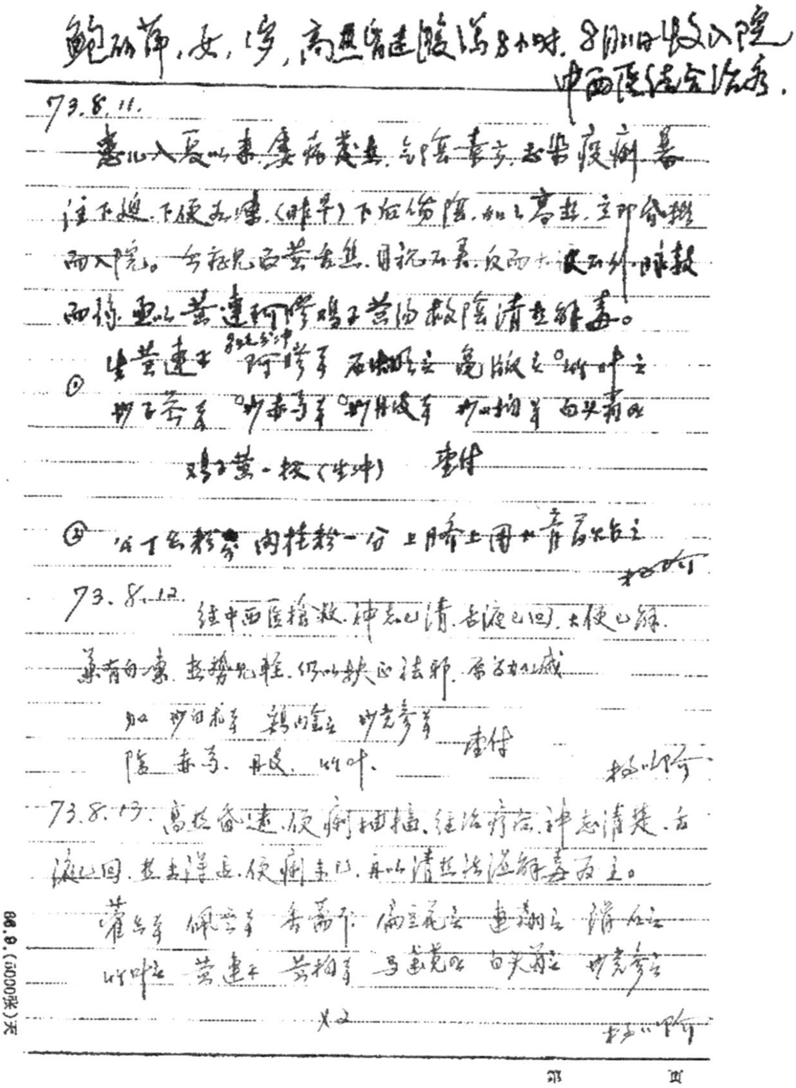
鲍丽萍，女，1岁，高热昏迷腹泻8小时，8月11日收入院
中西医结合治疗
73.8.11.
73.8.12.
73.8.13.

鲍丽萍，女，1岁，高热昏迷、腹泻8小时，8月11日收入院，中西医结合治疗。

1973–8–11　患儿入夏以来，屡病发热，气阴虚亏，感染疫痢，暑注下迫，下便为溏，（昨早）下后伤阴，加之高热，立即昏糊而入院。今症见面黄舌焦，目视不灵，反而大便不解，脉数而弦。亟以黄连阿胶鸡子黄汤救阴清热解毒。

生黄连一钱，阿胶一钱五分，石决明三钱，龟板一钱五分，竹叶二钱，炒黄芩一钱五分，炒赤芍一钱五分，炒丹皮一钱五分，炒山柏一钱五分，白头翁四钱，鸡子黄一枚（生冲）。1剂。

公丁香粉一分、肉桂粉一分在脐上用膏药贴之。

1973-8-12 经中西医结合之法进行抢救，神志已清，舌液已回，大便已解，兼有白脓，热势见轻。仍以扶正祛邪，原方加减。加炒白术一钱五分、鸡内金三钱、炒党参一钱五分，除赤芍、丹皮、竹叶。1剂。

1973-8-13 高热昏迷、便痢、抽搐，经治疗后，神志清楚，舌液已回，热未除退，便痢未已。以清热祛湿解毒为主。

藿香一钱五分，佩兰一钱五分，香薷八分，扁豆花三钱，连翘三钱，滑石三钱，竹叶二钱，黄连一钱，黄柏一钱五分，马齿苋四钱，白头翁三钱，炒党参三钱。2剂。

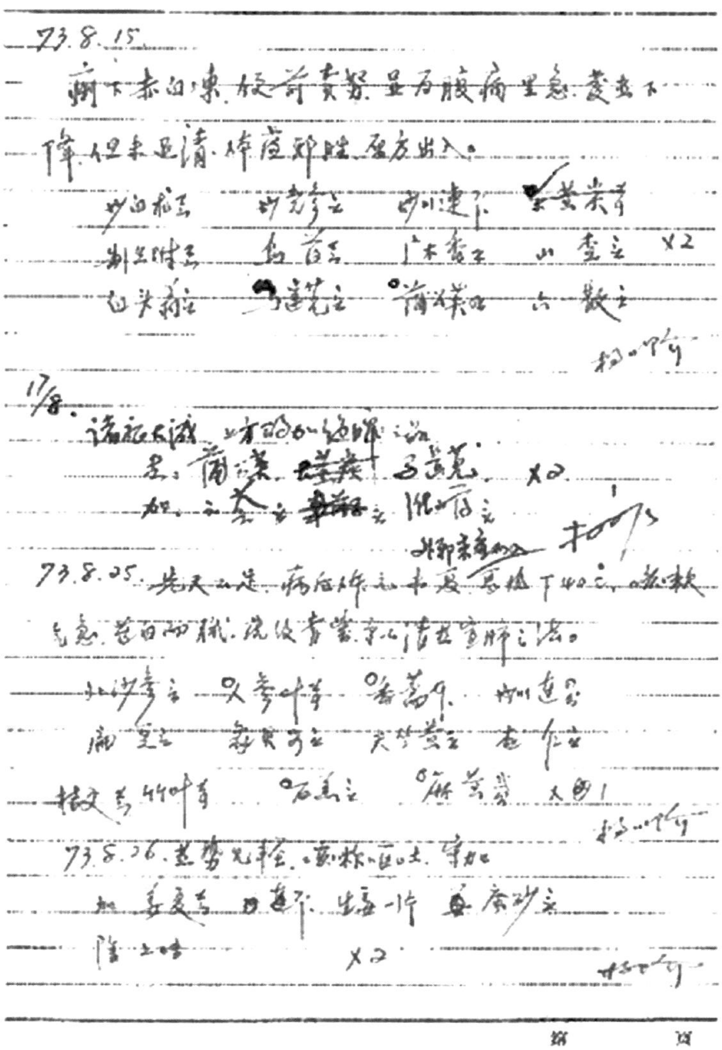

1973-8-15　痢下赤白胨，便前努责，现腹痛里急，发热下降，但热未退清，体虚邪胜，原方出入。

炒白术一钱二分，炒党参一钱，炒川黄连八分，大黄炭一钱五分，炙香附一钱二分，乌药一钱二分，广木香一钱，山楂三钱，白头翁三钱，马齿苋三钱，蒲公英四钱，六一散三钱。2剂。

1973-8-17　诸症大减，上方酌加健脾之品，去蒲公英、马齿苋，加云茯苓二钱、淮山药三钱。2剂。杨永弘加减。

1973-8-25　先天不足，病后体元未复，外邪乘虚而入，高热，体温40 ℃，咳嗽、气急，苔白而腻，虎纹青紫。予以清热宣肺之法。

北沙参三钱，人参叶一钱五分，香薷五分，炒川黄连四分，扁豆三钱，象贝母二钱，天竺黄二钱，杏仁二钱，桔梗一钱二分，竹叶一钱五分，石膏三钱，麻黄三分。1剂。

1973-8-26　热势已减，咳嗽，呕吐，守加姜夏一钱二分、川黄连六分、生姜一片、蚕沙三钱，除人参叶、香薷、石膏、麻黄。

3. 病例3

亦为七都镇患儿，因风湿性心脏病合并心衰住院，经中西医结合治疗，患儿病情好转并出院。

徐光华，男，17岁，风湿性心脏病合并心衰。

1973-7-14　面暗虚浮，足跗微肿，颈间动脉跳动明显，呼吸气满，心慌，行动时气急，脉尺弱关数，间有低热。历时几年，风湿性心脏病反复发作。予以益气宁心，佐以祛风化湿。

炒党参三钱，炒白术三钱，炙远志二钱，酸枣仁四钱，京菖蒲一钱五分，柏子仁四钱，生姜二片，大枣四枚，石楠叶三钱，海桐皮三钱，豨莶草三钱，千年健三钱，鹿衔草三钱，白毛藤三钱，3剂。

1973-7-18　浮肿见消，余症同前，汗多，心悸，予以宁心为主。

加炒桂枝一钱二分、生龙骨四钱、生牡蛎四钱、炒白芍二钱，除鹿衔草、白毛藤、海桐皮、柏子仁。4剂。

1973-7-24　风湿性心脏病已历多年，最近（风湿）活动。面浮足肿，心跳气急，水气凌心，苔白脉平。予以宁心利水，佐以扶正。

炒党参三钱，炒白术三钱，茯苓四钱，生姜皮一钱五分，大枣四枚，广木香一钱五分，炙远志二钱，枣仁三钱，泽泻三钱，薏苡仁四钱，炒山药四钱，佛手二钱。3剂。

1973-7-27　四诊。浮肿已消，小便清长，脉数已静，惟心悸、气闷。守原方加减，再候机宜。加柏子仁三钱、法半夏一钱五分，除山药。3剂。

风心、心衰

徐光华 男 17岁 73.7.14. 上诊

面目虚浮，足跗微肿，颈间动脉跳动，呼吸气满，心慌心跳，行动气急，脉大而数，间有代歇。（风湿性心脏病）历时几年，反复发作，予以益气宁心，佐以祛风化湿。

炒党参三 炒白术三 炙远志三 酸枣仁四
炙菖蒲二 柏子仁四 生姜二片 红枣四枚 ×3
石楠叶三 海桐皮三 豨莶草三 千年健三
鹿衔草三 白毛藤三

杨以阶

73.7.18. 浮肿见消，余症同前，汗多心悸，予以宁心为主。
加 炒桂枝三 生龙骨四 生牡蛎四 炒白芍三
除 鹿衔草、白毛藤、海桐皮、柏子仁。×4

杨以阶

73.7.24. 风湿性心脏病已历多年，最近活动已浮足肿，心跳气急，水气凌心，苔白脉平，予以宁心利水，佐以扶正。

炒党参三 炒白术三 茯苓四 生姜衣二 红枣四枚
广木香二 炙远志三 枣仁三 泽泻三 苡仁四
炒山药四 佛手三 ×3

杨以阶

73.7.27. 四诊：浮肿已消，小便清长，脉数已静，惟心跳气闷，守原方加减，再候机宜。
加 柏子仁三 法半夏二 除山药。×3

杨以阶

66.9.(5000张)天

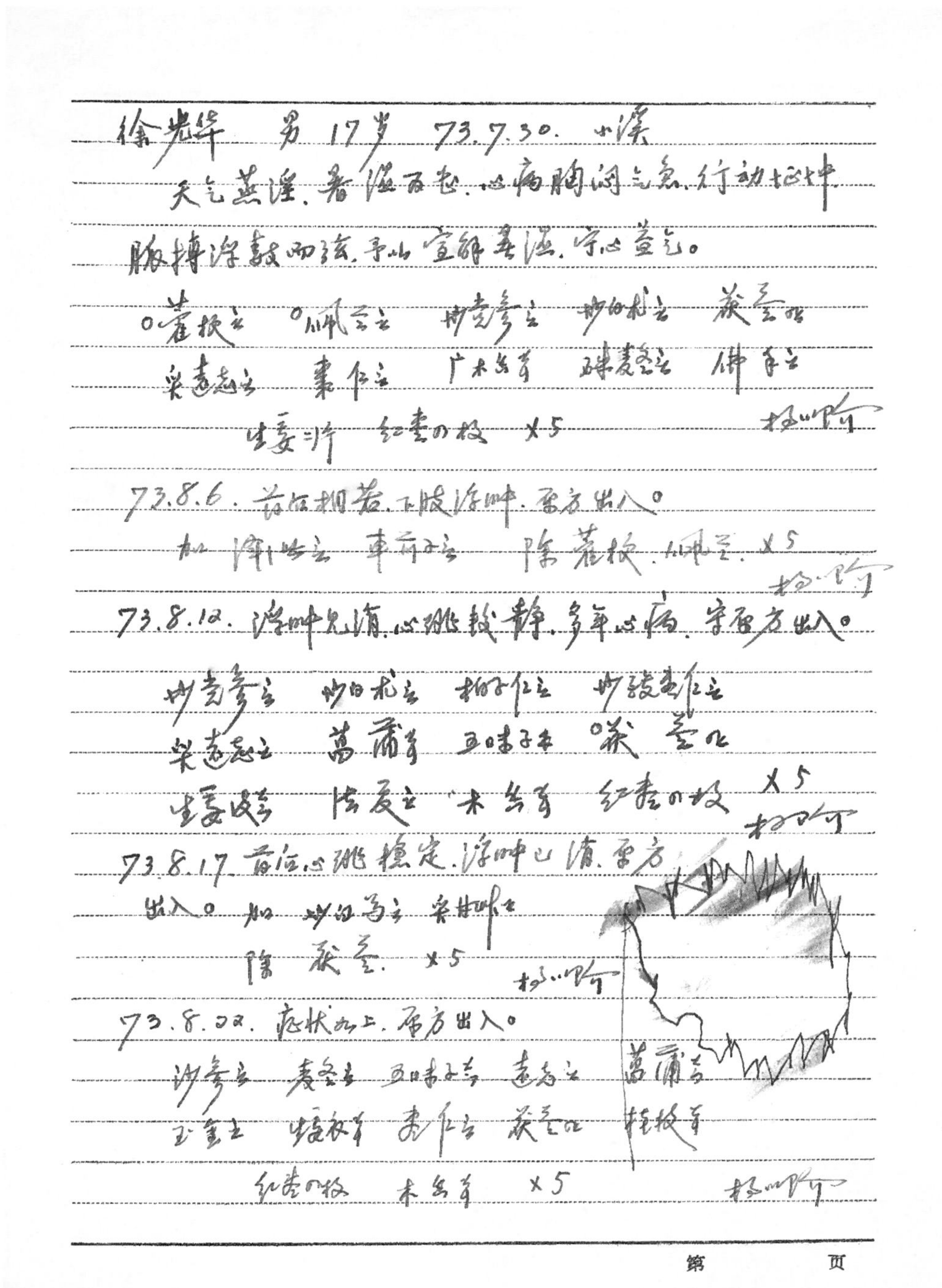

徐光华　男　17岁　73.7.30.　小溪

天气蒸淫，暑湿为重，心痛胸闷气急，行动怔忡

脉搏浮数而弦，予以宣解暑湿，宁心益气。

○藿梗二　○佩兰二　炒党参三　炒白术二　茯苓四

炙远志二　枣仁三　广木香钱半　朱麦冬三　佛手二

生姜二片　红枣四枚　×5　杨以阶

73.8.6.　前症相若，下肢浮肿，原方出入。

加　泽泻三　车前子三　除藿梗、佩兰。×5　杨以阶

73.8.12.　浮肿见消，心跳较静，多年心病，守原方出入。

炒党参三　炒白术三　柏子仁三　炒酸枣仁三

炙远志二　菖蒲钱　五味子一　茯苓四

生姜二片　法夏二　木香钱　红枣四枚　×5　杨以阶

73.8.17　前症心跳稳定，浮肿已消，原方出入。加　炒白芍二　炙甘草　除　茯苓　×5　杨以阶

73.8.22.　症状如上，原方出入。

沙参三　麦冬三　五味子一　远志二　菖蒲钱

玉竹三　桔梗钱　枣仁三　茯苓四　桂枝钱

红枣四枚　木香钱　×5　杨以阶

第　页

1973–7–30　天气蒸淫，暑湿为重，胸闷气急，行动时怔忡，脉搏浮数而弦。予以宣解暑湿，宁心益气。

藿香梗二钱，佩兰二钱，炒党参三钱，炒白术二钱，茯苓四钱，炙远志二钱，枣仁三钱，广木香一钱五分，朱麦冬三钱，佛手二钱，生姜二片，大枣四枚。5剂。

1973-8-6 药后相若，下肢浮肿，原方出入。加泽泻三钱、车前子三钱，除藿香梗、佩兰。5剂。

1973-8-12 浮肿见消，心悸较静，多年心病，守原方出入。

炒党参三钱，炒白术三钱，柏子仁三钱，炒酸枣仁三钱，炙远志二钱，菖蒲一钱五分，五味子一钱，茯苓四钱，生姜皮一钱二分，法半夏二钱，木香一钱五分，大枣四枚。5剂。

1973-8-17 药后心悸稳定，浮肿已消，原方出入。加炒白芍二钱、炙甘草一钱，除茯苓。5剂。

1973-8-22 症状如上，原方出入。

沙参三钱，麦冬三钱，五味子一钱二分，远志二钱，菖蒲一钱二分，郁金二钱，生姜皮一钱五分，枣仁三钱，茯苓四钱，桂枝一钱五分，大枣四枚，木香一钱五分。5剂。

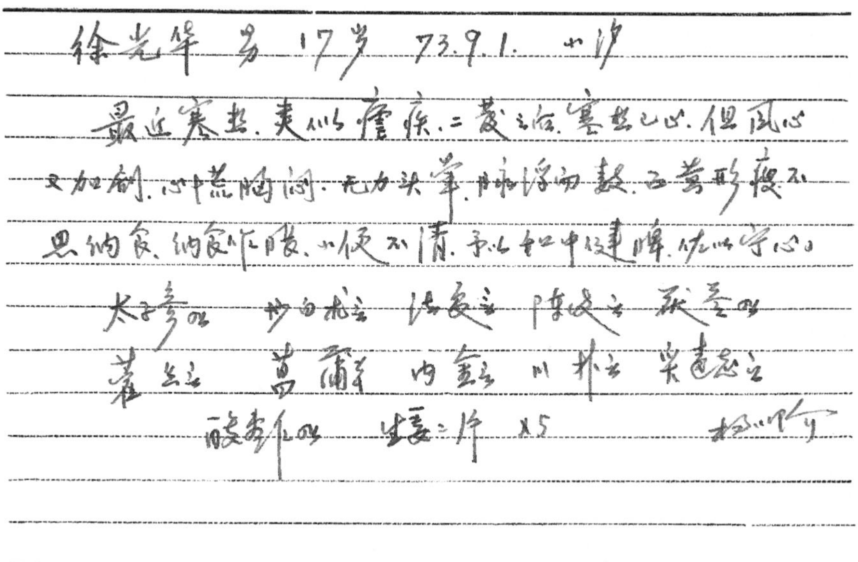

1973-9-1 最近寒热，类似疟疾，二发之后，寒热已退，但风湿性心脏病又加剧，心慌胸闷，无力，头晕，脉浮而数，面黄形瘦，不思纳食，纳食作胀，小便不清。予以和中健脾，佐以宁心。

太子参四钱，炒白术三钱，法半夏三钱，陈皮二钱，茯苓四钱，藿香三钱，菖蒲一钱五分，鸡内金三钱，川厚朴二钱，炙远志二钱，酸枣仁四钱，生姜二片。5剂。

（二）其他病例

1. 病例1

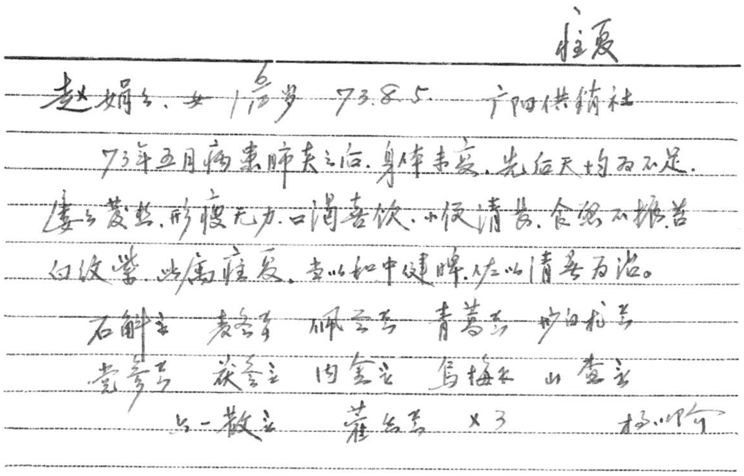
疰夏
赵娟娟　女　1 6/12岁　73.8.5　广阳供销社
73年五月病患肺炎之后，身体未复，先后天均不足，屡屡发热，形瘦无力，口渴喜饮，小便清长，食欲不振，苔白纹紫，此属疰夏，当以和中健脾，佐以清暑为治。
石斛三　麦冬钱五　佩兰钱二　青蒿钱二　炒白术钱二
党参钱二　茯苓三　内金三　乌梅一　山楂三
六一散三　藿香钱二　×3　杨以阶

赵娟娟，女，1岁零6个月，疰夏。广阳供销社。

1973-8-5　1973年5月病患肺炎之后，身体未复，先后天均不足，屡屡发热，形瘦无力，口渴喜饮，小便清长，食欲不振，苔白纹紫，此属疰夏。当以和中健脾，佐以清暑为治。

石斛三钱，麦冬一钱五分，佩兰一钱二分，青蒿一钱二分，炒白术一钱二分，党参一钱二分，茯苓三钱，鸡内金三钱，乌梅一钱，山楂三钱，六一散三钱，藿香一钱二分。3剂。

2. 病例2

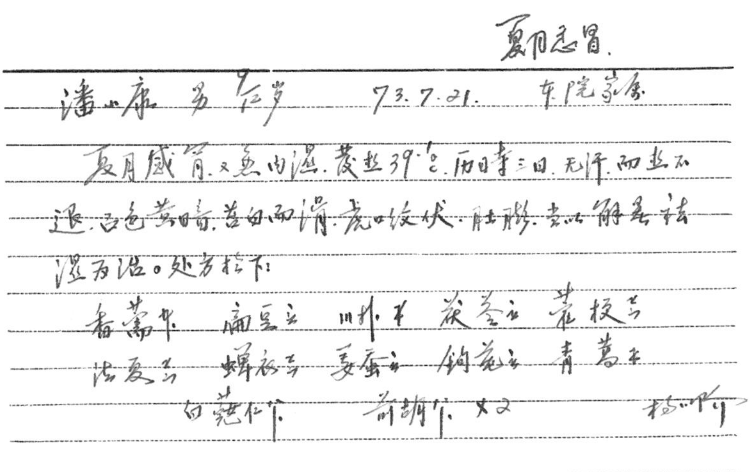
夏月感冒
潘小康　男　9/12岁　73.7.21　东院家属
夏月感冒，又兼内湿，发热39°C，历日来三日，无汗而热不退，舌色黄腻，苔白而滑，虎口纹状，肚胀，当以解暑祛湿为治。处方於下：
香薷一　扁豆三　川朴一　茯苓三　藿梗钱二
法夏钱二　蝉衣钱二　姜蚕三　钩藤三　青蒿一
白蔻仁一　前胡一　×2　杨以阶

潘小康，男，9个月，夏月感冒。本院家属。

1973-7-21　夏月感冒，又蒸内湿，体温39 ℃，历时三日，无汗，而热不退，面色黄暗，苔白而滑，虎口纹伏，肚膨。当以解暑祛湿为治。处方于下：

香薷五分，扁豆三钱，川厚朴一钱，茯苓二钱，藿梗一钱二分，法半夏一钱二分，净蝉衣一钱二分，僵蚕二钱，钩藤二钱，青蒿一钱，白蔻仁八分，前胡八分。2剂。

3. 病例3

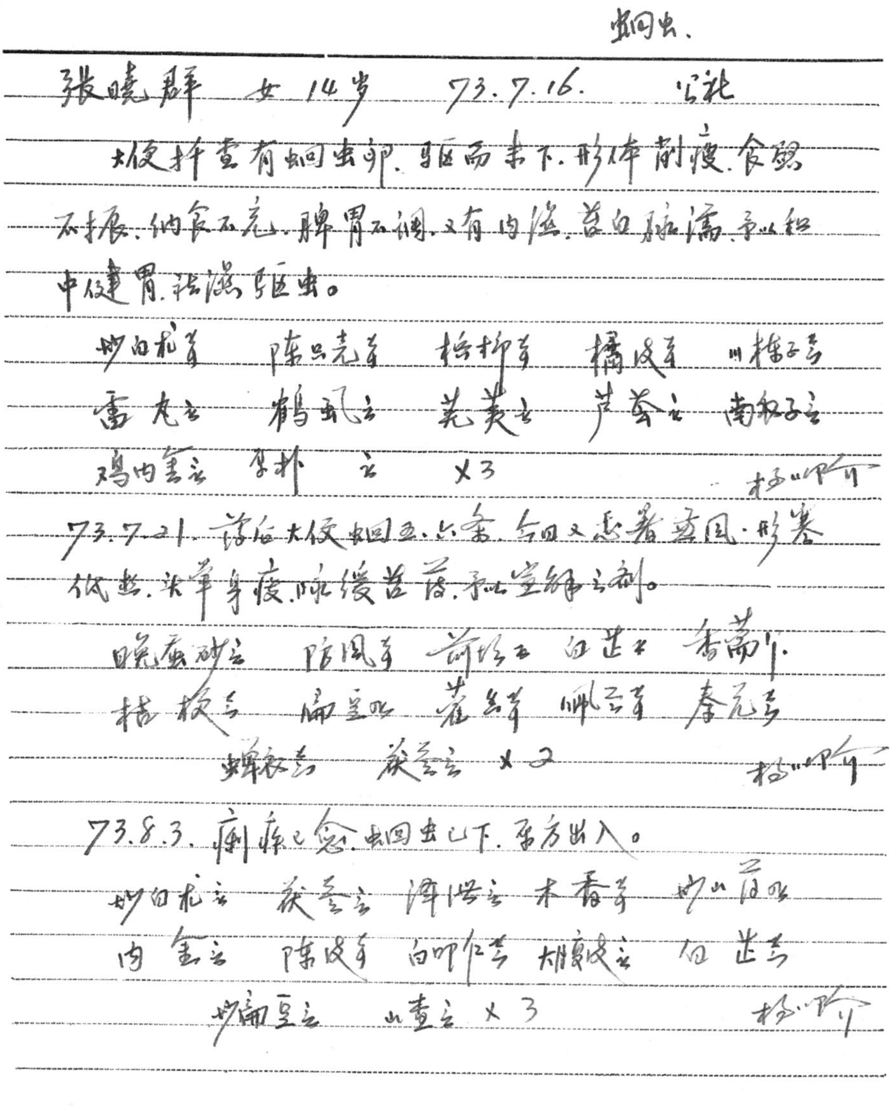
蛔虫。
张晓群　女　14岁　73.7.16.　公社
大便检查有蛔虫卵，驱而未下，形体消瘦，食欲不振，纳食不充，脾胃不调，又有内湿，苔白脉濡，予以和中健胃，祛湿驱虫。

张晓群，女，14岁，腹内有蛔虫。公社。

1973-7-16　大便检查有蛔虫卵，驱而未下，形体消瘦，食欲不振，纳食不充，脾胃不调，又有内湿，苔白脉濡。予以和中健胃，祛湿驱虫。

炒白术一钱五分，陈枳壳一钱五分，槟榔一钱五分，橘皮一钱五分，川楝子一钱二分，雷丸二钱，鹤虱二钱，芜荑二钱，芦荟二钱，南瓜子三钱，鸡内金三钱，厚朴二钱。3剂。

1973–7–21　药后大便蛔虫五六条，今日又感暑热风，形寒低热，头晕身酸，脉缓苔薄。予以宣解之剂。

晚蚕沙三钱，防风一钱五分，前胡一钱，白芷一钱，香薷八分，桔梗一钱二分，扁豆四钱，藿香一钱二分，佩兰一钱五分，秦艽一钱二分，净蝉衣一钱二分，茯苓三钱。2剂。

1973–8–3　痢疾已愈，蛔虫已下，原方出入。

炒白术三钱，茯苓三钱，泽泻三钱，木香一钱五分，炒山药四钱，鸡内金三钱，陈皮一钱五分，白蔻仁一钱二分，大腹皮三钱，白芷一钱二分，炒扁豆三钱，山楂三钱。3剂。

4. 病例4

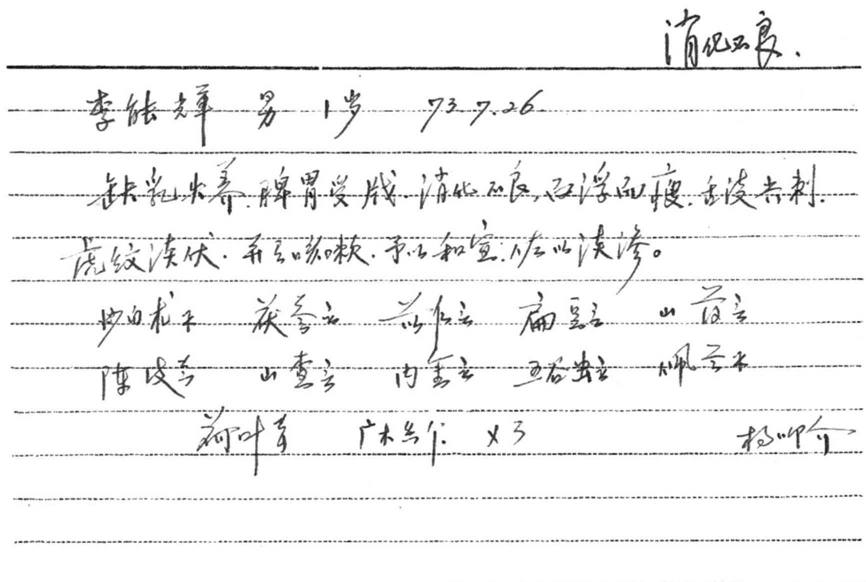
消化不良.
李能辉　男　1岁　73.7.26
缺乳失养.脾胃受戕.消化不良.面浮而瘦.舌淡尖刺.
虎纹淡伏.并有咳嗽.予以和宣.佐以淡渗。
炒白术一　茯苓二　苡仁三　扁豆三　山药三
陈皮一二　山查三　内金二　五谷虫二　佩兰一
荷叶一五　广木香八分　×3　杨以阶

李能辉，男，1岁，消化不良。

1973–7–26　缺乳失养，脾胃受戕，消化不良，面浮而瘦，舌淡尖刺，虎纹淡伏，并咳嗽。予以和宣，佐以淡渗。

炒白术一钱，茯苓二钱，薏苡仁三钱，扁豆三钱，山药三钱，陈皮一钱二分，山楂三钱，鸡内金二钱，五谷虫二钱，佩兰一钱，荷叶一钱五分，广木香八分。3剂。

5. 病例5

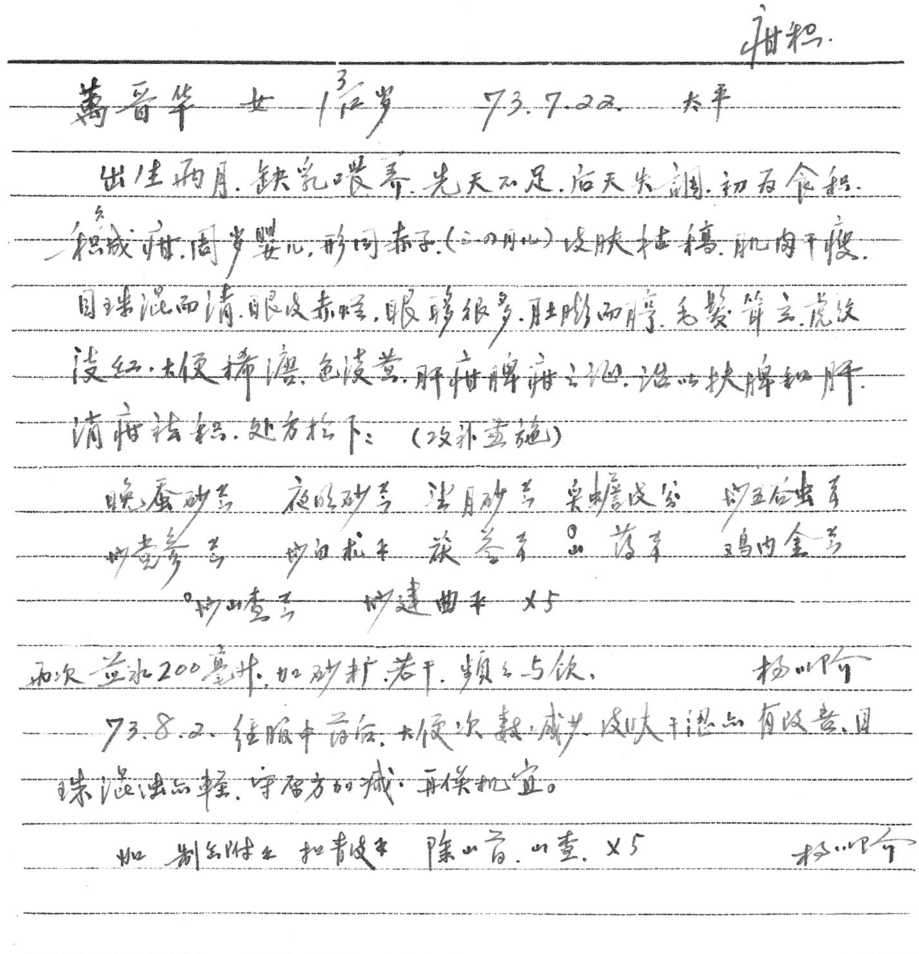
疳积.

万晋华　女　1 3/12岁　73.7.22.　太平

出生两月.缺乳喂养.先天不足.后天失调.初为食积.积久成疳.周岁婴儿.形同赤子.(三四月儿)皮肤枯槁.肌肉干瘦.目珠混而清.眼皮赤烂.眼眵很多.肚膨而脝.毛发耸立.虎纹淡红.大便稀溏.色淡黄.肝疳脾疳之证.治以扶脾和肝.消疳祛积.处方于下:(攻补兼施)

晚蚕砂钱二　夜明砂钱二　望月砂钱二　炙蟾皮八分　炒五谷虫钱半
炒党参钱二　炒白术一钱　茯苓钱半　山药钱半　鸡内金钱二
炒山楂钱二　炒建曲一钱　×5

两次煎水200毫升.加砂糖若干.频频与饮.　杨以阶

73.8.2.经服中药后.大便次数减少.皮肤干涩亦有改善.目珠混浊而清.守原方加减.再俟机宜。

加　制香附一钱　扣青皮一钱　除山药.山楂.×5　杨以阶

万晋华，女，1岁零3个月，疳积。太平。

1973-7-22　出生两月，母缺乳，患儿先天不足，后天失调，初为食积，积久成疳，周岁婴儿，形同赤子（三四月儿），皮肤枯槁，肌肉干瘦，目珠混而清，眼皮赤烂，眼眵很多，肚膨而脝，毛发耸立，虎纹淡红，大便稀溏，色淡黄，肝疳、脾疳之证。治以扶脾和肝，消疳祛积，处方于下（攻补兼施）：

晚蚕沙一钱二分，夜明砂一钱二分，望月砂一钱二分，炙蟾皮八分，炒五谷虫一钱五分，炒党参一钱二分，炒白术一钱，茯苓一钱五分，山药一钱五分，鸡内金一钱二分，炒山楂一钱二分，炒建曲一钱。5剂。

2次煎水200毫升，加砂糖若干，频频予饮。

1973-8-2　经服中药后，大便次数减少，皮肤干涩亦有改善，目珠混浊而清，守原方加减，再俟机宜。加制香附一钱、扣青皮一钱，除山药、山楂。5剂。

6. 病例6

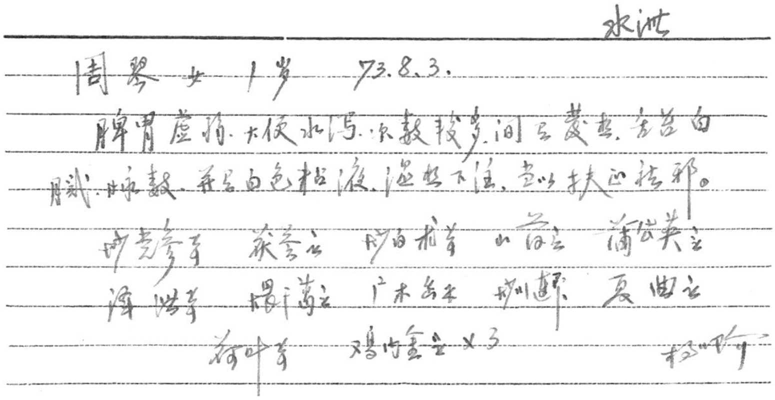

周琴，女，1岁，水泻。

1973-8-3　脾胃虚弱，大便水泻，次数较多，间有发热，舌苔白腻，脉数，并见白色黏液，湿热下注，当以扶正祛邪。

炒党参一钱五分，茯苓二钱，炒白术一钱五分，山药三钱，蒲公英三钱，泽泻一钱五分，煨干葛二钱，广木香一钱，炒川黄连六分，夏曲二钱，荷叶一钱五分，鸡内金三钱。3剂。

7. 病例7

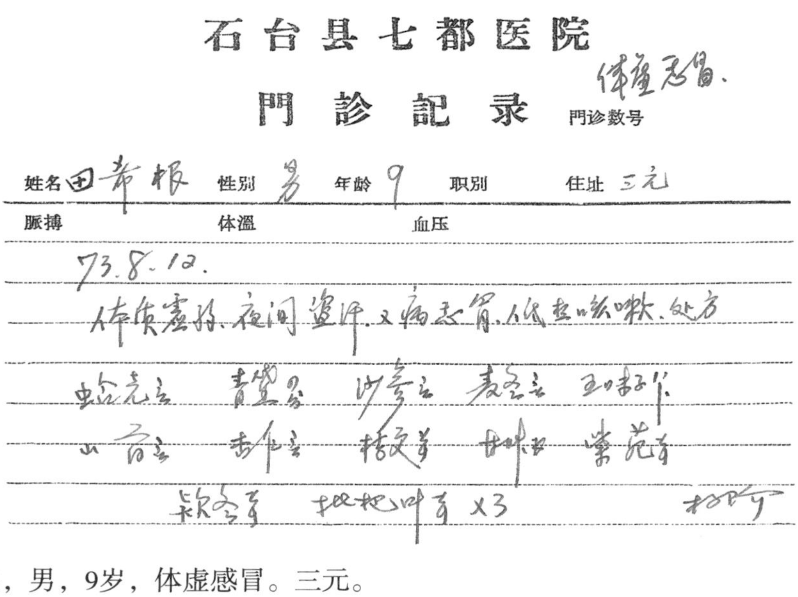

石台县七都医院
門診記录
門诊数号
姓名 田希根 性别 男 年龄 9 职别 住址 三元
脈搏 体溫 血压
73.8.12.

田希根，男，9岁，体虚感冒。三元。

1973-8-12　体质虚弱，夜间盗汗，又患感冒，低热咳嗽，处方：

蛤壳三钱，青黛四分，沙参三钱，麦冬三钱，五味子八分，山药三钱，杏仁三钱，桔梗一钱五分，甘草一钱，紫菀一钱五分，款冬一钱五分，枇杷叶一钱五分。3剂。

8. 病例8

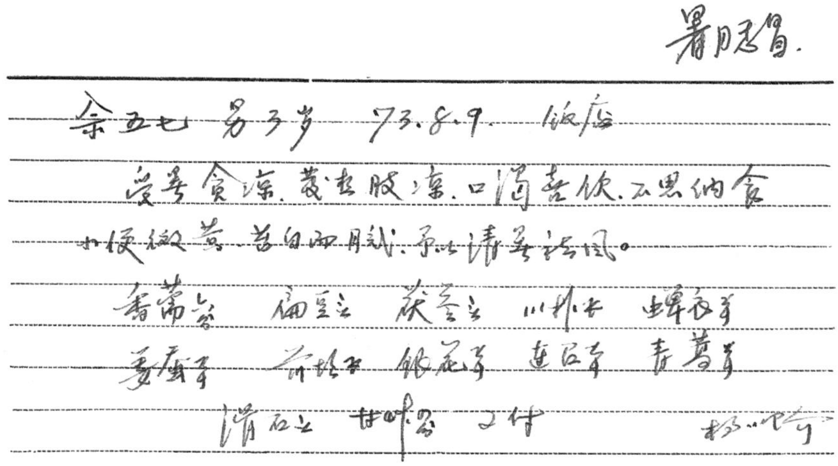
暑月感冒.
佘五七 男3岁 73.8.9. 饭店
受暑贪凉.发热肢凉.口渴喜饮.不思纳食
小便微黄.苔白而腻.予以清暑祛风。
香薷六分 扁豆三钱 茯苓三钱 川厚朴一钱 净蝉衣一钱五分
僵蚕一钱五分 前胡一钱 金银花一钱五分 连翘一钱五分 青蒿一钱五分
滑石一钱 甘草四分 2付 杨以阶

佘五七，男，3岁，暑月感冒。饭店。

1973-8-9 受暑贪凉，发热肢凉，口渴喜饮，不思纳食，小便微黄，苔白而腻。予以清暑祛风。

香薷六分，扁豆三钱，茯苓三钱，川厚朴一钱，净蝉衣一钱五分，僵蚕一钱五分，前胡一钱，金银花一钱五分，连翘一钱五分，青蒿一钱五分，滑石一钱，甘草四分。2剂。

9. 病例9

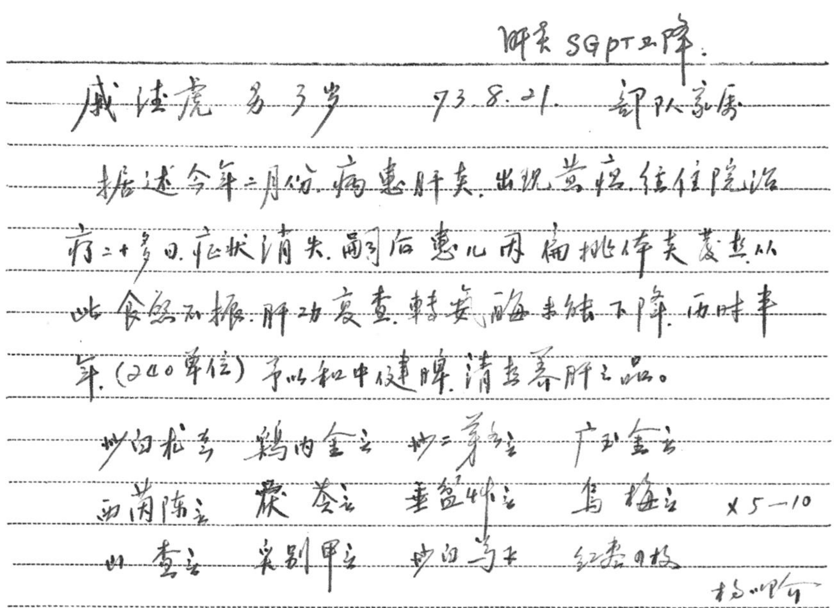
肝炎SGPT正降.
戚法虎 男3岁 73.8.21. 部队家属
据述今年二月份病患肝炎.出现黄疸.住住院治疗二十多日.症状消失.嗣后患儿因扁桃体炎发热从此食欲不振.肝功复查.转氨酶未能下降.历时半年.(240单位) 予以和中健脾.清热养肝之品。
炒白术三钱 鸡内金三钱 炒二芽各三钱 广郁金三钱
西茵陈三钱 茯苓三钱 垂盆草三钱 乌梅三钱 ×5-10
山楂三钱 炙鳖甲三钱 炒白芍一钱 红枣四枚
杨以阶

戚德虎，男，3岁，患肝炎。

1973-8-21　据述今年2月份患肝炎，出现黄疸，经住院治疗二十多日，症状消失，此后患儿因扁桃体炎发热，从此食欲不振，复查肝功转氨酶未下降（200单位），历时半年。予以和中健脾、清热养肝之品。

炒白术一钱二分，鸡内金三钱，炒二芽各三钱，广郁金二钱，西茵陈三钱，茯苓三钱，垂盆草三钱，乌梅三钱，山楂三钱，炙鳖甲三钱，炒白芍一钱，大枣四枚。5～10剂。

10. 病例10

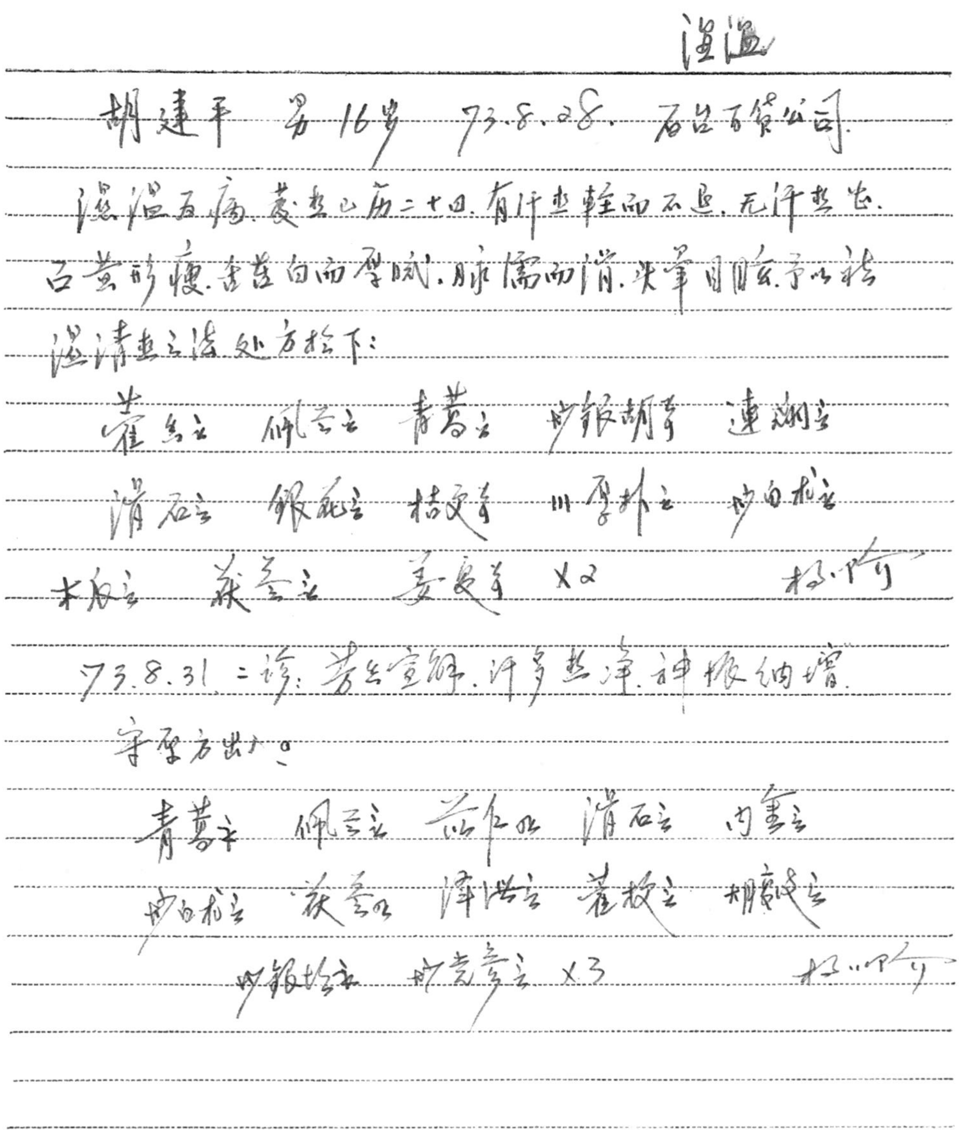

湿温

胡建平　男　16岁　73.8.28.　石台百货公司

湿温为病，发热已历二十日，有汗热轻而不退，无汗热炽。口苦形瘦，舌苔白而厚腻，脉濡而滑，头晕目眩。予以祛湿清热之法，处方如下：

藿香三　佩兰三　青蒿三　炒银胡钱半　连翘三

滑石三　银花三　桔梗钱半　川厚朴三　炒白术三

木瓜三　茯苓三　麦冬钱半　×2　　杨以阶

73.8.31　二诊：苔已宣解，汗多热净，神振纳增。守原方出入。

青蒿三　佩兰三　苡仁四　滑石三　内金三

炒白术三　茯苓四　泽泻三　藿梗三　槟榔三

炒银胡三　炒党参三　×3　　杨以阶

胡建平，男，16岁，湿温为病。石台百货公司。

1973-8-28 湿温为病，发热已历20日，有汗时热轻而不退，无汗时热重，面黄形瘦，舌苔白而厚腻，脉濡而滑，头晕目眩。予以祛湿清热之法，处方于下：

藿香二钱，佩兰二钱，青蒿二钱，炒银柴胡一钱五分，连翘三钱，滑石三钱，金银花三钱，桔梗一钱五分，川厚朴二钱，炒白术二钱，木瓜三钱，茯苓三钱，姜夏一钱五分。2剂。

1973-8-31 二诊，芳香宣解，汗多热净，神振纳增，守原方出入。

青蒿二钱，佩兰三钱，薏苡仁四钱，滑石三钱，鸡内金三钱，炒白术三钱，茯苓四钱，泽泻三钱，藿梗三钱，大腹皮三钱，炒银柴胡二钱，炒党参三钱。3剂。

11. 病例11

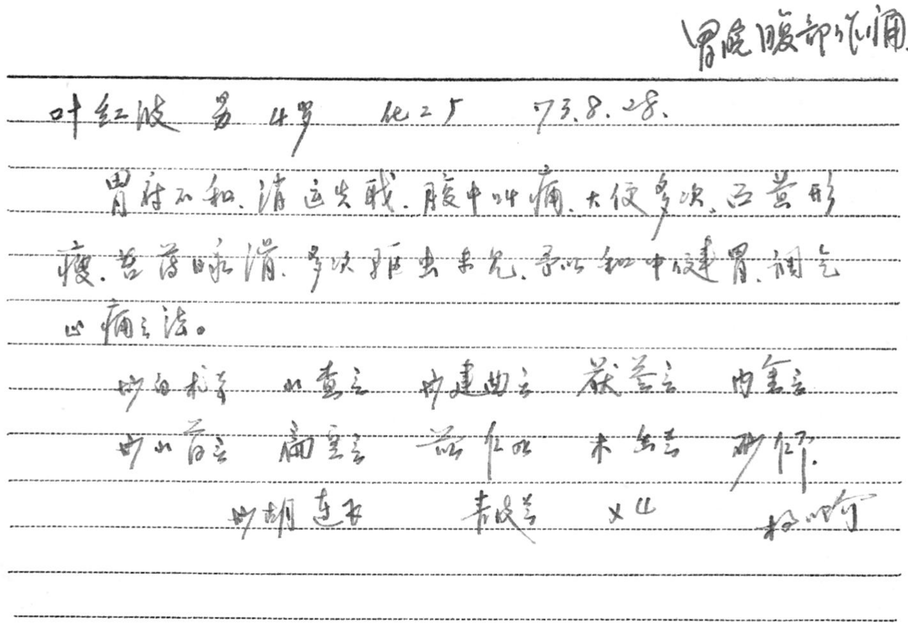
胃脘腹部作痛
叶红波 男 4岁 化工厂 73.8.28.
胃腑不和，消运失职，腹中作痛，大便多次，面黄形瘦，苔薄脉滑，多次驱虫未见，予以和中健胃，调气止痛之法。
炒白术钱半 山查三 炒建曲二 茯苓三 内金三
炒山药三 扁豆三 苡仁四 木香钱二 砂仁六分
炒胡连一 青皮钱二 ×4 杨以阶

叶红波，男，4岁，胃脘腹部作痛。化工厂。

1973-8-28 胃腑不和，消运失职，腹中作痛，大便多次，面黄形瘦，苔薄脉滑，多次驱虫未见。予以和中健胃，调气止痛之法。

炒白术一钱五分，山楂三钱，炒建曲二钱，茯苓三钱，鸡内金三钱，炒山药三钱，扁豆三钱，薏苡仁四钱，木香一钱二分，砂仁六分，炒胡黄连一钱，青皮一钱二分。4剂。

12. 病例12

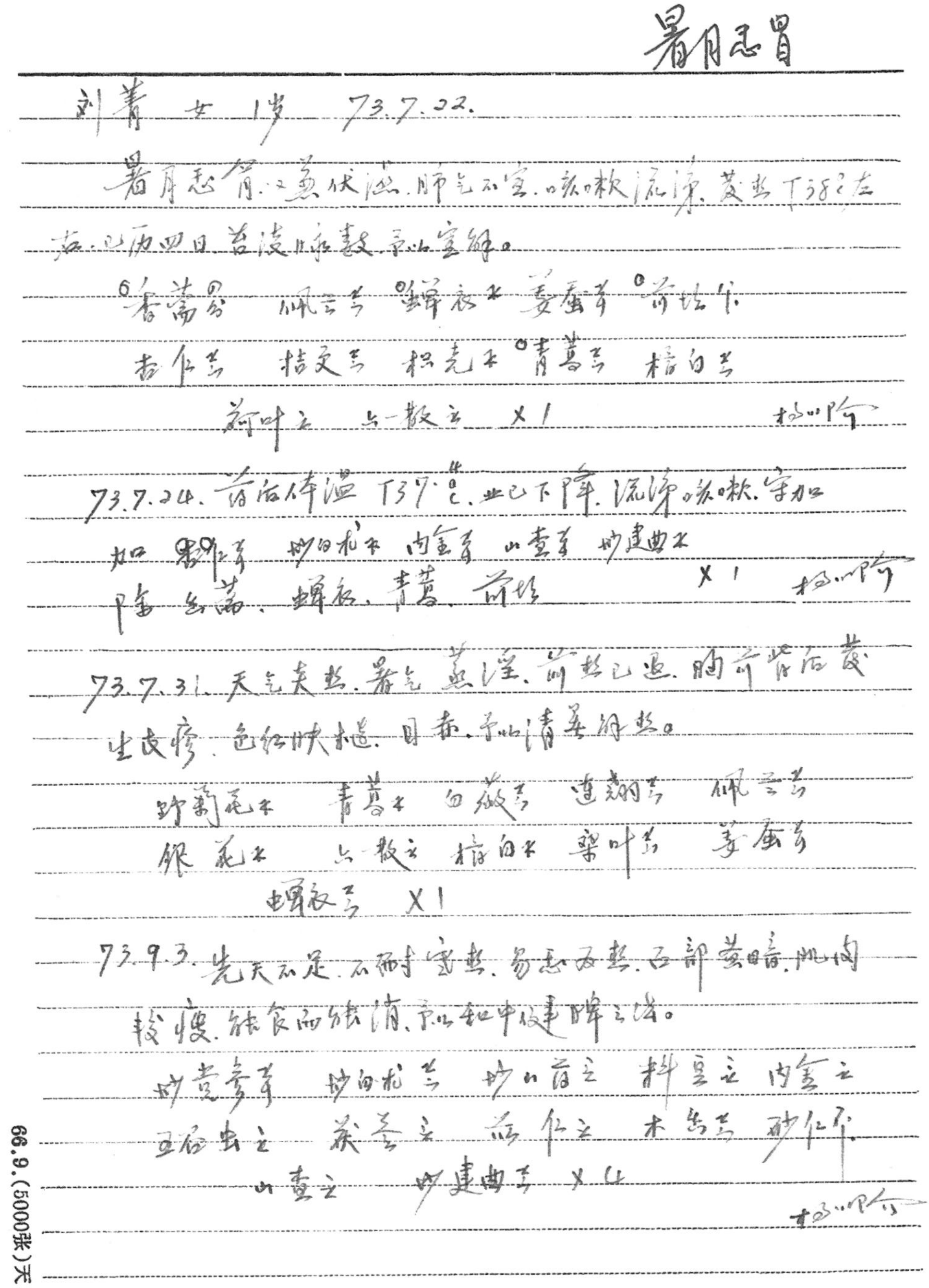

刘菁，女，1岁，暑月感冒。

1973-7-22　暑月感冒，又兼伏湿，肺气不宣，咳嗽、流涕，发热，体温38 ℃左右，已历4日，苔淡脉数，予以宣解。

香薷四分，佩兰一钱二分，净蝉衣一钱，僵蚕一钱二分，前胡八分，杏仁一钱二分，桔梗一钱二分，枳壳一钱，青蒿一钱二分，橘白一钱二分，荷叶一钱，六一散一钱。1剂。

1973-7-24　药后体温37.4 ℃，业已下降，流涕咳嗽，守加。加杏仁一钱五分、炒白术一钱、鸡内金一钱、山楂一钱五分、炒建曲一钱，除香薷、净蝉衣、青蒿、前胡。1剂。

1973-7-31　天气炎热，暑气蒸淫，前热已退，胸前背后发皮疹，色红肤糙，目赤。予以清暑解热。

野菊花一钱，青蒿一钱，白薇一钱二分，连翘一钱二分，佩兰一钱二分，金银花一钱，六一散二钱，橘白一钱，桑叶一钱二分，僵蚕一钱二分，净蝉衣一钱二分。1剂。

1973-9-3　先天不足，不耐寒热，易感为热，面部黄暗，肌肉较瘦，能食而能消。予以和中健脾之法。

炒党参一钱五分，炒白术一钱二分，炒山药三钱，野料豆三钱，鸡内金二钱，五谷虫二钱，茯苓三钱，薏苡仁二钱，木香一钱二分，砂仁八分，山楂二钱，炒建曲一钱二分。4剂。

13. 病例13

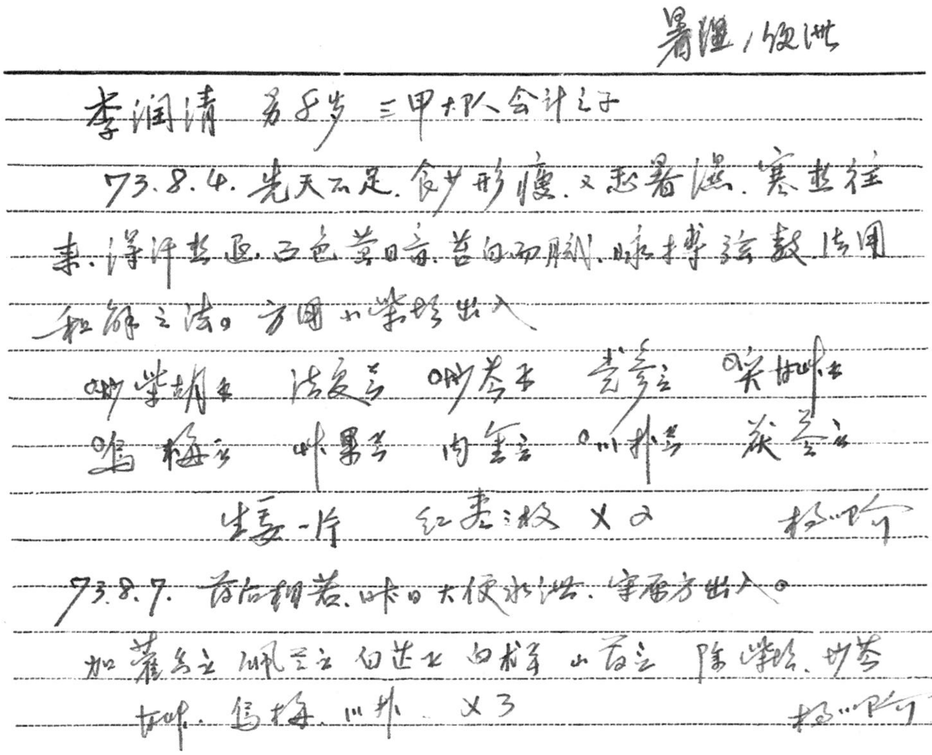
暑湿

李润清　男8岁　三甲大队会计之子

73.8.4. 先天不足，食少形瘦，又患暑湿，寒热往来，汗出热退，面色黄暗，苔白而腻，脉浮弦数。拟用和解之法，方用小柴胡出入。

炒柴胡　法夏　炒芩　党参　炙甘草
乌梅　川果　内金　川朴　茯苓
生姜一片　红枣三枚　×2　杨以阶

73.8.7. 药后稍差，晚日大便水泄，守原方出入。

加藿香　佩兰　白芷　白术　山药　陈皮　炒芩
乌梅　川朴　×3　杨以阶

李润清，男，8岁，暑湿，便泻。

1973–8–4　先天不足，食少形瘦，又感暑湿，寒热往来，得汗热退，面色黄暗，苔白而腻，脉搏弦数。法用和解之法，方用小柴胡出入。

炒柴胡一钱，法半夏一钱二分，炒黄芩一钱，党参二钱，炙甘草一钱，乌梅二钱，草果一钱二分，鸡内金三钱，川厚朴一钱二分，茯苓二钱，生姜一片，大枣三枚。2剂。

1973–8–7　药后相若，昨日大便水泻，守原方出入。加藿香二钱、佩兰二钱、白芷一钱、白术一钱五分、山药三钱，除柴胡、炒黄芩、甘草、乌梅、川厚朴。3剂。

14. 病例14

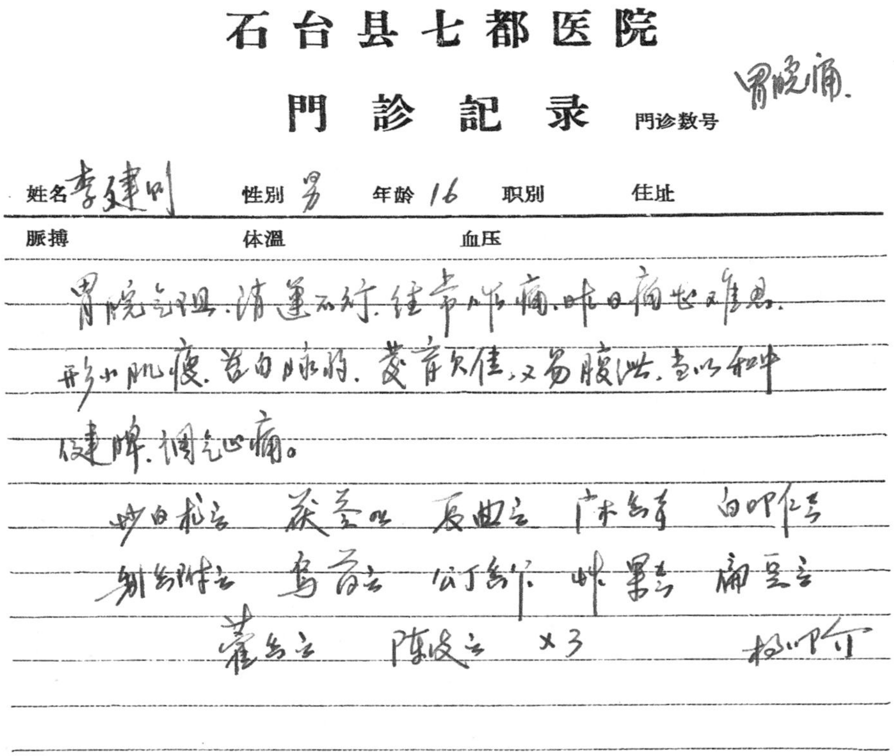

石台县七都医院

門診記录　門诊数号　胃脘痛

姓名 李建刚　性别 男　年龄 16　职别　住址

脉搏　体温　血压

胃脘气阻，消运不行，经常作痛，昨日痛甚难忍，形小肌瘦，苔白脉弱，发育欠佳，又易腹泻，当以和中健脾，调气止痛。

炒白术　茯苓　夏曲　广木香　白叩仁
制香附　乌药　公丁香　草果　扁豆
藿香　陈皮　×3　杨以阶

李建刚，男，16岁，胃脘痛。

胃脘气阻，消运不行，经常作痛，昨日痛甚难忍，形小肌瘦，苔白脉弱，发育欠佳，又易腹泻，当以和中健脾，调气止痛。

炒白术三钱，茯苓四钱，夏曲三钱，广木香一钱五分，白蔻仁一钱二分，制香附二钱，乌药二钱，公丁香八分，草果一钱二分，扁豆三钱，藿香二钱，陈皮二钱。3剂。

15. 病例15

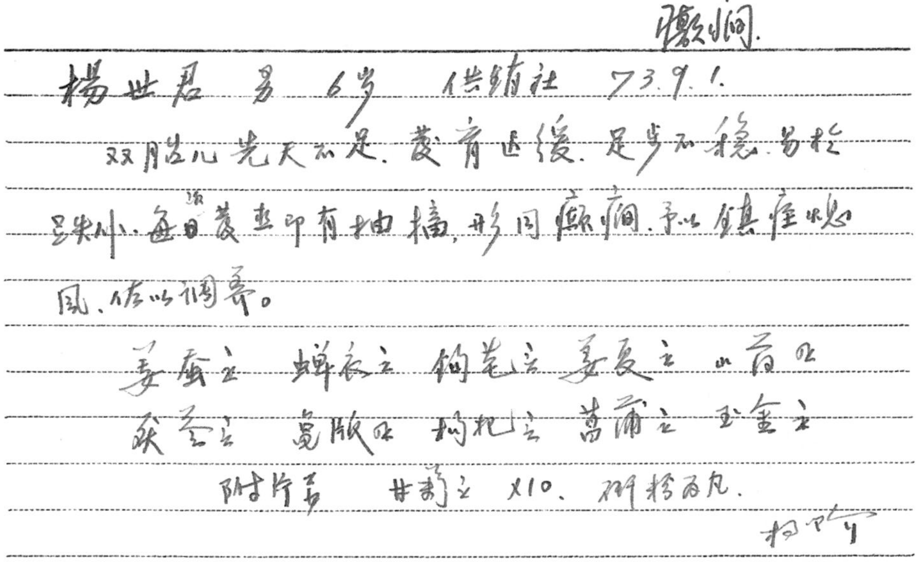
癫痫.

杨世君 男 6岁 供销社 73.9.1.

双胎之一 先天不足. 发育迟缓. 足步不稳. 易于跌仆. 每次发热即有抽搐, 形同癫痫. 予以镇痉熄风. 佐以调养。

僵蚕二 蝉衣二 钩藤三 姜夏二 山药四

茯苓三 龟版四 枸杞三 菖蒲二 郁金二

附片一二 甘菊二 x10、研粉为丸.

杨以阶

杨世君，男6岁，癫痫。供销社。

1973-9-1 双胎之一，先天不足，发育迟缓，足步不稳，易于跌扑，每次发热即有抽搐，形同癫痫。予以镇痉息风，佐以调养。

僵蚕二钱，净蝉衣二钱，钩藤三钱，姜夏二钱，山药四钱，茯苓三钱，龟板四钱，枸杞三钱，菖蒲二钱，郁金二钱，附片一钱二分，甘菊二钱。10剂。

研粉为丸。

16. 病例16

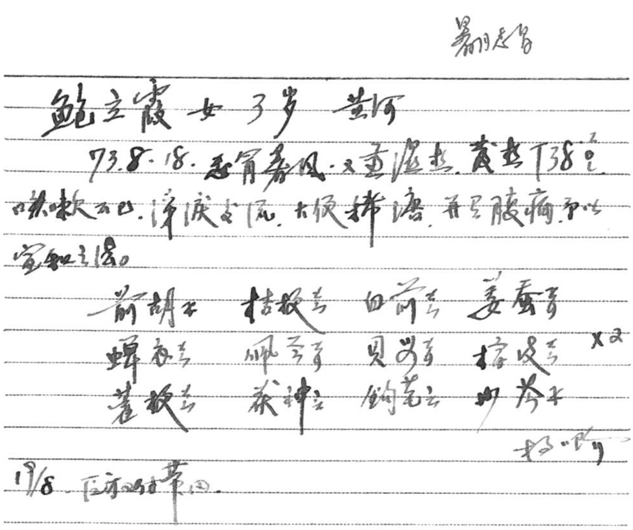
[illegible]

鲍立霞 女 3岁 [illegible]

73.8.18. 感冒受风. 又重湿热. 发热T38°C. 咳嗽不已. 涕泪多. 大便稀溏. 并见腹痛. 予以宣解之法。

前胡 桔梗 白前 姜蚕

蝉衣 [illegible] 贝母 [illegible] x2

薄荷 茯神 钩藤 [illegible]

杨以阶

19/8 [illegible]

鲍立霞，女，3岁，暑月感冒。黄河。

1973-8-18　感冒暑风，又兼湿热，体温38 ℃，咳嗽不已，涕泪交流，大便稀溏，并腹痛，予以宣和之法。

前胡一钱，桔梗一钱二分，白前一钱二分，僵蚕一钱五分，净蝉衣一钱二分，佩兰一钱五分，贝母一钱五分，橘皮一钱二分，藿梗一钱二分，茯神三钱，钩藤二钱，炒黄芩一钱。2剂。

1973-8-19　原方2剂带回。

17. 病例17

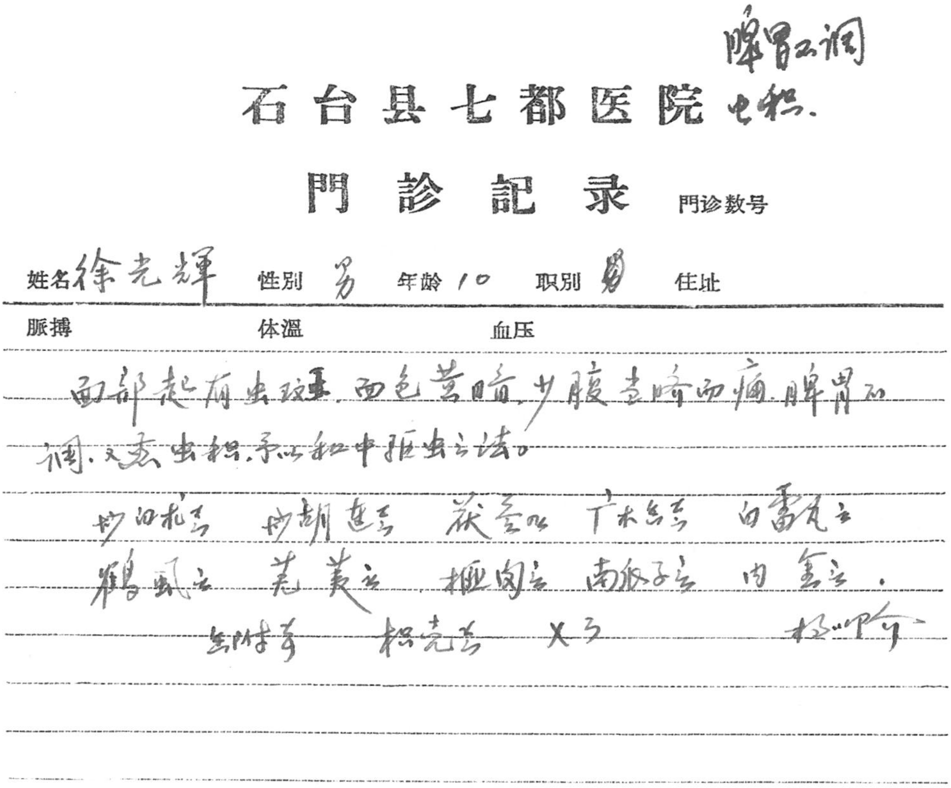
脾胃不调 虫积

石台县七都医院

門診記录　門诊数号

姓名 徐光辉　性别 男　年龄 10　职别　住址

脈搏　体溫　血压

面部起有虫斑，面色黄暗，少腹当脐而痛，脾胃不调，又兼虫积，予以和中驱虫之法。

炒白术　炒胡连　茯苓　广木香　白雷丸

鹤虱　芜荑　榧肉　南瓜子　内金

香附　枳壳　×3　杨以阶

徐光辉，男，10岁，脾胃不调，虫积。

面部有虫斑，面色黄暗，少腹当脐而痛，脾胃不调，又兼虫积。予以和中驱虫之法。

炒白术一钱二分，炒胡黄连一钱二分，茯苓四钱，广木香一钱二分，白雷丸二钱，鹤虱二钱，芜荑二钱，榧肉三钱，南瓜子三钱，鸡内金三钱，香附一钱五分，枳壳一钱二分。3剂。

18. 病例18

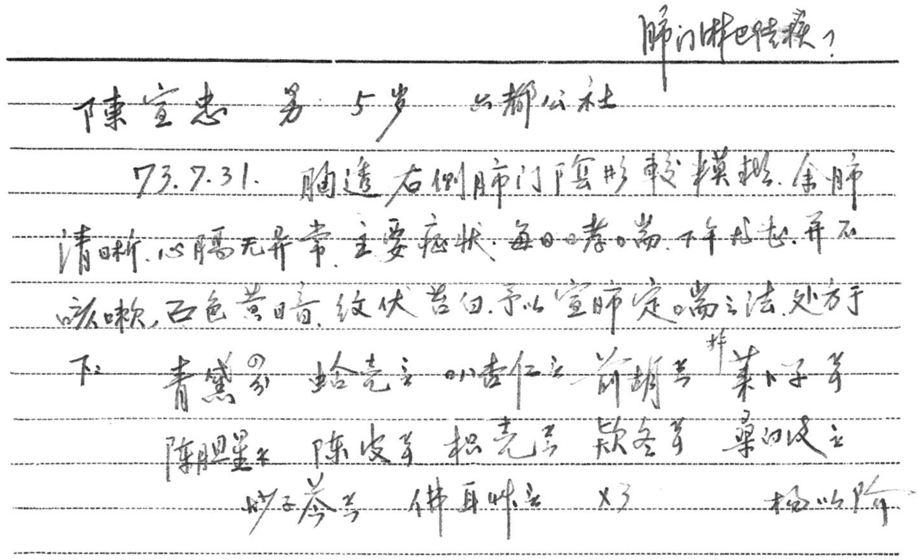

陈宣忠，男，5岁，肺门淋巴结结核。六都公社。

1973–7–31 胸透右侧肺门阴影较模糊，余肺清晰，心膈无异常。主要症状：每日哮喘，下午尤甚，并不咳嗽，面色黄暗，纹伏苔白。予以宣肺定喘之法，处方于下：

青黛四分，蛤壳三钱，叭杏仁三钱，前胡一钱二分，莱菔子一钱五分，陈胆星一钱，陈皮一钱五分，枳壳一钱二分，款冬一钱五分，桑白皮二钱，炒子芩一钱二分，佛耳草三钱。3剂。

19. 病例19

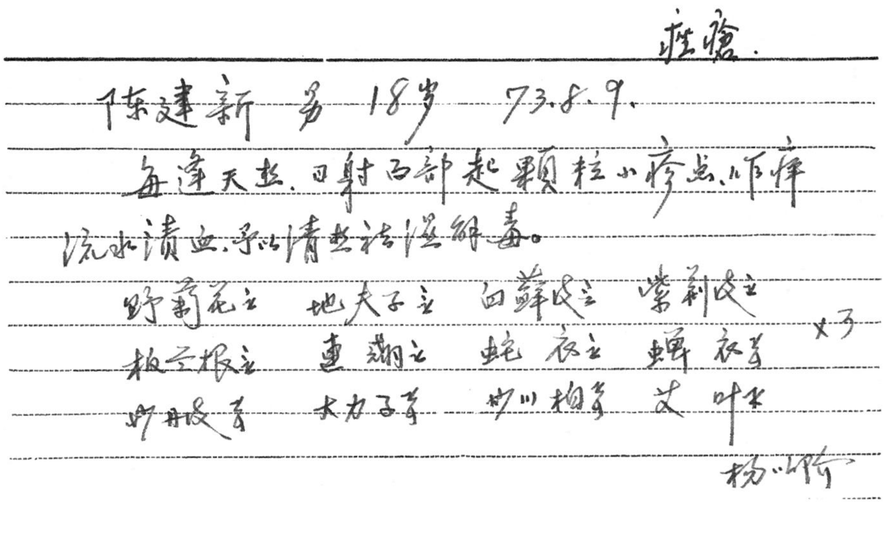

陈建新，男18岁，痤疮。

1973-8-9　每逢天热、日射，面部起颗粒状小疹，作痒，流水渍血。予以清热祛湿解毒。

野菊花二钱，地肤子三钱，白鲜皮三钱，紫荆皮二钱，板蓝根三钱，连翘二钱，蛇衣二钱，净蝉衣一钱五分，炒丹皮一钱五分，大力子一钱二分，炒川黄柏一钱二分，艾叶一钱。3剂。

20. 病例20

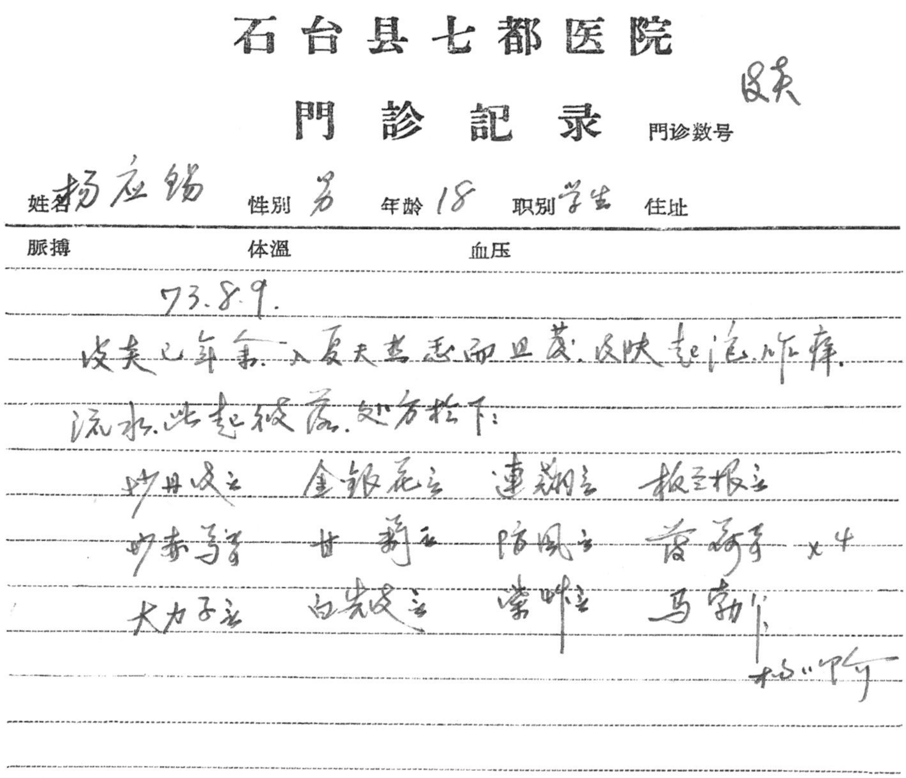
石台县七都医院

門診記录　門诊数号　皮炎

姓名 杨应锡　性别 男　年龄 18　职别 学生　住址

脉搏　体温　血压

73.8.9.

皮炎已年余，入夏天热感而发，皮肤起泡作痒，流水，此起彼落，处方于下：

炒丹皮　金银花　连翘　板蓝根

炒赤芍　甘菊　防风　薄荷　×4

大力子　白鲜皮　紫草　马勃

杨以阶

杨应阳，男，18岁，学生，皮炎。

1973-8-9　皮炎已年余，入夏天热感而发，皮肤起泡作痒、流水，此起彼落。处方于下：

炒丹皮二钱，金银花三钱，连翘三钱，板蓝根三钱，炒赤芍一钱五分，甘菊二钱，防风二钱，薄荷一钱五分，大力子三钱，白鲜皮三钱，紫草三钱，马勃八分。4剂。

21. 病例21

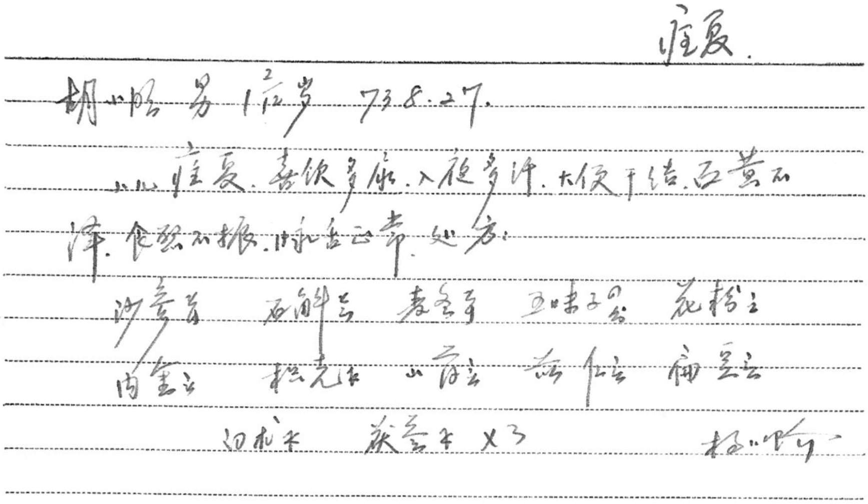
疰夏.
胡小明 男 1岁2 73.8.27.
小儿疰夏. 喜饮多尿. 入夜多汗. 大便干结. 面黄不泽. 食欲不振. 脉舌正常. 处方:
沙参钱二 石斛钱二 麦冬钱二 五味子四分 花粉二
内金二 枳壳钱 山药三 苡仁三 扁豆三
白术钱 茯苓钱 ×3 杨以阶

胡小明，男，1岁零2个月，疰夏。

1973–8–27　小儿疰夏，喜饮多尿，入夜多汗，大便干结，面黄不泽，食欲不振，脉舌正常，处方于下：

沙参一钱二分，石斛一钱二分，麦冬一钱二分，五味子四分，天花粉二钱，鸡内金二钱，枳壳一钱，山药三钱，薏苡仁三钱，扁豆三钱，白术一钱，茯苓一钱。3剂。

22. 病例22

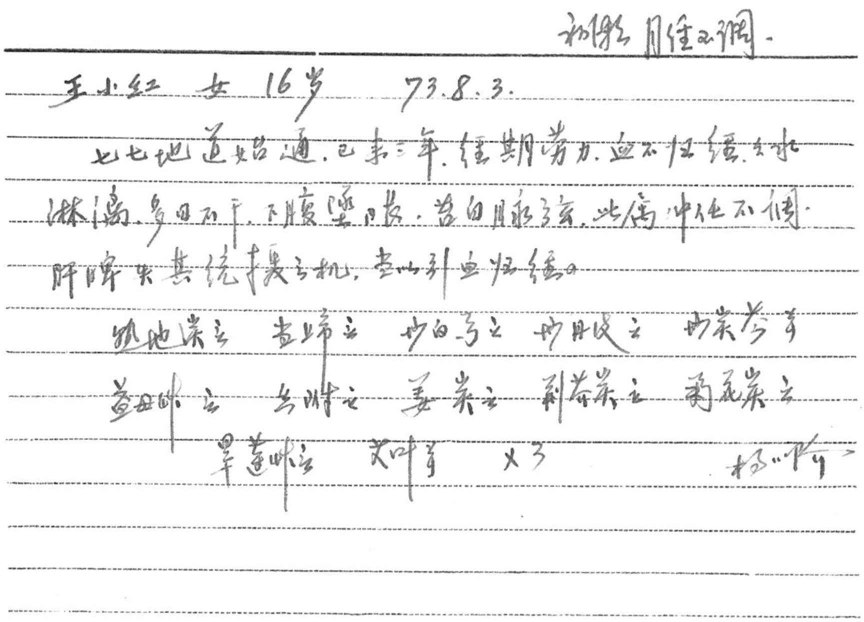
初潮月经不调.
王小红 女 16岁 73.8.3.
七七地道始通. 已来三年. 经期劳力. 血不归经. 经水淋漓. 多日不干. 下腹坠胀. 苔白脉弦. 此属冲任不调. 肝脾失其统摄之机. 当以引血归经.
细地炭三 当归三 炒白芍三 炒丹皮三 炒党参钱
益母草三 乌贼三 姜炭三 荆芥炭三 蒲黄炭三
旱莲草三 艾叶钱 ×3 杨以阶

王小红，女，16岁，初潮，月经不调。

1973-8-3 七七地道始通，月经已来3年，经期劳力，血不归经，经水淋漓，多日不干，下腹坠胀，苔白脉弦，此属冲任不调，肝脾失其统摄之机，当以引血归经。

熟地炭三钱，当归三钱，炒白芍二钱，炒丹皮二钱，炒黄芩一钱五分，益母草三钱，香附二钱，姜炭二钱，荆芥炭二钱，菊花炭二钱，旱莲草三钱，艾叶一钱五分。3剂。

23. 病例23

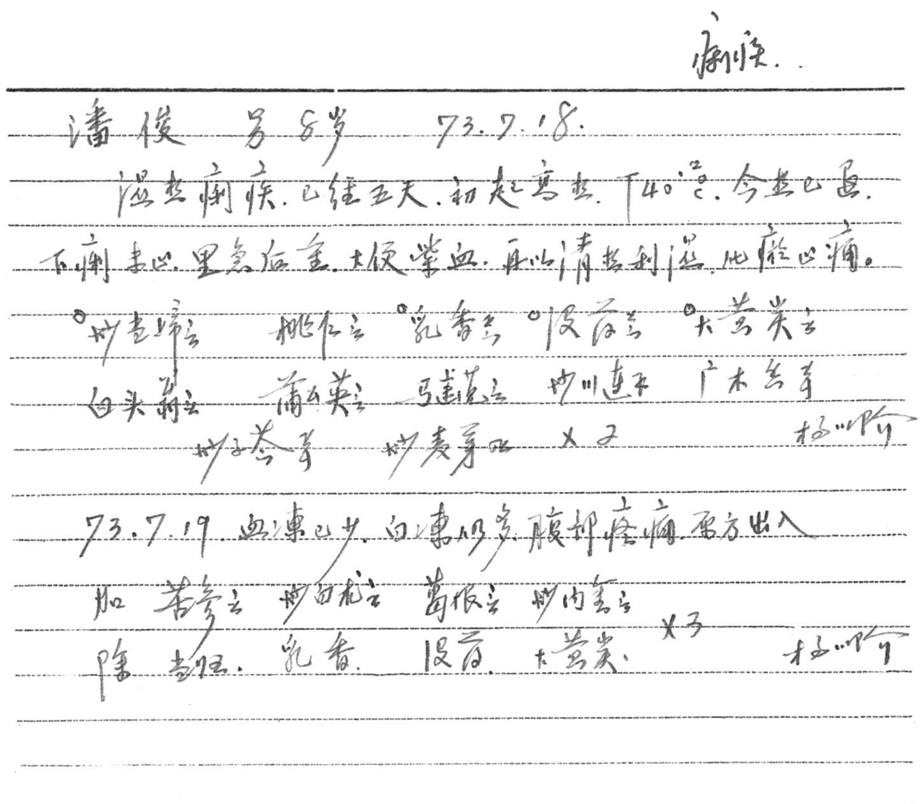
痢疾..

潘俊 男 8岁 73.7.18.

湿热痢疾，已经五天，初起寒热，T40°2，今热已退，下痢未止，里急后重，大便紫血，再以清热利湿，化瘀止痛。

炒当归三 桃仁三 乳香钱二 没药钱二 大黄炭二 白头翁三 蒲公英三 马齿苋三 炒川连一 广木香钱半 炒子芩钱半 炒麦芽四 ×2 杨以阶

73.7.19 血冻已少，白冻仍多，腹部疼痛，原方出入

加 苦参二 炒白术二 葛根三 炒内金三 ×3

除 当归 乳香 没药 大黄炭 杨以阶

潘俊，男，8岁，痢疾。

1973-7-18 患湿热痢疾已经5天，初起寒热，体温40.2 ℃，今热已退，下痢未止，里急后重，大便紫血。再以清热利湿，化瘀止痛。

炒当归三钱，桃仁三钱，乳香一钱二分，没药一钱二分，大黄炭二钱，白头翁三钱，蒲公英三钱，马齿苋三钱，炒川黄连一钱，广木香一钱五分，炒子芩一钱五分，炒麦芽四钱。2剂。

1973-7-19 血脓已少，白脓仍多，腹部疼痛，原方出入。加苦参二钱、炒白术二钱、葛根三钱、焙鸡内金三钱，除当归、乳香、没药、大黄炭。3剂。

24. 病例24

齐应和，男，11岁，头晕。

1973-7-14 去年震伤督脉，昏厥，经抢救苏醒，醒后经常头晕、呕吐，从此体弱多病，先病疟疾，又病吐泻，正气更差，面黄形瘦，头晕神疲，舌白而腻，脉细而弱。当以扶正健脾，补后天之本。

太子参三钱，炒白术二钱，茯苓三钱，佩兰一钱五分，藿香二钱，鸡内金三钱，广木香一钱二分，甘菊一钱五分，钩藤四钱，广陈皮一钱五分，蔓荆子三钱，八角楞麻三钱。3剂。

1973-7-15　二诊，药后相若，腹胀纳少，脾胃不和，内湿未清，原方加减。加蚕沙三钱、大腹皮二钱、川厚朴花二钱、扁豆衣三钱，除太子参、藿香、陈皮、蔓荆子。2剂。

1973-8-29　服上药后，诸症悉减，惟形体消瘦，厌食荤腻，脾胃不健，再以和中扶正以调理之。

炒党参三钱，炒白术三钱，广木香一钱二分，制香附二钱，鸡内金三钱，炒山楂三钱，枳壳一钱五分，青皮一钱五分，炒山药四钱，芡实四钱，蚕沙三钱，川厚朴一钱五分。4剂。

25. 病例25

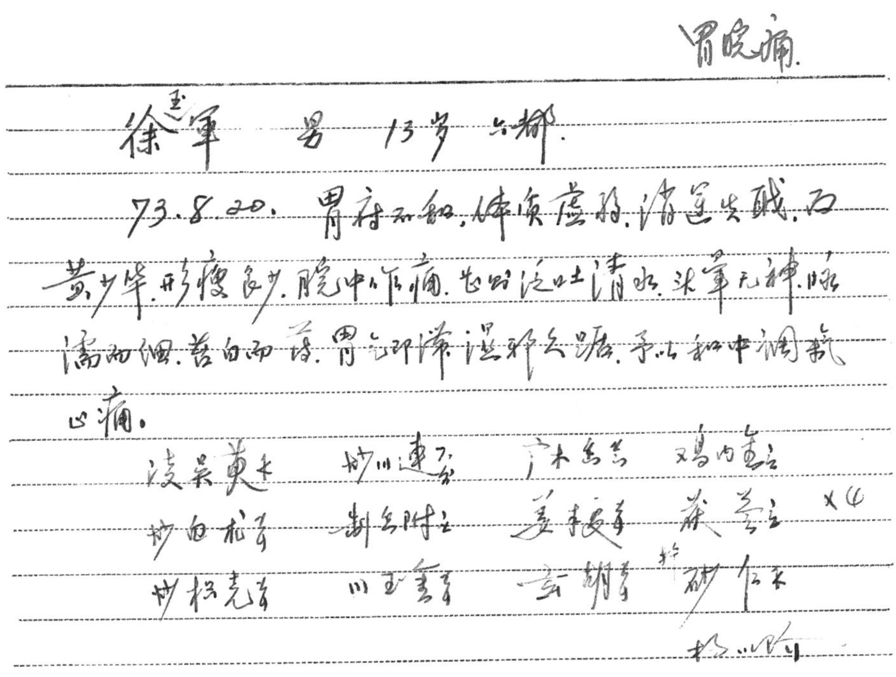
胃脘痛.
徐玉军　男　13岁　六都.
73.8.20. 胃腑不和.体质虚弱.消运失职.面黄少华.形瘦食少.脘中作痛.甚则泛吐清水.头晕无神.脉濡而细.苔白而薄.胃气即滞.湿邪久踞.予以和中调气止痛。
杨以阶

徐玉军，男，13岁，胃脘痛。六都。

1973-8-20　胃腑不和，体质虚弱，消运失职，面黄少华，形瘦食少，脘中作痛，甚则泛吐清水，头晕无神，脉濡而细，苔白而薄，胃气即滞，湿邪久踞。予以和中调气止痛。

淡吴萸一钱，炒川黄连六分，广木香一钱二分，鸡内金三钱，炒白术一钱五分，制香附二钱，姜半夏一钱五分，茯苓三钱，炒枳壳一钱五分，川郁金一钱五分，玄胡一钱五分，砂仁杵一钱。4剂。

26. 病例26

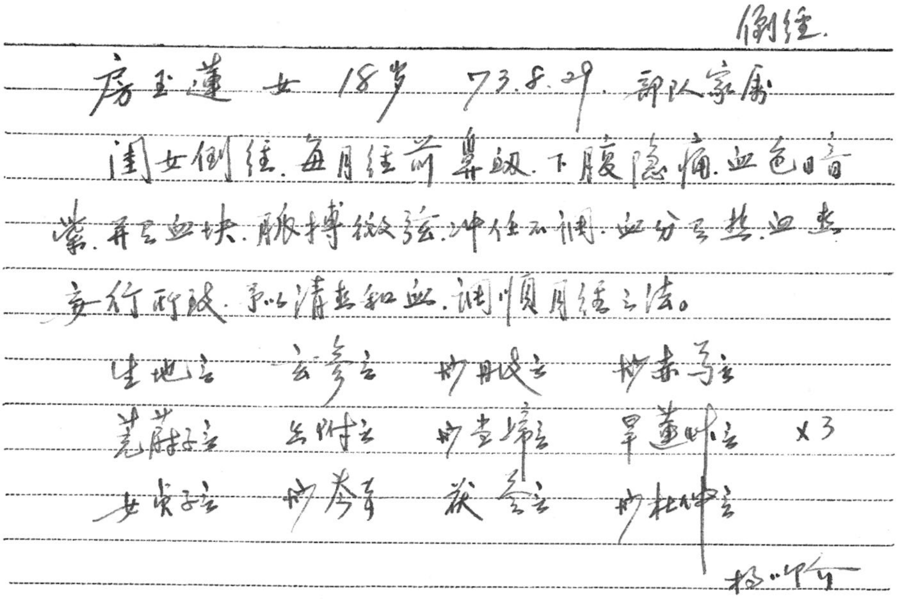
倒经.

房玉蓮 女 18岁 73.8.29. 部队家属

闺女倒经. 每月经前鼻衄. 下腹隐痛. 血色暗紫. 并有血块. 脉搏微弦. 冲任不调. 血分有热. 血热妄行所致. 予以清热和血. 调顺月经之法。

生地三 玄参三 炒丹皮二 炒赤芍二

茺蔚子三 香附二 炒当归三 旱莲草三 ×3

女贞子三 炒黄芩一钱五 茯苓三 炒杜仲三

杨以阶

房玉莲，女，18岁，倒经。部队家属。

1973-8-29 倒经，每月经前鼻衄，下腹隐痛，血色暗紫，并有血块，脉搏微弦，冲任不调，血分有热，血热妄行所致。予以清热和血，调顺月经之法。

生地三钱，玄参三钱，炒丹皮二钱，炒赤芍二钱，茺蔚子三钱，香附二钱，炒当归三钱，旱莲草三钱，女贞子三钱，炒黄芩一钱五分，茯苓三钱，炒杜仲三钱。3剂。

27. 病例27

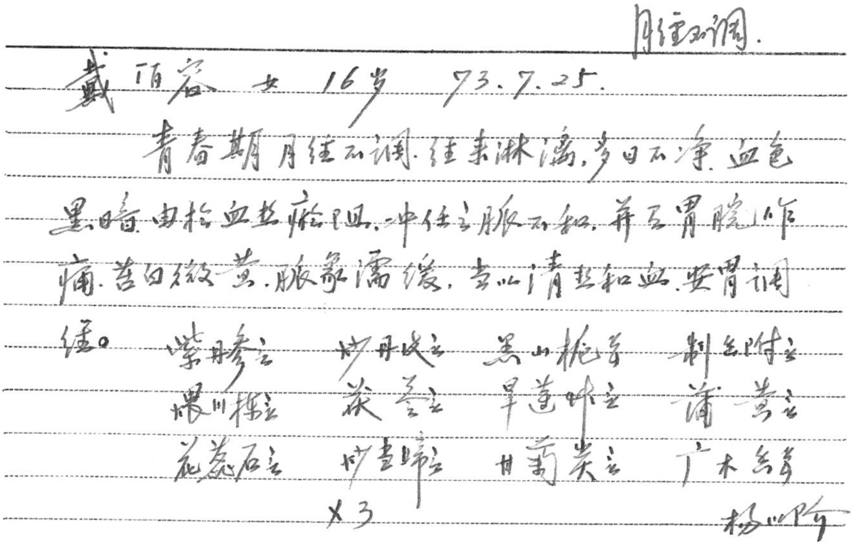
月经不调.

戴佰容 女 16岁 73.7.25.

青春期月经不调. 经来淋漓, 多日不净. 血色黑暗. 由于血热瘀阻. 冲任之脉不和. 并有胃脘作痛. 苔白微黄. 脉象濡缓. 当以清热和血. 安胃调经。

紫丹参三 炒丹皮二 黑山栀二 制香附二

川楝子二 茯苓三 旱莲草三 蒲黄三

花蕊石三 炒当归三 甘菊炭三 广木香一钱

×3

杨以阶

戴佰容，女，16岁，月经不调。

1973-7-25　青春期月经不调，经来淋漓，多日不净，血色黑暗，由于血热瘀阻，冲任之脉不和，并发胃脘痛，苔白微黄，脉象濡缓。当以清热和血，安胃调经。

紫丹参三钱，炒丹皮二钱，黑山栀一钱五分，制香附二钱，煨川楝子三钱，茯苓三钱，旱莲草三钱，蒲黄三钱，花蕊石三钱，炒当归三钱，甘菊炭三钱，广木香一钱五分。3剂。

第四节　临证验案精选

杨以阶先生之子杨永弘于1974年夏在家乡皖南山区（石台县七都镇）完成本节收录医案初稿的整理，附录中有几页初稿手迹。本节验案中的病例主要来自安徽省立医院中医科，其余病例中有些是以往治疗记忆所及，有些为门诊追询而来。因此，一鳞半爪，远远不能包括中医儿科全貌。本验案可供基层医务工作者、中医院校学生及西医学习中医者在中医儿科临证中参考。为了便于读者理解，也为了便于叙述，本节虽以传统中医内容为主，但疾病之相当于西医某病者，尽量采用西医病名，如流行性乙型脑炎、急性肾小球肾炎、急性传染性肝炎等，有些难以归纳于西医某一病名者，如呕吐、盗汗、胎黄等，为避免牵强附会，仍按症状分设章节。各病少则一案，多则五六案。案后均有解析，用以说明该案的病机、辨证、治法和用药。对于诸病均加按语，综合阐述病症的一般规律，力求体现杨以阶先生的诊治特点，介绍他本人对某些疾病诊治的看法。中医治病重在辨证论治，灵活变通，每病均有不同类型、不同时期的不同变化，有不同的传变过程及转归，病相同而人不同。在临证时，要求医生除了熟练掌握疾病的发展规律外，还要掌握特殊情况的特殊处理方法，切不可拘守一方一药，生搬硬套，否则疗而无效，劳而无功。

一、感冒

1. 风寒感冒，暑邪兼风案

张某，男，1岁。合肥市龚大塘。

1970年3月16日初诊　患儿体质素弱，每逢气候变化时易罹感冒。今因春寒侵袭，感而发热，体温39 ℃，腠理闭塞，无汗热稽。又因脾胃之气不足，邪扰后运化之机失度，胃逆而呕，脾陷乃泻。舌苔淡白，脉紧而弦。风寒在表，里且不和。法用解表祛邪，兼和中州。处方：

升麻1.2克，葛根6克，连翘4.5克，煨木香3克，焙鸡内金6克，炒黄芩2.5克，关防风3克，炒麦芽9克，金银花6克，云茯苓6克。2剂。

8月16日复诊 春季感冒时，服药2剂后汗出浆浆，热退，呕吐、便泻相继而安。此次适逢盛暑，受热贪凉，蒸蒸发热4日，有汗而热不解，体温38～39 ℃。上午热轻，夜间热重；有汗热轻，无汗热重。干呕不吐，小溲短少，口渴欲饮。舌红苔薄，虎口纹浮而红。此属暑邪兼风，口鼻而入，气分先阻，蕴而为热。当以解暑祛风为主。处方：

净蝉衣3克，香薷2.5克，佩兰4.5克，前胡2.5克，连翘3.5克，香白薇3克，粉葛根4.5克，嫩青蒿2.5克，云茯苓6克，六一散荷叶包煎9克。3剂。

药后随访，表解里和，诸症消逝而愈。

解析：患儿第一次感冒时病在初春，寒邪侵袭伤卫，玄府闭塞，发热无汗，表不解，里不和。药用升麻、葛根、关防风辛温透表，炒黄芩、连翘宣解邪热；金银花清热祛邪；佐以焙鸡内金、煨木香、云茯苓、炒麦芽等调和脾胃，安内以攘外。第二次感冒时值盛夏，白天受热，夜晚贪凉，既病暑热，又夹风邪，暑风相搏，受而为热。药用嫩青蒿、香薷、佩兰芳香透暑；暑必兼湿，加用六一散、香白薇、连翘、葛根、云茯苓健脾利湿，清热解暑；佐净蝉衣、前胡轻解风邪。同一患儿，2次感冒，四时六气各异，治法显然不同。

2. 感冒夹惊案

张某，男，3岁。省商业局。

1971年12月3日初诊 不慎感风寒，感而受邪，邪着于表，郁而为热，热与痰合，壅遏上焦，高热2日，夜卧惊惕不宁，四肢厥冷，咳嗽痰鸣，今晨乃见抽搐，未几始苏。舌苔白腻，虎口纹青淡，面色少润。以祛风清热、宣窍化痰为治。处方：

僵蚕4.5克，防风3.5克，净蝉衣4.5克，双钩藤4.5克，薄荷3克，杭菊花3.5克，云茯神9克，远志3克，连翘4.5克，象贝母4.5克，冬桑叶3.5克，苦杏仁4.5克。2剂。另用小儿金丹，每次2片，每日2次，开水化服。

12月5日复诊 药后微汗热轻，惊搐已不再起，但夜卧欠安，咳嗽痰鸣未愈。转方采用宣肺祛邪、止咳化痰之品。处方：

信前胡3克，秋桔梗3.5克，苦杏仁6克，象贝母4.5克，白前3.5克，橘白3.5克，紫菀3.5克，生麦芽9克，陈枳壳3克，云茯苓6克，制夏曲9克，枇杷叶拭毛1张。3剂。

解析：感冒夹惊，临床屡见。本案用僵蚕、净蝉衣、防风、双钩藤祛风定惊；薄荷、冬桑叶、杭菊花祛风清热；苦杏仁、远志、象贝母化痰止咳；加用小儿金丹镇惊安神。惊定热降，四末转暖，病去八九。复诊仿止嗽散理肺化痰，以收全功。

3. 风寒兼滞案

吴某，女，6岁。省重工业局。

1973年11月14日初诊　发热3天，无汗，鼻塞流涕，咳嗽声重，痰白清稀，脐腹疼痛，肚膨便薄，气秽而臭。舌苔白腻而厚，舌质深红似绛，脉浮滑。脉证合参，咎由外感，又兼食滞，邪居于表，食伤于里。治当解表和里。处方：

荆芥穗3.5克，关防风4.5克，信前胡3克，桔梗4.5克，清半夏4.5克，苦杏仁6克，象贝母6克，蒸紫菀4.5克，炒枳壳3.5克，焦山楂9克，炒建曲6克，煨木香3克。2剂。

11月16日复诊　上药进后，表邪疏达，得汗热解，肺胃之气未和，咳嗽虽轻未止，腹痛虽止，便溏不实，腻苔见化未净。再予和中消导，调治可愈。处方：

炒白术4.5克，炒枳壳3.5克，云茯苓9克，广木香3克，炒建曲6克，缩砂仁3克，炒麦芽9克，焦山楂9克，广陈皮4.5克，淮山药9克，鲜生姜2片，大枣3枚。3剂。

解析：本案患儿发热无汗，苔腻不化，腹痛便溏，风寒兼滞无疑。方选荆芥穗、关防风、信前胡温宣解表；清半夏、象贝母、桔梗、苦杏仁、蒸紫菀宣和上焦，肃肺止咳；佐以炒枳壳、煨木香和中理气；焦山楂、炒建曲消积导滞。复诊时，邪去中虚，改和中健脾法以善其后。

【按语】小儿形气未充，肌肤嫩弱，腠理空疏，如冷暖失于调度，时邪每易感之。感冒一病，儿科最为常见，多为外感风邪所致，中医一般按风寒、风热两大类型进行治疗，立方甚多。加之感冒见于四时，气候不同，患儿素质各异，因而有兼暑、兼湿、兼燥、夹痰、夹惊、夹滞种种变化，治法多样。

杨以阶先生认为治疗小儿感冒必须注意以下几点。

（1）相信中医中药治疗效果，敢于辨证施治。不少年轻的中医医生怀疑中药治疗热性病的效果；或虽不怀疑，却因小儿病情复杂，传变迅速，不敢承担风险，似乎用了抗生素才能放心；或虽治之，只要一日发热不退，便惊慌失措。在现代医学出现像心脏移植这样惊人进展的时代，仍有不少人对最平常、最普遍的疾病——感冒却束手无策。有人力图寻找一种良效的抗病毒药物来治疗病毒引起的感冒，但迄今为止未曾找到。中医学从整体出发，既注重于基本的而又变化的外因，又注意到因人而异的内因（体质状况等），辨证用药，确能在三两日内使热退病除。

（2）辨证得当，随证化裁，不可拘泥于一方一药。有些人试图立一简单处方统医四时感冒，往往达不到理想的效果。因为四时六气以及兼证、夹证不同，患儿素质状况也有差别，不可能用同一方法去解决不同性质的矛盾。但也不是毫无规律可循。一般而言，感冒可分风寒、风热两类。风寒感冒在寒冷季节多见，症见发热恶寒，无汗身痛，鼻塞苔薄，杏苏散、荆防散主之；风热感冒四季均见，或风寒化热而来，症见发热不恶寒，有汗咽痛，苔薄黄，脉浮数，银翘散、桑菊饮主之。夏令酌加六一散、荷叶等清暑药物，秋时酌加沙参、麦冬等清润之品，梅雨季节酌加藿香、佩兰等芳香化浊之品，咽痛加射干、板蓝根、西瓜霜以清利咽喉，咳嗽加前胡、贝母、桔梗以止咳化痰。感冒在表，皆用轻宣之剂，轻可去实；过分寒凉及温燥药物不可滥用，以免伤阴化燥。药量宜轻，根据年龄大小、体质强弱，一般药物用3～9克即可，麻黄、桂枝、细辛、香薷之类用量宜更少。

（3）诊断小心，注意传变，避免误治。一方面，小儿因脏腑娇嫩，患感冒后传变迅速，较易导致肺炎喘咳，入营厥变，故须辨证分明，用药得当，防患于未然。另一方面，很多热性病如麻疹、丹痧（猩红热）、痢疾、流行性乙型脑炎、痄腮（腮腺炎）等，初起酷似感冒，此期病邪在表，用解表法亦可取效，如若逐渐邪盛入里，各病特征一一呈现，必须及早发现，改弦易辙。感冒与热性病初期鉴别有困难，但一般来说，感冒患儿精神尚好，面色鲜明，哭声响亮，口唇和舌质深红，微带绛色。即使伴有抽搐，患儿的其他症状与前面所列感冒症状差异不大。若患儿神倦懒言，面色晦暗，哭声低微，频频抽搐，则应想到其他疾病。如冬春麻疹流行，见发热一二日难以鉴别者，可用升麻葛根汤解毒透表，若是感冒者则一二剂后热退，若是麻疹者则促使透发，屡用屡效。

（4）注意感冒夹惊的预防处理。怯弱小儿，易受惊吓，热扰心包，惹动风阳作搐，这是小儿感冒有别于成人的另一特点。感冒夹惊者以4岁以下幼儿为多。高热患儿，如见睡卧不宁、惊恐叫扰，或平素心怯，曾有搐搦者，皆应预防。小儿感冒宜用僵蚕、净蝉衣、钩藤之类，既可退热，又可镇惊；小儿回春丹、小儿金丹效果亦佳。抽搐发生，可针合谷、人中，并在十宣放血急救。

（5）注重调理脾胃。脾为后天之本，幼儿脏腑脆弱，外邪干扰，易呕吐、腹泻，此时处方中须佐理气健脾之品，以助患儿尽快康复。古人喜在处方中加入生姜、大枣，以取其辛甘和中、调理脾胃之效。此外应注意节制饮食，用药不可过于苦寒，药量宜轻，以避免加重脾胃负担而不利于疾病康复。

（6）配合运用成药。年长儿童及轻症感冒者可单用各种感冒片；幼儿及重症者则以汤药为宜；高热者加用小儿回春丹、小儿金丹等疗效更佳。

二、支气管炎

1. 风寒咳嗽案

王某，女，6岁。合肥市淮河路小学。

1972年12月27日初诊　雪后骤寒，邪从皮毛而入，腠理密闭，表郁不解，病初微热，两日乃退；但恶寒毛耸，肢凉怕风，鼻塞声重，清涕外溢，咳嗽痰稀。舌苔淡白，脉浮滑。寒邪伤卫，取辛温解表法，方选荆防散加减。处方：

荆芥穗3.5克，关防风4.5克，淡豆豉4.5克，秋桔梗4.5克，牛蒡子4.5克，苦杏仁6克，象贝母4.5克，清半夏3.5克，广陈皮3克，粉甘草3克，鲜生姜2片。2剂。

12月30日复诊　药后洒寒已止，四肢回温，鼻塞得通，清涕消失，咳嗽减轻。寒邪初解，肺气未宣，治宜宣肺止嗽，方选前胡桔梗汤加减。处方：

秋桔梗4.5克，前胡3.5克，苦杏仁9克，象贝母4.5克，广陈皮3.5克，清半夏3.5克，云茯苓9克，粉甘草3克，白前4.5克，蒸紫菀4.5克，生麦芽9克。3剂。

解析：外束风寒，肺卫受邪，非辛温透表不足以除咳。方用荆防散加减以疏表邪，前胡桔梗汤加减以理肺卫。

2. 寒咳案

徐某，男，3岁。合肥市杏花村。

1973年11月18日初诊　素嗜水果生冷，初冬感受寒邪，肺胃之气不和，肺气郁闭，频频咳嗽，痰不爽利，呼吸闷满，胃脘不舒，怕冷无热。舌质淡红，苔白而薄，虎口纹青紫，脉浮紧。治宜解表散寒，温运中阳，方选杏苏散加减。处方：

苦杏仁6克，紫苏梗3.5克，信前胡3.5克，秋桔梗3.5克，广陈皮3.5克，姜半夏3.5克，云茯苓9克，粉甘草2.5克，鲜生姜2片，大枣3枚。3剂。

11月22日复诊　咳嗽见轻，痰色转黄，寒邪化热，肺气渐降。上方循止嗽散增减。加紫菀3克，白前4.5克，蒸百部3克；除甘草、大枣。3剂。

解析：嗜食生冷，又感寒邪，犯及肺胃，肺气上逆而咳。初用杏苏散加减，以散寒解表，温运中阳；继用止嗽散加减，以理肺止咳。

3. 风热咳嗽案

汪某，男，8岁。合肥市西门外梅山小学。

1973年12月27日初诊　受风咳嗽，半月于兹，入夜更剧，痰色由清变黄，微微发热，纳食日差。舌苔薄黄，脉浮滑。曾服止咳药、消炎药，病情如旧。此属风热上搏于肺，风热不解，咳嗽何痊？治宜辛凉解表，清化上焦风热，方选桑菊饮加减。处方：

冬桑叶6克，甘菊花4.5克，杏仁9克，浙贝母4.5克，瓜蒌皮6克，粉甘草3克，秋桔梗4.5克，陈枳壳3.5克，白前4.5克，枇杷叶拭毛6克，海蜇洗淡9克，荸荠去蒂打碎入煎4枚。3剂。

12月30日复诊　咳嗽明显减轻，浊痰亦少，微热退净，食欲增加。嘱上方再进3剂，即可痊愈。

解析：风邪外束，酝酿为热，蒸津为痰，肺气失其清肃而上逆，故咳嗽痰稠。选桑菊饮轻清上焦风热，甘桔汤利咽止咳，雪羹汤清肺化痰。如见咳止咳，风热未去，则咳嗽无休。今祛风清热，则邪去正安，故治病必求于本也。

4. 燥气干咳案

吕某，男，7岁。合肥市郊曙光公社。

1972年10月9日初诊　秋阳偏亢，干燥少雨，触感而发，肌热四日，洒洒恶寒，频频咳嗽，干咳无痰，胸中满闷，口唇干裂。舌质红绛，少津无苔，脉微数。前医误认为风寒所致，投以辛散之品，燥之又燥，干咳气逆益勤，微寒微热依然。治宜清燥润肺，止咳宁嗽。处方：

南沙参9克，炒黄芩3克，川贝母6克，甜杏仁9克，瓜蒌皮6克，肥玉竹4.5克，麦冬9克，桔梗6克，粉甘草2.5克，桑白皮6克，干石斛6克，鲜枇杷叶拭毛1张。2剂。

10月11日复诊 干咳略轻，胸闷稍宽，舌苔津液见润，寒止热微。再守上方加减。加粉蛤壳9克，百合9克；除桑皮、黄芩。3剂。

10月14日三诊 咳嗽有痰，咳次减少，洒寒微热已息，肺气得润，津液渐复。仍以润燥止咳为主，冀其早愈。处方：

南沙参9克，麦冬6克，川贝母6克，炙瓜蒌皮6克，甜杏仁9克，桔梗6克，粉甘草2.5克，橘白6克，肥玉竹4.5克，干石斛9克，薏苡仁9克，蜜炙枇杷叶9克。3剂。

解析：燥咳如辛散疏表，则肺阴更伤，干咳益甚。外行于寒，内蓄于热，肺热干咳非清润无以托之，故施以清燥润肺法而愈。

5. 肺热久咳案

冯某，女，6岁。合肥市百货大楼。

1971年3月3日初诊 久咳两月不愈，痰不流畅，色黄稠黏，肌热温温，体温37.5 ℃。舌质色红，苔薄而黄，脉滑数。胸透示两肺纹理加深。咎由风热入肺，初失透解，邪气久羁，劫灼津液，肺失清肃，延缠两月。治宜清肺利膈，止咳化痰。处方：

广陈皮3.5克，飞青黛1.2克，粉蛤壳9克，海浮石9克，炒黄芩3.5克，陈枳实3克，瓜蒌皮6克，牛蒡子4.5克，云茯苓9克，川贝母6克，清半夏6克，麦冬9克。3剂。

3月7日复诊 药后咳嗽渐渐稀疏，咳痰易豁，微热乃净。久咳伤肺，肺气不降，在上方基础上酌加益肺之品。处方：

南沙参9克，甜杏仁9克，川贝母6克，瓜蒌皮6克，广陈皮3克，甜百合9克，蒸紫菀6克，粉蛤壳9克，牛蒡子3克，清半夏4.5克，麦冬9克，蜜炙枇杷叶9克。4剂。

解析：肺热久伏不解，气逆痰动久咳。汪昂曰："热痰者，痰因火盛也。痰即有形之火，火即无形之痰。痰随火而升降，火引痰而横行。"药用炒黄芩、瓜蒌皮、飞青黛、粉蛤壳、海浮石以清上焦肺火；广陈皮、陈枳实、牛蒡子宽胸利膈，行气消痰；川贝母、甜杏仁、蒸紫菀、蜜炙枇杷叶化痰止咳而清润；清半夏与麦冬合用，燥而不伤津，滋而不腻气，化痰止咳之力尤良；云茯苓健脾祛痰。咳久肺虚，复诊加南沙参、甜百合以益肺阴而宁咳。

6. 久咳误补案

于某，女，9岁。合肥市双岗。

1970年6月30日初诊 百日咳后，断续咳嗽2年。今春以来，咳甚不住，痰不流利，食欲日差。舌质淡红，苔白而腻，脉濡缓。前医以为久咳肺虚，屡用滋阴润肺、敛咳清热之剂，患儿咳嗽不愈，湿痰反多。此属脾气虚弱，湿由内生，蕴而成痰。须用宣肺止咳、健脾化痰之法，方选二陈汤合苓桂术甘汤加减。处方：

炒白术6克，炒桂枝3.5克，云茯苓9克，炙甘草3克，清半夏6克，广陈皮3.5克，苦杏仁9克，秋桔梗4.5克，前胡3.5克，象贝母6克，鲜生姜2片，大枣4枚。3剂。

7月10日复诊　初服3剂，咳嗽见轻，痰亦减少，家长将上方又取3剂。目前基本不咳，食纳亦增，为防复发，再求继续服药。嘱常服健脾丸，每日3次，每次饭后服6克。

解析：本案患儿久咳，两年反复不愈，中阳日虚，脾失健运，气不化水，湿聚成痰，上泛高原所致。益肺滋阴，收敛止咳，则堆砌中焦之湿，助浊生痰更多。选二陈汤合苓桂术甘汤健脾利湿、温化痰饮，方可治本清源。

【按语】咳嗽是儿童常见症状，肺气上逆而为咳，痰动于肺而为嗽，呼吸道疾病大多数都有咳嗽症状。西医诊断支气管炎者属寻常咳嗽，在儿童多为外感六淫所致，风、寒、暑、湿、燥、火之邪均可引起，属实证者多。也有久咳邪留不去，导致脾虚痰饮或肺阴不足者，如属肾虚、心虚、肺脾两虚者，则必有潮热、盗汗、喘咳等表现，多提示为其他疾病，如肺结核、哮喘、百日咳等，而非支气管炎。

感冒、支气管炎、肺炎三者体现呼吸道疾病的传变过程。疾病由表入里，由浅入深，由轻而重，其间多有联系。感冒患者每有咳嗽，支气管炎患者也常发热，二者症状类似，治法也相同，重在祛邪。辨证如下：风邪袭肺，辛平散之；寒邪束肺，辛温散之；暑邪熏肺，辛凉除之；燥邪犯肺，甘凉润之；火邪灼肺，甘寒清之；湿痰蕴肺，辛降泄之。如见咳止咳，堆砌止咳化痰之品，如同隔靴搔痒，劳而无功。支气管炎一旦见喘，其治法略同肺炎。

小儿虽易虚易实，但临床所遇虚证少见，实证为多，外感六淫尤其如此，切不可滥用补法。但健脾之法当在例外，祛邪之剂少佐健脾，前人立方甚多。盖因脾为生痰之源，脾困生湿，健脾既可祛湿，又可化痰。滋阴润肺之品，用于肺热久咳、化燥伤阴及燥气咳嗽者为宜。一般咳嗽，如用滋腻补品，反而闭门留寇，邪恋难愈。

三、肺炎

1. 风温犯肺案

朱某，男，1岁。省气象局。

1970年12月2日初诊　患儿发热咳嗽5天，体温38～39 ℃，喘憋痰鸣，呼吸气满而促，夜间喘咳，白昼稍平，剧则鼻煽唇绀，烦躁不宁。舌苔薄黄，虎口纹浮紫，脉浮数。血常规示：白细胞计数为8.8×10^9/升，中性粒细胞百分比为42%，淋巴细胞百分比为58%。胸透示肺门阴影较浓，两肺纹理加深。诊断为毛细支气管炎，予抗生素及对症处理，疗效不佳，乃转中医科诊治。脉证合参，此属风温之邪上受，首先犯肺，蕴于上焦，酿蒸为痰而咳喘。治宜辛凉透表，宣肺止咳。处方：

信前胡3克，苏薄荷3克，粉葛根6克，炒黄芩3克，大青叶4.5克，板蓝根9克，净连翘6克，苦杏仁6克，象贝母4.5克，广陈皮3.5克，鲜荸荠去蒂打碎入煎3枚。3剂。

12月6日复诊 肌热汗解，喘促平伏，喉中痰鸣减轻，但咳嗽未愈。肺气未可宣和，守上方损益。加瓜蒌皮6克，紫菀3.5克，炒牛蒡子4.5克；除苏薄荷、大青叶、炒黄芩。3剂。

解析：风温上受，首先犯肺，热蒸为痰，痰热互结，壅遏上焦，邪留卫气之间，故咳喘发热，痰涎壅盛。表不解则热不退，热不退则喘不息。治用辛凉解表、祛风清热，佐以宣肺止咳。2诊而愈。

2. 肺热喘咳案

张某，女，6岁。本院家属。

1974年3月21日初诊 双胞胎儿，先天不足，后天缺乳，体质瘦弱。本月9日突然发热咳嗽，逐渐加剧。4天后查血常规示白细胞计数为11.2×10^9/升，中性粒细胞百分比为56%，淋巴细胞百分比为44%。胸透示两下肺点片状阴影，以右下为甚。诊断为肺炎，住本院儿科。予以激素、抗生素及对症处理，病情日重，近1周来体温持续在39 ℃以上，咳喘毫无好转，乃请中医会诊。

诊见患儿咳嗽频频，痰稠不爽，呼吸气急，烦躁不宁，面红口干欲饮，鼻煽唇绛，小便短赤，大便干结。舌苔黄厚，脉浮数。此为肺热内蕴，邪欲入营，气阻上焦，痰遏喘咳。急予清热化痰，宣豁上焦。处方：

鱼腥草9克，败酱草9克，海蛤壳9克，象贝母9克，嫩竹叶6克，瓜蒌仁6克，薄橘白4.5克，天竺黄4.5克，炒子芩3.5克，南杏仁6克，胆南星3克，白前4.5克。2剂。另用猴枣0.6克，研细末，每日分吞0.3克。

3月23日复诊 进药2剂，今日体温降至38 ℃，喘促已定，安然进食，鼻煽唇绀基本消失，但咳嗽痰鸣如前。舌苔薄黄，脉缓滑。热虽解而肺不宣，上方出入。加牛蒡子4.5克，紫菀4.5克，枇杷叶4.5克，肃肺止咳；热势已降，除鱼腥草、败酱草。3剂。

3月26日三诊 体温正常，痰鸣消失，咳嗽相应减轻，两便通调，余症消失。平素体弱，热邪虽去而肺胃之气未复，改益肺健脾善后调理。处方：

南沙参9克，南杏仁6克，薄橘白3.5克，生麦芽9克，象贝母6克，白前4.5克，制夏曲9克，云茯苓9克，炒白术3.5克，鸡内金9克，鲜荸荠3枚。3剂。

3月30日四诊 咳嗽基本消失，胸透示两肺清晰。嘱上方再进3剂。

解析：温热束肺，气机不利，热蒸津液，凝聚为痰，壅遏气道，痰热甚盛，将欲入营。宜清利肺热，化痰止咳。鱼腥草、败酱草、牛蒡子、嫩竹叶、炒子芩清热解毒；天竺黄、海蛤壳、象贝母、南杏仁、胆南星、瓜蒌仁、枇杷叶祛痰止嗽，清宣肺气；热欲入营，加用猴枣清化。投之立效，热退喘定。后以益肺健脾法调之而愈。

【按语】中医认为肺炎（包括婴幼儿毛细支气管炎）系外感热病。肺被邪束，郁闭不宣，化热灼津，炼液成痰，阻于气道，肃降无权，故患儿有发热、咳嗽、气急、鼻煽、痰鸣等症状。起病有缓有急，病情有轻有重，病机有顺有逆。症状各异，治法各不相同。

（1）肺炎有由表及里、由浅入深、由轻而重的传变过程，一般分为风寒闭肺、风热闭肺、痰热闭肺、热毒炽盛四型，分别用宣肺解表、辛凉解表、涤痰定喘、清营透热等法治之。本病也可分为表证、表里合病、里证三期，分别予以解表、表里双解以及清里、温里、通里等法治之。临床上外邪闭肺、表里合病者最多，常选麻杏甘石汤、凉膈散、三拗汤或射干麻黄汤，以表里双解，辛凉宣泄或宣肺散寒，痰多者豁痰，热盛者重在清热解毒。解表法用于初期轻症，与感冒治法相同。这是本病的一般发展规律，临症治疗必须熟练掌握，辨证施治，处方用药才有的放矢。

（2）注意肺炎的变证、逆证。最多见者为心阳衰微及毒陷心营，其乃正邪相争、正不胜邪之变。前者宜用独参汤、四逆汤或参附汤回阳救逆；后者急用息风透热、清心开窍之剂，如安宫牛黄丸、至宝丹、紫雪丹、猴枣散等可斟酌使用。

（3）调补之法只用于恢复期，或迁延不愈而体质又虚者，但不宜用之过早，以免留邪。常用滋阴润肺、养胃生津、健脾益气等法。清热凉血的苦寒药只在热入营血之际才可使用，否则使肺气凉遏不宣。本病在肺，重在开闭。

（4）小儿肺炎之喘，实喘为多，虚喘乃少。虚喘只出现于逆证危候之时，患儿张口抬肩，点首撷肚，兼有其他虚羸欲脱之象，此时急需回阳救逆。一般肺炎，喘即有邪、有痰，即使发热不著（如毛细支气管炎患儿），亦重在祛邪，兼顾豁痰。邪去痰化，则喘必止。

四、哮喘

1. 风寒实喘案

郝某，男，10岁。合肥市汽车运输公司。

1974年1月18日初诊　3岁时患麻疹，失于调治。嗣后屡发咳嗽，反复哮喘。每遇天气变化，骤然而发，痰壅气闭，喘息不得平偃，汗出溱然，昼轻夜重。近因受寒，咳喘三天不息。舌苔薄白，脉来浮紧。治宜宣肺散寒，止咳定喘，小青龙汤加味治之。处方：

炙麻黄3克，炒桂枝3.5克，南杏仁9克，粉甘草2.5克，法半夏6克，云茯苓9克，橘红衣6克，秋桔梗4.5克，象贝母6克，白芥子3克，细辛1.5克，生姜2片。3剂。

1月22日复诊　前进辛温祛寒之方，佐以化痰止咳之药。服药3剂，痰鸣哮喘、胸满憋气明显好转，但肺气未能肃降，故咳嗽未痊，痰稠未清。仍以止咳化痰法为治。处方：

炙麻黄3克，南杏仁9克，炙甘草3克，信前胡4.5克，清半夏6克，陈枳壳4.5克，象贝母6克，广陈皮4.5克，蒸紫菀6克，款冬花6克，生姜2片。3剂。

1月26日三诊 症状缓解，咳喘俱安。嘱常服健脾丸，并须慎风寒，节饮食，加强体育锻炼，预防复发。

解析：患儿幼年患麻疹，失于调治，脾肺气虚，腠理不密，每多外邪所乘，病成喘急。本次发病为气候骤冷，感而成疾，肺失治节，郁闭不宣，痰涎内壅，咳喘并作，属寒邪闭肺之证，非宣肺散寒、降逆平喘不足以定之。方选小青龙汤加减解表散寒，二陈汤加减化痰止咳。复诊仍重在祛痰定喘，喘定后用健脾法调治。

2. 脾肺两虚而喘案

刘某，女，12岁。省基建局。

1973年4月3日初诊 禀赋不足，五六年来，不耐风寒，如遇气候骤变，易发哮喘，最近四月，发作五次。前医屡投麻黄、桂枝辛散之品，喘咳益甚。患儿抬肩撷肚，气短胸闷，喉中哮鸣，痰液清稀不易咳出，形瘦体弱，面㿠神萎，纳食大减，便溏额汗。苔白微腻，脉来虚缓。此属脾肺两虚，脾气不升，肺气不降，痰涎壅盛而喘。治宜和脾理肺，止咳定喘。

处方：北沙参9克，云茯苓9克，生白术9克，南杏仁9克，橘红9克，银杏9克，葶苈子6克，五味子4.5克，法半夏9克，淮山药9克，射干9克，大枣4枚。3剂。

4月6日复诊 咳嗽减轻，喘息略定，抬肩撷肚之状消失。脾肺两虚未复，仍胸闷，呼吸不畅，痰虽易出，大便仍溏。前药相宜，循上方出入。加甘草6克，苏子9克；除葶苈子、射干。3剂。

4月10日三诊 喘急平伏，胸闷减轻，喉鸣消失，仍咳痰少，纳增便实，腻苔已化。脾肺之气得调，虚羸之象将复，仍循原法为治，加用化痰止咳之品。处方：

炒党参9克，炒白术6克，云茯苓9克，炙甘草4克，橘红6克，五味子4.5克，法半夏9克，淮山药9克，川厚朴4.5克，秋桔梗6克，炒谷、麦芽各9克，紫菀9克。3剂。

4月15日四诊 咳喘基本消失，纳食增多，精神振旺。嘱常服健脾丸，慎风寒，节饮食，忌食生冷，少食荤腥，加强体育锻炼，预防复发。

解析：久喘脾肺两虚，形瘦面㿠，纳少便溏，额汗神萎，脉来虚缓，为一派虚羸之象，非宣肺定喘法所能奏效。重在治本，兼顾治标，扶正为主，祛邪为辅。法取调治脾肺，补土生金，佐以止咳化痰，肃清肺气，使气机一利，痰涎自少，咳喘乃平。

【按语】哮喘为儿童常见慢性疾病，反复发作，虽可缓解，难以根治。中医除将本病归纳于喘、哮之列外，还将本病的某些症状归为短气、少气、气促之列。

哮喘的轻重缓急不同，寒热虚实各异。本病通常虚实互见，其本为虚，其标为实。在治疗中必须抓住祛外邪、化痰饮、补虚羸三个关键点。朱丹溪有云："凡久喘未发，以扶正气为要；已发以攻邪为主……有痰者降气下痰为主。"

中医认为哮喘之发作，多数为患儿本体脾肺之气不足，腠理不密，气候变化，外邪乘之，痰饮内生，肺气壅塞所致。治疗时须以祛邪平喘为主。风、寒、暑、湿、燥、火六邪均可致喘，以寒喘为常见。哮喘多在冬春发作，主以小青龙汤加减温肺散寒，化痰定喘，常用药物有麻黄、桂枝、射干、白果、玉苏子、葶苈子、细辛等。另外，根据证候与发作季节不同，酌加祛风、清暑、燥湿、润肺、温中等法。但须注意，哮喘与肺炎喘嗽不同，哮喘因热引起者少。

一般来说，发作时祛邪，未发时补虚。但有一种虚喘，发作时须用补法治疗。虚喘多发于年长儿童。故张景岳曰："喘证……欲辨之者，亦惟二证而已。所谓二证者，一曰实喘，一曰虚喘。二证相反，不可混也……盖实喘者有邪，邪气实也；虚喘者无邪，元气虚也。实喘者气长而有余，虚喘者气短而不续。实喘者胸胀气粗，声音息涌，膨膨然若不能容，惟呼出为快也；虚喘者慌张气怯，声低息短，惶惶然若气欲断，提之若不能升，吞之若不相及，劳动则甚，而惟急促似喘，但得引长一息为快也。"张景岳又曰："虚喘之证，无非有气虚耳，气虚之喘，十居七八……若脾肺气虚者，不过在中上二焦，化源未亏，其病犹浅。若肝肾气虚，则病出下焦，而本末俱病，其病则深。"案2中患儿即是脾肺气虚，故从脾肺论治。与成人哮喘不同，小儿哮喘虚者少见，肾虚气喘更属罕见。治疗虚喘时以平补脾肺为佳，不宜应用滋腻之品，以免生痰。未发时只用补法，以扶正固本，补土生金。由于脾肺两虚，痰湿内生，往往有痰壅气促之候，故止咳化痰法常与宣肺定喘、和脾理肺法同用。

哮喘每发一次，正虚一分，正气益虚则邪易乘，因此哮喘反复发作。哮喘未发之时调治甚为重要，调治时必须注意以下两点。

（1）调理脾胃。脾胃为后天之本，宜常服健脾和胃之剂；调和饮食，勿过饱过饥，忌生冷甘肥，宜素淡餐食。中焦健旺，湿痰即无从滋生。

（2）慎风寒。注意气候变化，调度冷暖，坚持锻炼，增强抵抗力，这点尤为重要。

五、肺脓肿

肺痈案

曹某，男，12岁。合肥市火车站。

1973年11月5日初诊　患儿病程30余日，初起高热、咳嗽，胸痛气促，10天后高热不退。胸透示左下肺呈大片浓密阴影，边缘不清。使用抗生素治疗，高热渐降，但波动于38 ℃左右，咳出脓性臭味痰液，咳嗽不爽。诊断为肺脓肿，采用头低俯卧体位引流，排脓不多。1周前胸片检查示左下肺病灶中央有多个透光区，可见液平面。收住某医院半月，病情好转缓慢，乃请中医会诊。

诊见面色黄悴，肌肉瘦削，精神萎靡，发热不退，咳嗽频作，痰流不畅，脓痰黄稠，不易咳出，间有桃红色物，其气臭秽难闻。苔黄而腻，脉浮滑而弱。病为肺痈，积热于肺，蕴毒化脓。治宜清热解毒，托里排脓。处方：

秋桔梗6克，汉防己6克，生当归9克，生薏苡仁12克，冬瓜仁9克，干苇茎9克，鱼腥草9克，鸭跖草9克，败酱草9克，蒲公英9克，象贝母9克，板蓝根9克。5剂。

11月10日复诊　热势下降，吐痰明显松爽流利，咳出脓液日见增多，胸闷胁胀较前轻快。苔白微黄，脉滑。初具效果，上方出入。加皂角刺6克，金银花9克；去汉防己、生当归。5剂。

11月17日三诊　体温正常，咳嗽减轻，粉红脓痰消失，痰白不多，秽浊臭气已无，胸胁胀闷更见轻松。余毒未净，肺阴耗损，循原法酌加益肺滋阴之品。处方：

北沙参9克，干石斛9克，麦冬9克，象贝母9克，鱼腥草9克，生薏苡仁12克，桔梗6克，炒当归9克，甜杏仁9克，飞青黛1.2克，生蛤壳12克，瓜蒌皮9克。5剂。

11月24日四诊　临床各症基本消失，精神振奋，纳食增加，面黄转润。胸透示病灶透光区消失，说明炎症基本吸收。病趋康复，嘱上方再进5剂。

【按语】肺脓肿，中医称肺痈，大多因肺炎失治所致。风热客肺，久伏不解，热与痰结，气壅血瘀，胶着不散，蕴毒成痈，故属实热之证。《类证治裁》云："肺痈由热蒸肺窍，至咳吐臭痰，胸胁刺痛，呼吸不利，治在利气疏痰，降火排脓。"本病以清热解毒、化痰排脓为治疗原则。本案方选桔梗汤加减。秋桔梗开提利肺，清咽宽膈，引药上达肺经；汉防己解毒消肿；象贝母、生薏苡仁、冬瓜仁化痰排脓；败酱草、蒲公英、鱼腥草、鸭跖草、干苇茎清热解毒。成痈生脓，必有瘀血，少佐活血化瘀之品，既可推动气机，有利排脓，又可使积热去、伏毒解、痰结动，有利于病灶吸收。瘀血不去，生脓之源犹在耳。故方中选用生当归、皂角刺。当归生用，活血之力强而不温腻；皂角刺活血，且有涤痰排脓之功。后肺热渐解，痰脓日清，邪去正虚，津液消耗，肺阴已亏，故予以甘寒养阴、益肺生津，以善其后。热证日久，必有虚象，邪去正伤，略施补益，补得适时，补得其法，属于病后调理，冀其早日康复。

六、肺门淋巴结结核

1. 脾肺两虚案

吴某，男，9岁。省政协。

1973年9月17日初诊　面色㿠白不泽，肌肉瘦而不充，悠悠低热，微有咳嗽，食欲不振，纳谷不多，大便不实。舌质淡苔薄，脉细数而弱。诊断为肺门淋巴结结核。属脾虚失运，肺气亦虚。治宜甘温健脾，除蒸退热。处方：

炒党参6克，炒白术4.5克，云茯苓9克，炙甘草1.5克，淮山药9克，炒扁豆9克，莲子肉9克，地骨皮6克，嫩青蒿4.5克，香白薇6克，鲜生姜2片，大枣4枚。5剂。

9月24日复诊　前进甘温除热、和中健脾之品，颇有成效，低热已退，纳食增加，精神略振。脾气渐旺，但肺气虚弱未复，夜间盗汗。治宜益气和中，健脾止汗。处方：

炒党参6克，炒白术4.5克，云茯苓9克，炙甘草1.5克，莲子肉9克，甜百合9克，淮山药9克，鹿角霜9克，败龟板12克，白扁豆9克，大枣4枚，糯稻根须30克。5剂。

9月30日三诊　服药10剂，药后相安，面色见润，纳振咳止，大便转实成形，夜汗渐少，脉较前有力，脾肺之气将复。仍从中焦论治，促其早愈。处方：

炒党参6克，炒白术4.5克，云茯苓9克，粉甘草2.5克，广木香3.5克，西砂仁3克，粉蛤壳9克，败龟板12克，淮山药9克，甜百合9克，大枣4枚，糯稻根须30克。10剂。并嘱增加营养，配合治疗。

10月15日四诊　诸症悉退，体重增加，胸透示肺部病灶明显吸收。改用丸剂调理，巩固疗效。嘱用健脾丸2瓶，每日3次，每次6克，饭后开水吞服。六味地黄丸2瓶，每日2次，每次6克，早晚以淡盐开水送下。

【按语】现代医学所说的结核病，中医大体归属于“痨瘵”范畴，治疗一般从滋补肺、脾、肾入手，扶正补虚是治疗之本。小儿与成人不同，小儿患结核后咯血者少，形成纤维空洞之虚损羸弱者亦少。本病倘治疗不当，易致慢脾惊风（结核性脑膜炎）及其他变证。本病患儿若得到及时治疗，恢复较成人为快，盖因小儿为纯阳之体，生机蓬勃，易虚易实。治疗小儿结核病时一般从脾、肺二脏入手，采用润肺、健脾、养阴、益气等法，一般不需要补肾。肺门淋巴结结核为结核病初期，治疗时更不需要补肾。本病常用方剂有四君子汤、补肺阿胶汤、健脾丸等。六味地黄丸可平补肾阴，辅助治疗时可酌情选用，但不作为主要治疗药物。

西药抗结核疗效肯定，中药和西药可以互相协同，配合中药以健脾补肺，一方面可以扶正祛邪，另一方面也可减轻抗结核药物对胃肠道等的副作用，为长期应用这类药物创造有利条件。

七、百日咳

1. 肺逆顿咳案

陈某，男，4岁。合肥西郊蜀山公社。

1970年9月17日初诊　感触时邪病毒，浊痰阻塞气道，肺逆而成顿咳，病程半月。咳时气充于上，面红目赤，涕泪交流，时时喷嚏；咳甚呕恶，涌吐痰涎，夜咳更重。舌苔厚白，脉滑散，虎口纹青淡。予以清肺止咳，宗泻白散加味。处方：

桑白皮6克，地骨皮6克，粉甘草2.5克，南杏仁9克，瓜蒌皮6克，秋桔梗4.5克，香白前3克，蒸紫菀4.5克，谷芽、麦芽各9克，车前子4.5克，广陈皮3.5克。3剂。

9月21日复诊　顿咳未定，呛咳之状有所平伏，呕吐痰涎减少，病邪未解，肺热未消。守上方加减。加海浮石9克，飞青黛1.2克；除车前子、谷芽、麦芽。3剂。每煎加蜂蜜2匙。

9月24日三诊 顿咳逐渐稀疏，1日仅咳三四次，咳时轻微。嘱上方再进3剂。

9月28日四诊 偶尔咳嗽，已非顿咳之状。停服煎剂，予以三蛇胆陈皮末，每日3次，每次1支，蜂蜜1匙冲服，嘱服半月。

解析：顿咳初期，治疗适宜，效果佳良。方用泻白散合止嗽散加减，可清热止咳，清肺热，宣气机，祛浊痰，治之而愈。

2. 肺热久踞伤络案

丁某，女，5岁。省手工业管理局。

1973年9月18日初诊 咳嗽47日，气逆冲上，气呛作咳，咳则顿顿，连绵不已，面赤脖粗，涕泪纵横，吸气如水鸡声，咳缓片刻，继而又起。咳剧时鼻衄、咯血，血色鲜艳。大便干结。舌质红干燥，脉浮数。热郁于肺，气逆不降，咳久伤络，腑气不通。予以清热润肺，泻火止咳之法，方选朱丹溪咳血方加味。处方：

诃子肉6克，全瓜蒌9克，海浮石9克，炒山栀3.5克，飞青黛1.2克，车前子4.5克，甜杏仁9克，川贝母4.5克，百蕊草9克，粉甘草2.5克，枇杷叶拭毛6克。3剂。蜂蜜1匙冲服。

9月21日复诊 鼻衄、咯血均止，目赤略轻，大便通调，惟呛咳之状如旧，阵阵顿咳，时时而起。再宗前法，上方加减。加干苇茎9克，生薏苡仁9克，冬瓜仁9克；除炒山栀、车前子。仍加蜂蜜冲服。3剂。

9月24日三诊 顿咳大减，嘱再服上方3剂，并服百蕊草糖浆（本院自制）10日，以清涤肺中余热。

解析：肺热久踞，痰阻上焦，呛咳伤络，故鼻衄、咯血、目赤、便秘。方用咳血方加味，可润肺化痰，清热泻火。肺热解咳乃止，火逆降则血谧安宁。

3. 顿咳兼暑，气阴两伤案

章某，女，5岁。合肥市新华书店。

1970年9月3日初诊 初夏病咳，咳作成顿，多治无效，迁延3月之久，呛咳之势未缓，又逢盛暑，暑热蒸淫，乃伤其气，咳更难痊，久必肺伤，气阴内耗，午后低热，自汗口渴，形瘦脉弱，舌质红而无苔。胸透示两肺纹理加深。宜从益气止咳、生津清暑论治。处方：

北条参9克，麦冬6克，北五味2.5克，薄橘红4.5克，甜杏仁9克，干石斛9克，川贝母6克，粉甘草3克，秋桔梗3.5克，款冬花4.5克，枇杷叶拭毛6克。3剂。

9月6日复诊 咳势缓和，午后低热消弭，自汗减轻，烦渴亦定，治按上方加减。加甜百合9克，粉蛤壳9克；除秋桔梗、北五味。4剂。

解析：旧病未愈，新邪又加。顿咳固伤肺气，暑邪尤伤肺阴。气阴两伤，正衰邪盛，故采用标本同治之法，益气生津以固本，清暑止咳以祛邪，邪去正安，咳止病愈。

【按语】百日咳，中医称顿咳、疫咳、鹭鸶咳，以阵发性痉挛性咳嗽并伴深长鸡鸣样吸气为特征，病程较长，缠绵难愈。须根据病程不同，兼顾患儿体质、时令，及时发现兼症、并病，辨证施治。

本病系感染时邪病毒，蕴热于肺，浊痰阻滞，气道不宣所致。治疗时以清热止咳为主，常用泻白散、止嗽散之类。初期每有表证，佐以解表之药；后期久热必虚，注意健脾益肺。对于孱弱患儿尤应重视扶正补虚。久咳伤络，可致衄血、咯血，这并不一定代表病情较重，只要治疗适当，愈期在望。咳血方疗效佳。

本病既是时邪病毒所致，又每受季节时令影响，往往并有暑、湿、风、寒等邪气，更使顿咳缠绵不去，可按支气管炎处理，除去外邪，才可使肺热解、浊痰化、气道宣、顿咳止。案3为并有暑邪，采用清暑益气、生津止咳法治疗，故邪去正安咳止。

八、流行性腮腺炎

1. 风热壅阻少阳案

汪某，男，6岁。合肥工业大学。

1971年6月9日初诊　两腮肿大，酸酸痛楚，口不能启，憎寒发热7日，注射抗生素及应用单方治疗乏效，体温39 ℃。舌色红，苔薄白，脉浮数。此因感不正之气，蕴热化毒，风煽热炽，邪居少阳之络所致。当以和解祛风，清热解毒，方宗普济消毒饮加减。处方：

炒柴胡3.5克，绿升麻3.5克，炒黄芩3.5克，牛蒡子6克，秋桔梗6克，轻马勃3克，净连翘9克，苏薄荷3克，板蓝根9克，玄参6克，甘菊花4.5克。2剂。

6月11日复诊　服药2剂，寒热弭息，腮肿如旧，表邪少解，热毒不清。上方加减。加夏枯草6克，海藻6克；除绿升麻、炒柴胡。3剂。

6月14日三诊　腮肿之势见平，但未消净。舌红苔白，脉不浮数。仍用软坚消肿，佐以清热解毒，以逐余邪。处方：

海藻9克，昆布9克，板蓝根9克，牛蒡子4.5克，秋桔梗4.5克，净连翘6克，炒黄芩3.5克，野菊花3.5克，紫地丁9克，蒲公英9克，象贝母6克，天花粉6克。3剂。

解析：邪气壅阻少阳之络，病在卫气之间，治宜和解，清热解毒，普济消毒饮主之。表证一解，当去绿升麻、炒柴胡，改用软坚消肿药。

2. 邪毒炽盛，欲窜入营案

李某，男，5岁。合肥市南门七里站。

1970年3月8日初诊　温热之邪，由表入里，蕴热化毒，两腮肿胀疼痛，口不能张，咀食不便，壮热无寒，体温39.4 ℃，口渴引饮，鼻衄神倦，入睡梦呓。舌质红苔糙，津液不充，脉弦且数。用西药治疗5日，热势不减。邪毒鸱张，气分热甚，有内窜入营之象。亟以清热解毒、透营凉血之药，防病毒内伏心营致昏厥之变。处方：

鲜竹叶9克，生石膏9克，大青叶9克，板蓝根9克，黑玄参9克，大生地9克，粉丹皮3.5克，金银花9克，净连翘6克，黑山栀3.5克，黄芩3.5克，紫地丁9克。2剂。外用梅花点舌丹20粒，研粉醋拌搽两腮红肿处。

3月10日复诊 热见下降，体温37.5 ℃，腮红退淡，肿势稍消，痛亦和缓，鼻衄已止，糙苔略润。前方收效，原方加减。加蛤蟆草6克，穿心莲3.5克；去竹叶、石膏。3剂。

3月13日三诊 腮肿近于消失，疼痛消除，启口方便，体温正常。舌润苔薄，脉和缓。方用清解，以肃余邪，指日可愈也。处方：

金银花6克，净连翘6克，蒲公英9克，板蓝根9克，紫草6克。3剂。煎汤当茶饮。

解析：本案属重症，因温毒炽盛，患儿鼻衄动血，有气血两燔之势，治当清营透气。

【按语】流行性腮腺炎，中医称痄腮，为感染风温病毒，壅阻少阳经络所致，以腮部肿痛为特征。重者可伴睾丸肿痛（睾丸炎）、痉厥（脑炎）、腹痛（胰腺炎），轻者腮部微肿，形同感冒。本病症状轻重与风热邪毒的毒力、入侵深浅及患儿体质强弱有关。遵循一般温病传变规律，可按卫气营血辨证：早期邪在卫分，宜辛凉解表，银翘散主之；进而在卫气之间，宜疏风和解，清热解毒，普济消毒饮主之；病势加剧，入营入血，宜清营凉血，清营汤主之。睾丸肿痛者，可加茴香、荔枝核、橘核；脑炎痉厥者，用镇痉息风开窍之药急救处理；腹痛者用理气和中药。体质较强、热甚证实者，寒凉之品可加倍；体虚者，寒凉之品当少用；平素脾胃虚弱者，须加用安和中焦之药。

温病传变越速，病情越重。案1病7日，仍在卫气之间；案2病4日，已入营动血。由此可见，体质强弱不同，邪毒盛衰有别也。

九、流行性乙型脑炎

1. 暑热入营案

方某某，女，6岁。合肥火车站。

1971年8月13日初诊 暑温病经12日，热势越来越重，体温数日稽留于40 ℃左右，住某院传染科，被确诊为流行性乙型脑炎，对症处理，效果不显，转邀中医会诊。患儿昏迷不醒，喃喃呓语，目钝上斜，呼吸气粗而促，四肢抽搐频作，颈项强直。舌质紫红，苔焦无液，脉弦数。热由气分窜营，病势鸱张；热甚生风，刻有厥变。勉用清热息风，化痰宣窍之法。处方：

生石膏先煎60克，肥知母9克，粉丹皮6克，板蓝根12克，白僵蚕9克，全蝎3.5克，蜈蚣2条，净蝉衣6克，石菖蒲4.5克，天竺黄9克，石决明先煎9克，竹叶心9克，生姜汁生冲4滴。2剂。煎汤鼻饲。另加至宝丹2粒，每日2次，每次开水化服半粒。

8月15日复诊　气血两燔，风旋内动，上蒙清窍，前方投2剂后，患儿仍昏迷不醒如前，体温仍在39 ℃左右。脉仍数，但抽搐略缓。邪正交争，势均力敌。再按上方加双钩藤9克。2剂。另用局方牛黄清心丸4粒，每日2次，每次1粒，早晚开水溶化，鼻饲。

8月18日三诊　高热始降，体温38 ℃，目珠先动，神志半苏，呼之或应，时清时糊，抽搐已轻，触之肢痉，表情苦楚。营热透气，化险为夷，风旋使定，病势确有转机，日内可望苏醒。仍予清热祛风，平肝止痉之法。处方：

生石膏先煎30克，大生地15克，大青叶9克，肥知母6克，制黄芩4.5克，生赤芍6克，粉丹皮6克，板蓝根12克，净连翘9克，竹叶9克，白僵蚕9克，双钩藤9克。3剂。

8月20日四诊　险境已脱，病势好转，神志清慧，肢动柔和，抽搐已止，目珠活动自如，体温基本正常。焦苔化净，舌液津然。高热之后，气阴两伤，再以育阴清络。处方：

黑玄参9克，大生地9克，麦冬9克，净连翘9克，肥知母6克，云茯神9克，石决明先煎9克，生牡蛎先煎9克，鳖甲先煎9克，龟板先煎9克，石斛9克，板蓝根12克。3剂。

药后神振纳增，1周后痉愈出院。

解析：暑热燔灼气营之间，风旋而动抽搐，邪蒙清窍昏迷。治以清心开窍、解毒息风，可先后选方白虎汤、止痉散、清瘟败毒饮、大定风珠等。

2. 暑邪内闭案

张某某，男，5岁。肥西县上派河村。

1972年8月10日初诊　高热昏迷3天，被确诊为流行性乙型脑炎，住某院传染科，西医急救处理，应用激素、抗生素并采用种种降温措施，已用白虎汤加味及安宫丸、至宝丹等中药，体温略降。但某日清晨5时，陡然呼吸停止，心跳犹存，当即进行抢救，人工呼吸长达4小时之久，呼吸时有时无，病情十分危急，家长仓皇，特邀中医会诊。

诊见深度昏迷，四肢厥冷，面色惨淡，牙关紧闭，体温40.2 ℃，气息奄奄。脉沉细而数。暑邪内闭，直入心营，内陷厥阴，闭蒙清窍，热甚厥深，病危欲绝。亟以芳香宣闭，开窍通心之法。仿菖蒲郁金汤加减，冒险插管，鼻饲给药。处方：

京菖蒲4.5克，云茯神9克，广郁金6克，石决明先煎12克，陈胆星3克，法半夏4.5克，远志肉4.5克，广藿香6克，佩兰叶6克，鲜生姜汁5滴，鲜竹沥分冲2杯。1剂。加用苏合香丸2粒，每4小时开水化服半粒。

8月11日复诊 昨日经插管给药，兼西医急救处理，直至午夜，呼吸恢复，由浅而深，体温下降至38 ℃，昏厥始苏，神志清楚，知饥欲食，四肢回暖。苔白而腻，脉伏见起。心神豁然明朗，上焦郁闭已开，但暑热之邪未清，仍用宣上透暑，清热渗湿之法。处方：

广藿香6克，佩兰叶6克，广郁金6克，绵茵陈6克，云茯苓9克，嫩青蒿4.5克，金银花9克，竹叶6克，净连翘6克，扁豆衣9克，京菖蒲2.5克，益元散荷叶包煎12克。2剂。煎汤频频饮。外加小儿回春丹10粒，每日早晚开水化服2粒。

8月14日三诊 体温再降，仅微热，诸症消失。神志正常，四肢软弱，纳食日增。大病初瘥，气阴两虚，予益气养阴之法。处方：

败龟板先煎12克，炙鳖甲先煎12克，生牡蛎先煎9克，北沙参9克，麦冬6克，干石斛6克，生谷芽9克，天花粉6克，莲子肉9克，香白薇4.5克，大枣3枚。3剂。

药后痊愈出院。

解析：本案患儿因暑湿之邪内陷心营，扰乱神明，闭塞清窍，内闭外脱，危在旦夕。治以芳香宣闭，开窍通神。药用京菖蒲、广郁金宣开上焦之气；陈胆星、鲜竹沥、法半夏清化热痰；石决明、云茯神、远志肉宁心安神；广藿香、佩兰叶芳香化浊；苏合香丸宣化气机，开窍通神；鲜生姜汁、鲜竹沥辟秽通关。诸药相得益彰，1剂而苏。后用清热解暑、益气养阴之药调理。

3. 热久劫阴案

陈某，女，13岁。淮南煤矿。

1973年10月15日初诊 2个月前出现高热、昏迷、抽搐症状，被诊断为流行性乙型脑炎，住淮南某医院抢救，治疗40余日后退热脱险，但留有后遗症，久治不缓，故来合肥求治。

诊见目瞪神呆，意识欠清，昏沉失语，予食能咽易呛，头倾左斜，四肢强直，拘急弯曲，二便自遗，下午低热，自汗浆浆，脉弦而细。因温热盛极，劫灼真阴，肝失滋养，气血逆乱，横溢脉络，以致拘急强直；余邪羁留，浊阻清窍，神呆失语，此为神无所主。治用滋阴息风，清营和络之法。处方：

生鳖甲先煎9克，败龟板先煎15克，石决明先煎9克，生牡蛎先煎9克，明天麻6克，白僵蚕9克，净蝉衣4.5克，双钩藤9克，生地黄9克，朱茯神9克，干地龙9克，麦冬9克。3剂。配合针灸治疗。

10月18日复诊 神志仍然不清，四肢强直拘急如旧，触之震颤紧张。热盛伤阴，筋络失养，内风非短时可息，病未进退。上方加减。加姜竹茹9克，络石藤9克；除生地黄。3剂。倘服后相安，可再加3剂。

10月24日三诊 上方6剂，略有进展，强直四肢较前柔软，两手动作颤抖不定，吞咽较前顺利，呻吟哭叫，唤之睁眼失语，意识似清非清，表情苦楚。仍以育阴潜阳，柔肝定风之法为主。方仿三甲复脉汤、大定风珠、小定风珠。处方：

左牡蛎先煎9克，生鳖甲先煎12克，败龟板先煎12克，石决明先煎9克，阿胶烊化分冲9克，麦冬9克，生地黄12克，炙甘草3克，杭白芍4.5克，云茯神9克，白蒺藜9克，双钩藤后入9克。5剂。

10月30日四诊　应用中药与针灸治疗半个月后，疗效堪称满意。患儿两手拘急、双腿强直均已柔和好转，稍可活动，但提携不准，迈步不稳；意识日见清醒，但舌强言謇，语吐不清；脉仍弦。秉上方加减。加山萸肉9克，霍石斛9克，以滋阴养液；因风动偃息，故去蒺藜、钩藤。5剂。

11月5日五诊　病情基本见愈，但步态蹒跚，持物颤抖。旅居外地，生活不便，家长打算回家调理。嘱上方再进10～15剂。继续针灸。

1974年2月10日六诊　患儿来合肥复查，精神状态如常，惟思维略钝，记忆力差，左肢运动欠灵，步履微有左斜，饮食如常，生活可自理，脉和缓。嘱继续针灸，并予杞菊地黄丸1斤（500克），每日2次，早晚各吞服9克。

解析：本案中的患儿高热日久，热邪亢盛，劫阴耗津。阴虚无以养肝，耗血筋络失养，余热羁留，势成残障。选天麻钩藤汤、三甲复脉汤、大定风珠、小定风珠等方加减，以滋阴和络，柔肝息风，配合针灸治疗，基本治愈。倘贻误时机，久则必残。

【按语】流行性乙型脑炎属中医温病范畴，症状酷似暑风、暑温、暑痉、暑厥。本病为一种疫性温邪病毒所致，来势凶猛，变化多端，若不及时治疗，可致患者迅速死亡或留有后遗症。

（1）本病一般按卫气营血辨证。病在卫分，证属轻型，发热恶寒或单热不寒，头痛嗜睡，渴不多饮，唇红苔白，脉浮而数，指纹浮露、色红。治以辛凉清热，银翘散去荆芥、豆豉主之；偏暑者酌加荷叶、扁豆花、西瓜翠衣、甘菊以解暑透热；偏湿者加茵陈、滑石、佩兰、通草以淡渗化湿。病在气分，则高热频吐，头痛欲裂，烦躁不安，谵言妄语，颈项强直，时时抽搐，小便黄赤，舌苔黄厚而干，脉洪数，虎口纹青紫，证属重型。治以清热解毒、平肝息风，白虎汤主之，气阴不足者加人参或生脉散；气血两燔、邪欲入营者用清瘟败毒饮合紫雪丹、至宝丹、清心丸；抽搐重者加息风药；昏迷者予宣窍药。病入营分，则属极重型，出现壮热不降，神志不清，昏迷狂躁，烦扰不安，颈项强直，角弓反张等症。此时更应把好高热、抽搐、昏迷三关，清营汤主之。病入血分更危，出现面色紫暗，四肢厥冷而肛温甚高等症，舌质紫绛无苔，干而无津，脉细数或沉伏。治以凉血解毒、增液养阴，酌情选用清瘟败毒饮、犀角地黄汤、黄连解毒汤、增液汤及安宫牛黄丸、局方至宝丹、紫雪丹；有虚脱症状者用独参汤。

（2）高热、抽搐、昏迷的治疗。高热、抽搐、昏迷素称“乙脑三关”，为本病极期的主要临床表现，三者之间互相联系。高热是主要矛盾，高热不降时，一般抽搐不会停止，昏迷不能复苏。高热除按前面所写辨证治疗外，重在解暑、清心、降火，可选用王氏清暑益气汤、白虎汤、清瘟败毒饮，酌加六一散、碧玉散、益元散、牛黄清心丸、安宫牛黄丸、局方至宝丹、紫雪丹等。此外，临床发现重用石膏（60～120克）或板蓝根（60～120克）治疗发热有效。抽搐频作者，着重用平肝息风、清心解毒药，选用明天麻、钩藤、羚羊角、僵蚕、莲子心、生地黄、板蓝根、地龙、全蝎、蜈蚣、天竺黄、石决明等药，配用安宫牛黄丸、局方至宝丹、紫雪丹及止痉散、牛黄抱龙丸、琥珀抱龙九等。昏迷者，着重用芳香开窍、豁痰清心药，痰多湿胜者除用上述清热药外可用苏合香丸及菖蒲、郁金、胆星、贝母、茵陈、佩兰，或加竹沥、姜汁，以清热祛痰宣窍。重危患儿须插管鼻饲给药。

（3）流行性乙型脑炎恢复期症状的处理。高热退后，患儿可留有神志、言语障碍及肢体瘫痪，半年至一年内尚有恢复希望，必须积极采用中药及针灸治疗。主要治则为养阴清热、安神宁心、镇惊和胃。余热不退者加鳖甲、龟板、牡蛎、玄参、知母、生地黄、地骨皮、青蒿、石斛、麦冬、白芍、甘草；神志不清者加茯神、莲子心、枣仁、柏子仁、沙参、远志；筋脉拘急者加天花粉、忍冬藤、络石藤、海风藤、牡蛎、龙骨、生地黄、熟地黄、甘草、人参、钩藤、天麻等；肢体痉挛、形瘦肌槁者，可选用黄连阿胶汤、三甲复脉汤、大定风珠、小定风珠等。

十、麻疹

1. 麻疹顺证案

葛某，男，5岁。合肥市邮电局。

1970年12月23日初诊 发热3日，热不达表，四肢作凉，体表无汗，体温38.8 ℃，喷嚏流涕，眼泪汪汪，咳嗽不爽，舌苔薄白，脉浮数。细察头角发际已现少数疹点，若隐若现，此谓“报标”，显为麻疹先兆。亟用解表透疹法，以因势利导，防其邪伏不出，方选升麻葛根汤。处方：

升麻3.5克，葛根9克，牛蒡子4.5克，净蝉衣3克，炒白芍3克，甘草2.5克，防风4.5克，桔梗4.5克，芫荽子2.5克，西河柳3克。2剂。

12月25日复诊 患儿未来，家长称服药1剂后，患儿面部、肩背疹点外露，服2剂后疹点增多，布及胸腹、四肢，足部略少，疹色红润，热势下趋，咳嗽未止，大便稀薄，因天冷风大，不敢让患儿外出。麻疹已透，改用宣肺止咳、清热解毒法。处方：

苦杏仁6克，象贝母6克，秋桔梗4.5克，信前胡2.5克，金银花6克，净连翘4.5克，薄橘白4.5克，牛蒡子3.5克，白前4.5克，紫菀3.5克，生麦芽9克。3剂。

1周后患儿家长称患儿疹退、热清、咳止，已愈。

解析：麻疹顺证，解毒透疹后，报标见点，循序而出，后予宣肺止咳、清热解毒法，以祛余邪，兼以调和肺胃，护理得宜，旬日而愈。

2. 麻喘案

徐某，男，7岁。枞阳县其林桥。

1968年12月30日初诊　初冬麻疹流行，患儿感染发病，发热4日，耳后、额角初出疹点。天寒地冻，风雪交加，由于患儿不受管束，今晨开门外出，迎受严寒，麻即内闭，头部疹点瞬间隐没，面色青暗，呼吸困难。诊见口唇发绀，咳嗽气急，喘促鼻煽，体温39.6 ℃，四肢反凉，脉沉紧而数。寒侵于肺，疹毒内伏而成麻闭，病情险恶，刻有厥脱之危。亟以宣毒透表、开豁上焦之法以救治，方用麻杏甘石汤合升麻葛根汤加减。处方：

麻黄3克，杏仁9克，粉甘草3克，生石膏12克，牛蒡子6克，荆芥穗3.5克，关防风6克，绿升麻3.5克，粉葛根9克，芫荽子2.5克，西河柳3.5克，金银花4.5克。1剂。

12月31日复诊　上午登门探视，其父欣然告余，昨日服药之后，午夜喘息逐渐平静，头部疹点重现，比前略多。麻点色红，胸腹背部若隐若现，尚未透彻，体温38.8 ℃，四肢回温。病势转机，仍宗宣毒透表法。处方：

信前胡3.5克，秋桔梗4.5克，关防风6克，荆芥穗3克，牛蒡子6克，净蝉衣6克，粉葛根9克，净连翘9克，南杏仁9克，粉甘草3克，紫草9克。2剂。

1969年1月2日三诊　再视患儿，疹点满布周身，色红而艳，下肢略少，热势下降，咳嗽便溏，脉浮滑。病情由逆转顺。但麻疹余毒未净，肺胃之热未清。药用宣肺和胃，清热解毒。处方：

杏仁9克，秋桔梗6克，金银花9克，净连翘9克，香白薇6克，天花粉9克，牛蒡子4.5克，粉葛根9克，薄橘白6克，象贝母6克，生麦芽12克，云茯苓9克。3剂。

1月5日四诊　再次巡诊随访，患儿热已退尽，精神振旺，食欲见增，麻疹已回，脱落糠屑。告之已愈，无需用药，嘱病后加强营养，细心护理。

解析：本案中患儿喘闭，时届隆冬，霜雪寒风，闭塞孔窍，邪毒内窜，束缚于肺，气道不通，麻疹即没不透，面紫喘憋，至呈危候。麻杏甘石汤为急救之剂，佐以辛温透疹药，效果甚佳。

3. 麻毒内陷案

程某，女，8岁。枞阳县阳和公社。

1968年10月20日初诊　麻疹见点4日，疹色晦暗，欲回不回，高热不降，体温40 ℃。昨夜烦躁不安，呼吸气促，口渴多饮，神志昏糊，病情危急，西医诊断为麻疹并发肺炎，进行抢救，同时邀中医处理。诊见舌色红紫，唇焦齿垢，苔黄无津，脉洪数。麻疹热毒炽盛，气热内窜，毒入心营。治以清营泄热、解毒凉血之法。方选清瘟败毒饮、竹叶石膏汤加减。处方：

鲜竹叶9克，生石膏15克，粉丹皮6克，赤芍6克，大生地9克，天花粉9克，炒山栀4.5克，黄芩3.5克，净连翘9克，金银花9克，黑玄参9克，大麦冬9克。1剂。另用牛黄清心丸2粒，每6小时开水化服半粒。住院观察。

10月21日复诊 上午查房，患儿病势好转，热势下降，体温38 ℃，疹色红泽。午夜后，烦躁乃定，可睡片刻。舌紫红色褪淡，液回津生，脉浮数。气血两燔之势和缓。上方加减。加象贝母9克，霍石斛9克；除黄芩、鲜竹叶。2剂。停用牛黄清心丸。

10月23日三诊 麻疹已回，体温正常，精神尚好，谷食可纳，仍有咳嗽，入夜盗汗，舌红苔薄。胃气渐复，肺气不降，热甚之后，阴分不足。再以益肺和阴。处方：

沙参9克，麦冬9克，川贝母4.5克，石斛9克，谷芽、麦芽各9克，天花粉6克，山药9克，茯苓9克，百合9克，碧桃干9克，枇杷叶拭毛6克。3剂。带药回家，指日可痊。

解析：本案患儿邪毒过重，疹虽出而毒不去，逆传伤营，气血两燔，津液内损，病情险恶。用竹叶石膏汤清气透热，用清营汤滋阴托邪，配合牛黄清心丸清热，投之立效。

4. 麻疹毒入营血案

王某，男，9岁。歙县潜口上街。

1952年5月5日初诊 春夏之交，乡间正值麻疹高发期。患儿麻疹早出，周身满布，惟麻毒甚重，热稽不退。某医误治，妄投荆防麻桂辛热散表，一用再用，犹如火上加油，高烧灼阴，邪毒内窜，入营动血，鼻衄多次，神志昏迷，谵言妄语，躁动不安，唇焦齿枯，面部绯红，疹色紫暗。舌紫尖刺，苔焦无液，脉滑数。余告以病情危笃，急用清营护心，凉血解毒。应药则吉，不应则殆。处方：

犀角粉分吞1.2克，黑玄参9克，大生地12克，麦冬9克，生黄连3.5克，金银花12克，净连翘9克，莲子心9克，赤芍6克，粉丹皮4.5克，鲜石斛9克，鲜芦根15克。1剂。另用局方至宝丹1粒，分2次化服。

5月6日复诊 患儿被抬来，热状略低，神志或清或糊，疹色紫暗略显红润，鼻衄得止。舌液稍回，苔焦黄色，脉数。病未脱险，仍用清营透气，再候消息。处方：

黑玄参9克，大生地9克，麦冬9克，鲜石斛9克，川郁金4.5克，天花粉9克，竹叶心9克，粉丹皮6克，赤芍药6克，金银花9克，连翘心9克。2剂。牛黄清心丸2粒，每日2次，每次化服半粒。

5月8日三诊 神志清楚，热势低微，麻疹已回，形瘦肌槁，咳嗽痰少，纳谷稍增。舌绛色淡，津液恢复，脉缓滑。热病伤阴，肺气不润，再以养阴清胃，润肺止咳。嘱细心护理，以期早日康复。处方：

北沙参9克，麦冬9克，川贝母9克，甜杏仁9克，香白薇6克，蜜炙瓜蒌皮9克，川橘白4.5克，白前6克，金银花6克，海蜇皮米泔水漂淡入煎30克。3剂。

解析：麻为阳邪，初期宜透，疹出宜清。本案患儿疹出误治，妄用辛散，助纣为虐，劫灼阴液，热毒入里，伤营动血，故鼻衄神昏，病成厥变。治宜清营解毒、泻热养阴，方选犀角地黄汤、清营汤、牛黄清心丸、至宝丹等。1剂厥回衄止，营热转气。

后用甘寒养阴合清热凉血，垂危之疾，得以挽回。古人云：“（疹）色紫赤、干燥暗晦者，火毒炽也。滋阴凉血而热自除，所谓养阴退阳之义也。”

5. 麻疹遗热案

杨某，女，4岁。歙县潜口公社。

1962年7月6日初诊　患儿营养不良，体质虚弱，感染麻疹后疹退业已月余，余邪未尽，常低热。久病正虚，动辄汗出，阴分耗损，干咳无痰，午后热起，两颧泛红，形体瘦削，面色萎黄，肌肤不荣。舌质红绛，苔黄薄，脉细数。此肺胃阴虚而发热也。治以益肺调中、养阴清热。方选沙参麦冬汤加减。处方：

南沙参6克，麦冬6克，肥玉竹6克，天花粉6克，川贝母4.5克，甜杏仁9克，粉甘草2克，地骨皮4.5克，霍石斛6克，净连翘4.5克，鲜枇杷叶拭毛1片。3剂。

7月9日复诊　午后低热已微，咳嗽未息，痰见爽利，纳少神疲，脉象、舌象如前。上药有效，上方除地骨皮、石斛、甘草，因其甘寒多用呆胃；加干苇茎15克，生薏苡仁9克，云茯苓9克，以甘淡健脾，并宣利肺气。3剂。

7月12日三诊　午后发热已消，体温正常，咳嗽较少，痰鸣漉漉，面黄色转，自汗不出，纳食增加。病虽好转，但因余毒久踞，肺胃之气日耗，体未复原，犹当清润上焦，调养中府，佐以涤痰止咳。处方：

南沙参6克，清半夏3.5克，象贝母6克，广陈皮3.5克，云茯苓6克，生薏苡仁9克，淮山药9克，野料豆衣9克，生麦芽9克，甜百合9克，蜜炙枇杷叶4.5克。5剂。

调治之后，乃愈。

解析：体质素弱，余毒不清，遗热月余不解。久热伤及肺胃之阴，阴虚又生内热。肺燥干咳，肌槁形瘦，势成麻后疳瘵。惟养阴除蒸，润肺养胃，方可能瘥。方选《温病条辨》中沙参麦冬汤加减，药后邪去正复，肺胃宣和，病从此愈。

6. 麻疹喉痹案

谢某，女，2岁。枞阳县造船厂。

1972年12月6日初诊　麻疹初现，复感于寒，外为寒束，内热乃郁，疹毒入肺，喉间痰鸣，喘息之声如曳锯。在当地医院服宣毒透疹中药，麻疹出齐，时至7日，疹点渐消，精神渐复，惟呼吸不利，梗阻不顺，气粗而促，干哮不已，呛咳无痰，声音嘶哑，鼻煽唇淡，面黄不泽，乃来本院就诊。诊断为喉乳头状瘤，应予手术，考虑幼儿过小，难以合作，并有危险，故转中医科诊治。根据上述表现，姑以滋阴润肺、清利咽喉、化痰软坚法为治。处方：

黑玄参6克，大生地6克，南沙参6克，干橄榄4枚，象贝母4.5克，粉甘草1.5克，射干3克，苦杏仁6克，生蛤壳先煎9克，秋桔梗3克，款冬花3克，蒸紫菀3.5克。3剂。另用珠黄吹喉散2支，每日吹喉4～5次。

12月10日复诊　服3剂后，病情平稳相安，白昼活动时仍有哮喘声嘶、呼吸气促之象；入夜安静沉睡，呼吸均匀，喘促相应平和。初具成效，上方加减。加皂荚2克，轻马勃1.2克，以轻宣肺气，祛痰开痹；除玄参、大生地，以免多用滋腻滞气，影响上焦开豁。3剂。

12月14日三诊 啼哭之声稍扬，哮定喘止，嘶哑气粗好转。但仍咳嗽，痰咳不爽。家长要求带药返家调理。立法仍循原意。处方：

净连翘6克，粉甘草1.5克，轻马勃1.5克，木蝴蝶3.5克，射干3克，象贝母4.5克，生蛤壳9克，干橄榄4.5克，南杏仁6克，秋桔梗3.5克，净蝉衣3.5克，炒牛蒡子4.5克。10剂。

1973年9月四诊 门诊复查，体魄健壮，活泼玲珑，喉声清脆宣扬，呼吸通顺不咳。五官科喉镜检查示喉乳头状瘤消失。完全康复，欣然而返。

解析：本案患儿患麻疹喉痹，麻疹虽透而热郁不能即解，复感风寒，束于上焦，火化热灼，顽痰阻络，气机不利，故声嘶咳喘，恶证丛生，治疗棘手。但念其麻疹已透，表散之法非宜，虑其更伤津液；热郁于上，苦寒泻热难用，恐其毒伏不出；体弱病缠，峻补尤为不当，弊其关门留寇，邪无出路。只有取法养阴润肺以保津，利咽祛痰以开痹，此与并发急性喉炎之声嘶喘咳治法不同。本案患儿共诊3次取效，喉乳头状瘤最终消失。

【按语】麻疹为儿童传染病中最常见者，多见于冬春两季。疫苗问世之前，往往人人均患本病一次而难以幸免。历代中医学家对此病积累了极为丰富的宝贵经验。

麻疹邪毒盛衰不同，患儿体质强弱各异，护理情况有别，疹出有轻重顺逆之分，临证必须辨明。若发热和缓，咳涕泪嚏之状较感冒为重，三五日内从头面至下肢次第出疹，由稀而密，色红鲜艳，三五日内出齐，次第回收，不快不慢，此乃麻疹轻证、顺证。若正气虚、邪毒盛、护理失当，或麻疹透发不佳，或透而即没，或喘促，或声嘶喉痛，或热甚神昏，为麻疹重证、逆证，如未及时处理，可威胁生命。

本病适当护理甚为重要。轻证麻疹，护理得当，不药而愈。冬季严寒，应慎风寒；夏令炎酷，宜避暑热。临床屡见冬季麻疹风寒侵袭而生变证者；亦见三伏酷暑，置患儿于房内，关门闭户，密不通风，宛如置身蒸笼，同样发生变证。饮食宜清淡，少油腻，勿过饱，否则夹食滞、伤正气。透发食物，疹出之后不必再服。

麻疹的治疗原则为初期宣毒透表，疹透则清热解毒。不宜过早使用寒凉之品，疹出之后亦需停用透疹药物。辛温之剂更忌应用，否则易生变证，案4即是误治所致。如遇变证，则辨证施治。

透发麻疹，方法甚多。民间常用西河柳、紫背浮萍、芫荽菜、黄花菜、香菇等单方。杨以阶先生在冬春季节常用前胡、桔梗、防风、荆芥、净蝉衣、大力子等，夏令常用薄荷、桑叶、竹叶、净蝉衣、甘菊、萱草花等。若遇麻疹流行，小儿酷似感冒而难确诊者，可用升麻葛根汤加味，临床观察发现若为感冒2剂可愈，若为麻疹2剂见点。凡麻疹不透，须查明原因，有风寒闭塞，有邪毒入里、痰壅气滞，有正气不足以祛邪，或并有其他疾病，须相机行事，不可一味透疹。

麻为阳邪，侵犯肺、胃二经，一般均有发热咳嗽，但疹透则热缓，咳定不喘息。如高热不降、胸满喘急，肺闭也，多属麻疹肺炎。无论表实闭肺，还是邪热内攻，皆可以麻杏甘石汤主之；再视病情、气候，酌用清热解毒、清营凉血、甘凉养阴、清暑益气、淡渗利湿之品。咳嗽剧加川贝母、橘白、大力子；痰多加陈胆星、法半夏、麦冬；气喘加射干、天竺黄；热甚加连翘、竹叶、竹沥等，并可加用猴枣或猴枣散。麻喘为危笃之候，但如治之及时得法，每迅速转危为安。对于麻杏甘石汤的功效，程杏轩《医述》云："麻疹冬月喘闭，麻黄、杏仁为救急之药，治之速，麻出喘定而解……石膏一味，为麻证之至宝……味甘微辛，升中有降，降中有升，虽为清胃之药，实保肺之灵丹也。"

麻疹疹出而高热不退，为毒邪炽盛，可用丹皮、赤芍、板蓝根、金银花、连翘之类；鼻衄加黄柏、山栀；烦渴加天花粉、石斛；谵语加竹叶心、莲子心；胃病便泻加建曲、山楂、枳壳、陈皮。

麻疹失音乃热毒闭塞肺窍，治宜清热解毒或滋阴清热，佐以清利咽膈之品。如为麻疹喉炎，兼见喘憋，则需宣肺定喘。案6为疹后失音，以滋阴润肺、利咽祛痰法取效，保津而开痹，终使喉瘤消失而愈。治法与麻疹喉炎略异。

养阴一法，麻疹常用。出疹期"（疹）色紫赤、干燥暗晦者，火毒炽也。滋阴凉血而热自除，所谓养阴退阳之义也"。案4误治，一再辛温表散，使得邪毒入营动血，治以清营解毒合滋阴泻热而愈。回收期，养阴更为常用，"麻疹三四日，大热不退宜养阴；紫点不收宜养阴；脉来数大宜养阴；夜热心烦龂齿宜养阴"。此外，本体素虚的小儿，余毒不清，每易遗热不退，久咳不止，亦须以养阴祛蒸、润肺和胃法治之。失音之滋阴法已如上述，夏日酌加清暑益气汤亦可归于养阴清热法。习用的养阴药物有沙参、麦冬、石斛、天花粉、芦根、地骨皮、白薇、青蒿、玉竹、糯稻根须、百合、贝母等。

总之，对于麻疹一病要仔细辨证，既掌握它的一般规律性，又要了解个别个体的特殊性，灵活运用，才能引导病程顺利发展，使患儿恢复健康。

十一、猩红热

1. 丹痧再发案

夏某，女，9岁。合肥市东门外大兴集。

1973年12月12日初诊　今年6月曾因猩红热并发肾炎，住院治愈。时经半载，再次感染本病，患儿发热3天，近日体温39 ℃以上，咽部红痛，身发丹色痧粒疹点，胸背较密，四肢较疏，少腹隐痛，口渴溲浊。舌质红紫起刺，状若杨梅，脉数而滑。此因初次患丹痧，热毒遏郁未清，深匿隐伏，经冬外感风温诱发，伏邪新感，合而成病，邪在气分，将有入营之势。亟以清凉透解，慎毋忽视。处方：

秋桔梗6克，生甘草3克，蒲公英9克，粉葛根9克，紫草9克，板蓝根9克，牛蒡子6克，净蝉衣4.5克，净连翘6克，山豆根3.5克，金银花9克，象贝母6克。3剂。

12月15日复诊　紫色痧疹日渐褪红，体温正常，腹部不痛，咽红疼痛均已轻微，温毒之气缓解。热病之后，再清和肺胃，兼解余邪，以求清彻。处方：

南沙参9克，鲜石斛9克，麦冬9克，生谷芽12克，野料豆9克，天花粉6克，云茯苓9克，薄橘白4.5克，苍耳子4.5克，净连翘6克，白薇6克，板蓝根4.5克。3剂。

12月19日三诊　舌紫起刺，悉数消失，舌质淡红，中起薄苔，数脉宁静。丹痧退清，温毒得解，胃阴得复。故效守上方再进3剂。

解析：猩红热再次感染，较为罕见。初病毒伏未清，冬触风温，伏邪新感，互而为病。按清凉透气、轻宣解毒法治之，方选甘桔汤、宣毒透疹汤加减，诸症悉解，后改清和肺胃、生津养液调治。

2. 温热灼肺案

卢某，女，9岁。省图书馆。

1974年2月5日初诊　半月前始发丹痧，住院1周后发热次第下降，丹色痧疹消失出院。近2日下午低热，体温38 ℃左右，干咳作呛，痰少口干，咽喉作痛，声音沙哑，皮肤脱屑不润。舌质色紫，光滑无苔，脉细数。此为温邪上灼，阴液内耗，气营不足。治以甘淡辛凉，清之化之，益肺解毒，方选沙参麦冬汤加减。处方：

南沙参9克，麦冬9克，细生地9克，甜杏仁9克，川贝母6克，生甘草3克，秋桔梗4.5克，百蕊草3克，鱼腥草3克，东白薇6克，瓜蒌皮6克，干橄榄6克。3剂。

2月8日复诊　肺阴得润，干咳作呛之势略定，咽痛声哑亦见轻松，热势平伏。仍用甘润清化、清燥润肺之法。处方：

南沙参9克，麦冬9克，甜杏仁9克，粉甘草3克，川贝母6克，飞青黛1.2克，生蛤壳9克，炙桑白皮6克，炙瓜蒌皮6克，地骨皮6克，蜜炙枇杷叶6克。4剂。蜂蜜2匙冲服。

2月12日三诊　症状全消，精神纳食如常，肺胃之阴得复。偶咳，予枇杷膏及杏仁止咳糖浆各2瓶，每日早、中、晚3次各服1匙。

解析：温邪初解而余毒不清，肺胃之阴未复，虚中兼实。采用甘淡辛凉、益肺解毒、甘润清化、润肺止咳之法。沙参麦冬汤、泻白散主之。

3. 热伤肾阴案

姜某，女，11岁。合肥市西市区（现蜀山区）三孝口。

1973年12月12日初诊　前月下旬，因猩红热住某医院，经注射青霉素等治疗，发热得退，皮肤红点消失，基本治愈出院。时经半月，食少神倦，小便不清。尿常规检查示蛋白（++），红细胞（+），白细胞（+），颗粒管型4～5。乃求中医诊治。诊见面不浮肿，色白少华，舌红光洁无苔，脉沉而数。此温热病后，热虽退而毒未清，丹痧回而肾阴伤，予以养阴清热，渗利余毒。加味地黄汤主之。处方：

生地黄9克，山萸肉9克，粉丹皮6克，云茯苓9克，福泽泻9克，淮山药9克，大麦冬9克，金银花9克，净连翘9克，凤尾草9克，紫地丁9克，淡竹叶9克。3剂。

12月16日复诊 药效稳妥，尿常规检查示蛋白（+），红细胞2～4，白细胞0～2。患儿纳增。上方加减：加芦根15克，人中黄6克；除淡竹叶、金银花。3剂。服后相安，可再进3剂。

12月23日三诊 上药服过6剂，患儿神振纳增，面色略润，舌质红苔薄，脉沉而不数。尿常规检查示蛋白、红细胞及颗粒管型均已消失。病已初瘥，为巩固疗效，防其复发，嘱服六味地黄丸，每日2次，每次开水送下6克，连服20日。

解析：本案患儿邪毒入里，内伤肾阴，宜滋阴养液，清利病毒。以六味地黄丸益肾滋阴，佐以甘淡渗利而不伤津之品，收效甚速。

【按语】猩红热，中医称丹痧、疫疹、烂喉痧。因外感时疫，蕴结肺胃，疫毒化火，内迫营血，外透肌肤，上熏咽喉所致，属于温疫、疫毒范畴。

本病一般按卫气营血辨证施治。邪在气分，可清肺胃；邪入营血、内伤心肾，则需清营凉血、滋阴养液。清瘟败毒散、清营汤等方剂常用。因热病伤阴，后期每多加用养阴润肺、和中健胃之品，扶助正气，清除余邪，病体康复乃快。早期失治，病邪入里，则可见壮热神昏，痉厥瘛疭，或咳喘脓痰，或内闭空窍，则予以清热凉血、平肝息风、芳香开窍、止咳平喘等。

猩红热并发肾炎有虚有实。虚者，体本素弱，热久伤阴；实者，余邪未尽，风热新感。案3以虚为主，内伤肾阴，并有余邪羁留，故以六味地黄丸为主方，该方补而不滋腻，泻而不伤津，佐以金银花、连翘、紫地丁、淡竹叶、凤尾草、鸭跖草之类，清热解毒，淡渗利湿。倘纯用滋腻填补，尚有余邪稽留；单用淡渗利湿，则可耗阴伤正。

十二、水痘

风热化毒案

徐某，男，4岁。合肥钢厂。

1971年4月6日初诊 发热3日，身出水痘，见于胸腹四肢，初小渐大，晶莹疱浆，边缘红色晕润，体温未降，口渴喜饮，小溲短赤，咽红诉痛。苔黄而干，脉浮数。为感受风热化毒，邪在气营之间。予以清热解毒，祛风凉血。处方：

粉丹皮3.5克，赤芍药3克，大生地6克，绿豆衣9克，大青叶6克，板蓝根9克，金银花6克，净蝉衣3.5克，山豆根3.5克。2剂。

4月8日复诊 进药2剂，体温正常，水痘浆液见回，再守上方加减。加紫草9克，白鲜皮4.5克；除粉丹皮、赤芍药。2剂。

4月18日三诊 上药服后，水痘八朝浆回结痂，毒化热清。因病毒初解，腠理空虚，又经7日，复感于风，低热肤痒，再予宣风清热，以资巩固。处方：

净蝉衣3.5克，牛蒡子3.5克，紫草6克，连翘6克，金银花6克，板蓝根9克，地肤子4.5克，绿豆9克，紫荆皮3.5克，薏苡仁9克。3剂。

【按语】水痘起因外感时邪，内蕴湿热，发于肌肤。一般宜透表清热、除湿解毒为治。遵循温病传变规律，本案患儿邪居气营之间，以粉丹皮、赤芍药、大生地清营凉血，马勃、净蝉衣、牛蒡子祛风清热，连翘、金银花、大青叶、绿豆清凉解毒，山豆根、板蓝根利咽降火，投之立效。

十三、痢疾

1. 秋痢案

程某，男，4岁。肥西县农村。

1971年9月15日初诊 秋痢初起2日，便时作努啼哭，为里急后重之征，日夜多次，均为红白胨液，不思食，小溲黄。舌红苔腻，脉数而细。此为湿胜热蒸，胃腑不和，邪趋肠腑，气血凝滞，化脓血以下迫。亟以清热利湿，通腑涤浊，方选葛根芩连汤加减。处方：

粉葛根9克，生黄芩3.5克，生黄连2克，粉甘草1.2克，广木香3克，生大黄后下3克，飞滑石6克，蒲公英9克，云茯苓9克，六月雪4.5克，省头草4.5克，建泽泻4.5克。2剂。

9月17日复诊 大便里急有所和缓，次数减少，粪夹红白，苔腻见化，谷食可纳。疗效初获，上法相宜，但湿热未彻，积滞未净。上方加减。加炒白术4.5克，焦山楂9克；除生大黄、六月雪。3剂。

9月20日三诊 前投清热利湿，通导化浊，大便转粪，红白脓胨消弭，舌苔白腻化清，但纳食不充。腑气虽通，而胃气未复，再从中焦论治。处方：

炒白术3.5克，云茯苓6克，生谷芽9克，焦山楂9克，炒扁豆9克，淮山药9克，广木香3克，蒲公英6克，省头草4.5克，飞滑石6克，鲜荷叶9克，川厚朴花4.5克。3剂。

解析：本案患儿患秋痢，外因湿热蒸淫，内因陈垢积滞，腑气不通，气血凝结，化脓血而下迫。法用清热利湿、推陈出新，防其积久化毒而致肠腐。方选葛根芩连汤清热祛湿，大黄导下荡积，飞滑石、云茯苓、建泽泻甘淡和脾、渗利湿热，蒲公英、六月雪、省头草清肠排脓、解毒祛滞，广木香调气止痛。后用和中健脾、安胃消食调治，邪去而康。

2. 赤痢案

杨某，男，10岁。合肥市西郊五里墩。

1971年8月6日初诊　昨日下午忽然下腹作痛，里急肛坠，痢下紫血，纯红无粪，日夜登厕10多次。舌质红赤，苔黄根腻，脉弦紧。时值秋令，湿热皆盛，邪蓄火腑，直趋于肠，伤络动血。亟以清热祛湿、泻火解毒，方选六一散、香连丸、白头翁汤化裁。处方：

飞滑石9克，炒甘草3克，广木香3克，白头翁9克，川黄连3.5克，炒黄柏4.5克，大黄后下3.5克，炒黄芩4.5克，杭白芍4.5克，马齿苋9克，粉葛根9克，鲜荷叶9克。2剂。

8月8日复诊　血痢未弭，里急后重依然如故，大便次数略少，偶有粪便，稍可进食。湿热未解，正气尚存。上方加乳香3克，没药3克，以行气止痛、和血去瘀；除飞滑石、炒甘草。2剂。

8月10日三诊　胃气仍存，谷食可纳，便时粪血相杂，便前仍腹痛，里急后重消失，次数减少。病势稍轻，上药收效，上方出入。处方：

大黄炭6克，炒川黄连3克，炒条芩3.5克，粉葛根9克，马齿苋9克，地榆4.5克，白头翁9克，蒲公英9克，败酱草9克，炒山楂9克，茯苓9克，广木香3克。2剂。

8月12日四诊　湿热渐清，便赤已止，腹痛里急已不存在。惟痢后脾胃之气未充，理当健脾和胃，以香砂养胃丸为主调之。处方：

广木香3克，西砂仁3克，炒党参9克，炒白术3克，云茯苓6克，炒甘草3克，制夏曲9克，广陈皮3.5克，山楂肉9克，焙鸡内金9克，大枣3枚。3剂。

解析：本案中的赤痢，为湿热趋于下焦、火热化毒、伤络动血所致。邪盛正存，防其逆传窜营，必须迎头痛击。治以清利湿热、通腑去瘀。初诊时药用炒黄芩、川黄连、炒黄柏泻火解毒、清热凉血；杭白芍调营和里、和血止痛；大黄清热解毒、和血通腑；粉葛根清热解肌、生津和胃；马齿苋、白头翁凉血清热、解毒止痢；飞滑石、炒甘草解暑利湿；鲜荷叶升清降浊、透暑清热。投之虽效，但里急后重不止，腹痛便血不宁。复诊加服海浮散（乳香、没药）行血去瘀，调气止痛。刘完素《素问病机气宜保命集》云："调气则后重自除，和血则便脓自愈。"投之腹痛赤痢均止，再用香砂养胃丸调理中州。

3. 疫毒痢案

鲍某，女，1岁零6个月。石台县七都公社。

1973年8月11日初诊　患儿因腹泻、发热8小时，于8月10日下午4时急诊入某医院住院治疗。当日上午发热，便泻10余次，初为稀粪，后为水样，无脓血便，精神逐渐萎靡。至下午2时许，便泻停止，出现高热，体温达40 ℃，神志不清。入院体检：急性病容，面色灰暗，神志昏迷，呼吸急促，体温40.1 ℃，脉搏180次/分。两眼瞳孔散大，对光反射迟钝，颈软。心、肺未见异常。腹部膨隆，叩之鼓音，肠鸣音极弱，肝脾未触及，腱反射消失。血常规检查示白细胞计数18.85×10^9/升，中性粒细胞百分比为77%，淋巴细胞百分比为23%。入院诊断为中毒性菌痢，急予抗休克、抗感染，中西医结合治疗。西医用阿托品疗法、冬眠疗法、激素、抗生素、输液及对症处理；中药鼻饲黄连解毒汤加味。抢救一夜，未能控制病情发展，夜间抽搐1次，11日清晨患儿深度昏迷，呼吸微弱而促，病势危急，邀杨以阶先生会诊。

根据家长介绍，患儿体质素虚，入夏以来，屡病发热，现时痢流行，暴感而发。初起暴注下迫，泻下黄水稀便，因本体不支，下后伤阴，又加高热消耗津液，热毒入营，邪无出路，反而大便不通。舌苔焦黑无液，脉数而弱。邪陷心营，刻有死亡危险。亟以黄连阿胶汤加味救阴清热，有效则吉，不应则殇。处方：

黄连3克，阿胶烊化分冲6克，石决明9克，龟板9克，丹皮4.5克，赤芍4.5克，黄芩4.5克，黄柏4.5克，白头翁12克，石斛6克，生鸡子黄打散冲入1枚。1剂煎汤鼻饲。外用公丁香、肉桂各0.3克，研末，加于暖脐膏贴脐。

8月12日复诊 体温38.6 ℃，从昏迷中苏醒，神志已清，舌液略润，大便得通，痢下白胨四五次。病有转机，仍以扶正养阴，清热解毒。处方：

炒党参4.5克，炒白术4.5克，川黄连3克，阿胶烊化分冲6克，石决明9克，龟板6克，黄芩4.5克，川黄柏4.5克，白头翁12克，生鸡子黄打散冲入1枚。1剂。频频灌服。

8月13日三诊 昨日大便七八次，排出大量脓液，腥腐气臭，肚膨见消，热势再降，精神仍萎，已进少许谷食。舌液已回，焦苔化黄，脉象微数。药后肠阴得护，毒邪得泄，病已转危为安，改用清热解毒、荡垢涤浊。处方：

南沙参6克，藿香4.5克，佩兰4.5克，扁豆花9克，连翘3克，滑石6克，竹叶6克，川黄连3克，黄柏3.5克，马齿苋9克，白头翁9克。2剂。

8月15日四诊 体温37.3 ℃，便次减少，便时努责似有后重之状，谷食增进。苔黄。脉和缓。正气渐复，余邪留恋。宜扶土和中，清利湿热。处方：

土炒党参6克，炒白术3.5克，炒川黄连2克，大黄炭3克，制香附3.5克，台乌药3.5克，广木香3克，炒山楂9克，白头翁9克，蒲公英9克，马齿苋9克，六一散荷叶包煎9克。2剂。

8月17日五诊 诸症悉解，神振纳增，舌色正红，黄腻苔退，体温正常，大便转粪，便时少许黏液。病入坦途，风平浪静，守上方加减。加云茯苓6克，淮山药6克，炒扁豆9克，和胃健脾；除大黄炭、蒲公英、马齿苋，渐撤清热祛湿之品。2剂。

2日后，大便转实，精神饮食如常，痊愈出院。

解析：本案患儿患疫毒痢，素本阴虚，每多发热，新感外邪湿热，正不胜邪。初起暴注下迫，下后伤阴，继之高热，热甚生风，风火燎原，阴精更耗，大便不通，邪无出路，内陷厥阴，致昏迷目瞪，抽搐面暗，苔焦无液，脉象数弱，为一派热甚阴竭之象。证属外脱，故急用黄连阿胶鸡子黄汤救阴清营、泻火解毒；外用公丁香、肉桂贴脐法，温暖下元，促其化气，以达蠕肠排毒之功。2剂便痢得下，热减神清，转危为安。后追用清热祛湿，排脓解毒，扶土和中，再服6剂而愈。中医辨证论治，既知其常，尤知其变，正治反治，从标从本，须随机应变灵活掌握也。

4. 久痢案

杨某，男，1岁零6个月。合肥市无线电三厂。

1973年11月5日初诊　9月初旬，病赤白痢疾，曾住当地医院断续治疗2个月，迁延反复，终难痊愈，乃来本院中医科求治。诊见精神较差，面黄形瘦，大便黄粪，夹杂脓血，日行五六次，便时努责，纳少肚膨。舌淡苔白，虎口纹紫伏。湿热胶着，久痢不愈，脾气乃虚，邪气仍存。亟宜扶脾补土，清荡积垢，为扶正祛邪、攻补并用之义。处方：

炒党参4.5克，炒白术3.5克，云茯苓6克，广陈皮3克，姜汁炒黄连1.2克，广木香3克，炒白芍3.5克，白头翁6克，马齿苋9克，败酱草9克，蒲公英6克。3剂。

11月9日复诊　进药3日，大便次数递减，红白黏胨基本消失，可进谷食。久痢之后，当以顾胃气为本。上方增用和脾健胃之品。加焙鸡内金6克，焦山楂9克，炒谷芽9克；除败酱草、蒲公英、炒白芍。3剂。

11月13日三诊　大便转硬成形，便时通畅，不再努责，纳食日增，精神活泼。小儿稚阴稚阳，邪去正复，愈将至矣。以参苓白术散加减调理。处方：

炒党参4.5克，炒白术3.5克，云茯苓6克，制夏曲6克，广陈皮3克，炒扁豆9克，炒薏苡仁6克，煨生姜1片，大枣肉3枚。3剂。

解析：本案患儿病之初起，治未痊愈，湿热久羁，迁延2个月，久痢不息，脾土受戕，故实中有虚。程钟龄在《医学心悟》中曾论久痢之治法，云："若日久脾虚，食少痢多者，五味异功散加白芍、黄连、木香，清而补之。"杨以阶先生仿其法，予以健脾补土、荡垢清肠而取效。

5. 痢疾（阿米巴痢疾）案

陈某，男，3个月。合肥市无线电一厂。

1964年6月15日初诊　婴儿出生未满百日，脏腑娇嫩，气血未充，感邪发热2日，体温39 ℃左右，大便有时水泻，有时泻下黄糜黏液，每日10余次。化验大便2次均查出阿米巴原虫，确诊为阿米巴痢疾。因病儿幼小体弱，顾虑西药毒性反应，乃来本院求治。

诊见哭声洪亮，吮乳如常，粪便呈黏液糊状，少许白胨，便时作努。舌苔白腻，虎口纹细而红。外受湿热，内积乳滞，肠胃不和，暴注下迫。治当清热祛湿、和中消导。方选白头翁汤加减。处方：

白头翁3.5克，生黄连1克，川黄柏2克，败酱草3克，蒲公英4.5克，马齿苋4.5克，煨广木香2克，焦山楂6克，炒白术2.5克，焙鸡内金3.5克，煨枳壳1.5克，苦参2克。2剂。煎汤频饮。

6月17日复诊　服前药后，病状好转，下痢减轻，一日五六次，粪色深黄，糊糜之状消失，黏胨虽有不多，肌热退清，腻苔化少。小儿以脾胃为本，循上方加用补土健脾之品，冀其早愈。加淮山药4.5克，建莲肉6克，以甘淡和中；除苦参、煨枳壳，免其下夺而伤胃。3剂。

嗣后，大便正常，复查阿米巴原虫阴性而愈。

解析：对于阿米巴痢疾，中医辨证与菌痢雷同。咎由湿热邪毒，循募原入肠胃，阻滞中焦，消导失常，酝酿积乳不化，糟粕成脓所致。婴儿质娇，治以重剂苦寒易化燥伤阴，故法取清热利湿，佐和中消导。白头翁汤去秦皮之苦涩，苦涩之药用之过早，恐留邪不去。加用败酱草、蒲公英、马齿苋、苦参，以清热利湿，排脓解毒；用煨广木香、煨枳壳，以调气宽肠；辅以炒白术、焦山楂、焙鸡内金，以补脾消食，攻补兼施。复诊加甘淡之药以益胃。

6. 痢后脱肛案

董某，女，3岁。中国科技大学。

1971年8月1日初诊 前因急性菌痢在某医院治疗，当时高热腹痛，腹泻无度，便下红白黏胨。治后热退，红白黏胨消失，住院2周出院。但大便稀溏，1日仍有四五次，每次便后脱肛，经久难以回纳。出院5日后又复发热，体温38 ℃，面黄而暗。舌红苔白，脉细数，虎口纹隐伏。治以益气安胃，佐以祛湿清热。方选胃关煎加减。处方：

正红参另炖分冲3克，云茯苓6克，炒白术3.5克，炙甘草3克，炒扁豆9克，淮山药9克，建莲肉9克，煨葛根9克，煨木香3克，败酱草9克，蒲公英6克，煨生姜3克。3剂。另外用处方艾叶12克，五倍子9克，黄柏6克，明矾9克。3剂。每日煎1剂，蒸敷上托肛门。

8月4日复诊 脱肛上升，但腹泻未止，日仍三四次，食少神疲，热已退尽。脾为湿困，久泻伤中，再用健脾祛湿、芳香涤浊之品。处方：

炒党参6克，云茯苓6克，炒白术3.5克，炒扁豆9克，淮山药9克，建莲肉9克，藿香叶3.5克，佩兰叶3克，砂仁2.5克，焙鸡内金9克，煨生姜3克，大枣3枚。3剂。

8月7日三诊 脱肛已收，便溏不实，日1～2次。久泻之后，中运失权。上方加广木香9克，炒谷芽9克；除藿香叶、佩兰叶。3剂。

解析：气血不足，脾胃虚弱，泻痢日久，气虚不能升举，以致肛门滑脱不收。泻痢未愈，其气又虚，如用固涩，则留邪难解；专用清利，则中气益虚。故以补法为主，稍佐祛邪，方选胃关煎，加清热祛湿之品。肛收之后，主以扶脾健胃，温运中焦而安。

【按语】痢疾，中医又称肠澼、滞下，系内有宿食停积、外受疫邪（主要为暑、热、湿邪）感染所致。轻重缓急因人而异，高热、昏迷、抽搐者为疫毒痢，多见于幼儿之重证。治痢必须根据患儿症状表现，脉证合参，同时兼顾年龄大小、体质强弱及季节等，审明寒热虚实，分别予以处理。

早期兼有外感者，宜用表散，不可过于苦寒，更不可下之。偏于暑者，可选香薷饮合六一散为治；偏于湿者，选藿香正气散合六一散治之。

凡湿热甚者，便下脓血甚多，急需清热利湿，可用白头翁汤、香连丸、葛根芩连汤、黄连解毒汤主之，习用药物还有蒲公英、马齿苋、六月雪、败酱草、苦参、扁豆花、荷叶等。

通里攻下，只用于实热积滞、腹痛腹胀、排便不畅、脓血不多而体质尚好者，此所谓“通因通用”是也。主药大黄，既可清热解毒，又能通腑排脓。佐以理气行滞之品，如枳壳、木香、川厚朴之类，则相得益彰，收效更佳。

和血行气也是本病常用治法，《幼幼集成》亦提到“调血则便脓愈，行气则后重除”。木香、枳壳、川厚朴、陈皮、香附、乌药、青皮、公丁香等常用于调和气机，当归、川芎、丹皮、赤芍、海浮散（乳香、没药）等常用于行血祛瘀，投之每多应验。

人以胃气为本，治痢必须养胃。苦寒之品既不可用之过早，也不可用之太过，用则常佐调胃之品，如煨葛根、煨木香、焙鸡内金、炒山药、炒沙参、炒白术等。有时健脾和胃与清热利湿相辅相成，疗效更好。在恢复期，尤当着重于调理脾胃。此外，必须注意营养。

久痢及休息痢，究其原因，不外乎余邪羁留、气血瘀结及正气虚弱。治则以补虚、和血为主，清热解毒为辅，攻补兼施，收效迅速。病久脾胃受伤，中气下陷而成脱肛，宜养血补气，稍佐升提之品，胃关煎、四君子汤、补中益气汤均可选用。尚有余邪者须兼用清热祛湿，邪不除、根不去，脱肛不会立愈。痢疾最忌止涩太早，以免闭门留寇。即使在恢复期，也不可滥用止涩之品。

疫毒痢为小儿痢疾之最危证候，如不及时急救，旦夕可殇。凡邪盛者为实热内闭，以清热解毒、泻热开闭为主；邪胜正虚者，为内闭外脱，重在扶正固脱；阳气衰微者用参附汤、独参汤、四逆汤急救其阳；阴虚津枯者用黄连阿胶鸡子黄汤救阴泻热。

阿米巴痢疾与细菌性痢疾为西医病原学上的分类。小儿阿米巴痢疾临床表现很不典型，其病因与细菌性痢疾同为内停宿食、外感六淫，辨证处理如上述。

十四、急性肝炎

1. 黄疸湿重于热案

杨某，女，12岁。合肥电厂。

1972年5月31日初诊　3日前发热，不恶寒，呕逆恶心，厌食不纳，小便短赤；热退之后，目珠黄染。肝功能检查示黄疸指数40单位，麝浊度12单位，麝絮（++++），锌浊度14单位，谷丙转氨酶380单位，诊断为急性黄疸性肝炎。除西药保肝疗法外，邀杨以阶先生会诊。

诊见口味泛甜，渴不喜饮，间有恶心，不欲进食，食后填胀，小便短赤，大便稀溏，目珠泛黄，肤黄作痒，胸中满闷。舌苔白而厚腻，脉濡而数。此属湿热黄疸（湿重型），湿热交蒸，郁于少阳，内热酝酿，类似盦曲，胶着不解，胆汁四溢，渗于肌肤，乃成黄疸。湿重于热，治以化湿为主，佐以清热，方选藿朴胃苓汤加减。处方：

广藿香6克，厚朴花6克，炒苍术3.5克，结猪苓9克，建泽泻9克，广陈皮3.5克，绵茵陈9克，川黄连3克，青木香3.5克，薏苡仁9克，川萆薢6克。3剂。

6月4日复诊 热不再发，恶心已止，纳食肚胀，口仍作甜。舌苔仍腻，脉濡滑。热虽轻而湿未化，上方加用化湿之品。加白蔻仁3.5克，佩兰叶6克，小青皮3克；除结猪苓、薏苡仁、广陈皮。3剂。

6月7日三诊 前投祛湿清热之剂，热已递减。内湿不清，黏腻难化，目黄稍淡，小便仍黄，大便略稠，纳食仍胀，苔腻化薄。再以祛湿化浊、清热解毒为治。方选甘露消毒丹加减。处方：

绵茵陈12克，广藿香6克，白蔻仁3.5克，石菖蒲6克，净连翘6克，飞滑石9克，炒白术4.5克，川厚朴花6克，炒黄芩3.5克，童木通3克，垂盆草9克，广郁金4.5克。4剂。

6月11日四诊 药后相安，各症均减，嘱按上方再进4剂。

6月15日五诊 小便清利，溲黄消失，面目、肌肤黄色褪淡，纳食增加，腹胀缓解。腻苔已化，脉缓滑。气机流畅，湿热逐步化清，诸症悉平，惟肝脾之气不健，转用调肝健脾，甘淡渗湿，防其反复。处方：

炒党参9克，炒白术4.5克，云茯苓9克，淮山药9克，薏苡仁9克，广木香3克，缩砂仁3克，绵茵陈9克，川郁金4.5克，焙鸡内金9克，生姜2片，大枣4枚。4剂。

6月20日六诊 大便成形，上方再服4剂。

6月28日七诊 精神、饮食如常。复查肝功能示黄疸指数4单位，麝浊度6单位，麝絮（+），锌浊度10单位，谷丙转氨酶46单位。基本恢复，予以健脾丸调治，每日3次，每次6克。

解析：凡小儿脾胃不足者，湿热乘隙而入，蕴于少阳，肝胆郁热，胆汁流溢，渍于皮表以致身黄，脾胃升降受阻，则各症丛生。本案患儿湿重于热，如专用清泄，恐苦寒化燥反伤脾胃而湿逗留不去；单用温化，则耗肝阴，反助热势更为鸱张。故以芳香化浊，利湿清热为宜。选方初用藿朴胃苓汤加减，重在化浊，辅以清热；次用甘露消毒丹，化浊利湿，清热解毒。俾清热于湿之中，渗湿于热之下，湿热清化，气机流畅，则诸症自除。然后健脾调肝以助康复。

2. 黄疸热重于湿案

张某，男，8岁。合肥铝厂。

1971年6月2日初诊 初起呕恶作吐，吐出黄色苦水，神色不振，发热38 ℃左右，3天后体温升高，出现黄疸。肝功能检查示黄疸指数60单位，麝浊10单位，麝絮

（++），锌浊度13单位，谷丙转氨酶400单位以上。诊断为急性肝炎，住院治疗。病程10日，黄疸加深，邀杨以阶先生会诊。

诊见全身皮肤金黄，眼珠黄绿，皮肤瘙痒，体温38.2 ℃，鼻孔流血2次，呕吐时作，恶心上逆，口渴喜饮，口气秽浊，大便灰白，排而不畅，小便黄赤。舌质红绛，苔黄而糙，脉弦数。湿热互结，热尤胜于湿，郁于肝胆，迫于脾胃，邪在少阳之络，刻有入里动血、邪陷厥阴之变。急投清肝利胆、凉血解毒之品，方选茵陈柏皮栀子汤加味。处方：

绵茵陈9克，生山栀3.5克，川黄柏4.5克，生大黄后入3.5克，炒柴胡3.5克，大生地9克，黑玄参9克，赤芍药3.5克，大青叶9克，云茯苓9克，车前草9克，穿心莲4.5克。3剂。

6月5日复诊　大便通畅，灰白转为薄黄，腹胀稍减，吐逆得止，口渴减轻，鼻衄已停。病势稳定，已有转机。上方加减。加垂盆草9克，鸭跖草9克；除赤芍药、生大黄。3剂。

6月9日三诊　湿热之邪，次第清化，发热退尽，肤黄色淡，目黄仍存，小便微黄，大便色正，谷食可纳。舌润不渴，脉弦缓。疗效又有进展，循原法再进。处方：

绵茵陈9克，炒山栀3.5克，穿心莲3.5克，云茯苓9克，垂盆草9克，川通草2.5克，飞滑石6克，板蓝根9克，鸭跖草9克，建泽泻6克，薏苡仁9克。3剂。

6月12日四诊　皮肤黄色已不明显，巩膜黄染已淡，谷食纳量增多，食后腹填，大便色黄加深，小便微浊，脉缓滑。屡用清热利湿之品，血宁毒化，下焦决渎之气得以流畅，湿热之邪已有出路，病情平定，改用疏和肝胆、理脾安中之品。处方：

炒白术3.5克，云茯苓9克，淮山药9克，薏苡仁9克，建泽泻6克，广木香3克，炒白芍3.5克，炒甘草2.5克，川郁金3.5克，陈枳壳3.5克，绵茵陈9克，大枣3枚。4剂。

6月16日五诊　排尿清澈，精神饮食尚可，上方续进4剂。

6月20日六诊　诸症消失。复查肝功能：黄疸指数5单位，麝浊度5单位，麝絮（+），锌浊度12单位，谷丙转氨酶40单位以下。嘱上方再服5剂。

解析：黄疸来势骤急，内热炽盛，为湿所着，瘀热在里，蕴于中下两焦，盦酝化毒，入络动血，大有直陷厥阴昏迷之势。热重于湿，急用清热解毒、凉血通腑，方选茵陈柏皮栀子汤加减。配合大黄、大生地、玄参养阴通腑、急下存阴；柴胡、芍药清热和肝；茯苓、车前淡渗利湿；穿心莲、大青叶清热解毒。病情稳定后，以疏和肝胆、理脾安中为主。终于使瘀热外泄、湿邪内化，邪去正安而愈。

3. 黄疸热解湿遏案

郭某，女，10岁。合肥市供电局。

1973年11月6日初诊　湿热互结，弥漫三焦，病成黄疸，曾住某医院治疗2个月，所用中药多为苦寒之品，治后黄疸消失，但食欲不振，腹胀胁痛，小便不清。舌苔白滑，脉濡而缓。初起肝功能检查示黄疸指数25单位，谷丙转氨酶400单位以上，麝浊度15单位，麝絮（++），锌浊度14单位。最近复查，唯独转氨酶120单位，其余各项均在正常范围。脉证合参，热邪虽解，内湿未清，追询家属，得知患儿病后甘腻瓜果食之太多，填塞中焦，阻滞中阳，碍湿不化。当以消滞散满，健脾祛湿，调之可愈。处方：

炒苍术4.5克，云茯苓9克，炒黄连3克，淮山药9克，制夏曲9克，川厚朴3.5克，焙鸡内金9克，炒山楂9克，广木香3.5克，缩砂仁3克，西茵陈9克，生姜2片。3剂。

11月9日复诊 体征改善，纳谷有加，腹胀稍缓，小溲仍黄，苔滑见薄。中运渐复，湿未化净，上方增用清利之品，决渎下焦之湿。加垂盆草6克，石见穿9克；除淮山药、炒黄连。3剂。

11月14日三诊 睡食正常，面色见泽，嘱按上方继续调理。5剂。

11月20日四诊 昨日复查肝功能，转氨酶已降至40单位以下，其他指标全部正常。嘱服加味枳术丸1个月，并告其家长勿使饮食过饱，忌食生冷甘腻。

解析：患儿经2个月的治疗，黄疸虽消，转氨酶持续不降，腹胀胁痛，纳少神疲，热虽解而湿尚存，郁遏中州也。治当消滞散满，健脾祛湿，香砂六君子汤及平胃散主之。少佐炒黄连以和胃；西茵陈、垂盆草、石见穿以利湿；炒山楂、焙鸡内金以消食导滞。调治1个月，得以收功。湿滞堆砌，久困不解，系药物、食物所致。因此，治疗肝炎时食用糖、蛋、水果固然需要，苦寒清热在所必取，但“毋使过之，伤其正也”，此言必须牢记。

【按语】急性黄疸性肝炎属于中医阳黄范畴。《临证指南医案》曰：“阳黄之作，湿从火化，瘀热在里，胆热积液，与胃之浊气共并，上不得越，下不得泄，熏蒸遏郁，侵于肺则身目俱黄，热流膀胱，溺色为之变赤，黄如橘子色。”故本病病机为湿热蕴中。

湿热蕴结、热重于湿者，身目黄色鲜明，发热口渴，小便短少，色黄赤如浓茶，大便秘结或呈灰白，皮肤瘙痒，腹部胀满，呕恶作吐，心中懊侬，舌苔黄腻，脉弦而数。主以清热利湿，佐以泻下通导，选用茵陈柏皮栀子汤，药用茵陈、黄柏、山栀、茯苓、猪苓、泽泻、穿心莲、垂盆草、虎杖等。呕吐者，加姜竹茹、黄连、白蔻仁；黄疸日深者，加猪胆汁一小匙冲服，或加矾石、硝石；腹胀者，加厚朴、槟榔、青皮；便秘者，加大黄；小便黄赤甚者，加木通、滑石、车前子；鼻衄齿衄者，加丹皮、赤芍、板蓝根；口苦心烦、肝有郁火者，加龙胆草、炒黄芩、柴胡。

湿热蕴结、湿重于热者，身目色黄不如热重者鲜明，头重身困，四肢无力，手酸脚软，胸闷痞满，食欲顿减，腹胀便溏，舌苔厚腻微黄，脉象濡缓或濡数。治以利湿化浊，佐以清热健脾。方选茵陈五苓散、平胃散，药用茵陈、茯苓、猪苓、泽泻、官桂、法半夏、苍术、厚朴、陈皮。湿蒙清阳、头重身困者，加藿香、佩兰、六月雪等；湿滞中焦、胸腹痞满者，加枳实、青皮、槟榔等；脾胃湿困、食欲不振者，加内金、山楂、建曲、麦芽等；湿阻气逆呕恶者，加法半夏、生姜；呃逆频频者，加公丁香、吴茱萸、柿蒂；脾虚泄泻者，加白术、山药、木香、砂仁。

阳黄之变，容易造成里热化毒，邪入厥阴，患儿口气臭秽、昏沉厥变，甚至衄血、便血、吐血，舌质红绛，苔黄燥，脉弦滑而数。病情险恶，进展急骤，谓之急黄，相当于现代医学之暴发性肝炎之类。此为热毒炽盛，灼伤津液，内陷营血，热入心包，邪陷厥阴。治宜凉血解毒、清热救阴，犀角散主之，急投犀角、黄连、茵陈、山栀、升麻、生地黄、丹皮、玄参、石斛等，加用安宫牛黄丸、局方至宝丹清心开窍。如救治不及，死亡甚多。

急性肝炎如治疗不当，迁延日久，反复不愈，或邪盛正虚，脾胃之阳受损，湿邪胶着于脾胃肝胆之间不化，气滞血瘀，则转变成迁延性肝炎或慢性肝炎。此则两胁积块，或黄疸晦暗（阴黄），或腹水肚膨，或呈现一派脾肾虚衰之候，处理棘手。主要治则有健脾和胃、温化寒湿、疏肝理气、活血化瘀、淡渗利水、攻逐积水、温脾行水、温补肾阳等，当辨证施治。

无黄疸性肝炎在小儿较为少见，病因病机亦在于湿热蕴内（以湿为主）、脾胃虚弱、肝气郁结等，治疗当从健脾、理气、利湿入手。

最后介绍一下杨以阶先生治疗小儿肝炎的一些经验，以供参考。

（1）小儿为纯阳之体，生机蓬勃，临床所见小儿急性肝炎，治疗得当多较成人易于恢复，发展成慢性肝炎或急变为肝坏死者少。

（2）某些医生对肝炎早期湿重、热重辨证分明，用药妥当，但往往跳不出清热利湿的圈子，苦寒药物用之太过，或伤胃，或留湿不去。杨以阶先生认为当视病情发展、病程长短而异，一般应抓住湿热内蕴、肝气郁结、脾胃不健3个环节。初期以湿热内蕴为主要矛盾，治以清热利湿为主，稍佐理气药；热降黄退，则渐减苦寒药物；最后以调理脾胃、理气和中收功。若遇肝阴不足、中阳不足、气虚血虚、火盛动血等特殊情况，则须对证施治。

（3）治肝之病，当先实脾。小儿肝炎每佐以健脾、温脾、实脾、理脾之法，尤其在恢复期，更应以治脾为主。

（4）临床常遇患儿黄疸退净，症状好转，但转氨酶长期不降的情况。究其原因，或为苦寒之品用之太过，伤胃留湿，或为甘腻生冷食之太多，内湿堆滞，或为肝阴不足，肝失血液濡养，或为肝气郁而不散。当辨明原因，分别处理。有的医生嘱肝炎患儿多食糖、蛋、水果，杨以阶先生认为亦应适度，切勿太过，盖甘腻生冷最易生湿，与病不利。祛湿之品，已如前述。肝阴不足者，用党参、当归、黄精、萸肉、大枣、甘草之类缓和中焦，滋养肝脏，以柔其急。肝郁胁痛腹胀者，用良姜、香附、乌药、吴茱萸、玄胡、郁金、青皮等以辛散之。再如乌梅、白芍、五味子等味酸，以之补肝柔脾，每可降低转氨酶。山楂、鸡内金、垂盆草亦似有降酶之功。

十五、疟疾

1. 胎疟案

王某，男，50天。肥东县搬运站。

1972年12月13日初诊 患儿持续发热20余日，时高时低，始终不退，半月前出现黄疸，日渐加深，近1周来目珠斜视，右眼球突出。先后在2所医院多次抽血化验，均发现疟原虫。外科及儿科会诊均排除胆道畸形及颅内出血。确诊疟疾后，曾住某医院传染科。先后输血4次，用过氯喹、伯氨喹啉、复方奎宁、环氯胍等抗疟药及青霉素、链霉素、氢化可的松等，但发热不降，黄疸益深，血化验检查示疟原虫仍阳性，乃请中医会诊。

诊见全身皮肤如橘黄色，目珠黄染较深，口眼不正，右侧面肿不红，目珠前突，啼声响亮，小便黄赤，大便黄薄。虎口纹淡红而浮。此属胎疟，禀母气受邪，湿热蕴结少阳，胆由热郁，胆汁四溢。治以和解少阳截疟。处方：

炒柴胡2.5克，西茵陈3克，炒黄芩2.5克，制半夏2克，炒常山2克，煨草果1.2克，槟榔1.5克，乌梅2.5克，甜茶1克，川厚朴1.2克，生姜1片，大枣2枚。3剂。

12月18日复诊 热势逐渐下降，今晨体温正常，黄疸较前退淡，目珠突出平伏，正视对称，右面部肿已消，虎口纹隐约可见。病势好转，再予调和肝脾，兼祛湿热。处方：

炒党参3克，炒白术2.5克，云茯苓3.5克，西茵陈3克，炒柴胡2.5克，制半夏2克，槟榔1.5克，青皮1.5克，生姜1片，大枣2枚。3剂。

经服中药6剂，诸症悉减，乳食二便如常，乃行西医一般营养治疗。观察1周，热未再起，2次血化验检查示疟原虫阴性，于12月28日痊愈出院。

解析：婴儿初疟，称为胎疟，此病受之于母体，邪在少阳之经，久及少阳之络，湿热郁结，经络不和，故黄疸、发热、面肿、眼突之症呈现。予和解少阳，截止疟疾，选用小柴胡汤合截疟七宝饮加减。方中炒柴胡透少阳半表半里之邪；炒黄芩清泄少阳之热；西茵陈清热利湿；炒党参、云茯苓、炒白术、制半夏、川厚朴、生姜、大枣益气健脾祛湿；炒常山、煨草果、青皮、槟榔、乌梅、甜茶疏肝理脾，且有截疟之功。配合西医支持疗法，故易痊愈。

2. 疟母案

贾某，女，11岁。江淮仪表厂。

1972年7月12日初诊 去秋患疟，治未彻底，今春复发，寒热分清，间日1次，最近2个月连续发疟3次。邪居募原，久伏不出，日久病深，形体日差，面色黄暗。舌苔白腻，脉细弦。左胁痞满，触诊脾大5厘米，肝未触及。纳食腹胀，大便溏薄。秋疟深伏不达，寒热反复，邪入肝脾，伏邪与气血相搏，积而成块，谓之疟母。证属实中兼虚，治当消补并行。方宗枳实消痞丸合鳖甲饮加减，取其和中健脾，调气消痞，截疟再发。处方：

炒党参6克，炒白术4.5克，清半夏4.5克，陈枳实3.5克，炙鳖甲先煎9克，广木香3克，槟榔3.5克，川厚朴3.5克，煨草果3克，乌梅肉6克，陈皮3克，生姜1片，大枣3枚。3剂。

7月16日复诊　舌苔白腻化薄，脉象微弦。寒热弭息，脘胁胀满见松，大便溏薄不实，食后仍感填胀，脾运仍差，湿浊未净。上方加京三棱3.5克，蓬莪术3.5克，以疏通血络，消积散痞；除乌梅肉、煨草果。5剂。

7月21日三诊　面色黄暗转泽，腹胀减轻，大便条润。舌苔黄薄，脉已不弦，按之濡缓。脾大缩至1厘米。脾气见充，胃气渐复，嘱服香砂枳术丸，以健脾和胃，消积化滞。

时隔半年追访，疟未再发，脾大全消。

解析：夏伤于暑，秋为痎疟，邪居募原，半表半里，体弱治未清彻，深匿不出，寒热反复，疟久不愈，气血违和，湿痰深伏，伤及脏腑，伏邪与气血相合，郁阻胁下，乃成疟母。疟母不消，疟疾不愈。病情由实而虚，法取消补兼施，方选枳实消痞丸以消痞，鳖甲饮以制疟。方中炒党参、炒白术补中扶土；乌梅肉、煨草果截止疟疾；槟榔、川厚朴、陈枳实攻坚消痞；广木香消胀理气；炙鳖甲消痞止疟；佐生姜、大枣辛甘和阳、健脾和胃。后加京三棱、蓬莪术疏通经络、化瘀消痞。终用香砂枳术丸调理，痞消疟止而愈。

【按语】疟疾一病，盖因外邪伏于半表半里，为少阳所主，寒热往来，久则体虚，或伤脏成痞。中医治以和解少阳、截疟、补虚、消痞，相机应变，常用方剂有截疟七宝饮、常山饮、鳖甲饮、小柴胡汤等。

现代医学抗疟药物甚多，效堪满意。但亦见耐药者，以上2例患儿均西药疗效不佳。案1中患儿患胎疟，临床所见不多，幼婴虽稚，治法相同；案2中患儿患疟母，久疟不愈，以截疟、补虚、消痞合用取效。故录之供临证参考。

十六、夏季热

1. 暑邪伤气案

吴某，女，2岁。合肥市红星小学。

1970年8月2日初诊　发热二旬，各项检查均无异常，体温39 ℃左右，朝轻暮重，时而灼热，时而汗出，面黄肌瘦，口渴喜饮，小便清长。舌质红绛，苔薄白而糙，脉搏浮数无力，虎口纹色淡红。咎由体质素弱，不耐酷暑，热气熏蒸，灼于上焦，耗伤津液。治以清暑益气，除烦消热，方选清暑益气汤加减。处方：

北条参9克，麦冬6克，干石斛6克，飞滑石9克，粉甘草2.5克，扁豆衣9克，净连翘6克，佩兰叶3.5克，人参叶3克，丝瓜叶9克，鲜荷叶9克，西瓜翠衣9克。3剂。

8月5日复诊 热势稍降，上午体温37.8 ℃，下午略升，超过38 ℃，体温随气温变化而异。仍口渴多汗，尿数而清。暑邪伤气，消耗津液。上方不动，加糯稻根须30克，鲜竹叶6克。3剂。

8月10日三诊 暑热渐解，上午无热，下午仍有低热，颈项生痱，口渴尿频减轻，偶微咳。暑邪久蒸，治后初解，余邪未净。病在上焦，当轻而扬之，邪乃清彻。处方：

南沙参9克，佩兰叶3.5克，香白薇3.5克，干芦根9克，白扁豆9克，鲜荷叶9克，丝瓜叶9克，甘菊花3.5克，天花粉6克，淮山药9克。3剂。

8月14日四诊 昨日午后无热，烦渴多尿之症消失，神振纳增，暑邪渐从气分透解。为防复发，嘱以五露饮常服。处方：

佩兰叶6克，青蒿4.5克，藿香叶3克，金银花6克，鲜荷叶9克。上药煎水放糖，作清凉饮料频频服。

解析：先天不足，正气有隙，暑邪袭肺，耗气伤津。方选清暑益气汤，邪正兼顾，治暑必先益气也。五露饮作小儿清凉饮料，解暑佳。

2. 暑盛阴虚案

曹某，女，1岁。合肥市安庆路。

1970年8月10日初诊 小暑后日趋炎热，患儿温温作热，时入三伏，肌热亦随而高，可达40 ℃以上，起伏不一，晨昏各异，先后三旬，治之热势反盛。向来形瘦，头发稀疏，久热伤阴，口渴喜饮，小便清长，烦而无汗，夜卧不宁，舌绛少津。各项检查结果均正常。肾阴素虚，邪留不去，治以滋肾育阴，佐以轻清透暑。处方：

细生地6克，山萸肉6克，淮山药9克，肥玉竹4.5克，麦冬6克，干石斛4.5克，扁豆花9克，人参叶4.5克，鲜荷叶9克，冬瓜仁9克，生薏苡仁9克。3剂。

8月14日复诊 烦渴饮水减轻，小便次数减少，额得微汗，暑邪有透达之象，舌淡津回，阴液有再生之状。姑守上方出入，以候机宜。加干芦根9克，天花粉6克；除细生地、山萸肉，防其腻滞气机。3剂。

8月17日三诊 体温最高时达38 ℃，续上方3剂，以求痊愈。

8月21日四诊 体温基本正常，面黄形瘦，食欲欠佳，神倦无力，虎口纹淡红，气阴未能全复，化源无权，脾胃又虚，再予和中养阴为治。处方：

南沙参6克，炒扁豆9克，淮山药9克，云茯苓6克，炒薏苡仁6克，麦冬4.5克，干石斛4.5克，湘莲肉9克，冬瓜仁9克，鸡内金6克，糯稻根须15克，大枣3枚。4剂。

解析：禀赋不足，肾阴素弱，暑邪久淫，阴分益耗，非清暑不足以祛邪，非滋阴不足以保津。气阴复，暑热清，继则调理脾胃而安。

【按语】小儿夏季热，中医称疰夏，病发于夏，2岁以下婴幼儿特有。本质虚弱是发病内因，又有气虚、阴虚、气阴两虚及上盛下虚之别；暑邪久淫为其外因。临床表现为外实内虚，虚实并见。治以扶正祛邪，但不同类型各有区别：气虚者用清暑益气汤，清暑热而养肺胃之津；阴虚者用育阴煎、地黄丸，护阴而泻热；上盛下虚者病属后期，命门火衰，虚阳浮越，多伴有严重营养不良，可用参、附之类，以温养命门之火。

必须注意的是：其一，前已详述，肾虚之证小儿热性病中极难见到，命门火衰则病之甚者也，除确实面晄神萎、下利清谷、骨瘦如柴者可投参、附外，一般不可滥用大热之剂，否则宛如火上添油，暑热更甚；其二，肾阴虚者一般为先天不足，亦可后天所致，当用山萸肉、生地黄之类，但不可久用，以免腻滞气机，留邪不去，补阴之药，以清滋平淡者为宜，如玉竹、苇茎、天花粉之类，最常用于热病阴虚。

十七、急性肾小球肾炎

1. 风水兼热案

贾某，女，13岁。省广播电台。

1973年12月2日初诊　前4日恶寒发热，按感冒治疗，热退之后，出现面部浮肿，两足胫跗之间肿之尤甚，按之陷凹，小溲短赤。脉浮数，舌苔薄白。尿常规检查示蛋白（++），红细胞（+），白细胞（+），上皮细胞（++）。此属风热之邪束于上焦，肺失清肃，不能通调水道，下输膀胱，水溢于表而肿。宜予宣风清热，淡渗利水，用上下分消之法，方选越婢加术汤加味。处方：

麻黄3克，石膏9克，甘草3克，白术6克，薏苡仁9克，猪苓9克，防风6克，云茯苓9克，建泽泻9克，五加皮9克，生姜皮4.5克。3剂。嘱暂禁食盐。

12月6日复诊　药后面浮足肿消退显著，小便增多，色赤退淡，外邪见解，肺气下降，水道通调，各症悉平。再守上方加减。加车前子6克，白茅根12克，半边莲9克；除麻黄、石膏、甘草。3剂。

12月10日三诊　诸症消失，脉和缓，舌淡口和。尿常规复查示蛋白（±），红、白细胞少许。风与水搏，药后风水两解，病已趋愈，但脾虚不振，恐湿再生而水泛，法用扶土制水，健脾利湿，以巩固疗效。处方：

生白术6克，云茯苓9克，淮山药9克，生薏苡仁9克，建泽泻9克，车前子6克，青木香3.5克，白茅根9克，半边莲9克，净连翘6克，赤小豆9克，生姜皮3克。5剂。

1周后尿常规复查示各项指标完全正常，告愈停药。

解析：本案患儿病由风水引起，盖内有水气，外感风邪，风水相搏，肺气不肃，水道不通，溢于肌表，故尿少身浮，溲赤兼热。治用越婢汤加味宣肺清热：肺为水之上源，肺气宣降，则水道通调；脾为湿土，脾虚不制，则水不行，故佐以白术、茯苓、赤小豆健脾和中，连翘清解散热，车前子、泽泻、薏苡仁、白茅根淡渗利湿。古方今用，灵活加减，效如桴鼓。

2. 水肿湿热困中案

章某，男，7岁。长丰县下塘集。

1973年11月30日初诊 11月14日晨起精神欠佳，微微发热，呕恶作吐，翌日面浮足肿，跗踝部肿势无甚。当地医院诊断为急性肾小球肾炎，用青霉素及利尿剂治疗2周，热解吐定，但下肢浮肿始终不消，足踝及阴囊水肿，光洁发亮，指压足肿处窠陷不起，小便短少色赤，舌苔白腻，脉沉数。尿常规检查示蛋白（+++），红细胞（+），白细胞（+），颗粒管型（+）。根据症状分析，此乃湿热蕴于中焦，脾为湿困，失去制水之机，水渍四渗，臃肿不消，泛滥成灾。亟以健脾行水，清热利湿，方选四苓散加味。处方：

生於术4.5克，云茯苓9克，结猪苓9克，建泽泻9克，车前草9克，童木通3克，宣木瓜6克，生薏苡仁6克，生姜皮3.5克，白茅根9克，大蒜秆9克。3剂。

12月4日复诊 服药后尿量增多，溲赤退淡，阴囊消小皱皮，舌苔转为黄薄。脾困得苏，水湿得以下行。药颇中肯，上方修改再服。加半边莲9克，凤尾草9克，以增强清热利湿之效；除童木通以避苦寒下夺。3剂。

12月8日三诊 小便清长，夜间尿量尤多，浮肿明显消退，脉平缓。尿常规检查示蛋白（+），红细胞0～2个，白细胞1～3个，管型0～1个。湿热之邪次第清化，但余波未净，治法同前，以求痊愈。处方：

炒白术6克，青木香4.5克，车前草6克，生薏苡仁9克，云茯苓9克，淮山药9克，建泽泻6克，冬瓜仁9克，白通草2.5克，白茅根9克，玉米须12克。4剂。

12月13日四诊 诸症消失，尿常规复查除蛋白微量外，余皆阴性。病已基本痊愈，嘱上方加服5剂，以巩固疗效。

解析：本案患儿水肿，显属湿热困中，脾失健运，土虚水泛。丹溪有云："脾虚不能制水，治当补中行湿利小便。"宗其法用四苓散加味以健脾行水，清热利湿，佐生薏苡仁、淮山药、白茅根、冬瓜仁、白通草、玉米须以甘淡渗湿，车前草、童木通、宣木瓜、凤尾草、半边莲以泻热利湿，大蒜秆、生姜皮、青木香以健脾去秽，投之收效。

3. 热结膀胱溺血案

储某，男，5岁。合肥市东门汽车公司。

1973年9月3日初诊 发热3日，经某院门诊治疗，发热乃退，昨日忽然尿血。尿常规检查示红细胞满视野，颗粒管型（+），蛋白（++++）。诊断为急性肾小球肾炎，来中医科诊治。诊见面色黄暗，小便短少，血尿时有时无，频数不利，口渴欲饮，舌质深红，苔黄且糙，脉沉数。此属湿热下注，邪从火化，移于小肠，热结膀胱。《素问·气厥论》云："胞移热于膀胱则癃溺血。"治以清热泻火、凉血止血，方选小蓟饮子加味。处方：

小蓟6克，生蒲黄6克，童木通3克，大生地9克，淡竹叶4.5克，藕节9克，飞滑石9克，粉甘草3克，当归6克，车前子6克，炒山栀3.5克，瞿麦6克。3剂。

9月7日复诊　肉眼血尿消失，小便量多色淡，口已不渴。舌质淡红，苔黄糙回润。尿常规检查示蛋白（++），红细胞（+），白细胞（+），管型0～1个。膀胱之气得化，热邪得泄，病情明显好转。上方加用甘淡清热之品，加玉米须12克，荸荠秆12克；除童木通、炒山栀，以免过分苦寒化燥。4剂。

9月12日三诊　前服清热泻火之品，小便清长自利，合以凉血止血，尿血得以消弭，其他各症悉得其解。尿常规检查示蛋白（±），红、白细胞微量，管型消失。病去七八，改用甘淡渗湿之品，以逐余邪。处方：

炒白术3.5克，云茯苓9克，建泽泻6克，薏苡仁9克，白通草2克，赤小豆9克，淮山药9克，净连翘6克，玉米须9克，白茅根9克，干芦根6克，车前草9克。5剂。

9月20日四诊　家长带来今日尿常规化验单，报告完全正常，要求服药巩固，以防再发。上方加建莲肉10克，再进5剂。

解析：本案患儿血尿骤然而起，来势暴急，此为实热，湿热下注，趋于下焦，小肠火迫，热结膀胱，迫血溺出。其病因是“溺血未有不本于热者”，其治法为“暴病实火，宜甘寒清火”，故初用小蓟饮子加味、八正散，以清热泻火，凉血止血，投药取效，血止病缓。继用甘淡和阴之品，以健脾利湿。

4. 肾虚火旺案

陆某，男，12岁。合肥市西门外梅山小学。

1971年12月6日初诊　阴虚之质，长期低热。上月初旬，呕逆作吐，小便黄浊，面部浮肿。当时尿常规检查示蛋白（++），红细胞（+），白细胞（+），管型（+）。某医院按急性肾小球肾炎处理，曾用宣肺清热、健脾利水中药，浮肿消退，但多次尿常规检查示尿蛋白及红、白细胞依然存在。诊见烦热口干，小便不清，舌红少苔，脉细数。阴虚内热，阴气不复，病根不除，滋水始能制火，养阴方可敛阳，方用左归饮加味。处方：

山萸肉9克，淮山药9克，熟地黄9克，甘枸杞9克，炙甘草3克，云茯苓9克，建泽泻6克，薏苡仁9克，百蕊草9克，益母草4.5克，凤尾草9克，生丹皮4.5克。5剂。

12月12日复诊　烦热口渴略轻，小便微黄，舌色正红，苔生薄白。前用甘淡滋水，药证相合，肾阴有回转之势，仍按上方加减再进。加玉米须12克，赤小豆9克；除益母草。5剂。

12月18日三诊　烦热口渴消弭，小便色清，舌苔黄薄。阴气渐复，病情好转。尿常规检查示蛋白（±），红细胞0～1个，白细胞2～4个。上方再服5剂。

12月23日四诊　诸症消失，今晨尿常规复查已完全正常。嘱服六味地黄丸1个月，每日3次，每次6克。

解析：素本阴虚，内热未息，又兼感风热外邪，内外夹攻，病成水肿。前医治后，浮肿虽消，但肾阴未复，病根未除，阴虚于下，阳浮于上。治须“壮水之主以制阳光”，非补水制火不可，故方取左归饮加味滋阴和阳，佐薏苡仁、赤小豆、百蕊草、建泽泻、玉米须、凤尾草、益母草等甘淡清平之品，重在治本而愈。

【按语】急性肾小球肾炎是现代医学病名，其主要症状有浮肿、血尿、高血压，尿常规检查结果异常。前人无法知道血压高低及尿常规改变，故中医通常将本病归之于水肿及尿血。杨以阶先生在临证中每从水肿与尿血入手，审明病因，根据症状表现、病程长短及患儿体质状况辨证施治。

水肿是一个症状，很多疾病都可以引起，故分类甚繁。急性肾小球肾炎多属于阳水的范畴，与风水的症状颇为相似。其发病在于外邪与内湿水气互结，导致气化与水液运行失常，水液溢于肌表。外邪包括风、寒、暑、湿诸邪，其中以风邪最为常见。《医宗金鉴》谓：“风水得之，内有水气，外感风邪。”《医学入门》也曾提到疮痍能致阳水，这与现代医学所讲的皮肤感染引起急性肾小球肾炎的机理相同。内生水气则由于脏腑功能，尤其是肺、脾、肾三脏的功能失调所致。人体水液运行，有赖于肺之通调水道、脾之转输运化、肾之开阖。三者有一失调，即不能气化而致水气泛滥成疾，故张景岳认为水肿“其本在肾，其标在肺，其制在脾”。急性肾小球肾炎多为外邪侵犯之实证，倘病程日久，邪气深入，脾肾受损，正气渐衰，亦可成为脾肾两虚之证，变为慢性肾炎。因此，急性肾小球肾炎治疗重在祛邪，以宣肺解表及淡渗利水最为常用；病情迁延或确有虚象者，可以酌用健脾益肾之法。习用的水肿治法分述如下。

（1）宣肺解表法：肿在面部而兼有表证者，宜宣肺解表，取微汗祛除风邪。方取越婢汤，酌加白术、羌活、荆芥、防风、苏叶、浮萍、杏仁、牛蒡子、贝母、茅根等。

（2）淡渗利水法：以下半身肿为主者，宜利小便而消水肿。方用五苓散、五皮饮等随证加减，兼寒者酌加生姜皮、桂枝，兼热者加木通、知母、黄柏、小蓟、车前子、赤小豆等。

（3）滋补肾阴法：肾炎日久，浮肿不重，但有头晕、低热烦躁、口干咽红、舌绛少津等阴虚之象者，六味地黄汤主之。

（4）理脾利湿法：浮肿兼有腹部作胀、大便不实、脾失健运者，当取实脾饮或四君子汤加味。如配合淡渗利湿之品，更能加强其利水之功。

如出现血尿，则按中医尿血辨证。血出溺窍，有虚有实，实则排尿作痛，突然发作，为下焦湿热，火迫血行，下移膀胱，当清热泻火、凉血止血；虚则排尿不痛，多属久病，或脾虚不能统血，或肾虚不能纳气，当补脾肾，方选归脾汤、滋肾丸。急性肾小球肾炎患儿出现的尿血，初多属实，久则多虚，单纯虚证为少，当在辨证中注意。另外，尚有肝胆火盛以及瘀阻伤络而出现尿血者，治当泻火、和络、祛瘀，龙胆泻肝汤、猪苓汤加琥珀及当归饮治之。

在急性肾小球肾炎中诊治，每遇症状改善而尿中微量蛋白长期不消者，往往使医生感到棘手。杨以阶先生认为此系以下原因所致：或有余邪未清；或体虚常有新感而气机不调；或脾肾有虚，肾藏不固。治疗时必须针对具体情况具体分析，以利尿、健脾、益肾、调气和络为常用之法。党参、黄芪、山药、芡实、金樱子、莲子肉、莲蕊须、玉米须等，似为较有效的消蛋白药物，可酌情选用。

十八、肾病综合征

阳水渐成阴水案

陈某，男，5岁。合肥市三孝口杨巷。

1972年6月8日初诊　5日前发热，体温38 ℃左右，翌晨面部浮肿，日渐加剧，下肢足跗光亮，溱然微汗，呕恶作吐，小便短涩而痛，面色黄暗，精神萎靡。血压120/80毫米汞柱。脉浮数，舌苔黄腻。尿常规检查示蛋白（++++），白细胞（+），红细胞（++），颗粒管型（++），上皮细胞少许。血液检查示血浆总蛋白52克/升，白蛋白25克/升，胆固醇2.9毫摩尔/升。西医拟诊为肾病综合征，嘱住院治疗，家长转而求治于中医。脉证合参，此属脾阳为湿所困，无以制水，上泛高原，兼触风邪，蕴而化热，肺失通调水道之机，仍属阳水，拟健脾渗湿、利水消肿，方宗小半夏加茯苓汤，辅以祛风清热。处方：

清半夏4.5克，云茯苓9克，生姜皮4.5克，生白术4.5克，建泽泻6克，大腹皮4.5克，关防风4.5克，白通草2.5克，生黄柏3克，宣木瓜3.5克，穿心莲4.5克。3剂。

8月8日复诊　时隔2个月，家长称上次服过2剂中药后热已消退，肿势未消，但苦于小儿难服中药煎剂，改去某医院住院用激素治疗近2个月，病情改善不大，前日又外感风热，腹痛呕吐，大便稀溏，面部及足胫水肿更甚，因而出院求治于中医。诊见面色皖白虚浮，足胫肿剧，肚大而膨，小便不多，舌红苔少，脉沉数。昨日尿常规检查示蛋白（++++），红细胞少许，白细胞（+），颗粒管型（+）。出院前曾查血浆总蛋白48克/升，白蛋白20克/升，胆固醇4.0毫摩尔/升。脉证分析，湿邪久困，脾败土衰，又感风邪，风与水合，上焦不宣，下焦不利，水势泛滥，渍于四末。病势加剧，急用宣开肺气之品以利水，扶土健脾以渗湿。处方：

麻黄2.5克，石膏9克，粉甘草2.5克，生白术4.5克，茯苓皮9克，大腹皮6克，生姜皮6克，桑白皮6克，五加皮4.5克，清半夏4.5克，薏苡仁12克，车前子6克。3剂。

8月11日三诊　热净尿多，面部浮肿略消，肚膨腹胀如前，下肢肿势依然，呕恶已定，便稀转稠，上焦肺气稍有宣化，脾阳虚衰一时难复，制水化湿之力仍差。治用五苓散合五皮饮，以温运扶脾，渗湿利水。处方：

生白术6克，建泽泻9克，结猪苓9克，云茯苓9克，官桂4.5克，广陈皮3.5克，生姜皮6克，桑白皮6克，大腹皮6克，姜半夏4.5克，薏苡仁12克。3剂。

8月14日四诊 小便利，晨间尿黄，足肿略退，便溏转实。尿常规检查示蛋白（+++），红、白细胞少许，颗粒管型（+）。病有转机，当妥为护理，暂忌食盐及生冷，治法仍宗健脾利水、淡渗利湿。上方加白茅根15克，赤小豆15克；除广陈皮、官桂。3剂。

8月17日五诊 肾病八旬，患儿正虚，卫外之机有隙，天热贪凉，感受时邪，昨日发热体温38.5 ℃，大便溏薄，小便短少而黄，浮肿略剧，舌苔薄白，脉浮微数。尿常规检查示红细胞（+），白细胞（+），蛋白（++++），颗粒管型（+）。旧病新感，当标本同治，拟予解表和里、益卫健脾。处方：

关防风4.5克，生黄芪9克，生白术6克，香薷1.5克，扁豆衣9克，厚朴花6克，云茯苓9克，清半夏4.5克，生薏苡仁9克，淮山药9克，赤小豆12克，鲜生姜2片。2剂。

8月19日六诊 肾病未愈，又感暑邪，上药2剂，表解热退，但中虚之象，终难得复，神倦乏力，食少便溏，土不制水，肿势不消。过程颇为曲折，以扶土健中为本治之，方选香砂六君子汤加减，但短期内恐难奏功。处方：

土炒白术6克，米炒党参6克，广木香3.5克，西砂仁3克，大腹皮9克，云茯苓9克，淮山药9克，建莲肉9克，薏苡仁9克，炒扁豆9克，生姜2片，大枣4枚。3剂。

本已初具成效，但因水湿久聚正虚，又触暑湿时邪，暑湿相搏，内外合邪，症情复杂。上药服后，患儿又发低热，肿势又甚，尿常规较前恶化，反复无常，极不稳定，家人又犹豫，乃于8月25日住某医院治疗。

1973年6月27日七诊 自去年8月迄今，先后2次住院，均应用激素、环磷酰胺治疗，病情一度好转，尿常规检查示蛋白（±），浮肿全消。但近2个月来，症状恶化，水肿、尿蛋白又复如旧，除上药外，曾用多种利尿剂，并输血多次，毫无起色，每况愈下，遂主动出院，第3次辗转本科室求治。出院前血压120/80毫米汞柱，血浆总蛋白40克/升，白蛋白18克/升， 胆固醇6.0毫摩尔/升，血浆非蛋白氮7.0毫摩尔/升，肌酐26微摩尔/升，尿素氮3.0毫摩尔/升。今日尿常规检查示蛋白（++++），红、白细胞少许，颗粒管型（++）。诊见周身浮肿，面部虚胖，腹大如脝，面色惨白无华，头发稀疏枯黄，双眉不展，精神萎靡，小便清而短少，大便溏而不畅，舌质淡红胖嫩，苔色薄白，脉沉细无力。病累一年，阴盛阳衰，由实而虚，由轻而重，真阳式微，脾肾两败。勉以温阳化水，方取济生肾气丸加味。病已深矣，未卜如何？处方：

淡附子6克，安肉桂2克，山萸肉9克，淮山药9克，粉丹皮6克，云茯苓9克，建泽泻9克，熟地黄9克，怀牛膝6克，车前子6克，鹿角片先煎9克，白茅根12克。5剂。

7月2日八诊 浑身漫肿如旧，腹部膨脝，面无华采，小便不多。脉缓而弱，唇淡苔薄。病初属实，病久必虚，真阳久耗，阴霾四起，故须增益火源以消阴翳，姑守原法不变。处方：

淡附子6克，安肉桂2.5克，淫羊藿9克，巴戟天9克，川杜仲9克，鹿角片9克先煎，怀牛膝9克，生姜皮4.5克，炒白术6克，云茯苓9克，陈匏皮9克，路路通6克。5剂。

7月15日九诊　三伏之期，天气炎热，所服温阳之剂，反而相安，肿势见退，决渎之气得化，小便量增，肚膨化软，大便转稠，脾阳肾火均有略回之势。尿常规检查示蛋白（++），红、白细胞少许，管型0～1。药既有效，嘱按上方耐心服用20剂。

……

9月21日十三诊　前三诊均循温阳化水之法，病情好转，面色泛红，肿消大半，精神振旺，纳食大增，症状改善，境入坦途。尿常规检查示蛋白（+），红、白细胞少量，颗粒管型0～1。嘱服桂附地黄丸，每日3次，每次6克。

9月25日十四诊　体元未完全复原，新秋初凉，感之而发，发热38.6 ℃，咳嗽流涕，脉浮数。外邪不解，可致本病加重。予以解表清热，先治其标，暂停丸药。处方：

关防风4.5克，白前4.5克，信前胡3.5克，净连翘6克，象贝母6克，清半夏3.5克，金银花9克，冬桑叶4.5克，甘菊花3.5克，晚蚕沙6克，粉葛根9克，百蕊草9克。2剂。

9月27日十五诊　药后微汗，肌热乃解，咳嗽流涕，相应消弭，肿未见剧。尿常规检查示蛋白（++），红、白细胞少许。盖新感以后，本体难免受亏，但未似以往骤变。丸剂力缓，仍改煎剂，依原法投益气扶阳之品。处方：

炒党参9克，生黄芪9克，野料豆9克，云茯苓9克，苏芡实9克，鹿角霜9克，淮山药9克，建莲肉9克，覆盆子9克，淡附子6克，官桂3.5克，鲜生姜2片。5剂。

10月13日十六诊　上方服用10剂。面色绯红而润，长出光泽头发，浮肿基本消退，肚亦不膨，脉有力，舌淡口和。尿常规检查示仅蛋白微量，余皆正常。上方出入。加淫羊藿6克，甘枸杞9克；除官桂、覆盆子。10剂，服完再进桂附地黄丸。

1974年1月28日十七诊　隆冬已至，家长注意为患儿保暖，细心照料，近4个月来，未曾感冒，精神振旺，纳食增加，其余各症，早已消逝。尿常规检查示蛋白微量，无红、白细胞及颗粒管型。血浆总蛋白55克/升，白蛋白31克/升，胆固醇3.0毫摩尔/升。为防御冬寒，固护元气，再予温肾固本，来春可望恢复。处方：

淡附子45克，安肉桂18克，生姜皮45克，生黄芪90克，炒党参90克，益智仁30克，淮山药120克，云茯苓120克，川杜仲90克，桑螵蛸90克，菟丝子90克，金樱子90克，芡实90克。上药13味，共研细末，炼蜜为丸如梧子大，每日早晚开水吞服6克。

3个月后追询，患儿一般情况甚好，尿蛋白完全消失，未见复发。

【按语】肾病综合征为儿童期多见的肾脏疾病，全身明显浮肿、大量蛋白尿、低蛋白血症、高胆固醇血症为其临床特点。中医临证每见患儿呈脾肾两虚之候，故一般归于阴水的范畴。

前已述及，中医认为水肿与肺、脾、肾三脏有关，为气化失调的结果。急性肾小球肾炎一般犯及肺脾二脏；而肾病综合征患儿长期水肿不消，蛋白大量丢失，食欲不振，天长日久，由浅入深，非但脾不能转输运化，肾之开阖亦失职，病在脾肾，以肾虚为主。肾病综合征的一般治疗原则为温中扶阳、滋补脾肾。

水为阴邪，肾病综合征水肿多为脾肾之阳衰微，水气泛滥横溢，温中扶阳可以兴奋患儿生理功能，补其不足。常用真武汤、理中汤、实脾饮等方剂及肉桂、细辛、淫羊藿等药。

肾病综合征皆有虚象，唯有补法治本，一般又有补脾、补肾、补阴、补阳、阴阳并补之分，其中补阳（即温补脾肾之阳）用之最多，尤其当患儿面色惨淡无华，头发稀疏枯黄，周身漫肿，阴囊光亮，神萎不振，小便清而不利，脉沉弱，真阳式微之时，更须应用。常用方剂有金匮肾气丸、桂附八味丸，药物有附片、淫羊藿、甘枸杞、巴戟天、海狗肾、鹿茸等。本案患儿在酷暑之际服用大温之剂，非但无弊，反而肿退神振，诸症悉平，说明阳虚乃病之根本。阴阳互根，阴损可以及阳，阳损可以及阴，故阴阳互补常常更有效力。常用的滋补肾阴的药物有鳖甲、知母、玉竹、女贞子、山萸肉、熟地黄、楮实子、桑椹子等；另外，白术、茯苓、半夏、山药、生姜皮等健脾利水药常合并使用。

必须指出的是，肾病综合征虽皆有虚象，但往往虚中有实，虚实夹杂，不可一味补虚，忘记祛邪而留邪不去，虚则益虚也。其有实邪，一在于本病早期，外邪羁留，肾阳未衰，病情尚未发展到一定深度。如本案患儿初诊之时，风湿相搏，郁于肌表，肺为邪束不宣，脾无以健脾行水，水肿呈阳水之证。乃用小半夏加茯苓汤佐疏风之品治之，重在祛邪。再如病程一长，往往正虚而邪不去，当以扶正祛邪。本病正虚，外邪每易侵犯，四时常有新感，时邪外扰，此时必须停用补剂，运用四诊八纲，辨证施治，急则治标，祛邪为主，俾邪去才使正安。

现代医学认为，肾病综合征的病理基础是肾脏病变引起的尿蛋白大量丢失。杨以阶先生受此启发，认为此病的发生与成年男子的滑精及成年女子的虚寒白带有相似之处，因而试用止涩之剂。芡实、金樱子、龙骨、牡蛎、莲须、覆盆子、桑螵蛸等能益肾固涩，党参、黄芪、鹿角霜等可以补气止滑，投之每可减少尿蛋白，加速水肿消退。

水肿为肾病综合征最重要的症状，往往非常严重，甚至肚膨而脝，阴囊光亮，而使患儿极为痛苦。上述补阳行水和健脾利水均能调和气机，通调水道，为消肿之主要方法，但常佐用淡渗利水之品以治其标，选用药物必须遵循利水而不伤正的原则，泽泻、茯苓皮、薏苡仁、玉米须、白茅根、路路通等较为平和。顽固水肿，可试投地蝼蛄、蟋蟀等较为峻猛之品，但攻逐药物总不可乱用。

如患儿血压偏高，颧红、口干、手足心热，属水不制火、虚火上扰者，宜用女贞子、桑椹子、楮实子、鳖甲、玉竹、知母之类滋肾清火；头晕目眩、脉来弦数、肝阳上旋者，宜用决明子、潼沙苑、干地龙、珍珠母、龙齿之类平肝潜阳；出现血尿、热甚动血者，宜用地锦草、小蓟、生蒲黄等清热止血；久病伤阴、络血不宁者，宜用阿胶、益母草、生当归养血止血。

此外，本病易于复发，为巩固疗效，阳虚者可常服金匮肾气丸，阴虚者可常服六味地黄丸。

总之，肾病综合征是一个复杂病证，有虚有实，虚实夹杂。虚中又有阴阳、脏腑、气血之分；实中外邪各异，使得治疗上立法和加减化裁甚多，其中补与攻、止涩与利水、补阳与补阴，都是相互对立的，必须根据病期和临床表现灵活运用，有时攻补兼施，有时阴阳同补，有时以某方面为主，另一方面佐之，有时单取某一方面治之，充分体现中医治病的显著特点。

十九、尿崩症

消渴多尿（下消）案

张某，女，4岁。省供销社。

1971年9月14日初诊　夏日受暑，发热腹泻，月余方愈，但仍大便溏薄，完谷不化，口渴喜饮，一昼夜饮水多达两热水瓶以上，小便清长，日夜无度。尿比重为1.004～1.006，西医拟诊尿崩症，服药无效，求治中医。诊见面色苍白，肌肉瘦削，精神萎靡，四肢冰凉，汗出不多，入夜心烦不安，舌质淡红，苔薄色黄，脉沉数。此属暑邪伤气，久泻伤阴，阴阳不得平秘，阴沉于下，阳浮于上，治以清上固下、益阴和阳。处方：

白干参4.5克，麦冬6克，生黄连1.2克，竹叶心6克，莲子心9克，淡附片3克，益智仁3克，覆盆子6克，菟丝子6克，龟板9克，青龙齿9克，桑螵蛸4.5克。4剂。

9月18日复诊　夜烦稍安，汗出亦微，口渴减轻，饮水量少，尿多如前。病情略有改善，上法相宜，上方加减。加苏芡实9克，金樱子9克；除竹叶心、麦冬。5剂。

9月23日三诊　夜睡安静无烦，溱汗不出，口渴饮水比前更少，小便次数稍减，大便成形。再予益肾健脾，求之于本。处方：

苏芡实9克，金樱子6克，淮山药9克，野料豆9克，莲子肉9克，覆盆子6克，菟丝子6克，云茯苓6克，南沙参6克，炒白术3.5克，楮实子6克，大枣3枚。5剂。

【按语】尿崩症属中医消渴范畴。消渴分类繁多，治法不一。本案患儿所患为下消，属上热下寒。患儿初病暑热，脾虚久泻，肾中之火不足，阴阳失调。阴沉于下，气虚不纳，小溲频多；阳浮于上，津液内耗，夜烦口渴。故治以益肾固本，温下清上，和阴护阳。此为寒热并用，上下同治，脾肾兼顾，故能很快使尿少便实，口渴顿减，半月而愈。

二十、尿频

寒伤于肾案

张某，男，4岁。省基建局。

1970年12月6日初诊 入冬以来，白昼小便频数，日数十次，量少滴滴，夜晚入睡后，安然无恙。多次化验尿，结果均正常。面白形羸，虎口纹淡红。此真阳不足，气虚不纳，膀胱不约。当以补肾扶阳，缩泉固本为治。处方：

甘枸杞6克，淡苁蓉3.5克，巴戟天3.5克，覆盆子4.5克，益智仁2.5克，苏芡实9克，淮山药6克，台乌药3克，建莲肉9克，桑螵蛸3.5克。4剂。

12月10日复诊 前进扶阳益肾之剂，阳气乃固，尿频显著减少，小便清长。嘱上方再进3剂。

【按语】肾为先天之本，主收藏封蛰之机。下元不足，寒伤于肾，阳气乃耗，膀胱不约则尿意频数。阳行于昼，白昼阳虚则尿频不已；阴行于夜，阳得阴藏则安然若素。故投以温肾扶阳、纳气固本之剂，佐以健脾和胃、扶土制水之品。若谓小儿为纯阳之体，真阳无虚，不察严寒，不知禀赋，固执滋阴清火，则肾阳衰微，更不易复。

二十一、腹泻

1. 伤食泄泻案

方某，男，3岁。安徽农学院。

1971年7月4日初诊 饥饱不节，饮食失调，倍伤肠胃，消化失司，积滞于中，腹痛阵阵，痛则便泻，气味酸腐而臭，日泻六七次之多。病经旬日，便泻不止，腹痛如旧，舌苔厚腻，虎口纹暗红而伏，脉细缓。此属伤食腹泻，消运无权，予消食导滞，和中健胃。处方：

炒白术3.5克，炒六曲6克，炒麦芽9克，焦山楂9克，炒连翘4.5克，焙鸡内金9克，缩砂仁2.5克，厚朴花4.5克，云茯苓6克，煨木香3克，煨葛根6克。3剂。

7月8日复诊 腹痛已止，大便转实，中焦气复，知饥欲食，积滞已荡，腻苔见化。上方加炒党参6克，淮山药9克，以调中健胃。3剂。并嘱节制饮食1周，以免再发。

解析：病乃饥饱不节所致，食积气滞，中焦不运，法用和而消之，攻补兼施。中和食消，泄泻乃瘥。

2. 湿热泄泻案

张某，男，1岁。安徽大学。

1970年5月5日初诊 患儿脾胃素弱，消化不良，屡屡腹泻。近因饮食不佳，脾虚生湿，由湿蕴热，腹痛下迫，便时努责，便黄糜，起沫，间有黏液，每日10多次。便常规检查示红细胞（+），白细胞（++）。曾按肠道感染用抗生素治疗及对症处理，经治7日，便泻未减。患儿口渴喜饮，纳食不多，间或干呕，小便黄浊，舌苔黄而厚腻，虎口纹深红，脉濡数。咎由脾胃不运，腑气不和，湿热下迫，体虚邪盛。急则治标，先予清热利湿，荡垢涤浊，俾邪得解，再商调中，方选葛根芩连汤加味。处方：

粉葛根9克，炒黄芩3克，姜川黄连2克，土炒甘草1.2克，广木香2.5克，六月雪3克，佩兰叶4.5克，广藿香3克，生谷芽9克，败酱草6克，蒲公英6克，云茯苓6克。3剂。

5月8日复诊　大便次数明显减少，昨日仅有2次，黄糜黏液消失，便溏不实，里急努责已不存在，饮水减少，黄色腻苔亦化。湿热见解，中焦和运未复，改用调和脾胃，佐以甘淡利湿，方选参苓白术散加减。处方：

炒党参6克，炒白术3克，云茯苓6克，白扁豆9克，淮山药9克，焙鸡内金6克，炒谷芽9克，建泽泻4.5克，桔梗3.5克，炒薏苡仁6克，煨葛根9克，大枣3枚。3剂。

5月11日三诊　前症消失，精神已复，纳食增进，大便转实成形，尿清不黄。湿热清除，脾胃得和，痊愈停药，嘱注意饮食为要。

解析：脾胃素弱，湿热下趋，邪实正虚。先用葛根芩连汤、香连丸之类清热利湿，荡涤秽浊。邪去之后，再以参苓白术散补气健脾，和胃渗湿，扶其正、善其后、治其本，乃康。

3. 脾虚泄泻案

徐某，男，4个月。合肥市粪湾巷。

1973年4月8日初诊　婴儿4个月，出生2个月即病腹泻，历经2个月不愈，面色㿠白，大便水泻，每日五六次，多则八九次，样如蛋花汤，间或伴有绿色黏液，肠鸣漉漉，肚膨而脝，虎口纹隐伏不露。粪检多次，有奶瓣及脂肪球。久泻伤脾，脾阳不振，乳食不化，转输失职。虚则补之，予以补益中气，健脾和胃，方选香砂六君子汤加味。处方：

煨木香2.5克，缩砂仁1.2克，炒党参3. 5克，炒白术3克，炒甘草2克，云茯苓4.5克，炒谷芽9克，炒扁豆6克，炒薏苡仁6克，淮山药6克，广陈皮3克，半夏曲4.5克。3剂。每剂水煎2次，频频予饮。

4月11日复诊　大便次数较前减少，日仅三四次，粪如糊状。因婴儿体弱，多汗招风，鼻塞咳嗽，咳甚吐乳。舌苔淡白，虎口纹淡浮。旧病未已，新邪又加，治当解表和里。上方加关防风2.5克，信前胡2.5克，以祛风解表；除炒党参，以免滞气留邪之弊。3剂。

4月14日三诊　咳嗽痰鸣、鼻塞流涕均已告痊，外邪已解，肺气充和。由于脾阳久困，消运之力仍差，飧泻未能全止，改用钱氏益黄散以温补脾阳，和中止泻。处方：

诃子肉3.5克，公丁香1克，广陈皮3克，炒甘草1.2克，炒党参4.5克，炒白术3克，淮山药6克，炒扁豆6克，炒麦芽9克，焙鸡内金6克，鲜生姜1片，大枣3枚。3剂。

追访云，药后，长期腹泻从此告愈。

解析：脾胃为后天之本，喂养失当，治疗非宜，或苦寒之品克伐中阳，或外邪伤及脾胃，致使脾胃之气虚弱，运化之职失司，久泻不止。当以补中为治，方选香砂六君子汤及益黄散以益气健脾，温养中州，治之有效。病中一度外感风寒，当参治其标，暂缓其本，加用透解以疏表邪。

4. 洞泻虚脱案

林某，男，4岁。合肥市龚大塘。

1964年8月20日初诊 禀赋阳虚，面白少华，肌肉羸瘦。时逢炎夏，贪凉饮冷，寒湿内伏，外感暑热，陡然呕恶水泻，发热达39.5 ℃，诊断为急性胃肠炎。于某医院住院治疗，采用多项治疗措施，时经两日，病情恶化，大便洞泻无度，澄澈清稀，气促腥秽，面色惨淡，额汗不止，呼吸短促，四肢厥逆，肛门体温36.5 ℃，脉沉微，通知家长病危。家长邀杨以阶先生会诊。按症情分析，认为系阴寒内盛，真阳陷脱，病势十分险恶，刻有殇亡之虞，非回阳救逆难挽沉舟，方选人参四逆汤救之。处方：

别直参4.5克，制附子4.5克，炒甘草3克，淡干姜3克。1剂。煎水频服。

8月21日上午复诊 进药1剂，下利清谷略少，四肢回温，额汗收敛，气促乃定，面色稍转，脉沉略减，但仍细弱无力。予炒米稀粥，可纳少许，垂危之势已脱，阳虚之象仍存。方选人参附子理中汤，以温中扶阳，益气健脾。处方：

别直参4.5克，制附子4.5克，炒白术3.5克，炒甘草2.5克，干姜3克，茯苓9克，广陈皮3克，大枣3枚。2剂。

8月23日三诊 患儿精神动态日渐振旺，洞泻已定，大便稠溏，每日二三次，欲进谷食，脉平调，体温正常，呼吸均匀。寒散阳回，病入坦途。但泻后脾胃虚弱，势所难免。方选参苓白术散加减，以益气健脾，和胃渗湿。处方：

炒党参6克，云茯苓6克，炒白术3.5克，炒扁豆9克，淮山药9克，炒甘草2.5克，缩砂仁2.5克，建莲肉9克，秋桔梗3.5克，薏苡仁9克，鲜生姜2片，大枣3枚。3剂。

解析：质素阳虚，寒湿内伏，若治之非宜，传变神速，真阳衰微，为垂危之候。故取人参四逆汤挽救垂绝之阳，1剂化险为夷。后以人参附子理中汤温中扶阳，益气健脾。再用参苓白术散和胃渗湿，调治而康。

5. 久泻中寒案

陈某，女，5个月。省博物馆。

1972年8月12日初诊 出生后月余，因受风冷乳积，即病泄泻，时而稀水，时而黄沫，时而绿液，一日八九次之多，久服药物不愈，反复纠缠3个月，四肢作凉。舌淡苔白，虎口纹伏，色淡红而不显。此乃久泻中寒，脾阳不足。予以调和脾胃，温中止泻，方选益黄散加味。处方：

公丁香1.2克，诃子肉3.5克，缩砂仁2.5克，广木香2.5克，小青皮3克，广陈皮3克，炒甘草2克，炒白术3克，云茯苓6克，焙鸡内金6克，鲜生姜1片，大枣3枚。3剂。

8月20日复诊 时隔8日，其母又抱患儿前来就诊，云及前服中药3剂，大便每日1次，粪已转稠，3个月久泻3剂而止，堪称良效。昨日天气酷热，喂以西瓜少许，夜间又泻，今日泻甚，故来复诊。前泻虽止，中阳不复，脾胃虚弱，复食生冷瓜果，寒湿不化而泻再起，仍以温中化湿为主。上方去诃子肉、公丁香；加煨草果3克，炒建曲3克。3剂。并嘱最近2周忌食生冷，注意喂养。

解析：患儿脏腑娇嫩，风冷乳积成泻，久泻中寒，水谷不化，须用温中止泻、调气健脾之法，益黄散合香砂养胃汤治之立效。中阳未复、脾胃尚弱者，不可与食生冷，否则凉遏中焦，腹泻必发。

【按语】张景岳认为："泄泻之本，无不由于脾胃，盖胃为水谷之海，而脾主运化。"小儿脾胃薄弱，乃因脏腑娇嫩，形气未充。况且年幼不能自调寒暖，易外感邪气，又不知自节饥饱，更易内伤饮食，致使脾胃运化失常，泄泻生矣。

中医治疗小儿腹泻，必须根据其不同原因、症状、病程、季节和患儿体质状况进行综合分析。主要的治疗方法有如下几种。

（1）消食导滞法：用于伤食泻。患儿饥饱不节，倍饮、倍食而致腹痛胀满者，其大便酸臭，虎口纹紫滞，苔黄垢，常用白术、茯苓、鸡内金、连翘、葛根以和胃健脾，木香、砂仁、青皮、陈皮、枳壳、槟榔、厚朴花以理气止痛，山楂、六曲、麦芽、五谷虫以消食导滞。中州和，脾胃健，气机调和，宿食消导，则腹泻自止。

（2）清热利湿法：用于湿热泻。外感时邪，寒、热、暑、湿均可致泻，但以湿热为多，故小儿腹泻夏秋常见。湿热泻必发热，或高或低，口渴身倦，泻下稀薄黄糜，苔白腻或黄腻，脉滑数。因湿热有所偏胜，治法应予区别。湿胜于热者，宜藿香正气散、六和汤；热胜于湿者，宜葛根芩连汤；暑邪盛者，清暑益气汤主之，并可酌加马齿苋、六月雪、秦皮、白头翁、蒲公英、黄芩、黄连、黄柏、荷叶、蚕沙、藿香、佩兰、薏苡仁、白蔻仁等。本法主要重在除热，热去则泻止。高热神昏抽搐者，可用至宝丹或牛黄清心丸。腹痛呕吐甚者，加用避瘟丹。小便不多者，加茯苓、泽泻、车前子以利小便而实大便。热退而泻未止者，方可加用党参、白术之类健脾扶土。

（3）健脾益气法：用于脾虚泄泻及病后恢复期。泄泻的病理机转，主要责诸脾胃。邪之所凑，其气必虚，脾胃虚弱而失消化之职，寒、热、暑、湿以及食积才易产生泄泻；而寒、热、暑、湿及宿食又可影响脾胃运化，脾胃益虚，则腹泻益甚。因此，脾虚腹泻者最易反复发作，或经久不愈，大便溏薄，水谷不化，排粪量多，内含乳瓣，其色泛白，面容萎黄，神疲倦怠，脉弱苔白。治当健脾养胃，甘温益气。香砂六君子汤兼有理气醒胃之功，每多应用。

（4）温中散寒法：用于脾胃阳虚、中焦虚寒之泻。《素问·至真要大论》云："诸病水液，澄澈清冷，皆属于寒。"症见腹痛吐泻、下利清谷、手足厥冷、冷汗自出、脉沉而缓时，当用附子理中汤温运中焦，振奋脾胃之阳，寒去则泻止。此证大多见于素体阳虚而又久泻之后，如误用苦寒，则寒之又寒，泻益剧而病益甚。

（5）回阳救逆法：用于亡阳危候。多因吐泻过剧，阴液消耗，湿热邪毒逆传厥阴，或中焦寒甚失于诊治，均可呈现大汗淋漓、畏寒肢冷、气微面苍、洞泻无度、脉细欲绝之候。阳气暴脱，病况极其危险，顷刻可亡。非温补之品重投，不足以挽回衰微阳气，独参汤、参附汤、人参四逆汤可以选用。救之及时，往往一剂可起。候病情好转，及时改用温中健脾、益气和胃调理。

（6）涩肠止泻法：用于久泻，常佐温化中焦、健脾益气法应用。如有实邪，或为初起，不可妄投。益黄散（诃子肉、公丁香、青皮、陈皮、甘草）为代表方剂，《张氏医通》曾予此方以高度评价："婴儿久泻，连绵不已，乳食积滞于内，故需二皮专理肝脾宿荫，即兼诃子以兜涩下脱，丁香以温理中州，甘草以和脾气，深得泻中寓补之法。"每临久泻之证，投之屡效。

总之，小儿腹泻治疗方法甚多，除上述几种外，尚有捏脊、刮痧、针灸、贴脐等外治法，疗效可靠，各有所适。上述诸法中，消食导滞、清热利湿、健脾益气用之较广，久泻才用涩肠止泻，暑热湿邪及食滞未去者，不可温补，否则壅邪不去；脾胃素弱者，又不可过用苦寒而伤中阳。调理脾胃，在腹泻治疗中甚为重要，除药物和中健脾外，饮食调养尤当注意。

二十二、呕吐

1. 羊水伤胃案

蒋某，男，50天。省政工组。

1972年4月1日初诊 出生时分娩困难，羊水恶露污秽之物，冲入儿胃，从此作吐，吐出咖啡色水及黏液，吮乳片刻，即喷射而出，曾在某院观察半月，咖啡色水已无，吮奶作吐如旧，历时50日，多方治疗无效，日渐消瘦，故求治于中医。此属羊水恶露秽浊伤胃，胃气逆而不降，浊物虽清，胃腑不和。治以和胃降逆。处方：

姜半夏1.5克，橘皮3克，姜竹茹3克，川郁金3克，黄连1克，麦芽6克，代赭石3克，云茯苓3.5克，旋覆花包煎3克，生姜1片。3剂。

4月3日复诊 喷射涌吐之状已平伏，间有乳瓣吐出。上药有效，上方加减。加炒白术2.5克，炒山楂3克，以和中消乳；因吐已见轻，除代赭石。3剂。

4月8日三诊 呕吐乳瓣次数大大减少，吮乳过饱后偶有发生。胃逆得降，消化尚差，予以和胃消乳，并嘱哺乳时少吮多次，定时定量，不宜过饱，细心护理。处方：

炒白术3克，炒麦芽6克，焦山楂3克，炒枳壳2克，炒山药3.5克，茯苓4.5克，焙鸡内金3.5克，广木香1.5克，广陈皮1.5克。3剂。

解析：本案患儿顽固吐乳，乃羊水恶露秽物冲入儿胃，损伤胃阳，胃气上逆，乳食不化，秽浊吐清，逆仍不复，胃腑不和。药用旋覆花、代赭石降逆止吐，黄连、姜半夏安胃涤痰，生姜、橘皮温胃安中，佐以健胃消乳而收全功。

2. 胎毒积热案

张某，男，85天。省民政局假肢厂。

1968年4月11日初诊　患儿足月分娩，体重3.5千克。三朝[1]之后，开始吐乳，吮乳后少许时间即一涌而出，多吮多吐，少吮少吐，逐渐加重，距今2个月有余，曾被某医院拟诊为先天性幽门梗阻，保守治疗无效，考虑婴儿体质太差，不便手术，来本院中医科诊治。诊见骨瘦支离，大肉削减，臀部干瘪，舌红口疮，大便秘而不通，神萎，体重仅2.5千克。最近呕吐，时有少许绿色胆汁。此乃胎毒积热，冲逆于胃。予以辛开苦降，方选泻心汤加减治之。处方：

生大黄后下0.6克，生川黄连0.6克，黄芩0.6克，清半夏1.2克，生姜1片，大枣2枚。2剂。煎汤，加生蜂蜜2匙，频频予饮。

4月13日复诊　服药2剂，饮药不吐，吮奶仍吐，但吐出量少，大便每次量少，呈稀糊状。稍有见效，上方加姜炒竹茹2.5克，再服3剂。

4月17日三诊　吐乳已减轻，吮乳后偶尔涌出少许。大便量多，绿黄相夹。胃气得降，腑气得通，再主以和中健胃，按上方出入。处方：

炒白术2.5克，陈枳壳2.5克，炒麦芽6克，茯苓6克，炒夏曲3克，炒川黄连0.6克，生大黄后下0.6克，生姜1片，大枣2枚。3剂。

4月24日四诊　患儿已基本不吐，吮乳自如，大便量多，舌红及口疮消失，啼声洪亮，神气亦旺，肌肉渐见充腴。嘱服上方3剂。

后因下乡巡回医疗，未随访。1971 年春，其母携儿来门诊时，该儿年已3周岁，精神活泼，肌肉丰满，正在茁壮成长。

解析：本案患儿缘由胎毒（胎儿从母体中遗留下来的热毒）炽盛，积热三焦，肝胆之火冲逆于胃，因而呕吐，证属实火。《素问·至真要大论》云“诸逆冲上，皆属于火”“诸呕吐酸，暴注下迫，皆属于热”，故法用泻火清热、安胃止呕，主以泻心汤泻三焦之火，佐清半夏、生姜、大枣，甘温以和胃止吐，辛以开上焦之气，苦以降下焦之浊。治之吐止，诸症悉平。

3. 肝逆胃失和降案

陈某，男，10岁。合肥市汽车修配厂。

1972年11月15日初诊　患儿食后呕吐，反复发作2年，经某医院X光钡餐透视诊断为慢性胃炎、幽门狭窄，久治未效。面黄形瘦，胸中痞闷，肠鸣腹胀，不思纳谷，食后即吐，吐出黏液饭食，时而倾出，时而少量，近发尤剧，逢食必吐，舌苔白薄，脉细而弱。由于肝气冲逆，胃阳受累，阻而不降。予以温中降逆，安胃止吐。处方：

---

[1]　三朝：旧时婚后或出生后第三日均称为三朝。

姜汁炒黄连3克，吴茱萸3.5克，公丁香3.5克，紫肉桂2.5克，清半夏6克，炒白术4.5克，云茯苓9克，姜竹茹6克，乌梅肉6克，生姜2片，大枣3枚。3剂。

11月23日复诊 药后脘中痞满觉宽，噫嗳上气乃快，食后呕吐减轻，量亦见少。苔白微黄，脉细微弦。胃阳之气得通，厥阴气逆略平，宗原意出入。处方：

炒白术6克，炒枳壳3.5克，姜汁炒黄连3克，吴茱萸3克，云茯苓9克，紫肉桂2.5克，广木香3克，川厚朴花6克，姜竹茹6克，清半夏6克，生姜2片，大枣4枚。3剂。

11月27日三诊 呕吐明显好转，有时饭后偶吐，量少，腹部微胀，上方再进3剂。

12月31日四诊 服药9剂，呕吐已愈，腹胀大减，面稍红润，业已上学读书。昨日因食生冷，又发轻微呕吐，防其加重，治守前法。

又二诊后，诸症皆愈。嘱其注意饮食，切忌生冷、辛辣之类。后追访半年未发。

解析：本案患儿呕吐2年，反复不愈，时轻时重，乍数乍疏。《灵枢·经脉》云："足厥阴肝……所生病者，胸满呕逆。"由于肝气冲逆，胃阳日耗，失通降之机，治则须"以泄肝安胃为纲领，用药以苦辛为主，以酸佐之"（《临证指南医案》）。故采用和肝安胃、温中止吐之法，以姜汁炒川黄连、吴茱萸苦辛开泄、和肝降逆，以公丁香、紫肉桂温中祛寒，以清半夏、生姜、大枣和胃止吐，以炒白术、云茯苓、炒枳壳健胃和中，佐以乌梅肉敛肝止逆，2年宿恙得愈。

【按语】"夫呕吐者，阳明胃气下行则顺。今逆而上行，故作呕吐。"（《幼幼集成》）作为小儿常见的症状之一，呕吐的原因甚多，虽其病总属于胃，但治法各不相同。

婴儿吐乳，非常多见。百日之内，或乳食太饱，或吮吸涌奶、积奶、空奶，或乳食后倾倒，均可溢出，此人事也，不须药治。若每食必吐，次数甚多，轻者嘱少食多次，并予淡盐水频服可止，重者必有病因可究。伤于乳食者呕吐酸秽乳片，兼有泄泻，可用半夏、竹茹、麦芽、鸡内金、生姜消食止呕；寒吐者不酸不臭，神疲肢凉，尿清便溏，当用丁香、吴茱萸、橘红、生姜温中散寒；热吐者口干，吐物酸臭，或兼有胆汁，大便臭秽或便结，当清热和胃，法半夏、川黄连、生姜、竹茹用之，重者治以辛开苦降法。辛开苦降法取半夏、生姜（或干姜）等之辛开上焦之气，黄连、大黄、黄柏等之苦降下焦之浊。杨以阶先生常用之于脾胃、肝胆实热之证，其中几例西医诊断为先天性幽门梗阻、先天性胆道畸形患儿，投之效果佳良，殊堪做进一步研究。

婴儿吐乳还见于分娩艰难、羊水吞入伤胃者，须问明病史，治以安胃、温中、降逆。

年长儿童呕吐同样有伤食吐、寒吐、热吐之分，治法同上，不外乎消食止呕（药用山楂、麦芽、谷芽、鸡内金、五谷虫、白术、山药）、温中散寒（方选理中汤合丁香、柿蒂、半夏、吴茱萸、木香）、清热和胃（药用竹茹、黄连、黄柏、大黄）；另外，生姜、大枣、陈皮、旋覆花、代赭石、莱菔子、砂仁、川厚朴等均可酌情选用。肝气冲逆、阻胃之降亦为呕吐之因，叶天士主张“泄肝安胃”“用药以苦辛为主，以酸佐之”。案3宿疾即循此法，用吴茱萸、黄连、半夏、生姜、乌梅等药治愈。

治病必求于本。呕吐只是一个症状，很多情况下它是某一疾病的一种表现，为病之标，须辨因求本。如虫吐，尚有腹痛阵阵，治则以安蛔驱虫为主。外感六淫之邪均可致吐，当分寒热虚实辨证施治，切不可见吐止吐，贻误时机也。

二十三、胎黄

1. 肝胆蕴热案

蒋某，男，52天。肥东县搬运站。

1972年4月24日初诊　婴儿为母亲头胎，8个月时早产，母乳不足，人工喂养。出生10日，全身发黄，日渐加深，大便灰白，一日三四次，硬而不稠，便时不畅，烦啼不安，吮乳不多，偶尔涌吐，腹部绷急，脐疝外凸，左腹股沟斜疝，肝大，肋下2厘米，质地充实。肝功能检查示脑絮（+），麝絮（–），麝浊度2单位，黄疸指数40单位，转氨酶148单位。曾被某医院诊断为先天性胆道畸形，保守治疗无效，求诊于中医。婴儿早产，先天不足，缺乳喂养，后天失调，承受母气，湿热内生，胎毒壅盛，蕴于肝胆，肝不得疏，胆失分利，胆汁外渍，溢于肌表，肝郁成瘀，积而成聚，故目黄肤黄，肚膨胁块，尿色黄浊，粪色灰白。指纹深紫，烦啼不安，更是胆阻瘀塞之征。药用辛开苦降之品，开其郁闭，泄其邪毒。处方：

川黄连0.6克，生大黄后下0.6克，川黄柏1克，绵茵陈3克，淡附片0.6克，淡干姜1克，云茯苓3.5克，生山栀1.2克，车前子2.5克。3剂。煎水频频予饮。

5月2日复诊　药后黄疸、肚膨、便白、尿黄如旧，烦啼较前稍静，上方酌加利气之药。加川楝子1.2克，炒小茴香1克，川橘核3克，荔枝核3克；去云茯苓、车前子。3剂。防疝嵌顿，嘱予布裹。

5月6日三诊　巩膜黄染仍在，肤黄稍淡，腹膨绷紧略软，大便颜色微黄，间有白色乳块，小便仍黄，烦啼见定。已见初效，改用苦泄通利，除去辛开之品，以免劫阴耗津。处方：

绵茵陈3.5克，山栀1.2克，川黄柏1.2克，生白术2.5克，焙鸡内金3克，川黄连0.6克，云茯苓3克，泽泻3克，车前子2.5克。3剂。

5月11日四诊　大便仍有白色乳瓣，并有黄色便液，吮乳量增加，黄疸渐淡。仍予疏利肝胆。处方：

生大黄后下0.6克，川黄连0.6克，川黄柏1.2克，山栀1.2克，陈枳壳1.5克，川郁金2.5克，乌梅肉2克，厚朴2.5克，西茵陈3克，鲜生姜1片。6剂。间日1剂。

5月26日五诊　上方遵嘱间日1剂，6剂服后，肤黄大退，目黄色微，大便稀溏，色转娇黄，肚膨见柔，夜卧安宁，神态活泼，喂奶不吐，肝疏郁化，胆液得泄。上方增加和导之剂，酌减苦泄之品。加焙鸡内金3.5克，炒山楂3.5克，猪胆汁冲药2滴；除山栀、生大黄、川黄连。3剂。间日1剂。

7月7日六诊　6月2日起发热咳嗽，逐渐加重，后被诊断为肺炎并发张力性气胸，住某医院10余日，住院时复查肝功能示黄疸指数16单位，麝絮6单位，转氨酶64单位。出院1周后再来复诊。目前大便黄白相夹，腹平尿淡，黄疸不甚明显，肌肉仍瘦，皮肤渐润。旧病未愈，新病又加，故迟迟不愈。改予健脾渗湿，分利消导，培补后天之本，冀其向愈。处方：

炒白术3克，云茯苓3.5克，淮山药3.5克，炒麦芽6克，炒山楂3.5克，川郁金3克，枳实1.5克，茵陈3克，炒六曲3.5克，厚朴花3克，生姜1片，大枣2枚。10剂，间日1剂。

8月11日七诊　时隔月余，又来复诊，肝功能已完全正常，肚已不膨，黄疸退清，目珠黑白分明，大便深黄，小溲清长，睡食均佳，诸症消弭。病已痊愈，停药，嘱其注意护理。

【按语】胎黄，系指初生婴儿全身发黄、久而不退的一种证候。盖因母体蕴有湿热，遗于胎儿。初生婴儿，脏腑娇嫩，形气未充，毒邪久蓄，无以输泄，郁于肝胆，困于脾胃，瘀塞于内，溃溢于外，症现黄疸，日深一日，吐乳腹膨，粪白尿黄，烦啼不安。用药取辛以开之，苦以降之，寒热并用，先攻后补。方中淡附片配生大黄，淡干姜配川黄连，苦降不寒，辛开不燥，佐清热利湿，调气健脾，药味冲和，诸症渐平。

二十四、婴儿便秘

胎火壅结大肠案

蒋某，男，56天。合肥市南门七里站。

1972年6月1日初诊　出生后10天开始便秘，吮奶不多，烦啼不安，夜啼尤甚，肚膨绷急，叩之咚咚，每日须用甘油栓塞肛导便，某医院拟诊为先天性巨结肠，并建议手术，家长顾虑婴儿太小，转求中医诊治。此乃禀受胎火，壅遏内盛，结于大肠，积久化毒，便秘不通。治以下法为主，荡涤下焦之火。处方：

川厚朴3克，陈枳壳3克，大黄后下0.6克，火麻仁杵3克，青皮2.5克。5剂。每煎加生蜂蜜2匙，频频予饮。

6月13日复诊　据云，服药1剂，即肠鸣漉漉，大便得通，排出暗褐色积粪，烦啼稍定，吮乳增多。停药又不大便，续进1剂，大便又通。此后隔日服药1剂，服完5剂，睡已安静，肚膨化软，大便可通，但不规则。大肠壅结之火已泻，传导之职未复。上方加减。加郁李仁3克，瓜蒌仁3克。5剂。服法如前。

半月后追访，便通肚软，食睡皆佳。

【按语】婴儿便秘，以胎热壅结者为多。肠胃热结，气机不利，传导失职，故大便秘结。法用攻下，荡涤腑热，攻逐积粪。本案方取小承气汤加味，大黄清热解毒以攻下，川厚朴、陈枳壳、青皮宽肠利气以除满，火麻仁、瓜蒌仁、郁李仁、蜂蜜等甘润大肠，攻润结合，收效颇良。本案患儿曾被西医诊为先天性巨结肠，据云治疗棘手，故录之供进一步研究。

二十五、婴儿腹胀

内热外感案

邓某，女，17天。合肥市邮电局。

1973年12月14日初诊　芽孩出生，未满二旬，夜啼不安，肚膨绷急，吮奶涌吐，大便不多。唇紫苔白，舌质红绛，指纹红紫。因胎热内伏，兼触风寒，肺气不降，腑气不通，胃腑不和，中焦塞遏。宜以清热解毒、宣肺通腑为治。处方：

荆芥穗0.6克，关防风0.6克，生大黄0.3克，川黄连0.3克，净蝉衣1克。3剂。每剂2煎共100毫升，调蜂蜜2匙，1日内数次服完。

12月18日复诊　大便畅通，腹部绷急柔软，涌乳已止，夜啼稍安，唇紫退红，舌绛亦浅。肺胃之气逐渐宣和，胎热见解，可以上方加减。加麦芽3克，除荆芥穗。再服3剂。服法如上。

12月24日三诊　经治之后，夜卧安静，大便一日二三次，吮乳不吐。肚膨全消，口舌正常，嘱其停药，加强饮食护理。

【按语】婴儿腹胀，原因繁多：有伤于食，有外感六淫，有瘀血痞块，有禀赋气虚。除去病因则胀自消。本案患儿内伏胎热，外冒风寒。肺与大肠相表里，肺气不降，则大便不畅；胃腑不和，则冲逆涌乳；腑气不通，则腹胀烦啼。方用荆芥穗、关防风宣上焦肺气，净蝉衣祛风定神并止夜啼，少佐生大黄、川黄连厚肠胃而清热导积，故旬日而康。

二十六、营养不良

1. 疳积初起案

丁某，男，3岁。合肥市逍遥津公园。

1973年1月9日初诊　去夏洞泻以后，脾胃之气不足，长期消化不良，日渐消瘦，纳食不充，腹膨而急，大便不实，面黄肌槁，目珠干涩，时时开合，畏见强光。舌苔淡白，根部厚腻。肝脾失濡，脾虚不复，久必及肝生翳。疳积初起，须抓紧治疗，可以向愈。予以和中祛积，明目消疳。处方：

炒白术3.5克，煨枳壳3.5克，炒山楂9克，川厚朴3.5克，焙鸡内金9克，广木香3克，缩砂仁3克，炒五谷虫6克，望月砂9克，夜明砂6克，沙苑子6克，决明子3.5克。5剂。每日用鲜猪肝60克，煎汤煮药。

1月15日复诊 病情改善，目珠得润，干涩见轻，纳谷略多，大便转稠，肚膨见软。上方有验，原意加减。加谷精珠6克，甘菊花3.5克；除川厚朴、煨枳壳。5剂。

1月20日三诊 面黄肌瘦，余症悉减。再以补土和中，冀其速痊。

炒党参9克，炒白术3.5克，云茯苓6克，建莲肉6克，甜百合6克，苏芡实6克，炒扁豆6克，炒山药6克，炒谷芽9克，缩砂仁2.5克，鸡内金6克，生姜1片，大枣3枚。5剂。并嘱饮食调养。

解析： 成人为痨，小儿为疳。本案病属初期，因久泻中伤，营养不良，病在肝脾。法取和中祛积，明目消疳，消补兼用。方选枳术丸和炒山楂、川厚朴、焙鸡内金、广木香、缩砂仁、炒五谷虫等，取其和中健脾、消导内积。加用谷精珠、决明子、甘菊花清肝明目，望月砂、夜明砂明目消疳，沙苑子、猪肝滋补肝阴。服药10剂显效。后用健脾八珍糕调治而康。

2. 肝疳案

马某，男，3岁。歙县潜坑。

1956年9月3日初诊 夏令受暑，秋病飧泻，热伤津液，下耗真阴。矧其饮食不节，饥饱不匀，中阳失其健运，积滞不去，日久成疳。疳积低热，延累至今，面黄形瘦，发耸肌槁。初起目珠干涩，开合不停，羞明畏光，近来目珠翳膜，左目翳质叠厚（角膜软化），干枯无泪，烦扰不安，肚膨便薄。舌质深红，脉细小数。肝脾两伤，目将成瞽，病势难医。急宜八宝鸡肝散清肝明目，退翳消积。处方：

麝香0.2克，牛黄0.3克，明雄黄0.3克，朱砂0.3克，熊胆0.3克，冰片0.1克，白雄鸡肝1具，原缸酒酿汁1盅。

上药前6味共研极细粉末，过细罗。雄鸡右胁下开口，取其肝（要求完整取出，胆不能破），去胆，置瓷碗中生捣如泥。加入药粉，酒酿汁适量调匀如稀糊状。瓷碗加盖，密封四围。交于家属带回。

服法：将瓷碗隔水蒸煮30分钟，去封揭盖，最好一次服完此药。如实难服完，可分2次，间隔不得超过4小时。并禁忌饮水10小时。

9月5日复诊 昨服八宝鸡肝散，今见眼睑浮肿，闭目不睁，目眵较多，样如稠脓。药达病所，目翳开始消退，此为吉象。再予消疳祛积、清肝明目之法。方选清肝退翳汤加减。处方：

银柴胡3.5克，胡黄连3克，净蝉衣4.5克，木贼草3.5克，甘菊花3.5克，生地黄6克，夜明砂6克，望月砂6克，晚蚕沙6克，炒五谷虫6克，焙鸡内金9克，炙蟾皮3克。3剂。

9月8日三诊　眼睑肿消，双目睁开，目翳消退，留有薄膜，黑白眼珠，略可分清，目疾好转，低热亦微，但疳积未除，体虚未复，尚须继续调治。法用和肝健脾，消积清疳。方选集圣丸加减。处方：

炒苍术3.5克，夜明砂4.5克，炙蟾皮3克，炒当归3.5克，广木香2.5克，炒胡黄连3克，使君子肉6克，煨芦荟3.5克，炒五谷虫3克，焙鸡内金9克，望月砂4.5克，小青皮3克。3剂。

9月11日四诊　眼翳基本退消，目珠光润，黑白分明，视物已清，肚膨柔软，皮肤略润。疗效堪称满意，上方再进3剂。

9月14日五诊　各症悉平，肝脾日渐和运，治宜调补，可望早痊。处方：

炒党参25克，炒白术20克，云茯苓30克，淮山药30克，广木香15克，夜明砂30克，炙蟾皮15克，五谷虫30克，鸡内金45克，望月砂30克，小青皮15克，广陈皮15克，炒神曲45克。上药13味，烘干研极细粉末，每日2次，每次6克，加红糖冲服。

半年后追访，视力基本正常，肌肉较前充腴，神振活泼，天真可爱。

解析：疳积瞎眼，现代医学称角膜软化症，救治不及，必定失明。致病之由，为病久不愈，饮食积滞，内损肝脾，肝阴失濡内耗，脾积不化成疳。虚实并病，单消伤正，纯补壅滞。故先用八宝鸡肝散清肝明目，退翳消疳，治其所急；后用和肝健脾，消积清疳，缓治其本。前后选用清疳退翳汤、集圣丸、启脾丸等，治之乃效。盖集圣丸乃小儿疳积主方，古人评价该方“不寒不热，补而不滞，消而不耗，为稳妥之剂”。八宝鸡肝散为杨氏祖传验方，对疳积所致目翳瞎眼者甚有疗效，早期治疗，效果更好。

3. 疳积痞块案

仇某，女，4岁。长丰县罗集。

1973年10月18日初诊　患儿先天不足，后天失调，本体素弱。今夏伤于饮食，传化迟滞，大便飧泻，经月方愈，脾胃损伤，积久郁热，热久成疳。现见精神困顿，消瘦肚膨，腹痞便溏。舌质淡红，苔薄色白。肝大，肋下3厘米，脾大，肋下4厘米。由实而虚，虚实夹杂，法当清其积而补其虚。方选消疳理脾汤加减。处方：

京三棱3.5克，蓬莪术3.5克，槟榔3克，煨芦荟4.5克，炒胡黄连3.5克，缩砂仁2.5克，炒党参6克，炒苍术3.5克，厚朴花4.5克，云茯苓6克，淮山药9克，炒扁豆9克。5剂。

10月24日复诊　疳热见轻，便下积粪，肚膨势缓，胁痞如前，纳食有增。药证相合，仍按上方增减。加炙蟾皮3克，制香附3.5克，消积化痞，理气疏肝；除炒扁豆、炒胡黄连。5剂。

10月30日三诊　神气略振，纳食较充，肚膨软和，其他症状亦有好转，肝脾触之稍软。治法不变，仍以健脾胃、消积痞为主。处方：

炒党参6克，炒白术3.5克，淮山药9克，西砂仁2.5克，蓬莪术3克，京三棱3克，炙蟾皮3克，制香附3.5克，炙鳖甲9克，焙鸡内金6克。5剂。

11月7日四诊 积滞日消，神振纳加，病久脾虚，消化仍差，便不成条。改用和中健脾。处方：

炒党参6克，炒白术3.5克，云茯苓6克，炒甘草2.5克，广木香3克，缩砂仁2.5克，炒五谷虫9克，焦山楂9克，炒六神曲9克，焙鸡内金9克，生姜1片，大枣3枚。5剂。

11月13日五诊 面色较前光润，肌肉较前充腴，余症悉除。肝大，肋下0.5厘米；脾大，肋下1厘米。嘱服启脾丸调理。

解析：初为饮食积滞，久则损伤脾胃，气血不和，积聚成块，积久生热，热久成疳。如攻之太过则伤正，纯用滋补则壅滞，故取消补兼施，消中寓补，补中有消，重在导滞消痞，健脾和胃，使邪去正安。

4. 食积案

戚某，女，3岁。合肥工业大学。

1974年10月30日初诊 父母溺爱，常食香甜瓜果，甘肥滋腻，饮食不节，食不成餐，致令脾胃升降不调，积久不化，消运无权，日积月累，病成积滞，肌不丰满，纳食不香，肚膨作胀，腹痛窘迫，大便溏薄，入睡盗汗。舌质淡红，苔色白腻，虎口纹紫暗，隐伏不露。前医不察，误以为虫，屡投驱虫药，更伤脾胃。须予消积和胃，健脾化滞。方选保和丸加减。处方：

祁白术3.5克，焦山楂9克，炒神曲9克，云茯苓6克，莱菔子6克，炒枳壳3克，炒麦芽9克，缩砂仁3克，焙鸡内金9克，川厚朴3.5克，炒山药9克，生姜1片。5剂。

11月6日复诊 药证相宜，诸症均减，夜间盗汗未止。姑守上方，加糯稻根须15克，以健胃生津止汗。再进5剂。

11月11日三诊 盗汗已止，便实纳增，肚膨腹痛消失。再予和胃健脾，消食祛积。嘱服肥儿丸，每日3次，饭后服6克。

解析：本案患儿患食积，起因为饮食不节，过食甘肥生冷，阻滞不化，胃失消纳，脾不输化，脾胃内损，升降失司，积滞于中。中虚则易积，积久又伤中。故治以消积，佐用扶中，虚实并举。方选保和丸加用和中消食、健脾养胃、宽膈下气、温化中焦之品，后加糯稻根须养胃生津，兼止盗汗。中焦和运，积滞乃消。

5. 虫积案

金某，男，8岁。合肥市百货批发站。

1973年12月3日初诊 近月以来，患儿神疲体倦，肌肉羸瘦，嗜食香甜，食欲不振，面色萎黄，面颊白斑，夜卧咬牙，睡觉流涎，晨起口秽，脐周作痛，阵阵发作。舌红苔腻，脉沉紧。此脾胃不和，积滞虫生，应予消积驱虫，本末兼顾。处方：

炒白术4.5克，陈枳壳3.5克，淮山药9克，云茯苓9克，广木香3.5克，焙鸡内金9克，制香附3.5克，炒建曲9克，白雷丸6克，鹤虱6克，煨芦荟6克，煨生姜4.5克。3剂。

12月7日复诊　进服中药之后，大便连续排出蛔虫数十条，脐周疼痛由轻而止，知饥思食，纳谷增加。惟脾胃未充，嘱服健脾丸半月，每日3次，饭后吞服6克，以调理中焦。

解析：此案患儿患虫积，由食物不洁，脾胃薄弱，积滞而生。治疗虫积当分病之虚实缓急，区别对待，“凡治虫势骤急者行攻逐……虫去则调其脾胃。势缓则制伏……脾弱者兼运脾。胃滞者兼消滞。脾胃气强，虫乃不生。尤宜审脏气之虚实而治之，毋专恃攻下为也”（《类证治裁》）。本案法立和胃健脾、消积驱虫，本末相顾，治之虫去而安。

【按语】小儿营养不良，中医称之为疳症、疳积、丁奚、哺露，并有“小儿为疳，大人为痨”之说，由多种原因所致，主要症状为干枯羸瘦，毛发枯槁，精神不振，目光无采，喜睡懒言或烦啼不安，口馋善饥或不思纳食，大便或秘或溏，或低热不退，腹膨胁块。青筋暴露，气血两虚，发育停滞。

叶天士云：“五疳（中医将疳积按五脏证候分为5类）不离乎脾胃。”导致营养不良的原因有很多，诸如护理不当，喂养不足，偏食异嗜，营养缺少，饮食失节，脾胃不运，积滞生虫，伤害脾胃，以及各种急慢性疾病（肝病、结核病及其他传染病）等。以上诸原因皆能影响脾胃运化，以致脾土虚衰，气血不运，疳积乃生。故理脾胃、运中阳为治疗本病的大法，常用党参、白术、山药、薏苡仁、鸡内金、山楂、麦芽、建曲、陈皮、法半夏、五谷虫之类以调和中宫。本病常为虚实兼证，宜攻补兼施，不可单用滋腻呆补而使气血壅滞。

积为疳之母，饮食积滞（食积）与肠虫感染（虫积）为营养不良的重要成因。食积宜和中消食、健脾养胃、宽膈下气、温化中焦，随证酌用；虫积则攻逐制虫，运脾消滞。食滞、虫积均系疳积早期，虚实兼见，治宜本末相顾，不可偏于一隅。

疳积发热，当辨明虚实。疳积体虚、阴虚内热，脾失健运、停积蓄热，腠理稀疏、外感发热等等，原因不同，处理有别。阴虚者滋阴清热，积滞者消积导热，外感者宣解祛热，不可拘泥不化。

角膜软化症为营养不良的严重并发症，中医称之为肝疳，认为系肝肾阴虚、虚火上炎所致。轻者目珠干涩，时时开合，畏光羞明；重则白膜遮睛，双目失明。治当和中祛积、滋养肝肾、明目消翳。除用六味地黄丸合夜明砂、木贼草、望月砂、沙苑子、决明子滋补肝肾、明目祛翳外，杨以阶先生家传八宝鸡肝散用之甚效。

营养不良患儿每有肝脾肿大，腹膨肚胀，中医称之为积聚、痞块。当佐以活血化瘀、祛积消痞法，药用三棱、莪术、当归、川芎、芍药等。本病常用方剂消疳理脾汤（《医宗金鉴》）、集圣丸（《证治准绳》）中，均有活血化瘀、消积化痞之品，对肝脾肿大者很有裨益。

总之，婴幼儿本身脾胃功能不强，容易引发营养不良，家人喂养不当、食品短缺及偏食等均会导致本病。因此，本病发病与社会环境、家庭经济水平等均有关，治疗“不能旦夕速功”（《临证指南医案》），必须增营养、调饮食，然后根据复杂的临床表现随证施治，如与现代医学的支持疗法（输血、输液等）互相配合，则收效更速。

二十七、血小板减少性紫癜

1. 气血两虚案

钟某，男，8岁。合肥市农业局。

1970年5月9日初诊 今春忽然鼻衄，盈碗不止，经急诊处理，涌血已停，但双鼻反复渗血，迄今2月有余，身出紫斑，此伏彼起，延累不愈。输血2次，全身仍有细小红点，面色皖白，唇淡不红，下肢浮肿，四肢不温，纳谷欠佳，气馁无力。舌质淡苔白，脉虚芤。血小板计数为16×10^9/升。热郁于营，初为热迫血逆，继则气不摄血。治宜益气生血以补之。处方：

鹿角胶烊化分冲3.5克，东阿胶烊化分冲4.5克，龟板胶烊化分冲4.5克，太子参9克，炙黄芪9克，炒白术4.5克，甘枸杞9克，蒸当归6克，熟地黄6克，煨姜3克，大枣4枚。5剂。药味厚，宜久煮。

5月14日复诊 近日鼻衄见少，神振纳加，斑点褪淡，新出甚少。药证相适，续用上方5剂。

5月19日三诊 大补之品已服10剂，症情较前改善，鼻衄已止，肢浮消失，紫色斑点褪黄，不再新出，精神振旺，体力增强，面色转润，脉来按之较前有力，仍宜益气养血。处方：

炙黄芪9克，炒党参9克，炒白术4.5克，甘枸杞9克，炙甘草3.5克，潼沙苑6克，抚川芎3克，蒸当归4.5克，败龟板先煎12克，大枣4枚，龙眼肉9克。5剂。

5月24日四诊 病情日趋于善，衄血安谧，斑已宁息，气血渐旺，愈期在望。续上方5剂。

5月29日五诊 面显红润，纳食大增，精神活泼，肢暖舌红，复查血小板计数98×10^9/升。嘱服养营丸1个月，每日2次，每次6克。

解析：阳气旺盛，火郁于营，迫血妄行而衄。治后虽少，血热未清，久伤于络，身出紫斑，日久不愈，屡出不停。血夺气虚，气虚不摄，故面无华采，肢冷虚浮，气馁无力，脉虚芤，血无以生，呈气血两虚之象。当峻补气血，养血以益气，补气以生血。方选龟鹿二仙胶、归脾汤、人参养营汤，随证损益而取效。

2. 阴虚内热案

吴某，女，7岁。合肥市百货公司。

1970年6月9日初诊　3月上旬，恶寒发热，牙龈出血，躯干足胫出现斑点，层出不已，色紫暗红，稠如锦纹。经某医院检查后诊断为血小板减少性紫癜，治疗3个月之后，热退、龈血止，四肢紫点仍有出现，血小板计数为20×10^9/升左右，转求中医诊治。诊见面色清白，肌不充腴，下午低热颧红。舌绛少苔，脉细弱而数。显属阴虚生热之征，宜滋阴养血以治其本。处方：

细生地9克，肥玉竹6克，女贞子9克，墨旱莲9克，菊花炭6克，蒸当归6克，山萸肉6克，制首乌6克，炒丹皮3克，益母草6克，大枣4枚。5剂。

6月14日复诊　紫点渐退，新斑出现不多，午后低热弭息。药证相宜，上方加减。加桑椹子9克，麦冬6克；除炒丹皮。5剂。

6月21日三诊　阴气渐复，颧红潮热相应而解，红点紫斑亦不续发，口已不渴，脉转细缓。病情好转，仍予滋水益阴。处方：

败龟板先煎15克，金樱子9克，麦冬9克，肥玉竹9克，女贞子9克，桑椹子9克，蒸当归9克，制首乌6克，炒赤芍3克，山萸肉9克，茺蔚子9克，玄参9克。5剂。

6月26日四诊　诸症基本消失，复查血小板计数已达97×10^9/升。上方加楮实子9克，制黄精6克；除炒赤芍、茺蔚子。5剂，以资巩固。

解析：先属六淫所伤，失于清透，邪趋于腑而走于营中。初为血热，热久耗阴，3个月不愈，转为阴虚。《临证指南医案》有“勿执见斑为实热”之诫，临证必详辨之。本案患儿紫癜病久，低热颧红，舌绛少苔，脉细而数，一派阴虚生内热之象，滋阴养血以清虚热，治之乃愈。

3. 阳明经热（牙宣）案

姚某，女，12岁。合肥市芜湖路。

1970年11月3日初诊　牙龈疼痛，齿根浮动，渗出鲜血，口热气臭，已历10天。苔色黄糙，舌质红绛，脉弦浮。血小板计数为31×10^9/升。咎由阳明经热，热迫火郁，循经入络，络伤血溢，予以清胃凉血。处方：

生当归6克，细生地9克，黑玄参9克，条黄芩3.5克，粉丹皮3.5克，绿升麻3.5克，生石膏先煎9克，肥知母6克，板蓝根9克，轻马勃2.5克，净连翘9克。3剂。

11月6日复诊　牙痛齿浮好转，龈血略少，清晨仍有渗血，口秽气臭未除，细查胸腹见有细小红点。病情稳定，上方加绿豆15克。3剂。

11月9日三诊　舌绛趋淡，口臭见轻，牙痛龈血均得安谧，血热势减，胃热未清。再予清胃养阴。处方：

黑玄参9克，麦冬9克，细生地9克，肥知母6克，肥玉竹6克，天花粉6克，粉丹皮3.5克，赤芍4.5克，冬青子9克，板蓝根9克，干石斛9克，菊花炭4.5克。3剂。

11月14日四诊　进药9剂，牙浮、牙痛、龈血、斑点诸恙消弭，口臭亦无。血小板计数为92×10^9/升。胃热得清，为巩固疗效，嘱服六味地黄丸，每日3次，每次6克。

20天后，复查血小板计数为110×10^9/升。

解析：本案患儿患血小板减少性紫癜，以牙龈出血为主，中医称其为牙宣，乃由热客于胃所致。热初在阳明之经，继入阳明之络，气热血亦热，邪火内干，火迫血逆，胃脉循于牙龈，故龈血牙痛，口热气臭。治宜清热凉血，方选清胃饮加减。取生石膏、肥知母以清阳明之热；绿升麻清热解毒，引药入阳明之经；辅以细生地、粉丹皮凉血止血，条黄芩、净连翘、轻马勃、板蓝根清热止血，生当归、黑玄参、麦冬、干石斛滋阴清火。药后诸症消失，血小板数量增加。后用六味地黄丸滋水制火以善后。

【按语】血小板减少性紫癜患儿一般均有皮肤瘀斑及出血点，并常有鼻衄、龈血、便血、尿血等症状，属中医发斑及各种血证的范畴。

发斑一证，有阳斑、阴斑之分。阳斑为实热邪毒，疹色鲜明红紫，口臭舌绛，脉数有力，须清热解毒，犀角地黄汤、化斑汤之类治之；阴斑则疹色晦暗，病程较久，迁延不愈者多，多为气血两虚之证，治当补气摄血，甘温除热。

本病若有出血证候，当以出血部位分门别类，按经络、脏腑准确区分，辨证分明，收效尤显。如案3之牙龈出血，兼有口热气臭，辨为阳明胃热，用清胃饮取效。如以鼻衄为主者，则常用滋肺阴、清肺热之品得功。

另外，初病以实热之证为多，久则必虚。虚证又有气虚、血虚、阴虚、阳虚之别，且有虚中夹实者。

总之，血小板减少性紫癜一病，当根据出血部位、瘀斑性质、病程久暂、患儿全身情况，按寒热虚实、脏腑经络、阴阳气血辨证施治，收效方捷。

二十八、荨麻疹

1. 风寒在卫案

陈某，女，6岁。合肥市四牌楼。

1974年3月27日初诊 日来受风，风疹迭出，遍及全身，成片成块，鼓出肌表，色白边红，瘙痒难受，抓之更多，消而又发，恶寒怕风，毛孔耸立，阵阵腹痛。舌苔薄白，脉浮弦。风邪侵于腠理，卫外之气不和。治宜宣透风邪，取其轻而扬之，使邪从表解。处方：

苏薄荷3克，净蝉衣4.5克，牛蒡子4.5克，地肤子6克，白鲜皮6克，紫荆皮6克，紫背浮萍6克。3剂。

4月4日复诊 服药3剂，疹块渐少而消。今晨春寒天冷，冒之又起，零星数处，较前为轻。表气不固，上方佐玉屏风散。处方：

生黄芪6克，关防风4.5克，炒白术3.5克，牛蒡子4.5克，紫荆皮6克，地肤子6克，蛇蜕4.5克，苍耳子6克，紫草6克，紫背浮萍4.5克。3剂。头二汁饮服，三汁多煎洗之。

嗣后风疹消失，随访半年未发。

解析：表虚风寒在卫，先宣透，后兼固表。

2. 风热入血案

周某，男，5岁。省科技局。

1971年10月28日初诊　今年常发风疹，色红成片，大小不一，出没无常，灼热奇痒，腹痛不安，口渴脉数，舌红少苔。风热之邪，久入血分。治以祛风清热，佐调营血。处方：

粉丹皮3.5克，生当归6克，赤芍3.5克，野菊花3.5克，紫草6克，荆芥穗3克，净连翘6克，净蝉衣4.5克，板蓝根9克，大生地6克，木贼草3.5克，秋桔梗4.5克。3剂。

11月1日复诊　红色疹块褪淡，灼热瘙痒乃定，上方取效，但血分邪毒未清。续上方3剂。

解析：风热入血，治以祛风清热和血。

3. 热蕴腠理案

冯某，男，4岁。安徽纺织厂。

1970年7月3日初诊　夏令暑湿蒸淫，又兼于风，热蕴腠理发疹，疹色红晕，作痒不堪，难以入睡，口渴，尿黄汗少。舌苔色黄，脉象虚数。予以消风透暑。方选三物香薷饮加味。处方：

香薷2.5克，厚朴花4.5克，扁豆衣9克，净蝉衣3.5克，白僵蚕9克，苏薄荷2.5克，关防风3.5克，滑石6克，粉甘草2.5克，云茯苓6克，马勃2.5克，鲜荷叶9克，生薏苡仁9克。3剂。

7月7日复诊　红疹次第褪淡，肤痒安定，口渴溲赤亦有见轻，遇风仍出少数疹块。外邪未净，上方加减。加苍耳子4.5克，霜桑叶4.5克；除滑石、粉甘草。再进3剂。

解析：既受于暑，又触于风，邪无出路，蕴于腠理。透暑祛风，三物香薷饮加味治之。

【按语】荨麻疹，中医称之为风疹、瘾疹，为儿童常见皮肤病。本病邪留肌表，虽无逆变危候，但瘙痒难忍，影响睡眠休息，且可经久不愈，缠绵不已。治疗之时，务必注意以下几点。

（1）辨明风寒、风热两大类型。风寒型丘疹色白，恶风洒寒，苔薄，脉浮紧，宜疏风散寒，荆防散主之。风热型丘疹色红、灼热、奇痒，口干舌红，脉浮数，宜祛风清热，消风散主之。常用药物有荆芥、防风、牛蒡子、薄荷、净蝉衣、地肤子、僵蚕、蛇蜕、苍耳子、紫草、野菊花、紫背浮萍、紫荆皮等。兼湿者祛湿，兼暑者清暑。

（2）兼顾气血。经久不愈、反复发作者，必有表虚或血热。风寒型常有表虚不能卫外，宜用玉屏风散益气固表；风热型或风热入血者，常需佐以和血凉血之品，如当归、生地黄、赤芍、丹皮之类。

（3）腹痛证治。荨麻疹每见腹痛，有虚、实、热、寒之分，实者又有气滞、虫积之别，故须辨证分明，分别处理。但一般而言，理气、健脾、驱虫三法可酌情并用，用之得法，有利无弊。

二十九、风湿病

1. 风湿在表案

高某，男，7岁。合肥被服厂。

1973年11月28日初诊 近月以来，肌体烦热，神倦不振，身体疼痛，面黄形瘦，小便色黄。舌苔白腻，脉濡缓。经治匝月，体温仍在38 ℃左右，某医院抗链球菌溶血素O试验结果为833单位，血沉84毫米/小时，诊断为风湿热。盖湿为重浊有质之邪，下先受之，风湿胶着，久而蕴热，风湿得解，肌热自除。方选羌活胜湿汤加减。处方：

川羌活2.5克，独活2.5克，防风4.5克，西秦艽3.5克，威灵仙3克，生薏苡仁9克，嫩桑枝酒炒6克，云茯苓9克，福泽泻9克，川厚朴3.5克，炒苍术4.5克，炒黄柏3克。2剂。

12月2日复诊 前投祛风渗湿之品，服后安和，肌表微汗，汗后热微，清晨无热，余症好转。上方加减。加川芎3克，汉防己6克；除独活、云茯苓。3剂。

12月5日三诊 风散湿化，久热悉净，神振纳增，尿清，苔薄。嘱服豨桐丸，每日2次，每次20粒；木瓜丸，每日2次，每次4.5克。

丸药服过1月后，抗链球菌溶血素O试验结果、血沉正常。

解析：本案患儿风湿在表，久蕴成热，胶着不去，所幸邪未深入筋络。法用发汗祛湿、宣风解表，方选羌活胜湿汤合三妙丸出入。药后微汗，风湿之邪，得从表解。

2. 风湿兼热，循经入络案

吴某，女，11岁。省民航局。

1973年9月30日初诊 发热60余日，两度因高热住院，治之热退，出院又发。最近上午热平，下午热起，体温均在38 ℃以上，咽痛口臭，面色萎黄，四肢消瘦，两膝及足跗酸楚，红肿作痛，难以行走。舌质红，苔白腻，脉濡而数。抗链球菌溶血素O试验、血沉多次检查结果均高。此属风湿下受，久而化热，蕴于肌体，深达筋络。应以祛风湿、清湿热，佐以宣络为治。处方：

关防风4.5克，川独活3克，西秦艽4.5克，威灵仙3.5克，炒苍术4.5克，汉防己6克，川萆薢6克，五加皮6克，宣木瓜6克，炒川黄柏3.5克，生薏苡仁12克，怀牛膝4.5克。5剂。

10月6日复诊 药后肢节酸楚略松，膝跗作痛亦轻，午后仍低热。病状虽轻，邪毒一时难净。守上方加减。加海桐皮6克，豨莶草6克，忍冬藤9克；除怀牛膝、西秦艽、关防风。再进5剂。

10月11日三诊　筋络宣和，肢酸已定，低热乃靖。苔腻退薄，脉濡。药证相符，仍按原法施治。处方：

桑寄生6克，豨莶草9克，海桐皮4.5克，石楠叶4.5克，炒苍术4.5克，生薏苡仁9克，川萆薢6克，宣木瓜6克，络石藤9克，忍冬藤9克。5剂。

10月18日四诊　迭进宣风祛湿、清热通络之品，体重肌酸、关节酸痛渐次消失，低热早已不起，但不耐行走时间过长。当循序推进，以求根治。再守上方加减。加寻骨风6克，鬼箭羽6克；除炒苍术。5剂。

10月24日五诊　诸症消逝，本月22日抗链球菌溶血素O试验结果在500单位以下。为巩固疗效，嘱服木瓜丸祛湿清热，每日3次，每次6克，连服1个月。

解析：风湿兼热，感于肌表，循经入络。单用搜风祛湿清热之剂不足以祛邪，须佐以宣通筋络之品。反复周旋，服药20剂乃愈。

3. 偏头风案

蒯某，男，11岁。淮南煤矿。

1973年9月21日初诊　今年7月，初起头向左偏，轻微摇晃，进而晃动加重，伴左手足不自主舞动，意识无法控制，阵阵发作，身躯左斜，步态不稳，时而哼哼微叫，但思维记忆如旧。淮南某医院拟诊为舞蹈症，久治无效，故来本院求治。头为诸阳之首，阳脉会聚于头，风气乘之，风阳震荡，故头摇肢痉，阳入于阴，入睡乃定。诊见口疮，舌红，脉弦。暂投清阳祛风之剂。处方：

明天麻6克，净蝉衣6克，钩藤9克，露蜂房3克，僵蚕9克，全蝎3.5克，甘菊花3.5克，干地龙6克，防风3.5克，远志3.5克，石决明先煎9克，左牡蛎先煎9克。10剂。

1974年3月17日复诊　时隔半年，患儿又来门诊，其母称去秋诊后返家服药，首服5剂，头摇肢动减轻，乃将此方连服40剂，头摇身动完全停止，于去年10月底终止服药。今年3月上旬，旧恙复发，症状与前无异。仍以祛风止痉为妥。处方：

明天麻6克，白僵蚕9克，净蝉衣4.5克，全蝎3.5克，白附子2克，干地龙9克，双钩藤9克，西秦艽4.5克，石决明先煎9克，陈胆星2.5克，云茯神9克，关防风4.5克。酌服。

4月13日三诊　来信云，服上方20剂，摇摆动荡基本已定，偶轻微倾斜，求为加减。复函附方：

香白芷3.5克，抚川芎3克，净蝉衣4.5克，全蝎3.5克，干地龙9克，白附子2.5克，双钩藤9克，西秦艽4.5克，云茯神9克，白蒺藜9克，关防风3克。酌服。

5月4日四诊　再接来信云，患儿摇动全消，智力与前无异。上月去南京某医院检查，仍诊断为舞蹈症，主张续服中药。复信告之，将上方15剂研为细末，水泛为丸如绿豆大，每日3次，每次9克。

6个月后随访，患儿未再复发。

解析：风为阳邪，善行而数变，为百病之长。风与阳搏，犯六阳之首，则头摇不息；内侵经络，则肢动不止。治以祛风止痉，清镇阳邪，虽一度反复，最终获愈。

【按语】风湿病的致病因素，在内为正气衰弱，在外为风寒湿热所感，故基本上仍属六淫外感病范畴。邪或胶着肌表，或犯及经络关节，或传入心，或伤肝肾，或痰瘀互结、气血并伤，故有表里虚实的不同，治法各异，具体如下。

（1）风湿在表，或兼寒，或蕴热，胶着不去者，仅有身重体痛，发热神倦，而邪未入络，关节无恙，临床所见某些长期发热的患儿属于此类。治宜发汗祛湿，宣风解表。但不可汗之太过，大发其汗则风去而湿仍留，病必不除。风湿重着于表不去者，杨以阶先生喜用羌活胜湿汤使其得微汗而解，但该方温燥，一般轻者不用。

（2）风湿深入筋膜经络，阻碍气血运行者，关节或红或肿，或疼痛，或屈伸不利，属于痹证范畴，即西医所谓的风湿性关节炎。关节疼痛游走为风，痛剧怕冷为寒，发红发热为热，痛处重着、关节漫肿为湿。治以祛风除湿，兼寒者散寒，兼热者清热。常用药物有羌活、独活、海风藤、络石藤、秦艽、威灵仙、豨莶草、宣木瓜、忍冬藤、防风、桂枝、桑枝、苍术、白术、五加皮、牛膝、鬼箭羽、桑寄生等；有人喜用蕲蛇等有毒之品，小儿大不相宜。寒胜者酌加细辛、麻黄、川乌、草乌，热胜者酌加石膏、知母、苍术、黄柏等。川芎、牛膝、丹皮、赤芍功能通络活血，当须参合运用，治风先治血，血行风自灭也。小儿慢性风湿性关节炎患者，痰瘀痹阻、伤及肝肾者少，如果经久不愈，方可酌情加用行痰、祛瘀、补益肝肾之药，如制南星、白附子、穿山甲、土鳖虫、红花、杜仲、川续断等。

（3）风湿再深入里，邪害脏腑，最多见犯及心脏引起风湿性心脏病。临证心阳虚者温补心阳，心阴虚者滋阴降火，心血不足者养心补血，痰饮上逆者除痰化饮。此时有两点必须注意：其一，既是风湿为患，祛风除湿之品须兼合使用；其二，配合调气和血、健脾宁心之法，对小儿患者康复甚有裨益。慢性风湿性心脏病则主要从补虚、化瘀、涤痰入手，当辨证施治。

（4）舞蹈症外邪以风为主，风阳实邪犯及经脉则头摇肢痉，亦有内风旋转来自肝肾阴虚的。故在疏解外邪的同时，合以镇肝息风之药，如防风、净蝉衣、川芎、钩藤、秦艽、僵蚕、白附子、地龙、白蒺藜、全蝎等，内外同治方可取效。

三十、盗汗

1. 阴虚盗汗案

曹某，女，5岁。省重工业局。

1970年9月24日初诊　入夏以来，夜寐盗汗，今虽初秋凉爽，盗汗依然。面色黄萎，肌肉不盈，纳食较差，口渴喜饮，微有咳嗽。舌质红苔白，脉细浮。气阴不足，内营不藏，蒸液外泄。宜养阴和阳，固涩止汗。处方：

麦冬6克，肥玉竹6克，左牡蛎9克，煅龙骨9克，生黄芪6克，麻黄根9克，浮小麦15克，淮山药9克，建莲肉9克，乌梅肉6克，糯稻根须12克，大枣3枚。4剂。

9月28日复诊　夜寐汗少，醒后倏收，脉濡细。药后有效，气阴渐复，营液得匿，惟中焦不和，胃纳仍差。再从中焦论治。处方：

炒白术3.5克，焙鸡内金9克，炒枳壳3.5克，炒建曲6克，淮山药9克，建莲肉9克，云茯苓6克，浮小麦15克，炒甘草2克，糯稻根须12克，大枣3枚。5剂。

解析：阴虚盗汗，除用牡蛎散收敛止汗外，加用麦冬、肥玉竹、糯稻根须养液滋阴，浮小麦、乌梅肉、大枣酸甘化阴，合煅龙骨、淮山药、建莲肉补脾止汗，服之见效。复诊培补脾胃而愈。

2. 暑伤气阴案

姜某，女，5岁。合肥市木材加工厂。

1970年8月3日初诊　体素清瘦，阴分不足，北方生长，今年南迁，不耐暑袭，气候非宜，心烦不安，口渴喜饮，睡不宁静，入寐盗汗，濈汗淋漓，头发湿透，夜夜如此。虽经治疗，效不明显，纳食日减，肌肉渐瘦。舌质鲜红，苔薄中干，脉虚缓。宜予清心解暑，生津除烦。方选生脉散合甘麦大枣汤。处方：

北条参6克，麦冬9克，北五味2.5克，莲子心6克，竹叶心6克，连翘心6克，细生地9克，淮小麦15克，炙甘草2.5克，乌梅肉4.5克，糯稻根须30克，大枣3枚。3剂。

8月6日复诊　盗汗不若以往之多，但仍未止，烦渴见轻，仍欲饮水。上方除细生地；加天花粉6克，桃枭3枚，以生津止汗。3剂。

解析：本质清瘦，北儿南移，气候不适，暑伤气阴，热迫心液，濈然而出为汗，醒时收敛。烦渴引饮，津液内耗。故用养阴生津，清心宁汗，解暑除烦。方选生脉散合甘麦大枣汤损益，投之得效。

3. 阳虚多汗案

吴某，男，4岁。合肥市第四中学。

1972年12月19日初诊　早产先天不足，形小肌瘦，面白脆弱，足软无力，遇风怕冷，四肢不温，时届隆冬，阳微不足，卫气不固，盗汗尿频。舌质淡红，胖嫩齿痕，苔色薄白，脉沉细。宜温养元阳，固护卫气。处方：

淡附子3克，炒党参4.5克，生黄芪6克，炒白术3. 5克，浮小麦15克，炒甘草3克，麻黄根9克，淮山药9克，苏芡实9克，大枣3枚。3剂。

12月22日复诊　盗汗已止。上方除淡附子、麻黄根；加建莲肉9克，以益气和中。5剂。

解析：盗汗未必皆为阴虚。本案患儿体素阳弱，隆冬阴气盛而阳气更衰，阳无以护，卫气不足，腠理空虚，夜交于阴，阳不平秘，营液无依而汗出。张景岳曾有“阴虚亦可自汗”“阳虚亦可盗汗”之论，故取温阳益气、固表止汗法为治，收效迅速。李东垣“实腠理则卫气充而液不泄”之言有理。

【按语】小儿盗汗，临床多见，病因繁复。总之，因病所致者治病，因虚所致者补虚。

小儿脏腑娇嫩，腠理本疏，或重衣厚被，或酷暑天炎，入睡额胸微微汗出，此不需治疗，但须调冷暖，节饮食，以防外邪乘虚而入。古语有云“若要孩儿安，须带三分饥与寒”，亦含有防止汗多邪入之意。汗多者可用麻黄根、甘草、大枣、浮小麦、龙骨、牡蛎之类。同时应查明原因，分别处理，不可一味应用止涩药。

阴虚盗汗最为常见。夏令天热，耗损津液，阴虚热扰，心液不藏，故入睡汗出。治宜养阴清热为主，生地黄、麦冬、沙参、山萸肉、白芍、石斛、五味子、地骨皮、莲子肉之类均可应用；炎夏可加清暑之品，如佩兰、荷叶、西瓜翠衣、六一散、糯稻根须等。

阳虚亦可盗汗。患儿或素本阳虚，或严冬阴盛阳衰，往往盗汗。当以温阳益气为治，附子、党参、白术、山药、黄芪、甘草、大枣等可酌情选用。

益气固表法本用于阳虚自汗。但小儿腠理本疏，脏腑娇嫩，盗汗时用之亦可固护卫气而敛汗。再如大病之后，阴阳两虚，入睡汗出溱溱，当从补虚入手，如补气养血、滋补肝肾、培补脾胃、补阴和阳等，酌情选治。

三十一、副鼻窦炎

鼻渊案

夏某，女，12岁。合肥市中市区（现庐阳区）红星街道。

1974年12月1日初诊 鼻渊4年，遇天气变化，感而即发，头晕目眩，眉棱骨间疼痛，鼻塞不通，常流黄浊浓涕，甚则气味腐臭，前额胀痛，影响读书。此乃风火郁闭，孔窍不通，久蕴成毒。治宜清热解毒，祛风利窍。方选苍耳子散加减。处方：

苍耳子6克，辛夷花4.5克，香白芷3.5克，苏薄荷3克，鱼脑石9克，冬桑叶9克，杭甘菊4.5克，夏枯草9克，象贝母9克，蔓荆子9克，北细辛2克，双钩藤9克。3剂。

12月4日复诊 黄浊鼻涕减少，秽臭之气减轻，鼻仍闭塞，头痛头晕稍定。再守上方加减。加抚川芎3克，关防风4.5克；除苏薄荷、杭甘菊。再进4剂。

12月9日三诊 鼻已得通，呼吸充畅，浊涕不淌，头痛已止，效果颇佳。为巩固疗效，防其复发，嘱将上药取5剂，研粉水泛为丸，每日早晚各吞9克。

【按语】鼻窦炎，中医谓之鼻渊，起病之因，乃风热风火，治未清彻，久蕴成毒，上攻于头，清窍闭塞，浊涕气秽，头痛头晕。病在上者，取其轻而扬之。本案法用清热解毒、祛风利窍，药后病情得到控制。

三十二、鼻衄

虚火久衄案

田某，男，9岁。省话剧团。

1974年7月1日初诊　萎缩性鼻炎，反复鼻衄。昨日下午，出血盈碗，在某医院急诊处理，流血已止，仍有渗血，面色淡白，头晕气馁。舌淡苔白，脉数无力。肺气苦燥，阴血消耗，虚火蠢动，鼻失滋润，迫血上溢，非实邪者也。须滋阴以润燥，清火以宁血。处方：

北沙参9克，麦冬9克，霍石斛6克，大生地9克，墨旱莲9克，益母草9克，冬青子9克，地锦草9克，菊花炭6克，粉丹皮4.5克，白及片6克，大青叶9克。3剂。

7月7日复诊　昨日衄止，头晕无力，面白舌淡，脉虚芤。宜予滋阴养血，润燥清火。处方：

熟地黄6克，山萸肉9克，制首乌9克，冬青子6克，桑椹子9克，北条参9克，黑玄参9克，大麦冬9克，甜百合9克，干石斛9克，茺蔚子9克，生蛤壳先煎9克。5剂。

7月13日三诊　药后相安，头晕好转，嘱其家长予饮食调养，并用鲜马兰根、鲜白茅根各30克，每日煎水代茶，久服以防复发。

【按语】血热妄行，火迫血逆，血从清道而出于鼻，流之不止。夫六淫之火为实火，为暴衄，宜凉宜泻；五志之火为虚火，为久衄，宜滋宜养。《景岳全书》云："衄血虽多由火，而惟于阴虚者为尤多，正以劳损伤阴，则水不制火。"本案以阴虚肺燥之火为主因，以夏炎之火迫血伤络为诱因，故法取滋阴润燥，清火止血。

三十三、牙槽脓肿

牙痈案

李某，男，12岁。合肥市西门外五里墩。

1974年1月9日初诊　初起左侧牙龈焮红肿痛，恶寒发热，4日后内已成脓，经某医院切开引流，热稍退而肿不消，脓液不清，月余难以收口。苔黄溲赤，脉细数。此属湿热蕴结，化毒上攻，内犯槽骨，脓未排清，胃热未息，毒邪不解。暂予清热解毒，和血托脓。方选银花解毒汤合透脓散。处方：

金银花9克，净连翘9克，粉丹皮4. 5克，赤茯苓9克，夏枯草9克，天花粉6克，炮山甲9克，香白芷4.5克，皂角刺6克，抚川芎3克，生当归6克，生黄芪6克。2剂。

1月12日复诊　热退痛减，红肿见消，溃口仍有脓血。气血不足，守上方加减。加象贝母9克，生地黄9克；除赤茯苓、天花粉。3剂。

1月16日三诊　肿痛消失，脓少，创口近愈。气血日充，热毒将净，应着重调理气血。处方：

生党参6克，生黄芪9克，生当归6克，抚川芎3.5克，净连翘6克，金银花9克，象贝母6克，绿豆12克，细生地9克，野菊花4.5克，赤茯苓9克，生甘草3克。3剂。

【按语】牙槽脓肿，中医称之为牙痈，盖因胃有湿热，酝酿化毒，牙龈络胃，循经上攻而成。毒邪化脓，切开引流理应早痊，无奈气血不足，托脓不够，湿热羁留，肿痛不消，溃口难收。故法取清热解毒、排脓消肿，辅以益气和血，扶正以托毒。月余创口得以痊愈。

三十四、夜盲症

肝虚雀盲案

张某，男，3岁半。合肥市董铺水库。

1965年10月22日初诊 8月初旬，病患腹泻，月余方止，嗣后面黄肌瘦，纳差，目干涩喜揉，每至黄昏鸡栖之时，视物不清，予物抓摸不准，断续治疗无效。舌质淡苔白，虎口纹隐晦，脉细弱。显系泻久伤阴，肝脾两虚。当以濡肝明目、益脾和胃治之。处方：

甘枸杞6克，甘菊花3克，青葙子4.5克，山萸肉6克，潼沙苑4.5克，夜明砂6克，望月砂6克，决明子4.5克，谷精珠4.5克，野料豆9克。5剂。

11月28日复诊 黄昏目盲好转，取物不够准确，挤眉揉眼见轻，目珠晶莹，食欲略振。治之有效，上方加减。加茺蔚子6克，菟丝子9克；除甘菊花。5剂。

12月3日三诊 进展甚速，夜盲消失，目珠光洁明亮，食欲如常，余症悉平。嘱服杞菊地黄丸，每日3次，每次开水化服3克，滋阴明目，巩固疗效。

【按语】小儿夜盲，多属营养不良，为肝脾之阴不足所致，病后失于调理更易罹患。盖目属肝，肝少濡养则目盲；脾主肌肉，脾失健运则形瘦。《难经》云：“肝气通于目，目和则知黑白矣。”考其治法，以补为先。《证治汇补》言：“雀盲乃肝虚之候……宜补肝肾之不足。”本案法用滋补肝肾、明目健脾，肝肾之阴得充，脾胃之气和运，夜盲乃愈。

三十五、角膜炎

风火目翳案

吴某，男，6岁。肥西县农村。

1970年6月9日初诊 外受风热，内动肝火，风火升腾，上攻两眼，红赤胞肿，羞明畏光，目眵黄稠。治后左眼肿痛消失，右眼红赤不退，白轮红丝，黑睛生翳，翳膜遮睛，视力模糊。咎由风火未清，肝肾阴虚，水不涵木，木火上燃所致。治宜滋水明目，宣风退翳。处方：

山萸肉6克，细生地6克，决明子6克，石燕先煎9克，甘菊花4.5克，甘枸杞6克，夜明砂6克，龙胆草3克，千里光6克，净蝉衣4.5克，木贼草 6克，川羌活3克。5剂。外用艾叶煎水蒸洗眼睛，洗后用熊胆浸出液点眼，每日3～5次。

6月14日复诊 右眼红赤褪淡，目眵见少，畏光羞明好转，翳膜如旧。按上方加减。加石决明先煎9克，青葙子6克；除龙胆草、千里光。外用法同上。

6月20日三诊　眼红趋于退尽，目翳稍薄，阴虚得复，风宣火降。上方续服5剂。

6月26日四诊　眼红全消，目翳仍有，还须养阴明目为主。处方：

细生地6克，山萸肉6克，生当归4.5克，石决明9克，净蝉衣4.5克，谷精草6克，木贼草6克，青葙子6克，决明子6克，甘菊花3.5克，云雾草3.5克。5剂。上药服完，接服明目地黄丸，每日3次，每次4.5克。停用外治法。

7月10日五诊　目翳消退十之八九，视力基本恢复。嘱续服明目地黄丸，以求痊愈。

【按语】角膜炎，中医属目翳范畴，为外受风热，内动肝火，风火相搏，上攻于目所致。初起目赤红肿，羞明多眵，虽已治疗，风火无以清泻，郁久伤阴，水不涵木，木火上燃，乃生白翳。法用滋水以制火，清肝以明目，佐用宣风散翳。退红易而退翳难，若日久根深，翳膜增厚，则治之匪易矣。

三十六、颈淋巴结炎

痰核案

潘某，女，5岁。合肥市西郊蜀山公社。

1972年1月4日初诊　风邪化热，发热3日，体温39 ℃，咽部疼痛，治之热退痛减。前日发现右侧颈部长一核块，大如银杏，推之移动，按之诉痛，伴咳嗽多痰。舌苔薄黄，脉浮滑。此为风热束肺，肺热不清，痰饮凝聚，阻于脉络。法取宣风和络、化痰软坚。处方：

夏枯草9克，杭菊花4.5克，白僵蚕6克，象贝母6克，山豆根4.5克，海藻6克，昆布6克，左牡蛎先煎9克，海蛤壳先煎9克，牛蒡子4.5克，皂角刺3克。3剂。

1月7日复诊　症情如旧，欲速则不达，姑守上方再进。加鲜荸荠4枚，去蒂连皮打碎入煎。续服3剂。

1月10日三诊　咳嗽次数减少，核块缩至蚕豆大小，按之圆滑痛减。咳痰渐见消融，仍循原法续进。处方：

海藻6克，昆布6克，黄药子4.5克，川橘核6克，海蛤壳9克，夏枯草9克，象贝母6克，杭甘菊4.5克，枇杷叶拭毛4.5克，苦丁茶3.5克，干橄榄6克，牛蒡子4.5克。4剂。

【按语】颈淋巴结炎，中医谓之痰核，系风热之邪，束肺不解，积痰凝聚脉络而成。治宜宣风和络、化痰软坚、解毒消肿。常用夏枯草、甘菊花、牛蒡子、苦丁茶、橄榄、山豆根、皂角刺、贝母、僵蚕、海藻、昆布等药，颇多良效。本案以此法治之，服药10剂核块消。

三十七、鞘膜积液

水疝案

刘某，男，7岁。省机械工业局。

1973年10月5日初诊 7月上旬发热，治后热退。嗣后左睾丸肿大，下坠作胀，病经3个月，积液不消，大如杏子。某医院泌尿科诊断为鞘膜积液，抽液3次，抽后又长，未能根治。此为前病湿热，热虽解而湿尚存，水湿潴留，凝聚下注。治宜温阳利水，淡渗利湿。处方：

紫肉桂1.2克，炒小茴香3.5克，荔枝核9克，川橘核9克，云茯苓9克，建泽泻9克，通草秆9克，车前子9克，制半夏3.5克，川萆薢4.5克，五加皮4.5克，生姜皮3.5克。5剂。

10月10日复诊 药后相若，病无进退。家长坚持服药，不愿手术。嘱上方再服5剂。

10月15日三诊 左睾丸肿势稍减，余无其他不适。仍予化水利湿之剂。处方：

紫肉桂1.5克，炒小茴香3克，荔枝核9克，川楝子4.5克，云茯苓9克，建泽泻6克，薏苡仁9克，瞿麦9克，萹蓄6克，青木香3.5克，淡吴茱萸1.2克，生姜2片。10剂。

10月25日四诊 左睾丸肿势减，积水逐步消退。阳气化而水行，上方加减。处方：

宣木瓜4.5克，云茯苓9克，建泽泻6克，川萆薢6克，木防己4.5克，结猪苓9克，荔枝核9克，川橘核9克，炒小茴香3克，生姜皮3克，煨川楝子4.5克，官桂4.5克。5剂。

10月30日五诊 寒湿凝结得以温化，潴留积水逐步分利，左睾丸鞘膜积液基本消失。要求加服中药巩固疗效。嘱上方再服5剂。

1个月后其母来告，睾丸肿全消而愈。

【按语】睾丸鞘膜积液，中医谓之水疝，系水湿不化，循厥阴之脉，下注于睾，寒湿凝聚而成。本案患儿虽经抽液3次，但未能治本清源，抽后又长。盖寒湿之邪，非温不化；水聚壅塞，非濬不通。药用紫肉桂、官桂、炒小茴香、淡吴茱萸、生姜温阳化气，以逐寒祛湿；用荔枝核、川橘核、川楝子利气消疝；用川萆薢、木防己、结猪苓、云茯苓、建泽泻淡渗利湿；用萹蓄、通草秆、瞿麦、车前子、薏苡仁、宣木瓜利水消肿。坚持服药30剂，邪去肿消，水疝乃愈。

三十八、惊悸

惊后心虚案

潘某，男，12岁。合肥市东门三里街。

1973年11月3日初诊 患儿突受惊骇，心悸意乱，胸廓失舒，满闷叹息，精神困顿，睡时梦魇，时经半月未减。舌质红苔薄，脉虚弦，应指不调，间有结脉。心电图检查正常。咎由心主先虚，神无所依。急宜镇定安神，方选琥珀养心汤加减。处方：

龙骨先煎9克，珍珠母先煎9克，炙远志3.5克，京菖蒲4.5克，朱茯神9克，炒党参6克，酸枣仁9克，细生地6克，蒸当归3.5克，柏子仁9克，北五味1.5克，琥珀粉分吞1.5克。4剂。

11月7日复诊 心悸胸闷见轻，夜寐为安，梦魇消失，结脉偶至。心神安宁，上方加减。加麦冬9克，紫丹参6克；除北五味、细生地。5剂。

11月13日三诊 进药9剂，诸症得安，胸闷气短好转，心悸已定，结脉消弭，但睡不沉酣，嘱服安神补心丸，每日早晚各6克。

【按语】儿童意志未定，心胆气怯，突受惊骇而患此疾。惊后心无所主，神无所归，症现心悸，惊骇不定，入睡噩梦，夜寐欠宁。《类证治裁》云："有因病而惊者，当察客邪而兼治其标；有因惊而病者，宜安定心神。"本案属于后者，方选琥珀养心汤加减，以镇定心神，壮充胆气。汤剂初具成效，后改丸剂调理，安之若素，嗣后不发。

三十九、婴儿痉挛

先天不足、肝风内动案

王某，女，9个月。长丰县双墩集。

1972年9月17日初诊 患儿系母亲第12胎，母体气血不足，患儿先天有亏，缺奶哺养，后天又差，心胆气虚，易惊受恐。满3个月时，陡受惊骇，当即痉挛发作，两手内收，拘急不伸，头向前俯，目瞪欠神，感觉迟钝，顷刻即定，吮乳大便均正常，日发10余次，虎口纹色青。由于先天肝肾不足，惊则风动于外，姑予滋肾息风、镇惊止痉。处方：

熟地黄3.5克，山萸肉3.5克，明天麻2.5克，白僵蚕4.5克，全蝎4.5克，净蝉衣3克，双钩藤3.5克，茯神4.5克，龙骨3.5克，左牡蛎3.5克，远志肉3克。3剂。

9月20日复诊 痉挛未止，发作次数减少，1日数次，手足拘急稍柔，神态欠敏，仍不活泼。上方加石决明先煎6克。3剂。

9月24日三诊 上药收效，痉挛缓解，次数更少，夜不安静，睡时惊惕，白昼神气较前清慧。仍予益肾平肝、安神镇惊之剂。处方：

煅龙骨先煎4.5克，左牡蛎先煎4.5克，石决明先煎4.5克，双钩藤3.5克，云茯神3克，远志肉3克，酸枣仁3.5克，白僵蚕4.5克，净蝉衣3克，山萸肉3.5克，琥珀粉分冲0.6克。3剂。

9月27日四诊 神态较前活泼，感觉较敏，逗之可笑，夜寐稍安，痉挛日发一二次，较前轻微。嘱服上方5剂。

10月5日五诊 痉挛发作基本控制，近1周来仅发2次。予琥珀镇惊丸1瓶，每日3次， 每次3粒，开水化服。

月余家长来告，患儿已愈未再发痉挛。

【按语】婴儿痉挛，属中医风病范畴。《素问·至真要大论》云："诸风掉眩，皆属于肝……诸暴强直，皆属于风。"本案患儿肾虚，先天不足，水不涵木；惊则伤肝，肝风旋起，风动木摇，则抽搐拘急；肝主筋，故四肢紧缩不伸。药用云茯神、远志肉、酸枣仁、山萸肉、熟地黄补肾安神；净蝉衣、白僵蚕、全蝎息风止痉，双钩藤、明天麻平肝祛风；煅龙骨、左牡蛎、石决明镇惊安神。投之惊定神安，痉挛停止。

四十、婴儿湿疹

邪毒蕴于肌肤案

彭某，男，90天。合肥灯泡厂。

1970年3月6日初诊 婴孩出生10天后，右面颊下皮表微红，颗粒水疱，予肥皂水洗，愈发愈多，遍及整个头面颈项，势趋肩背，臀部亦见，色红、流水、结痂，睡食不宁，擦药无效。此系胎内毒气，蕴积儿体，外召热邪，邪毒不解。治以清热解毒。处方：

生黄连0.6克，生黄柏1克，条黄芩1.2克，金银花3克，连翘3克，牛蒡子1.5克，净蝉衣1.5克。5剂。隔日1剂，煎成100毫升，加纯蜂蜜1匙，频频喂服。外搽湿疹膏。

湿疹膏：纯炉甘石9克，煅石膏15克，冰片0.6克，生黄连3克，生黄柏4.5克，生大黄6克，飞滑石9克，煅明矾6克，紫荆皮9克，飞辰砂2.5克，铜绿1克。上药11味，共研药末，过箩（越细越好）。加70%凡士林调匀成膏，装盒备用，每日搽膏4～5次。患处流水时，用干毛巾轻轻吸去，切勿水洗。

一月后随访，面无痕迹，色泽红润，已告痊愈。

【按语】婴儿湿疹，中医认为系先天胎内之毒与后天湿热之邪交结，蕴于肌肤而生。故治以清热解毒，外抹湿疹膏，以清热燥湿、消肿收敛。轻者用蛋黄油搽抹亦显效。

附蛋黄油制法：取鸡蛋3～5个，煮熟，取蛋黄置铜勺内炒焦，焦后出油，去渣待用。用时取禽羽或棉签蘸油轻搽患处，1日数次。

四十一、无名热

1. 湿热互结案

张某，男，4岁。合肥钢厂。

1974年6月21日初诊 患儿2个月前突然发热，体温高低不一，高时达40 ℃，低时38 ℃左右，无一定规律，但始终不退，先后在省、市医院住院治疗。查体肝大，肋下2.5厘米，脾大，肋下6.5厘米。多次查白细胞及便、尿常规均正常，疟原虫阴性，血培养阴性，骨髓检查网状细胞较多，并见少数异常网状细胞。诊断一直未曾明确，应用多种抗生素及对症处理，进展不大，求治于中医。诊见近日体温高低不定，热重时可达40 ℃以上，精神较差，热低时精神尚可，面色黄晦。舌红苔白，脉细数。小便色黄，渴不多饮，大便不畅。咎由湿热互结，热轻湿重，热蕴湿伏，拖延日久，盘根结错，黏腻胶着，伤及肝脾，酝酿成积，积久成聚，久热不解，胁痞难消。湿热为本，胁痞为末。先予清热祛湿以治其本，热退再商消痞。处方：

人参叶6克，绵茵陈12克，嫩青蒿4.5克，飞滑石9克，狗舌草9克，紫地丁9克，净连翘6克，金银花9克，东白薇6克，薏苡仁9克，猪殃殃6克，白花蛇舌草9克。3剂。

6月28日复诊 发热渐降，今日基本退清，纳食略有增加，肝脾肿大如旧，苔白化黄。湿利热透，除清热利湿以逐余邪外，当加和血理气、软坚消痞之药。处方：

炙鳖甲先煎9克，炒枳壳3.5克，扣青皮3.5克，槟榔3.5克，京三棱4.5克，九香虫2.5克，紫地丁9克，薏苡仁9克，金银花9克，绵茵陈9克，狗舌草9克，白花蛇舌草9克。5剂。另用小金丹1瓶，每日3次，每次1片。

7月5日三诊 肝脾略有缩小。昨日感冒，咳嗽流涕，体温又达38 ℃。先治外感，姑以宣解透邪。处方：

关防风4.5克，南杏仁9克，紫地丁9克，薏苡仁9克，杭甘菊3.5克，绵茵陈9克，狗舌草9克，白花蛇舌草9克。2剂。

7月7日四诊 外感发热已退，再按6月28日处方煎服5剂。

7月12日五诊 症情稳定，上次感冒余热已不高，宣解即退，肝脾明显缩小，肝大，肋下2厘来，脾大，肋下1.5厘来。再依前法，予理气化痞为主，清热祛湿为辅。处方：

炙鳖甲先煎9克，京三棱3.5克，制香附3.5克，厚朴花6克，炒白术4.5克，广木香3克，川郁金4.5克，薏苡仁9克，紫地丁9克，狗舌草9克，蛤蟆草9克。5剂。小金丹服法如前。

观察1周，病情稳定出院。

解析：湿热互结，久留不去，气滞血瘀，伤及脏腑，久成积聚。病邪不解则痞积难消，积聚日久则湿热难除。先治发热之本，清热祛湿解其邪毒。热退以后治胁痞之末，改用理气消痞、和血化瘀为主。病期不同，各有侧重。

2. 伏暑秋发案

邓某，男，4岁。合肥金笔厂。

1973年9月18日初诊 伏受于暑，匿居不解，秋凉感风而发，内动伏气，合邪为病。发热持续38 ℃以上，病发旬余，热不透肢，邪不外达，四肢作凉，肺气不宣而咳逆，胃气上冲而呕恶。舌苔黄薄，脉浮数。浮则为风，数则内热。显属伏暑兼风，治当解暑祛风。处方：

净蝉衣3.5克，白僵蚕6克，薄荷叶3克，飞滑石6克，粉甘草2 5克，苦杏仁6克，象贝母6克，薄橘白4.5克，炒黄芩3克，清半夏3克，扁豆花9克，荷叶蒂3个。3剂。

9月20日复诊 煎服2剂，热达四末，微微汗出，风从表解，暑自里透，今晨热退。肺气未降，咳嗽仍存，再守上方加宣肺止咳之品。加紫菀6克，白前3.5克，桔梗3.5克；除薄荷叶、炒黄芩。3剂。

解析：夏日炎暑，蒸淫内伏，入秋感风而发，暑与风邪相搏，蕴于上、中二焦。肢凉发热，邪不透达之征。上焦失宣，则咳气上逆；中焦不和，则呕恶作吐。故方选鸡苏散加解暑祛风、和中健运之药，佐以止咳化痰之品，治之得效。

3. 暑热伤气，病后气虚案

沈某，女，9岁。合肥市轮胎厂。

1972年10月28日初诊 10月9日病患暑热，高热大汗，住院半月，热退汗止。但体虚未复，其气已伤，微微低热，头晕目眩，神倦无力，下肢作酸，气馁苔白，脉浮缓而弱。血常规检查示白细胞3.2×10^9/升，淋巴细胞百分比为60%，中性粒细胞百分比为40%。此为暑邪伤气，汗后阳虚，宜甘温益气。方选五味异功散加味。处方：

炒党参6克，炒白术6克，炙黄芪6克，炒甘草3克，云茯苓9克，广陈皮4.5克，淮山药9克，甘枸杞6克，炒扁豆9克，鲜生姜2片，大枣3枚。5剂。

11月3日复诊 前投甘温益气之品，低热退清，气馁无力、神倦头晕均有好转，纳谷增加，舌质回红。上药取效，气虚日见恢复，循原意损益。上方加黄精9克，野料豆9克；除炒扁豆、淮山药。再服5剂。

11月9日三诊 面黄较前润泽，精神振奋，活泼有劲，头晕目眩消失，脉由弱变强。复查白细胞计数为5.2×10^9/升。疗效又得进步，嘱上方再进5剂，以资气血生长，达于痊愈。

解析：炎夏病暑，灼于上焦气分，高热伤津，大汗耗液，邪虽解而正气虚，以致低热不退，虚羸之象乃现。治之应按“虚者补之”“神不足者，补之以气”的原则，予以甘温益气，重调脾胃，方选五味异功散加益气生血之品补之。药后热退，体虚之象全消。

【按语】无名热，现代医学指小儿发热之原因一时未能查明者，中医按四诊八纲辨证论治，一般均有原因可寻，循因施治，有的放矢，往往可以热退病除。

发热的病机为阴阳失调。小儿稚阴稚阳，易虚易实，阳有余而阴不足，因此，阳气盛与阴气衰为发热的主要根源。发热大致分为外感与内伤两大类型，小儿尤以外感发热为多。故遇发热患儿，内伤、外感当先辨明。

（1）外感发热为实热，系四时六气及疫病侵袭而生，以来势骤急、寒热并见、手足背较手足心为热、背部较胸腹部为热、太阳穴发热等为特征，同时兼见外感的其他症状，如咳嗽、呕恶、泄泻、头痛、昏迷、抽搐等。外感之邪有风、寒、暑、湿、燥、火六邪，外感发热很多可以归于感冒、肺炎、肝炎、百日咳、流行性乙型脑炎、伤寒等病中分型论治。暑、湿两邪为病，有时难以归于现代医学中某病，常被诊为无名热，多发病于夏秋两季，有的湿盛，有的暑盛，有的热盛，有的伏暑秋发，类型往往不同。湿盛者病期最为缠绵，患儿凛凛恶寒，温温发热，头目胀痛，昏重如蒙如裹，身重难以转侧，舌苔白腻，口淡无味或味甜欲呕，渴不欲饮，面色暗晦，指纹隐隐内伏，便溏尿赤。当以化湿为主，辅以清热，邪在上宣之、在中运之、在下渗之，藿香正气散、藿朴夏苓汤、三仁汤、六一散等可酌情选用。热重于湿者，发热较重，口秽嘈杂，心烦口渴，当以清热为主，化湿为辅，方选王氏连朴饮、小陷胸汤、甘露消毒丹等。盛夏之际，当用清暑益气之品；伏暑秋发，当解暑祛风为治。

（2）内伤发热为虚热。或先天不足，或大病之后气阴消烁，或热病失治，或饮食劳倦，或痰食积滞、瘀血阻滞（痞块、疟母等），均可致阴阳偏亢、营卫失调、气血失常而发热。其来势较缓，寒热间作，发热不甚；或自觉热而体温不高，手足心热，并有其他内伤虚损症状。虽然内伤发热在小儿发热中所占的比例不大，但大多为无名热，其临床类型很多，其中气虚发热、血虚发热、疳积发热较为多见。

气虚发热又称劳倦发热，因大病之后，或大热刚退，或吐利初止，或劳倦伤脾，中气不足，形气衰少所致。患儿发热可高可低，形瘦神倦，气馁懒言，动则气促，不思饮食，舌胖嫩，脉浮大无力，指纹淡红而浮。治宜调补脾胃，补阳益气，方选补中益气汤、五味异功散加减，禁用汗下之法及苦寒之品。

血虚发热，或因失血之后，阴血亏耗；或因热病伤阴，津液消耗；或因疮疖溃疡，血脓流多；或因素体阴虚阳盛。其热度不高，朝轻暮重，不易退净，肌肤枯槁，形体瘦弱，面红如妆或苍白，舌质淡红无苔，脉浮大而虚，或沉细无力，指纹暗淡不显，推之即无。治疗应分别对待。血虚者以养血祛热为主，四物汤去川芎加白薇、丹皮、赤芍、阿胶、萸肉等；阴虚者以滋阴清热为主，六味地黄汤、玉女煎、沙参麦冬汤酌用；气血两虚者当益气生血，方用当归补血汤、八珍汤。

疳积发热已在营养不良中叙述，兹不重复。此外，尚有痞块、疟母发热，骨蒸劳热等等，一般均有原因可寻，此处不再赘述。

第三章　新安杨永弘承继实录

1971年，笔者[1]在农村基层公社医院工作3年后，参加省里的一个脱产学习中医的学习班，比较系统地学习了中医基础理论。课程结束后，笔者得到去省立医院中医科随时任中医科副主任的家父实习的机会，时间大约半年。

随家父实习期间，但凡儿科病人，均先由笔者诊治，笔者先将病案和处方写在一个本子上，交对面家父审核。他看过之后，针对该患儿的病情进行分析，讲解处理方案及用药特点，指出笔者的病案记录和处方上存在的问题并提出修改意见，将其写在本子上，并签上他的名字。之后笔者就按修改过的处方笺将处方抄给患儿家长。如果有空闲时间，无论是在诊室，还是在家里（包括1976—1979年笔者夫妇调到省立医院期间），他都会就自己几十年来的点滴经验侃侃而谈，可惜当时没有录音设备，他的这些宝贵经验笔者本来就记得不多，加之如今忘记大半，没能记录下来。现在想来，这是一件非常遗憾的事情。但有几点笔者终生不忘，并将其用于儿科临床实践中，这几点包括：①家父说小儿望诊尤其重要，通过面色和精神状态一眼就能判断出患儿病情的轻重缓急，这与现代医学的观点完全一致；②家父认为小儿脉象不需要像成人脉象那样分出那么多种类，而且幼小婴儿的短小腕部放不下医者3个手指，只要用1～2个手指判断出快与慢、沉与浮、强与弱几种主要脉象就可以了；③观察小儿虎口纹十分有价值，不仅要看它的粗细、颜色（颜色有鲜红、苍白乃至青紫），还要看它被按压后充盈时间是否缓慢，这也与现代医学的观点，即通过虎口纹可以看出外周血液循环情况的一致。

在家父的鼓励和指导下，笔者在中医学习即将结束前，将学习中医的一些体会写成了一篇论文，投稿到当时唯一仍在办刊（在当时绝大多数学术刊物都停刊）的《新医药学杂志》，该篇论文在1973年第1期《新医药学杂志》上刊出。目前笔者已在国内外杂志上发表论文数百篇，其中在SCI收录的期刊上发表的论文有160余篇，但让笔者引以为豪的却是第一篇正式发表的中医论文。此论文虽然比较短小，也许还有可以商榷之处，但文中提出的笔者自己的体会，如辨证诊治是中医的核心，要重视，中医不

[1]　笔者：本章笔者指杨永弘教授。

仅能治慢性病，更能治急性病和一些疑难杂症等观点，直到今天还是有意义的。本章第一节收录该篇论文。

另外，笔者当时在跟随家父实习过程中记录了较多病案，现精选出79例儿科病案手稿，这些手稿均经过他的修改，每一个病案都记录了两代人的劳动成果，也体现了中医传承，尤其是家族传承的特色。毕竟笔者学习中医的时间不长，难免肤浅不足，现将手稿原样呈现给各位，供大家参考、分析和指正。

第一节　学习中医的几点体会

从医学院校毕业并在农村公社医院工作几年之后，由于领导的关怀和培养，我获得将近1年的离职学习中医的机会。虽然时间很短，但受到的启发和鼓舞很大。在学习过程中，尤其是在安徽省立医院中医科4个月的实习过程中，我越来越深切体会到祖国医药学是一个伟大宝库，西医学习中医、中西医结合才是我国医学发展的正确途径，自己对学习中医也开始有了一点真正的认识：①认识到学习中医不能满足于学会使用一些有效的单方、验方、成方，还需要学习中医基本理论，进一步掌握辨证论治的基本原则；②认识到中医不仅在慢性病的治疗上有较好的疗效，而且对于急性热病的诊治也积累了相当丰富的经验；③认识到某些当前还不能有效解决的疑难病症，中医诊治有时也有一定的疗效。现将以上3点粗浅体会，分述于下。

（1）以前，我曾试用中医的一些单方、验方、成方治疗某些疾病，有些有效，有些不灵，当时不知何故。例如应用马鞭草治疗疟疾，有些病例近期控制了发作，而另一些病例无效。又如当我知道了茵陈蒿汤或茵陈栀子柏皮汤治疗急性传染性肝炎很好，便不分湿重热重、病程长短、体质虚实，处方一开便是十几剂，由于没有辨证施治，往往不能收到满意的疗效。有的传染性肝炎病例过用苦寒伤胃，即使肝功能恢复，食欲一直不佳，肝肿不消，胁痛仍存；有的传染性肝炎病例湿热缠绵，热虽解而湿不化，每每转氨酶持续不降，长期大便溏薄，脘腹胀满。过去一遇失眠，我便开补心丹、安神补心丸，很多病人睡眠情况毫无改善，因而对中医中药治疗效果产生了怀疑。

结合临床比较系统地学习中医基本理论以后，我才认识到发生上述问题的原因是以前没有用中医理论，特别是没有将辨证论治这个基本原则运用于临床实践。根据辨证论治的原则，中医对于现代医学确诊为同一疾病的不同病人，按其不同的临床表现，运用不同的诊治方法。即使对患同一疾病的同一病人，在不同的季节、环境、病程中，中医的诊治方法也不相同。用动态的、发展变化的观点认识疾病的全过程，具体情况具体分析，是中医辨证论治的优点。

对于急性传染性肝炎这种疾病，有位老中医在临诊时往往抓住湿热内蕴、肝气郁结（或肝郁血瘀）和脾胃不健三个矛盾进行解决。三者互相影响，在发展过程中各自处于不同地位。早期湿热内蕴是主要矛盾，又分湿重于热和热重于湿两种情况，同时有肝气郁结和脾胃不健存在。因此，治疗应以清利湿热为主（又根据湿重、热重而有所侧重），佐以疏肝理气。当发热渐退，黄疸渐消，肝功能损害逐渐恢复，而胁痛腹胀不减、食欲不振时，则肝气郁结（病程过长则可能为肝郁血瘀）和脾胃不健变为主要矛盾，而湿热内蕴退居次要地位。治疗就应以疏肝理气（或和血化瘀）及健脾和中为主。还有一些特殊类型的特殊治法，如对于肝阴不足者应加用育阴养肝，对于重症肝炎及亚急性黄色肝萎缩，相当于寒湿阴黄者，应温阳健脾祛湿，相当于急黄者，应清热凉血解毒。不同的季节、气候也是治疗时应考虑的因素，如在夏季酌加清暑药物，梅雨季节加芳香化浊之品。在辨证论治基础上，对于黄疸长期不退、转氨酶持续不降、肝肿不消这样一些急性传染性肝炎的特殊情况，中医也逐步摸索出一些较为有效的药物，例如乌梅、白芍似有降低转氨酶的作用，鸡内金、山楂、三棱、莪术似可消肝肿，枯矾似有退黄作用。这样，我对于急性传染性肝炎这一疾病的诊治，通过跟老中医实习，对它的一般治疗方法和各种特殊情况下的特殊用药有了一个初步的认识，将其应用于自己的临床实践，取得了较为满意的治疗效果。

对于失眠这一疾病，中医认为其原因复杂，由于其临床表现不一，治疗方法大不相同。如思虑太过，心脾耗损，宜用归脾汤之类；惊恐过度，心胆俱怯，宜用安神定志丸之类；湿痰壅遏，宜化痰和中，用温胆汤；肝肾阴亏，肝阳上亢，宜用介类潜阳，用真珠母丸；心肾不交，宜交通心肾，用交泰丸。我在实习时曾见到1例产后失眠患者，医治1个月，医生均认为是虚证，用过补心丹、真珠母丸、交泰丸等方剂治疗无效。一位老中医则根据患者系因恼怒得病，有筋惕肉瞤，面赤烦躁，心慌意乱，易于激动，口苦，溱溱汗出，脉弦，舌边红等临床表现，考虑失眠为肝郁化火所致，投以龙胆泻肝汤很快取效。上述患者之所以取得满意的疗效，完全是根据全身表现，用中医基本理论进行辨证分析，灵活运用中医治疗疾病的常法与变法的结果。

当然，我们不反对提倡应用有效的单方、验方、成方和一些简便易行的治疗方法，这些治疗方法也是祖国医学的一个组成部分。但为了提高医疗质量，就绝不能满足于掌握几个单方、验方、成方，而必须学习中医基本理论，掌握辨证论治的基本法则，进一步搞清这些单方、验方、成方的具体适应证是什么。

（2）过去我认为中医只擅长治疗慢性病，对中医中药治疗急性发热疾病一直持怀疑的态度，学习中医的目的也仅仅是为了以后解决几种慢性病的诊治问题。这种观点是很片面的。临床实践中无数事实证明，中医治疗发热疾病积累了不少宝贵经验，退热方法很多，效果也较满意。

实习期间，正值夏秋之交，每多中医所谓湿病。患者发热或高或低，舌苔白腻，脉濡数或濡缓，头目胀痛，昏重如裹，周身疼痛而重，小便短涩，大便溏薄，胸脘痞满，渴不引饮，现代医学常规检查未见异常，运用抗生素、解热剂治疗经久不愈，中医用藿香正气散、藿朴夏苓汤或六和汤芳香化浊、淡渗利湿，很快使症状渐减，发热渐退。

以前我在农村中感到棘手的小儿夏季热和流行性乙型脑炎，中医也有较好的治疗方法。中医认为，夏季热早期暑邪伤气，发热朝轻暮重，口渴多饮，心烦少苔，小便次数多而清长，用清暑益气法治疗，热盛长期不退，则阴益伤，发热暮轻朝重，小便短少而黄，用甘寒生津、育阴清热法治疗，大都可收热退病除之效。对流行性乙型脑炎的多年中西医结合临床治疗疗效的观察，也说明中医中药有一定的疗效。实习时曾见一重症流行性乙型脑炎患儿，体温38 ℃左右，神志昏迷，四肢厥逆，面色苍白，抽搐不止，呼吸似停，脉象欲绝，舌苔白腻，中医老师认为系湿毒内闭，急投苏合香丸配合菖蒲郁金汤芳香开窍。连服2剂后，患儿呼吸恢复，抽搐逐渐停止，从昏迷中慢慢清醒，转危为安。

以往我一遇发热患者，即使原因不甚明确，也采用抗生素和解热镇痛剂治疗。不少病人效果不显，发热持续不退，有的甚至缠绵数月之久，对此束手无策。如感染后的低热、体质素弱之功能性低热，其中某些患者表现为午后潮热，热仿佛从肌骨蒸蒸而出，五心烦热，形瘦盗汗，舌质红，脉沉细而数，中医认为是阴虚火旺，用滋阴清热法，青蒿鳖甲散或清骨散加减，效果良好。此外，根据中医辨证，运用甘温除热法、调和营卫退热法、疏郁退热法、和解退热法等常用的治疗发热方法，效果亦佳。

中医治疗发热疾病，方法较多，有常法，有变法，都是根据不同的临床表现而辨证施治的。如何用现代科学的知识和方法对中医理论进行研究，这是给我们今后提出的新课题。

（3）中医对很多疑难病症的治疗有许多宝贵经验。如对于冠状动脉粥样硬化性心脏病、糖尿病、尿崩症、再生障碍性贫血、血小板减少性紫癜、恶性肿瘤等，中医中药治疗后有的病情得到控制，临床症状得到缓解，有的基本达到临床治愈，以往都有过报道。现仅就先天性胆道闭锁一病的中医治疗谈谈自己的亲身体会。

在临床实习中，我在门诊曾见到4例临床诊断为先天性胆道闭锁的患儿，患儿均具有本病典型的临床表现。经采用中医辨证施治后，除1例症状好转尚在治疗外，其余3例症状均消失，达到临床治愈。

现代医学认为，先天性胆道闭锁是胆道的任何一部分（可发生于肝内胆管，也可发生于肝外的肝管、胆囊、胆囊管和胆总管等）发生了完全的闭锁，属于一种胆道发育畸形。目前除手术外，该病尚无良好的治疗方法。

先天性胆道闭锁属于中医儿科“胎黄”的一种，一般根据证候分为湿热内盛和寒湿挟热2种证型。前者治以清利湿热，宜茵陈蒿汤、茵陈栀子柏皮汤、茵陈四苓散，随症加减。后者治宜温补脾肾，佐清腑热，用茵陈附子理中汤、茵陈四逆汤，随症加用黄柏、黄连、栀子等苦寒清热药。如症见大便干结，颜色灰白，腹胀如鼓者，则可加用大黄。所见4例患儿，3例属寒湿挟热型，1例属湿热内盛型，采用上法辨证施治，服6～9剂中药后大便即由灰白色变成淡黄色，小便渐淡，皮肤黄疸渐退，一般情况好转。3例患儿服药20～40剂后，黄疸退清，症状消失。

遗憾的是，以上4例均未住院进行系统的检查和观察，除1例治疗前曾做肝功能检查外，其余均缺乏必要的化验检查资料。因此，这只是一个线索，尚待进一步临床观察。

通过1年的学习，我纠正了以往对祖国医学的一些不正确的看法，对为什么要提倡西医学习中医、如何学习中医等问题，有了一个初步的认识，从而深深感到毛主席关于“中国医药学是一个伟大的宝库，应当努力发掘，加以提高”的教导无比亲切。在这一基础上，我更提高了贯彻执行党的中医政策的自觉性。

作为一个初学中医的年轻医生，由于自己努力不够，加之学习时间太短，认识是很肤浅的，上述体会很不全面，谬误在所难免，敬请同志们批评指正。

［本文原载于《新医药学杂志》，1973年第1期］

第二节　杨永弘在杨以阶指导下的门诊病案

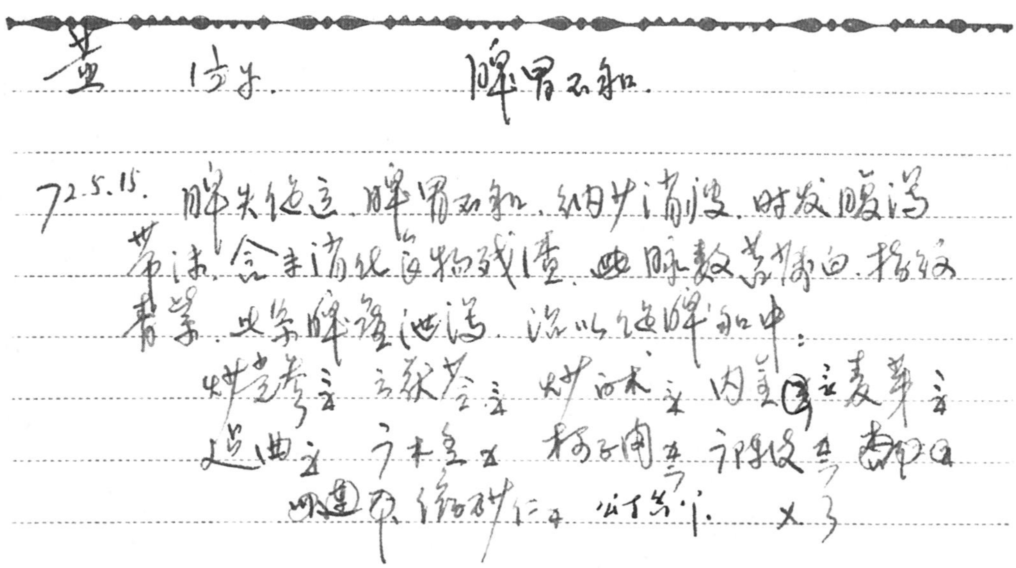

房　男　4岁　肝硬化伴发荨麻疹

15/5. 既往有肝硬化，肝脾肿大中药治疗后稍小，今起皮疹问余
（11/5方：炒枳壳10　赤豆衣30　蝉衣30　生地10　炒何首乌10　地肤子30
　　郁李仁30　车前仁30　丹皮10　银花30　白鲜皮30　×3）
上方服后皮疹稍少，苔白，脉弦，仍从原方出入
　　加：防风10　青蒿15　紫背浮萍15
　　除：蝉衣　银花　车前仁
杨以阶

王　男　15岁　病后脾胃不健.

16/5. 禾患风寒，发热咳嗽经治已痊，唯胃纳减少，大便溏薄，内含消化不良食物残渣，尿黄苔白腻，较前消瘦，头发稀黄，为脾胃失司，宜健脾和中消食为治.
　　炒党参10　炒白术10　茯苓10　炒山药15
　　炒葛根15　炒扁豆衣10　砂仁3　苡仁30
　　桔梗10　银花10　连翘10　×3
杨以阶

王　4y　男　　受惊后心神不宁.

受惊之后，惊悸不安，夜寐惊叫，哭闹无常，精神恍惚，舌苔如常，纳少消瘦，指纹青紫显白，此因事有惊恐，惊逆瘛疭，右腹疼痛，此系惊恐内伤，心神不宁，兼有外感风邪，当以安神宁心，祛风通络，选方：

酸枣仁三钱　炙远志一钱　五味子三钱　炙甘草二钱
炒枳壳六分　蝉衣五分　钩藤三钱　石菖蒲一钱
莲子心一钱　桂元肉三钱　防风一钱　×3

除五味子、桂枝、甘草、桂心，加石菖蒲、茯神三钱、钩藤三钱
地龙三钱　白芍三钱　大力子三钱　　　杨以阶

腹痛加用活血止痛膏更好，贴痛处

杨　男　8y　　脾失健运.

反复出现尿中白浊，色白，脘腹隐痛，大便如常，时有腹泻纵溏，纳少消瘦，面色萎黄，舌淡苔薄，此为脾胃失健运，湿浊内阻下注，宜健脾利湿.

茯苓三钱　党参三钱　炒白术三钱　炒扁豆四钱
苡仁四钱　车前仁三钱　白茅根三钱　炒葛根三钱
鸡内金二钱　炒麦芽三钱　炒当归三钱　木香五分　×3

（上方无利尿通淋药，不需此法）

郭，男，5岁。慢性肾炎

9/5. 肾炎合并肺部感染已基本控制，纳减，舌淡苔薄黄，尿pro ++。

RBC、WBC均卅。

银花、连翘、黄芩、生地、山药、炒谷芽、苡仁、

益母草、车前仁、木通、小蓟。 ×5

12/5. 尿检正常，纳胃欠佳。

炒白术、炒谷芽、扁豆、茯苓、山药、炒山楂、川朴花、

枳壳、苡仁、炒扁豆、佩兰、藿香。 ×3

18/5. 药后胃纳增加，皮肤发痒，尿检：尿中出现蛋白、红细胞，管型少数，仍以清热利尿，健脾益肾治疗。

萆薢　瞿麦　黄芩　茯苓　炒谷芽

苡仁　车前仁　炒荆芥　益母草　木通

南山楂　炒扁豆　炒丹皮

×3　杨以阶

22/5. 尿pro消失，仍有少数红白细胞，药后一般情况良好，仍遵原方出入。

加　马鞭草　白茅根　木通　×3

除　萆薢、瞿麦、灯心草。

杨以阶

30/5. 药后稍适，原方出入：

太子参 °炒扁豆 谷麦芽 大腹皮 炒川朴

茯苓 苡仁 车前子 炒扁豆衣 白茅根

川断 牛膝

2/6. 药后诸症大减，尿少偶失，仍守原方出入：

①. 去：扁豆， 加：沙苑子 ×3

杨以阶

②. 六味地黄丸 [illegible]

5/6. 近病胃表，体倦纳呆，恶寒发热复发 pr+. RBC+. WBC+. 处方：

荆芥 防风 竹叶 苡仁 甘草 萆薢

连翘 白茅根 桔梗 白薇 扁柏 ×5

8/6 药后热退，无寒热，尿黄，纳谷尚可，脉濡苔白腻微黄，宜以健脾利尿，佐清湿化浊：

① 去：荆、扁、扁

萆薢 °炒扁豆 谷麦芽 大腹皮 藿香

加：川断 牛膝 狗脊

°扁豆衣 白茅根 °牛膝 °川断 云苓

太子参 车前子 苡仁 ×3

杨以阶

13/6. 反复出现之尿pr. 常型. 仍守原方出入. 日1服连一个.

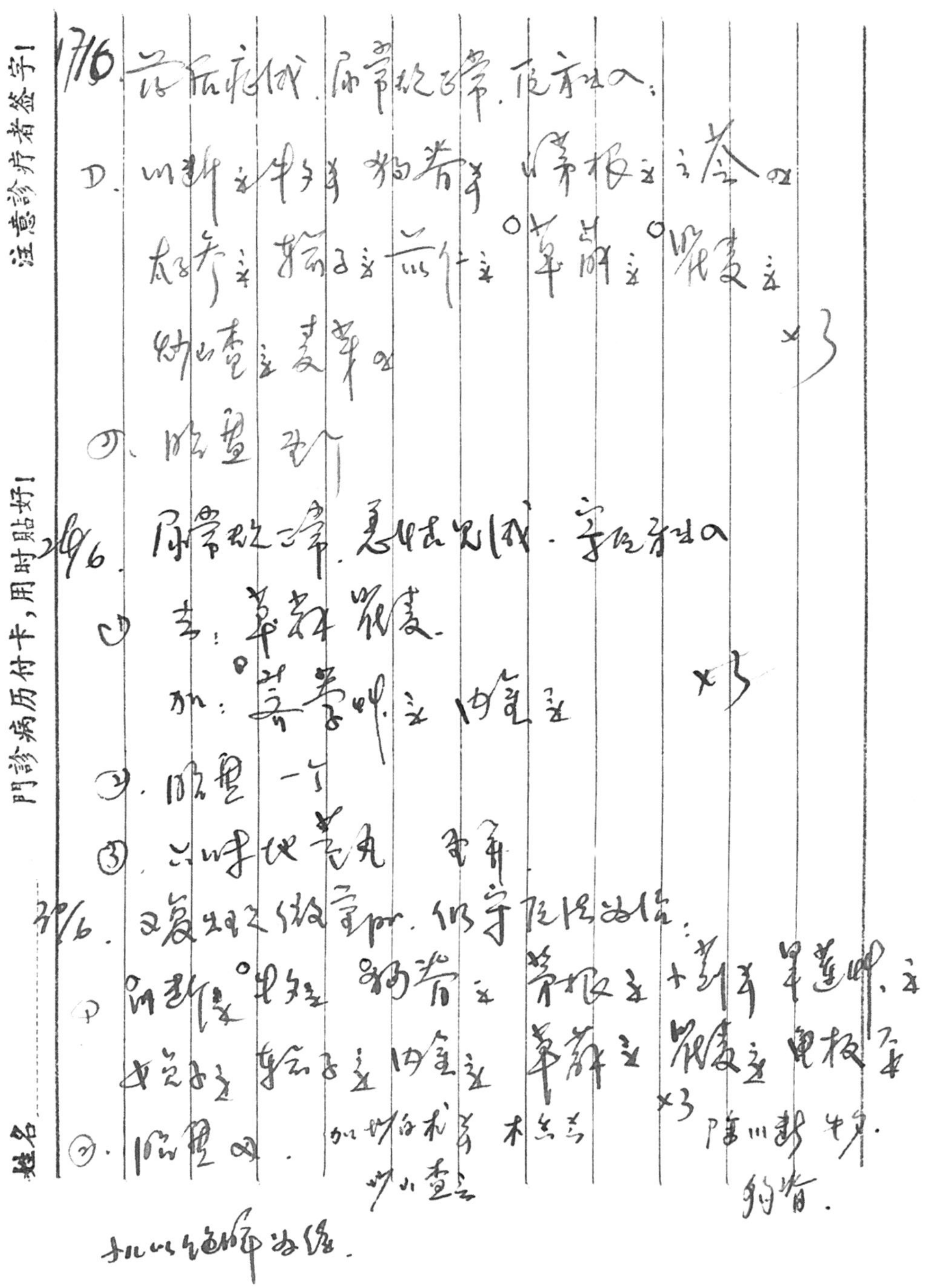
注意诊疗者签字！
門診病历付卡，用时贴好！
姓名

BPC. 1/7　5.83
　　　　4.4万
　248　　17000.

杰. 女. 5y.

25/8. 血分有热，迫血妄行，则发紫斑，此起彼伏，齿龈出血，纳谷减少，汗出淋漓，尿黄，苔白舌红，脉数。予以清热解毒。

白茅根三　生地半　赤芍半　丹皮半　水牛角腮三
阿胶珠三　旱莲草三　女贞子三　白及四　麦冬三
灶心土三　板蓝根三　制首乌三　×5

杨以阶

张. 女. 6y.　咳嗽性支气管炎.

26/7. 先天禀赋不足，风热犯肺，肺失宣肃，咳嗽喘，呼吸气粗，咽红语音稍低，纳少消瘦，神疲嗜卧，尿黄便干，苔白根腻，脉细数。予以宣肺定喘，清热止咳。

麻黄三　细辛三　法夏三　麦冬三　桑枝半
紫菀半　款冬半　沙参三　地龙三　蝉蜕三
桔梗三　陈皮三　葶苈子半　白鲜皮半　×5

8/8. 药后喘已咳少，纳食太增，予原方出入。
去：桑枝、地龙、葶苈子、麻黄
加：百合三　炒莱菔子三　苏子三　前胡三　×5.　杨以阶

徐，男，8y.

10/7. 肺阴不足，余热未解，午后为甚，盗汗，食纳减，咳嗽痰少，舌红脉细数。予以滋阴清热，佐以补益健脾。

青蒿3　鳖甲3　地骨皮3　白薇3　川贝母2

荷叶3　°紫菀2　°桔梗2　炒扁豆3　北沙参3

麦冬3　陈皮3　蛤壳3　甘草1　×3

杨永弘

黄，女，15y　　脾胃不和，胃有郁热。

脾胃不和，纳少口干，口臭喜饮，夜卧不安，手足心热，苔白脉濡滑。治以健脾和胃，清热降火。

°炒黄芩3　南沙参3　枳壳3　木香3

陈皮2　茯苓3　藿香2　白薇2

°川连1　佩兰2　°远志3　炒白术3　×5

手心烦热而口臭，由胃热引起，加竹叶3　石斛3　赤豆衣3

除黄芩、川连。　×3

杨永弘

李湘志，男，9岁。

纳差，已有1-2年。近半年来时感脐腹胀痛隐隐，较严重时[illegible]之后，按[illegible]腹部[illegible]，时有便血，面少。

脉[illegible]，舌[illegible]。腹部[illegible]。

方1. 3/2：健脾化滞，以软坚。

①. 胖[illegible] 炒白术 红花 生牡蛎 炙鳖甲 炙山甲

枳壳 厚朴 [illegible] 炙鸡内金 [illegible] 槟榔

焦楂 [illegible] ×3

②. 鳖甲煎丸 若干

方2. 7/3. [illegible] 炒白术 槟榔 枳壳 [illegible] 红花 ×10.

[illegible] 炙鳖甲 山甲 生牡蛎 [illegible]

方3. 11/4. 以软化消坚。

①. 土鳖虫 炙鸡内金 [illegible] 炒白术 使君子

焦楂 炙山甲 炙鳖甲 生牡蛎 [illegible] 红花

②. [illegible]

方4. 炒白术 [illegible] 红花 山甲 [illegible] 土鳖虫 [illegible]

枳壳 炙鳖甲 [illegible] 槟榔 [illegible] ×10

14/7. 水[illegible]，[illegible]，纳[illegible]，[illegible]，[illegible]

[illegible]

脉滑，予以~~……~~，活血祛瘀，软坚消肿。

①大戟钱 芫花钱 红枣十枚 甘遂钱 红花钱

水红花子钱 沙苑子钱 炙鳖甲钱 穿山甲钱 川楝钱

槐花炭钱 蒲黄炭钱 王不留行钱 花蕊石钱 ×方

②阿魏消痞膏 外用。 苏木钱

×10 杨以阶

郭，女，35岁。

6.5 感受风温之邪，咳嗽喉鸣，发热不退，已逾半月，面唇青紫之极，口不渴，多汗而时黄，咳剧则呕吐，大便干结，小便短赤，脉滑，予以祛风清热，化痰止咳。

桑叶钱 菊花钱 银花钱 连翘钱 桑白皮钱

前胡钱 川贝母 杏仁钱 桔梗钱 枇杷叶钱

款冬花 甘草 陈皮钱 前胡钱

×5 杨以阶

杨 男 4岁 湿热久蕴，肝脾不和（肝炎）。

18/5 肝炎一年，反复肝功能损害，脘腹胀中，面色萎黄，大便秘结，纳食不佳，常有低热，口淡不渴，苔白腻微黄，脉濡数。此属湿热内蕴（久），肝脾不和。当以~~清热利湿~~和肝健脾清热利湿治之：

○龙胆草 ○黄连 ○大黄 枳壳 白术

炒白术 白芍 二芽 ○黄连 茯苓 ×3

苡仁 ○竹茹

加 ~~[illegible]~~ 生山楂 ○[illegible]皮 ○砂仁 生姜二片

杨以阶

26/5 苔白较腻，仍守原方加入。

去：砂仁、陈皮

加：[illegible]、乌梅 ×3

5/6 偶有低热。

去：炒白曲、苡仁

加：竹茹、山楂

30/5 肝功已正常，余症大减，苔白腻，守原方出入：

枳壳 白术 炒白术 白芍

炒二芽 云苓 苡仁 生山楂

炒白曲 陈皮 泽泻 郁金（疏肝） ×3

杨以阶

9/6 食纳已佳，苔白腻，加用养肝健脾法。

枳壳 白术 炒白术 白芍 二芽 云苓

苡仁 山楂 郁金 泽泻 鸡内金 佩兰 ×3

刘 男 7岁　　肝经湿热

22/5 有肝炎接触史，尿胆红素(+)，纳少神疲，溏便欠爽，腹胀腹痛，便溏带秽，脉数而濡，苔薄白微黄，舌质偏红，此系湿热内蕴，肝胃不和，治以清利湿热，疏肝和胃。

茵陈　○炒杏仁　佩兰　○姜连○分
○炒黄芩　茯苓　龙胆草　○炒白术
炒白芍　苡仁　川朴　○鸡内金　×3
○大腹皮　车前子　炒山栀　梅子陀合

25/5 谷纳尚少，但尿赤已减，仍宗前方出入
去 炒白术、川朴、大腹皮
加 乌梅(炭) 荷叶 泽泻　×3 杨思阶

27/5 出汗甚多，纳少神疲，尿赤便溏，仍宗前方出入
○茵陈　○龙胆草　○炒黄芩　柴胡
佛手片　茯苓　佩兰　炙黄芪
防风　白芍　藿香　○乌梅　×3

加 白术 木香 内金 山楂
除 茵陈、龙胆、子芩、乌梅、杨思阶
(若需防胃——饮泻)

葛（某） 男 7月 高热抽掣。

一诊：患儿因麻疹合并肺炎，经过3—4天入院。入院时并有粉疹隐没，发热，体温不退等，昏迷，四肢厥冷，心音弱，心率140，两肺满闻湿啰音，诊断为中毒性肺炎。中毒性者则并发中毒性休克，经抢救四天，用激素、抗生素治疗，神志渐清醒，体温退，继之两眼紧闭不安，项强加剧，并出现四肢强直性痉挛，角弓反张，舌红苔黄，经会诊，西医用中药针灸等治疗，收效不大，请我院中医会诊。

因温邪入营，首先犯肺，逆传心包，初起高热抽掣而惊，项强抽搐已历二十余日，…角弓反张，大便溏薄，烦躁不安，处方如下：

①. 明天麻4 钩藤3 姜蚕3 全蝎X 蜈蚣条

白附子1 黄连1 石决明3 真珠母3 灯心草4

②. 小儿回春丹 6粒 每日三次，每次一粒（吞）。

二诊：服药后抽搐减少，唯时有抽掣。角弓反张未除，舌红苔黄未净，仍以熄风镇痉豁痰开窍治之。

①. 姜蚕3 钩藤3 全蝎4 蜈蚣条 茯神3 甘菊4

石菖蒲3 竹叶4 天竺黄3 陈胆星3

②. 琥珀抱龙丸 6粒 3/日 1粒/次。

三诊：刚痉抽搐，角弓反张，四肢拘急，下肢强直，目珠上视天光，痰浊之热下降，但风邪未净，予以熄风镇痉，滋阴养肝，佐以宣窍豁痰。

①. 石菖蒲五 姜汁四滴 鲜竹沥和 广玉金四 石决明五

法半夏三 蝉衣五 全虫五 姜蚕五 钩藤三 地龙五 x3

②. 苏合香丸 三粒，1粒/日 分四次化服。

四诊：症状好转，守方加蜈蚣一条，大黄四，生石决 x3

五诊：抽搐已定，喉中痰鸣，处方，

鲜竹沥一盅 生姜三滴

法半夏四 石菖蒲三 天麻四 钩藤三 全虫三 蝉衣四

川贝母四 泽泻三 姜蚕三 天竺黄四 陈皮四 大黄四 x3。

六诊：十几天来，抽动一日未，目已未吐，角弓反张，喉鸣痰多。

抽动已减。处方：

①. 玄参五 生地五 花粉五 麦冬五 石斛五 天竺黄三

石菖蒲三 橘皮四 钩藤三 竹叶五 甘草四 姜蚕五 x3

②. 小儿回春丹七粒，每日三次，每次一粒。

七诊：症状好转，守方加：

地龙五 蝉衣三 石菖蒲 x3

八诊：症状稳定，抽搐好转，已会喝水。

贝母四 杏仁五 桔梗三 花粉五 蝉衣四 石斛五

°地龙10 玉竹15 菖蒲6 陈皮10 甘草6 ×3

九诊：抽搐已定，头痛亦轻，目珠回定，但喉间痰鸣，仍守方出入。

除：花粉、地龙、甘草。

加：麦冬10 枇杷叶15 莱菔子10 ×3

十诊：服药来抽搐已止，头部疼痛已减轻，唯喉间痰鸣，咳嗽未已。再以健脾化痰。

钩藤10 陈皮15 菖蒲10 橘白15 莱菔子10 杷叶10

茯神10 远志15 蝉衣15 灯心10 麦冬10

十一诊：服药后症见好转，两目光明，视力如复，再以滋肾养肝明目之品。

谷精草10 决明子10 菟丝子10 枸杞子10

石斛10 沙苑蒺藜10 女贞子10 黄精10

巴戟10 熟地10 覆盆子10 茺蔚子10 ×3

十二诊：四肢软弱无力。

去：决明子、石斛、沙苑蒺藜

加：党参15 黄芪15 炒白术10 ×3

十三诊：仍宗前法继续治疗。

刘．男．4y.

13/7．风热束肺，肺气不宣，久咳不愈，阵发咳作，甚则呕吐痰涎，喉中痰鸣，每发以热甚，出汗神疲，舌红根腻，脉浮数，予以疏风清肺止咳。

紫菀三　○桔梗三　白前五　蝉衣三　海浮石三
○竹茹三　杏仁十　橘红三　浙贝三　麦冬三
○白薇五　○青蒿三　×3

加用泻白散：桑白皮三　地骨皮三　甘草十　鱼腥草三

陈 款冬（润肺治久咳）竹茹、青蒿、白薇（清中虚热）

杨骏

张．男．2y.

13/6．风热为患，因以热为汗，尿黄而涩，身发红疹，咽峡中疱疹非常，苔白脉浮，指纹青紫，予以疏风清热解毒。

野菊花五　淡竹叶三　○黄连下　石斛三
○麦冬三　石膏三　地肤子三　茯苓皮三
○大黄后下　连翘三　荆芥三　薄荷五　×3

加 葛根三（解肌清胃）花粉三（生津和胃）

杨骏

陈 黄连、大黄（苦寒下降）麦冬。

查，女，9y　　鼻衄。

鼻流浊涕，每多鼻衄，咽干作痛，神疲消瘦不堪，胸腹作痛，二便每有带血出现，此系风热上蒸清阳，迫血妄行。治以清热凉血：

苍耳子三钱　辛夷花二钱　白芷一钱　炒黄芩三钱　炒丹皮一钱
赤芍一钱　白茅根三钱　大蓟炭三钱　蒲黄炭三钱　薄荷三钱
桔梗二钱　射干二钱　板蓝根四钱　甘菊花一钱　×3　杨以阶

孟，男，3y+　　荨麻疹。

25/5　风热郁于肌肤，外发红疹，搔痒异常，夜寐不安，纳食尚可，二便如常。予以祛风清热：

地肤子三钱　白鲜皮三钱　银花三钱　连翘三钱　牛蒡子三钱
蝉衣一钱　防风三钱　薄荷三钱　桑叶三钱　菊花一钱
西河柳三钱　紫背浮萍一钱　×3

杨以阶

加　紫荆皮三钱（祛湿止痒）　除　西河柳（因风疹外发
　　山豆根三钱（清热祛湿）　　　紫萍　不再透表）

28/5　药后风疹见轻，遵原方出入：
除　银花　桑叶。
加：桔梗二钱　荆芥一钱　×3　杨以阶

汪，男，3岁。

7/7. 咳嗽伴全身和面色萎黄，纳差，二月之久，出汗尤多，偏于思饮，体重20斤，纳谷不香（大便干结，舌淡苔白），舌苔白腻，脉滑。予以清热化痰，兼顾脾胃：

桔梗6　地骨皮10　白鲜皮10　荷叶6　六一散10　苍术10　佩兰10　桑白皮6　白前6　浮萍6　×7

疹后伤阴，养阴伤气，宜益气养阴。

加北沙参6　麦冬10　石斛6　除六一散、石膏。杨诊

11/7. 症状好转，守原方加减：

① 去：麦冬、石斛、桑白。
加：炒薏仁10　西洋参6　六一散10　×7

② 小儿颗粒　2/10　1包/次

姚，女，5岁。

7/7. 附睡不明显，胃纳时好时差，体格消瘦，舌淡苔白，汗多神疲，以偏阴虚，以健脾为主，稍佐清热，予以新用法健脾胃。

① 黄芪10　地骨皮10　银柴胡10　白薇10　昆布6
白术6　鳖甲6　荷叶6　苡仁6　佩兰10
白扁豆6　六一散10　竹叶6　石膏6　×7

② 小儿颗粒　2/10　2包/次。　杨诊

王，男，14岁。　　急性呼吸道感染

29/5　气候多变，感冒(咳嗽频作)，肺失肃降，猝咳咳嗽，咳痰不爽，伴有低热，咽痛口干，脉数，苔薄白，舌质偏红。治以疏解祛邪，宣肺化痰：

苏子　前胡　○川贝　○桔梗　○牛蒡子
桔梗　枳壳　砂仁　葶苈子　○川朴花
川贝母　杏仁　紫苏子　防风　○法夏　×3

杨以阶

5/6　药后症减，咳嗽渐平，仍守上方出入：
去杏仁、川朴花、法夏
加：生山楂　○枳壳　桃仁　菖蒲　×3　杨以阶

姜，女，5岁。

6/6　脾失健运，纳减神疲，口中乏味，夜眠不安，舌苔薄白，大便溏薄间杂，常多汗出，脉沉，苔薄白。治以健脾和中，消食导滞：

○炒党参　炒白术　云茯苓　炒扁豆　苡仁 → 缺
炒谷芽　[illegible]　广木香　炒神曲　砂仁壳
枳壳　[illegible]　炒山楂　佩兰　×3

杨以阶

周，男，13岁。　胃有积热。

22/5. 胃有积热，久而生湿，以致口糜，每时口苦，予以清胃化湿

热等主治法：

川黄连三分　藿香二钱　白芷五分　花粉三钱　苍术二钱　石斛三钱

石膏三钱　青果三钱　淡竹叶三钱　连翘三钱　六一散三钱　×5

23/5. 前症以来好转，鼻流浊涕，原方加减。

除　石膏　连翘。

加　桑叶　薄荷（后）二钱　麦冬三钱　×3　杨以阶

李，女，14岁。

7/7. 腹满闷痛，饮下益胀，风邪外袭，面有浮肿，纳少口苦，苔根腻，脉弦滑，以清胃化湿，和中止痛。

炒白术二钱　藿香二钱　佩兰二钱　白芍二钱　○杞子二钱　苏梗二钱

六神曲二钱　川连三分　淡竹叶二钱　木香一钱　枳壳二钱　浮萍二钱　×3

蒲公英三钱　苏梗三钱　杨以阶

鲍 男 11y. 风热感冒.

30/5. 感冒风温之邪，头痛咳嗽，发热(咽痛)不退，大便秘结，夜间出汗量多，苔腻，脉浮数。予以辛凉清热利咽。

银花三钱 连翘三钱 桑叶三钱 菊花三钱 淡竹叶三钱
山豆根三钱 射干一钱五 陈皮三钱 赤芍三钱 炒白术三钱
桔梗二钱 前胡三钱 川贝三钱 杏仁三钱 ×3

杨以阶

2/6. 寒热已退，仍有咳嗽，纳食尚差，宜在前方加健脾渗湿。

去：银花、连翘、山豆根、射干、川贝、杏仁。

加：藿香三钱 佩兰三钱 云苓四钱 枳壳三钱 炒薏苡仁三钱 炒白术三钱 ×3

万 女 9y.

脾胃不和，纳少消瘦，二便如常，时有脘闷腹痛，新近兼感风邪，咳嗽痰多，苔薄白，脉濡。治以健脾和中，祛风止咳。

炒党参三钱 炒白术三钱 云茯苓三钱 炒陈皮二钱 炒谷芽三钱
砂仁壳一钱 广木香一钱 法半夏 焦山楂一钱 胡连一钱
甘草一钱 内金三钱 白蔻仁一钱 防风三钱 生姜二片 ×3

杨以阶

冯. 男. 7y.

30/5. 阵发腹痛，频发不止。大便时溏时干，纳谷不香，舌苔微腻，脉濡。此为虫湿内阻，脾胃不健，予以健脾和中、驱虫止痛

川楝子 9 玄胡索 6 炒槟榔 6 川椒 一分

肉桂 3 炒扁豆 9 乌梅 9 广木香 6

内金 9 炒芍 9 炒术 9 炒白雷丸 9 ×3

炒鹤虱 9 炒芜荑 6

杨以阶

2/6. 药后症减，未解虫块，原方出入

去芜荑 加 藿梗 9 炒扁豆 9 ×3

雷丸 炒麦芽 9

鹤虱 炒山药 9

杨以阶

刘. 男. 6y.

3/6. 腹痛阵发，纳食不思，粒前偏溏，大便时溏，口渴引饮。苔呈地图样剥脱，脉濡。予以健脾和中驱虫为治。

炒白术 9 苡仁 9 藿梗 9 佩兰 9 广木香 6

炒谷芽 9 炒荷叶 6 内金 9 山查 9 麦芽 9

炒米仁 9 枳壳 6 ×3

加 石斛 9 炒白术 6（枳术丸） 乌附 6 除藿梗·桂枝（肝胃）

杨以阶

张、女、~~男~~、12y

30/5 气候变化异常，风湿袭于肌表，出发微热，时有微汗。咳嗽流涕，大便如常，小便黄，苔白脉浮，指纹色紫。治以疏风解表，宣肺止咳。

○银花三 ○连召三 桑叶二 前胡三 防风二
桔梗二 杏仁三 贝母二 麦冬三 ○百部二
牛子三 ○荆芥三 蝉衣二 蚕砂二 ×2

杨以阶

15/6 药后热退咳止，新近又发，乾咳不已，咳甚则呕。苔白脉浮数，仍方出入。
去：银、翘。
加：紫菀三 款冬三 ×3

穆、男、3y。黄疸肝炎，肺门淋巴肿。

3/6 湿热内蕴，眼睛肌肤黄染，面色憔悴，纳食大减厌油，神疲乏力脉数，溲少而短，大便干结色白，苔白脉濡数。因有肺门淋巴结核，予以清利湿热，先治其标。
茵陈三 大黄(后下)一 黄芩二 黄连(后下)一 山栀二 苡仁三
车前三 滑石四 茯苓三 龙胆草一 紫胡二 陈皮二 ×3
穿心莲三

杨以阶

杨　女　12y.

SGPT 180u　TTT 12u　ZTT 13u　TFT ##

3/15. 初起咳嗽喉鸣，继则发热不退，后出黄疸，身目俱黄，纳食大减，神疲乏力，大便秘结，咳嗽不减，脘腹痞胀，脉数濡，苔腻而黄。此湿热内蕴，治以清热利湿，佐以宣肺化痰：

黄连7 黄芩 大黄 茵陈 龙胆草
炒山栀 青皮 扁豆 车前仁 萆薢
陈皮 藿香 杏仁

×3　杨[illegible]

3/6. [illegible]，(SGPT 70u　TTT 9u　TFT ##　ZTT 12u)
去杏仁、[illegible]，加[illegible] (×4)

3/7. [illegible]，原方出入：
黄连 大黄 茵陈 龙胆草 炒山栀 [illegible]
车前仁 萆薢 [illegible] 木[illegible] [illegible]
[illegible] 山楂

×3

加[illegible] 炒白术 (扶正祛邪)　杨[illegible]

5/7. [illegible]，原方出入：
去黄连、茵陈、[illegible]，加炒[illegible] 桔梗 [illegible]

陈. 男. 2y.

5.31. 发热已退. 咳嗽较昨. 喉鸣漉漉. 亦时若痒. 夜寐时咳. 大便3日未行. 小溲. 苔薄脉数. 此属肺外邪侵表. 肺气不宣. 治以宣肺化痰. 佐以和中.

桔梗6g 杏仁6g 蝉衣3g 银花6g 连翘6g

川贝母6g 紫菀3g 枇杷叶3g 法夏3g 内金6g

炒莱菔子6g 炒扁豆6g ×3

加 炒白术3g 陈皮3g 健脾化湿以化痰. 热已退不用银

杨以阶

17/6. 诸症明显好转. 宗前方出入:

去 川贝母. 内金. 法夏

加: 陈皮6g 木香3g 砂仁3g ×3

杨以阶

秦 男 4岁

3/5 痉咳发作较频，咳后鸡鸣，咳剧呕恶，二便尚可，纳少，苔薄白脉数，予以宣肺化痰，佐降和中。

紫苑三 款冬花三 桔梗三 杏仁三 川贝母二

海浮石三 海蛤壳三 ○法夏二 陈皮二 内金二 炒莱菔子三

○白术二 ○冬瓜子四 地骨皮三 桑白皮三 诃子肉三 ×3

杨永弘

陈 男 4岁　肝脾肿大，肝功损害，夜间不眠。

2/6 一年前曾患食物中毒，经治而好，发现肝脾肿大，久而不消，每日午后低热，汗出，饮食尚可，面黄，脉弦数，苔白，予以活血软坚，益气健脾。

陈皮二 ○桃仁二 三棱二 莪术二 红花一

丹参二 鳖甲四 ○炒白术二 ○生黄芪三 杞柳三

炙山甲二 山楂三 煅牡蛎四 丹参三 老君须三 ×3

杨永弘

柳，男，4岁。

4/6. 鼻流浊涕，纳少神疲，面苍白，尿时黄赤，微有咳嗽，喉痰不爽，苔薄白，脉数。此肺经热留于中焦，肺气不宣，予以轻清祛热，宣肺解表：

蝉衣 薄荷 甘菊 桑叶 炒牛蒡子

荆芥 桔梗 杏仁 前仁 车前子

云苓 内金 炒建曲 法夏 ×5

杨以阶

5/6. 风热外袭，肺气不宣，咳嗽频发，喉鸣痰不爽，尿黄已平，纳食尚可，脉浮苔白，予以祛风解表，宣肺止咳。

桑叶 蝉衣 桔梗 薄荷 杏仁 贝母 法夏

化橘红 白术 内金 炒麦芽 甘草 建曲 ×3

肺为贮痰之器，胃为生痰之源，加炒白术、枳壳、谷芽健胃清痰之源。除桑、菊、薄荷，因无表热故去之。

杨以阶

姜，男，44y.

阴不足而阳有余。

1/6. ~~阴虚火旺~~，夜寐每有低热，盗汗绵绵，颈生痰核，手足心热，~~肝风内动~~，面色无华，乏力，苔少脉，脉细数，先予以滋阴和阳以清热，消痰软坚 ~~[illegible]~~：

北沙参15　麦冬12　石斛15　龙骨15　白芍15

杏仁12　昆布15　海藻15　枳壳10　别甲30

浮小麦30　煅牡蛎15　内金12　山楂12　×3

杨以阶

5/6. 药后好转，仍守上方：

去：杏仁、龙骨、山楂，加 金樱子15　五味子10

乌梅12　杨以阶　×3

俞，男，45y.　SGPT400，黄疸指数60u.

2/6. 湿热内蕴，以致黄疸，面色黄而有光泽，大便灰白，纳少神疲，时发呕吐，腹胀，苔白腻，脉滑数，指纹[illegible]，先以清热利湿：

茵陈15　黄柏10　栀子10　大黄(后下)6　黄芩10

龙胆草10　茵陈蒿15　猪苓15　杏仁10　车前子10

白芍10　枳实10　泽泻12　×3

杨以阶

5/6. 药后好转，大便转黄而清爽，仍守上方。

去：茯苓、泽泻，加：鲜茅根30　竹叶心10　×3

杨以阶

杨. 女. 3y.

3/6. 纳少神疲, 夜寐不安, 手汗口渴, 二便如常, 苔白微腻, 指纹淡紫. 予以健脾和胃止汗.

炒麦芽10 内金6 广木香4 瘪桃干10 佩兰10 藿香梗6

炒苍术10 浮小麦12 麻黄根4 龙骨10 煅牡蛎10 茯神10 ×3

加沙参10 麦冬10 五味子4 红枣4枚.

加减原则: (1) 一般情况, 甘, 麦, 大枣汤.
(2) 冬天: 黄芪, 麻黄根, 加牡蛎散.
(3) 夏天: 生脉散, 参, 麦冬, 五味子等.

麦芽, 藿香 (芳香可以达表, 所以治汗亦有达表收汗之) 杨以阶

王. 男. 2y

5/6. 纳少消瘦, 时发低热, 二便如常, 此属脾胃不健, 予以健脾和中为治.

炒白芍10 炒白术4 云茯苓10 内金6 炒麦芽10

建曲10 藿香6 佩兰10 扁豆10 苡仁10

广木香4 陈皮6

小便多黄, 脾不健运, 加山药10 芡实10 桑螵蛸10

除麦芽, 藿香, 佩兰. ×3

杨以阶

肖，男，9岁。

6/6. 胃呆不佳，体质虚弱，肢软乏力，睡眠欠佳，朦胧哭闹而自不知，脉细苔薄，舌质淡，予以养胃安神。

○炒枣仁10 远志6 ○柏子仁10 炒谷芽10
炒白芍10 合欢皮10 生甘草3 后下 ○钩藤10
竹茹6 朱茯神10 ○炒当归10 ○菟丝子10 ×7

患儿白天良好，夜间梦魇，无其症状（遗尿）

上方加桑螵蛸10 益智仁6 乌药6（缩泉丸）

杨以阶

伍，男，9岁。近视眼差，眼功下降。

6/6. 胃纳不佳，神疲肢软乏力，大便干结，尿黄赤，腹胀隆，时发眼眦，苔白脉弦，此系脾胃不和，予以健脾和胃：

枳壳6 炒苍术6 ○炒当归6 ○白芍10 广木香6
佛手6 制香附6 内金10 云苓10 炒薏仁10
玉金10 乌梅10 朴花10 青皮6 ×7

杨以阶

王，女，2岁。

7/6. 风温为患，发低热半月不退，纳少便溏，咳嗽痰鸣，咽喉红肿，尿黄，脉浮苔白腻。拟予清宣，予以清热解表，宣肺止咳：

银花　连翘　蝉衣　炒麦芽
白前　广木香　苡仁　六一散
桔梗　杏仁　贝母　前胡　×3

咽肿加 法半夏

杨以阶

刘，女，3岁。　黄疸 84，S.G.P.T. 600

8/6. 肝炎已经半月，食欲纳少，神疲尿黄，大便秘结，苔薄微黄，脉濡。此系湿热未清，肝胃不和，予以清湿利湿，健脾和中：

郁金　山栀　茵陈　枳壳
广木香　苡仁　车前子　茯苓
内金　乌梅　炒谷芽　山楂　×3

加 炒柴胡（清肝）　广郁金（疏肝）　香谷芽（调气）

杨以阶

13/6. 药后好转，饮食如常。

去：玉金、谷芽、车前仁　加 香附　桔叶　荷叶　×3

杨以阶

周，女，16岁。

先天禀赋不足，体弱多病，纳少消瘦，大便干结，舌少苔薄，脉细弱，按之无力，予以健脾和中为治。

炒二芽各10　炒党参10　云茯苓10　鸡内金10
焦山楂10　炒神曲10　砂仁壳5　广木香5
莱菔子10　苡仁10　佩兰6　陈皮10　×3

十凡用药，均每剂合15g熬，与西医用药相同。
一般平性药物大小量可以互计。　　杨阶

如石菖蒲、山药、佩兰、茯苓……等。

龚，女，7岁。

纳少，苔根白腻，舌质淡红，脉细小，纳少消瘦，二便尚可，面黄，脉弦，苔白腻薄，予以健脾和中为治。

炒麦芽10　青皮10　枳壳10　鸡内金10
广木香5　炒神曲10　内金10　山楂10
炒二芽各10　莱菔子10　苡仁10　佩兰6　×3

加 炙鳖甲10　炙山甲10　除焦曲、红枣。　杨阶
（炮穿山甲可活血）

朱，男，2y。　初诊

7/6，纳少以偏食差，肝大肋下2.5cm，脉濡苔白剥脱。予以健脾和中，杀虫消积：

枳壳文　莱菔子年　内金文　炒谷麦芽各文　°乌梅文

山楂文　佩兰年　藿香年　六曲文　川楝子文

茯苓文　黄连分　　×3

加炒二芽各三　石斛三（养胃阴，患儿地图舌，由于胃阴不足）

杨以阶

72.6.10　夏，男，4y。

肺门淋巴结核，低热不退，面黄形瘦，食欲不振。予以益脾和中：北沙参文　°蛤壳文　炒枳壳　炒白术年

内金文　川贝母文　橘红年　石斛文

青蒿年　°地骨皮三　佩兰年　　×3

17/6，药后热减，胃纳好转。

去：蛤壳、地骨皮，加：广木香三　°荷梗文　×3

复诊者　杨以阶

陈. 男. 4y.　　咳嗽首发不止。

8/6. 纳少消瘦. 面时黄便溏. 睡眠易醒. 喉间不利. 苔薄白.
脉细. 肾夏湿胜. 予以健脾化湿. 薏仁鸡金散主之.

炒二芽各三　焦山楂三　佩兰二　白术三　SEPT 30"
薏仁三　白芷三　陈皮三　苡仁四　ZTT 10"
炒芩三　云苓三　炒白术三　内金三　×3

19/6.
咳嗽咳痰不止. 痰多粘稠. 咳剧则呕. 纳少消瘦.
面黄便溏. 脉浮苔腻. 予以祛风化痰. 宣肺止咳.

紫菀三　百部三　款冬花二　桔梗二　橘红三
陈皮二　法夏二　鱼腥草三　杏仁二　蝉衣三
防风二　海蛤壳二　青黛一分　海浮石二　×3

杨以阶

（未再回诊）

陶. 男. 4y.

14/6. 湿热外侵. 咽喉疼痛. 经常鼻衄. 时作便溏. 小便黄赤.
淋沥不尽. 步却次数. 时发低热. 苔白腻脉浮数. 予以清
湿热. 健脾和中。

藿香二　佩兰二　厚朴花二　连翘二　银花二
苡仁四　苍术三　厚朴三　蝉衣二　白术三
白茅根三　炒丹皮三　荷叶二

×3

杨以阶

曹．女．6岁．

8/6．湿热为患，发热时高时低，咳嗽痰鸣，咳不已，舌苔厚腻，大便干结，尿淡黄，纳少渐瘦，小[illegible]，脉濡。治以清热化湿。

藿香三　佩兰三　茵陈五　苡仁　大腹皮三

茯苓五　桑枝三　炒谷芽三　白薇三　银花三

连翘三　桔梗三　贝母三　炒苓三　×3

杨以阶

6-19．

诸症好转，守前方加减。

佩兰三　茵陈五　茯苓五　炒谷芽三　白薇三

扁豆衣三　地骨皮三　生葛三　杏仁三　大腹皮三

银花三　连翘三　竹叶三　荷叶三　×3

邵，男，5y.

9/6. 纳少消瘦，唇干引饮，二便如常，鼻咽数次受凶，苔薄脉滑数，守以健脾和中，佐清热凉血之品。

炒谷芽10 鱼腥草30 生山楂10 内金10

炒丹皮10 生地10 生山栀6 白茅根15

炒荆芥炭6 小蓟15 淡竹叶6 墨旱莲15 ×3

加 桑白皮10 炒芩6（黄芩止鼻衄较好）

杨以阶

陈生地、藿香。

9/7. 无任鼻衄之证，纳食尚少，尚口渴引饮，原方出入。

去：丹皮、荆芥、小蓟。

加：石斛10 谷芽10 扁豆衣10 ×3

杨以阶

小儿就诊，一月之前所立之处，一月后应当从立新方，因为小儿病患，每多不同。

侯．男．3岁。

13/6．风温为患．身发微热．咳嗽痰鸣．喉中呼之．咳剧则吐．咽痛脉弦．大便秘艰．苔薄白脉浮．予以祛风解表．止嗽为治：

炒荆芥半　防风五　桑叶五　前胡五
桔梗五　蝉衣三　紫菀半　白前半
川贝五　陈皮五　杏仁五　贝母五　×3

加 前胡五（去风止咳）　浙贝半
陈 荆芥（辛温解表）　百部（多用于久咳）　杨以阶

汪．女．4岁．

15/6．头发咳嗽．甚则呕恶．咳声流涕．脉浮数（微有热）．苔白腻．细小淡．肺气不宣．予以宣肺化痰止咳．

海蛤壳五　海浮石五　紫菀半　百部半
川贝半　桔梗五　川贝五　杏仁五
款冬花半　~~[illegible]~~三　桑白皮五　炙百合五
茯苓五　枳壳半

×3
杨以阶

朱. 男. 1岁

12/6. 风温留恋，身发低热不已，咳嗽之候，咳时显著，纳少便溏，小便赤黄，苔白脉浮数，予以疏风清热

①桑叶二钱 菊花二钱 连翘二钱 银花二钱 白薇钱半

牛蒡子二钱 前胡二钱 象贝二钱 川朴钱半 苡仁四钱 ×2

桔梗一钱 陈皮钱半

②小儿至宝丹 6粒 日三次 每次一粒

14/6. 身热渐退，纳少如常，咳嗽而有痰仍佳，苔白厚腻，此属湿邪未尽，加用祛湿之品：

去：桑、菊、翘、薇、象贝、前胡

加：佩兰二钱 六一散二钱 藿香叶二钱 车前子三钱 ×3

内金二钱 炒六曲三钱

杨永弘

葛. 男. 1岁4月

15/6. 麻疹已没，发热不退，全身未净，咳之饮水，汗出如常，脉浮数，苔白腻，拟清疏透达，予以清热解毒透疹

银花三钱 连翘二钱 桑叶二钱 菊花二钱

蝉衣八分 牛蒡子二钱 板蓝根三钱 白薇钱半 ×2

地骨皮三钱 赤芍二钱 薄荷叶一钱 桔梗钱半

加 天花粉三钱 竹叶二钱 黄花草二钱

杨永弘

吴　女．45y

17/6．时值初暑，穿(?)时不足，身热自汗，头发疮疖，方以养阴清热解毒：

地骨皮10　白薇10　蒲公英12　银花12
野菊花10　绿豆衣12　赤豆衣10　麦冬10
五味子5　荷叶12　扁豆衣12　苡仁20　×5

杨以阶

23/6．药后效著，原方出入。

去：野菊花，加 鸡内金12　板蓝根20　×7．杨以阶

五味子

1/7．湿热下注，尿少而黄，低热不退，出汗尤多，眼睑浮肿，纳食尚可，经后少腹(?)，苔腻脉滑，方以清利湿热
(尿蛋白+．RBC．WBC少许)

猪苓10　扁蓄12　板蓝根20　银花12　连翘12
车前草20　车前子12　桔梗12　苡仁12　扁豆衣12
平地锦草10　木通10
×5

郑，男，4岁半

11/6　发热三月不退，汗多而热不解，以午后为甚，神疲纳减，消瘦，易发荨麻疹，脉数苔剥脱。此为久热伤阴，迫血妄行，予以滋阴和营清热凉血：

青蒿　鳖甲　银花　连翘　桑叶

菊花　丹皮　生地　知母　炒黄柏

蝉衣　荷叶　地骨皮

×7

加夏枯叶　扁豆花　佩兰　丝瓜叶

除生地、知母、丹皮。

杨以阶

龚，男，15岁

7/7　下焦湿热，迫血妄行，尿下赤红，腰部微痠，头晕目眩，四肢乏力，苔白根腻而黄，脉滑数，予以清利湿热，凉血止血：

炒黄柏　苍术　女贞子　旱莲草

白茅根　小蓟　血余炭　车前子

龙胆草　莲心　瞿麦　萆薢

×7

中医血尿，叫做血淋，以小蓟饮为佳。

加炒蒲黄　木通　滑石　生地

① 除龙胆、苍术、血余、瞿麦。　杨以阶

② 琥珀粉（分吞）治疗通淋　杨以阶

袁，男，5y.

7/4. 肝胃蕴火，口干引饮，嘴唇烂，唇干而燥，发红作痒，大便干结，屎黄而臭，纳欲较差，手足心热，烦躁不宁，苔白舌质尖红，脉滑，予以清热降火。

大黄3（后下） 黄连2.5 黄芩6 栀子3 板蓝根10
~~枇杷叶~~ 白茅根10 芦根10 天花粉10 淡竹叶10
枳实3 六一散10 ×3

口角糜烂，由于脾湿蕴热，目眼混浊，多为肝火之征。

加 ~~枇杷叶~~ 莲心3 杭菊花10 决明子10

除大黄、栀子、枳实。

杨以阶

袁，男，6y.

22/6. 高热抽搐初愈，消瘦乏力，纳食不香，面黄舌苔薄剥，脉沉弱，予以健脾和中，调和营卫：

①、炒党参10 炒白术3 云茯苓10 甘草3 砂仁3
陈皮10 苡仁10 扁豆衣10 内金10 生山楂10
炒谷芽10 炒枳壳3 ×3

②、[illegible]黄丸（1瓶）。

杨以阶

徐 男 5月

4/7 发热不退，身发疹痦，大便干结，汗出咳逆气促，舌红苔黄腻，脉濡数。予以宣透祛暑。

银花10 连翘10 荆芥5 防风3 竹叶10

蝉衣3 芦叶10 生薏苡仁10 炒荆皮10 荷叶10 ×3

[illegible] 炒牛蒡子10 黄芩10

暑热闭窍，汗不得出，热不得透，发热皮肤红疹如麻疹，病在上焦，当以清暑祛热。

加紫草5 青蒿10 鲜荷花10 薄荷6 佩兰5

除荆芥、防风、苏叶之辛温解表剂。　杨以阶

陈 男 4岁

20/6 长夏湿胜，湿困中焦，纳呆不香，脘腹微胀，二便尚调，舌苔白腻，脉濡。予以运脾祛湿和中。

苍术10 厚朴5 陈皮3 甘草3

① 藿香10 佩兰10 白蔻仁3 砂仁3

六神曲10 砂仁3 枳壳5 茯苓10 ×3

② 大山楂丸 参合，日三次，每次一粒　杨以阶

程，女，9y.

22/6. 纳少消瘦，夜寐脘腹嘈闷，便溏不化，尿少而急，溲之不畅。苔腻脉濡数，予以祛湿健脾和中。

藿梗5 佩兰9 苡仁12 黄芩5 苍术5

厚朴5 陈皮5 枳壳6 木香5 砂仁3

焦荷叶5 大腹皮5 内金6 山楂6 ×3

杨以阶

张，男，7y.

1次/日五次

23/6. 面觥色萎无华，唇淡睑黄，纳少神疲，大便溏黑且见时有蛔便出，腹痛时而不痛，夜间遗尿痛，咳嗽痰鸣，脉沉数苔白滑。此脾胃不健，后天生化之源不足，血难营濡，予以健脾和中养血为治。

炒党参6 炒白术5 炒枳壳6 广木香3

砂仁3 公丁香3 荜茇3 川椒3

炒当归6 炒丹皮6 白槐花炭6 炒地榆炭6 ×3

究其以后天之本，首重脾胃。脾胃日弱，疾病丛生。脾胃不调或虚弱，则诸病乃起。大便带血，便硬夹血何也。

鼻衄是偏说，还是经常？有否多少等，症状虽多，要抓住中心。

除丹皮、当归、槐炭、血余（血分药）川椒（辛热香品）

加 炒山药12 莲肉6 茯苓6 砂仁3 内金6 杨阶

吕翔宇，女，6岁。

6/6. 血小板减少71000，经常见出血点，舌细苔薄白，手绽

PLT↓，方见RBC、WBC均少：

旱莲草　女贞子　穿心莲　丹参　泽泻

炒丹皮　生地　炒黄芩　板蓝根　大青叶

红枣五枚　×3

9/6. 前症好转，腹痛，原方加：　19万

加：地骨皮　白茅根　穿心莲

13/6. 病后PLT↑，复↑，原方出入：　15万

女贞子　旱莲草　白茅根　党参　炒黄芩

炒丹皮　生地　板蓝根　鲜茅根　炒当归

泽泻　红枣五枚

16/6 腹痛，咳嗽。

原方去：苏梗，当归，黄芩。

加：桔梗　杏仁　甘草　×3

20/6 病后复诊，原方出入：

丹参　党参　旱莲草　白茅根　炒黄芩　炒丹皮

生地　板蓝根　泽泻　木香　桔梗　红枣五枚

23/6 出血点少，原方加：阿胶珠　黄芪　女贞子　×3

去：木香，桔梗

纳可 脘腹不适

7-18. 鼻衄仍显之势，饮食不佳。

白茅根三 藕节三 炒谷芽三 黄芩三 乌梅三

炒薏苡仁三 扁豆三 枳壳二 木香二 山楂三 x3

内金三 六曲三

杨以阶

21/7. 鼻衄已止，低热仍在，纳食尚少，夜眠不适。

去：白茅根、藕节。

加：炒白术三 香橼二 x3

25/7. 诸症仍在，原方加减。 x3

炒谷芽三 黄芩三 乌梅三 炒薏苡仁三 白芍二 六曲三

扁豆三 枳壳二 木香二 山楂三 内金三 香橼二

31/7. S.G.P.T. 恢复正常，食纳尚少，脘腹胀闷，夜寐不安。

乌梅三 炒薏苡仁三 白芍二 六曲三 川楝子三

川楝根三 苦楝根皮三 榧子三 使君子三 青皮三 x3

谷芽三 山楂三 炒白术二 鸡内金三

按：楝树根与楝子作用相同，但子有麻醉驱虫作用，没有驱虫。

杨以阶

华. 男. 5y.

23/6. 大便脓血，日数次，腹胀腹痛，纳呆口苦，面色萎黄，
肛门灼热，久服清热利湿，健脾止泻之品无效，舌质白，
脉沉濡，辨为久泻脾胃虚寒，予以温养脾胃为治。

煅石脂三钱　肉豆蔻三钱　公丁香一钱　诃子肉三钱
炮姜炭三钱　炒白术三钱　补骨脂一钱　广木香三钱
赤石脂三钱　川黄连一钱　吴茱萸一钱　炙甘草一钱　×3

大便脓血，已有四个月，用清热利湿或用收涩未可根治。

“通因通用”治之，荡涤肠垢。（木香槟榔丸去三棱莪术）

大黄四分　广木香二钱　槟榔三钱　青皮二钱　枳壳一钱　黄芩一钱
川连八分　炒黄柏一钱　蒲公英三钱　白头翁三钱　川楝子二钱　鸡内金三钱　×3

注：涤剂（痢忌涩）　　杨以阶

26/6. 药后大便脓血，排出大量粘液，腹胀加减，
去青皮、川楝，加陈皮三钱　焦谷芽三钱
改熟大黄一钱　×3

29/6. 药后脓减，腹胀消：　　薏苡米、山楂炭、鸡内金
熟大黄一钱　广木香二钱　槟榔二钱　枳壳一钱　川连八分　炒黄柏一钱
蒲公英三钱　白头翁三钱　鸡内金三钱　炒米仁三钱　地榆炭三钱　侧柏叶三钱

73.7.3.

进药九剂，大便次数见少，1日1行或2行，腹痛

守前法加减。

淡木丝三 椿柳三 ○陈皮三 ○枳壳三 芍药三

炒川连一 广木香三 白头翁三 地锦草三 秦皮三 ×3

乳香一 ○没药一

加 红曲米三 侧柏炭三 炒刺猬皮三

杨以阶

巫. 男. 3y.

23/6. 由脾失健运，中焦不和，不思纳谷，舌少偏白，消瘦不著，大便溏泄，完谷不化，苔薄脉缓，予以健脾和中：

焦谷芽 6g　炒白术 6g　云茯苓 6g　扁豆衣 6g

大腹皮 6g　藿香 6g　薏仁 6g　陈皮 6g

焦山楂 6g　焦麦芽 6g　焦神曲 6g　砂仁 3g　×3

加 法夏 3g　广木香 3g　除大腹皮、党参

杨以阶

孙. 男. 1$\frac{2}{12}$岁

23/6. 夜卧不宁，纳谷减少，面黄肌瘦，舌淡苔白（每舍不很植），腹胀，今日大便水泻，完谷不化，苔腻脉数，此属脾运失常，兼有食滞，所以治当健运清导：

藿香 3g　佩兰 3g　扁豆衣 6g　薏仁 6g　大腹皮 3g

云茯苓 6g　炒白术 3g　荷叶 6g　焦谷芽 6g　木香 3g

陈皮 3g　炒二芽 6g　扁豆花 6g　六一散 6g　×3

杨以阶

朱，男，6岁。

3/6、咳嗽痰稠，无汗发热，舌苔厚腻微黄，脉浮而滑，拟以清化。[illegible]

[illegible]

[illegible]

[illegible]

×3

[illegible]

[illegible]

[illegible]

×3

4/7、[illegible]

[illegible]　×3

杨以阶

吴，女，1岁半。　　十八夏季热（第二年）。

3/7、暑热外袭，发热一周不退，出汗尿黄，口渴多饮，不思纳食，发热较重于暮夜，烦躁如常，脉浮数，苔白根腻，宜以清暑泄热：

○地骨皮　○银柴胡　川斛　赤茯苓

荷叶　冬瓜仁　六一散　淡竹叶

六神曲　枳壳　天花粉　芦根　×3

甘菊　滑石

杨以阶

钱，男，11月。

26/6，舌苔先剥出地图，纳少不香，每于食后腹满，指纹稍淡，予以健脾消导：

炒麦芽三钱　炒白术钱半　扁豆三钱　炒谷芽三钱

广木香一钱　砂仁八分　内金三钱　山查三钱

广陈皮三钱　苡仁三钱　佩兰钱半　×3

地图舌（口糜）
1. 营养不良—健脾—食欲不振。
2. 寄生虫病—驱虫—不发作(?)
3. 脾胃湿热—清热—红也作痛。
随证治疗

① 加鲜荷叶三钱　×3

② 冰硼散一支，擦患处　杨以阶

任，男女，1岁4月

27/6，阳有余而阴不足，（外感湿邪）低热潮不退，午后为多，出汗不解，不思饮纳食，口渴引饮，小便清长，指纹淡红，脉弦，苔腻，兹予以清湿法治，养阴。

藿梗钱半　佩兰钱半　扁豆三钱　陈皮三钱　木香一钱

银柴胡钱半　青蒿钱半　鳖甲三钱　白薇钱半　大腹皮钱半

煨葛根钱半　炒谷芽三钱　×3

暮热早凉，多汗口干，加北沙参三钱　石斛三钱　荷叶三钱　杨

除葛根、藿梗、腹皮。

卢男. 6岁.　　　　支气管肺炎.

26/6. 肺脾失调，纳少不香，胁肋痞满，舌苔不匀，大便溏薄，咳嗽数次，每晨鼻衄，面黄消瘦，舌淡脉濡.

予以健脾理气之法治之.

炒谷芽　木香　杏仁　佛手
甘松　陈皮　枳壳　[illegible]
乌梅　白芍　[illegible]　丁香　×3.

加茵陈　鸡内金　川连

除甘松、白芍、丁香.　　　　杨以阶

28/6. 前服颇安，大便不爽，原方加减续用.

去：杏仁、佛手.　加：炒神曲、槟榔　×1

72.3.3.

[illegible]

[illegible]

[illegible]　×3

72.3.6. 前服颇安，原方去 [illegible]

去：佩兰、[illegible]　加：竹叶、荷叶 [illegible]　×3

吴. 女. 54

15/7. 前症略减
去芩、麦芽 加香橼皮三 内金三

27/6. 非那根片、软喉糖片、多种[illegible]，夜寐不振，二便正常，脉濡细滑，舌以质暗红根苔黄腻。
紫苑三 百部三 款冬花三 白前三
前胡三 枳壳三 杏仁三 苡仁三
陈皮三 炒谷芽三 山楂三 内金三 ×3
加海浮石三 黄芩三 陈皮 百部（清化法）
杨以阶

30/6. 前症较前，夜寐欠安：
① 加：海蛤壳三 枳实 去白前、前胡 ×3
② [illegible] 三/10 一/[illegible]

3/7. 前症明显减，宗前法加减：
紫苑三 百部三 款冬三 白前三 枳壳三 杏仁三
海浮石三 黄芩三 海蛤壳三 枳实 山楂三 麦芽三 ×3
诃子肉三
杨以阶

10/7. 去枳、查、百部，加桔梗三 枳实 枇杷叶三 ×3

13/7. 前症咳嗽明显减，宗前法加减：竹茹三
紫苑三 款冬三 白前三 桔梗三 蝉衣三 杏仁三 ×3
海浮石三 海蛤壳三 诃子肉三 麦芽三 生地三 黄芩三
加 浙贝 生姜一片 [illegible] 杨以阶

黄，男，1岁。

2/6. 断乳后失于调养，纳少口苦，不思饮食，喜甘之饮水。二便如常，此脾胃不和，予以健脾和中。

炒党参三钱 炒川朴一钱 广木香八分 炒砂仁五分

炒薏仁四钱 茯苓三钱 陈皮三钱 炒麦芽三钱

山楂二钱 神曲二钱 鸡内金一钱 炒枳壳八分 ×3

炒六一散三钱

杨以阶

7-14. 药后较安，原方出入。

去：砂仁、薏仁、麦芽、六一散。

加：佩兰叶一钱 藿香梗一钱 荷叶三钱 陈皮八分 ×3。

杨，男，4月。

3/7. 阵发性咳，昼夜皆同，咳剧则吐，面色青紫，以此相迫，每发必甚，时有痰涎，此病似痉咳，苔白腻，舌红，指纹浮红，此为风热束肺，予以清化之法。

桑叶三钱 百部二钱 杏仁三钱 川贝二钱 炒黄芩一钱

青黛五分 黄芩二钱 海浮石三钱 海蛤壳三钱 炒枇杷叶三钱

炒地龙三钱 陈皮三钱 炒芦根四钱 前胡三钱 桔梗二钱 ×3

桔梗二钱

此症属肺热喘咳，不完全象百日咳。（百日咳伴有便秘，小儿大便干结，上部肺逆，则大肠不利。） 杨以阶

舌、苔红黄

SBP 110↓
肝功能 1.0↓

2/16、近日胸闷、食欲不振、右胁、腹胀、苔白。

郁金10 白术10 云苓10 川朴10 陈皮10 枳壳10

厚朴10 山楂10 谷芽10 鸡内金10 白芍10 砂仁3 ×5

2/23 [illegible]、[illegible]、胃纳增加。

加藿香10 佩兰10 厚朴 砂仁、山楂 ×5

3/1 食欲不振、神疲欲寐、手足心热、夜汗较多、舌红滑脉数、予以养阴化湿、健脾和胃。

藿香10 佩兰10 砂仁10 佛手10

云苓10 白术10 郁金10 川朴10 ×5

陈皮10 泽泻10 谷芽10 鸡内金10

加枳壳10

杨永弘

张[illegible]纾。　连师。[illegible]

30/6. 阳浮而阴不足，每有低热，朝轻暮重，每伴[illegible]，神疲乏力，纳谷欠馨，舌有裂纹，脉见细弦数，治当养阴，兼清虚热，[illegible]，拟以育阴清热为宜。

旱莲草 三钱　女贞子 三钱　白薇 三钱　青蒿 三钱

银柴胡 三钱　川石斛 钱　地骨皮 钱半　麦冬 三钱

炒丹皮 钱　生地 三钱　陈皮 三钱　炒冬术 钱半　×3

加 板蓝根 三钱　大青叶 三钱　炒白芍 钱

除 银柴胡、生地、五味子。　　杨以阶

4/7. 舌红根黄，口干有味　（苦涩）（湿热）较甚　×3

去 大青叶、冬术　加 川楝子 三钱　焦鸡内金 钱　玉蝴蝶 钱

麦冬。

槟榔 钱　青皮 钱

（宽肠利气，止痛驱虫）

10/7. 仍有低热，腹痛，舌苔已化，口干尚[illegible]。

白薇 钱　麦冬 三钱　石斛 三钱　青蒿 三钱

板蓝根 钱　竹叶 三钱　荷叶 三钱　赤芍 三钱

旱莲草 三钱　陈皮 三钱　木香 钱　槟榔 钱　×3

加 炒白术 钱　内金 钱　除 麦冬、石斛。　　杨以阶

附一　讲授医家唐宗海的备课笔记

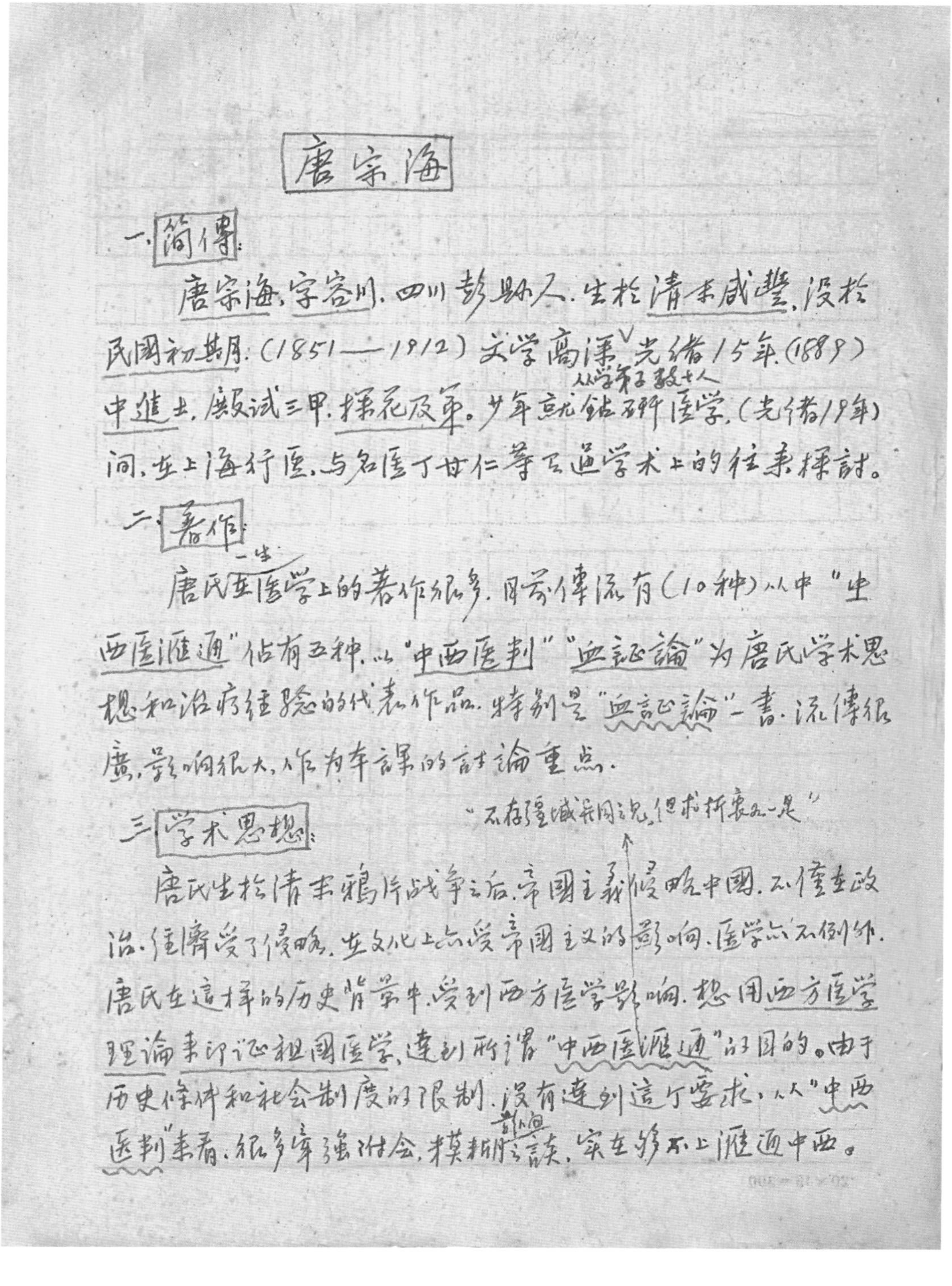

唐宗海

一、简傳：

唐宗海，字容川，四川彭县人。生於清末咸豐，没於民国初期。(1851—1912)文学高深，光绪15年(1889)中進士，殿试三甲，探花及第。少年就鑽研医学，(光绪19年)间，在上海行医，与名医丁甘仁等互通学术上的往来探討。

二、著作：

唐氏一生在医学上的著作很多，目前傳流有(10种)，其中“中西医滙通”佔有五种，以“中西医判”“血証論”为唐氏学术思想和治疗經驗的代表作品，特别是“血証論”一書，流傳很廣，影响很大，作为本課的討論重点。

三、学术思想：

“不存疆域異同之見，但求折衷歸於一是”

唐氏生於清末鴉片战争之后，帝国主義侵略中國，不僅在政治、經濟受了侵略，在文化上亦受帝国主义的影响，医学亦不例外。唐氏在這样的历史背景中，受到西方医学影响，想用西方医学理論来印証祖国医学，達到所謂“中西医滙通”的目的。由于历史條件和社会制度的限制，没有達到這个要求，从“中西医判”来看，很多牵強附会，模糊之談，实在够不上滙通中西。

2

唐氏治学态度"好古而不泥古，博学而能取舍"。

①对东垣学派的看法：东垣后，重脾胃者，只知补脾阳，而不知补脾阴。脾阳不足，水谷固不化；脾阴不足，水谷仍不化也。（比喻釜中煮饭，无火不熟，无水亦不熟）他说：宜补脾阳者，虽干姜附子转能生津；宜补脾阴者，虽知母石膏亦能开胃。（叶桂之益胃汤就能益胃阴，开饮食） 东垣详脾胃之阳偏、唐氏详脾胃之阴证。

②对朱丹溪治病以血为主，用药偏于寒凉，不知"病在火脏宜寒凉，病在土脏宜甘缓也"。指出不足之处。

③对黄元御（载坤）所立地魄汤，为治痿燥良剂，能补土生金，补金生水，于补肺之法颇详。甘草、半夏、麦冬、五味、芍药、牡蛎。清肃相火，降肺胃之逆，益水敛神而生津。

④"而陈修园血虽阴类，运以阳和，心肺之阳一宣……血自不扰而循经矣，故有温补肺阳之法。（保元汤、六君汤）甘温除热。……"又说："然失血之人，多是阴虚，若执甘温除大热之说，妄投此等药料，鲜不致误。" 批判的接受。

四、"血证论"简介 唐氏理论和经验，是相当丰富的，本书是中医内科一种参考书。

血证论，共计八卷。一卷总论，二卷至六卷阐述各种出血证治，（血上干、血外渗、血下泄、血中瘀、失血兼证。）七、八卷方解，收集古今名方168条之多。本书内容丰富，说理明晰，确实是血证临床重要参考书，兹扼要介绍如下：

20×15=300

3

（一）对氣血关係的阐述：

本书根据内經陰陽五行来阐述氣血在生理与病理的相互关係，他認为陰陽就是水火，而水火又是生化氣血之根本。在"陰陽水火氣血論"中说："陰陽二字，即是水火，水火二字即是氣血，水即化氣，火即化血……" 這几句話，是以说明氣血生成和作用。

1、氣血的生成

（1）水化氣：（即氣的生成）

人身臍下丹田，名曰"氣海"（臍下三寸氣海穴）为氣之海，因臍下是胃与膀胱之水归宿之地，但水不能自化为氣，①必賴鼻吸入天陽之氣，以肺管引心火，②下交於臍，蒸水化氣，③其氣从太陽經脈流布皮表，是为卫氣。④上交於肺而为呼出之氣；⑤内走五臟六府，⑥上膺下輸，营灌全身。

（2）氣与水的相互关係：

"氣生於水，即能化水"。氣虽由水而化，水亦由氣而生，"氣之所至，則水无不至" 1）从太陽之氣達於皮毛为汗，2）从太陽之氣上輸于肺，則膀胱肾中之水陰隨氣蒸騰而为津液，3）下焦氣化，則水道通調而溺。水与氣关係是相当密切的（汗、津液、小便，皆气所化）。

"水化於氣，亦能病氣"，水与氣在治病上亦有相互影响。

20×15＝300

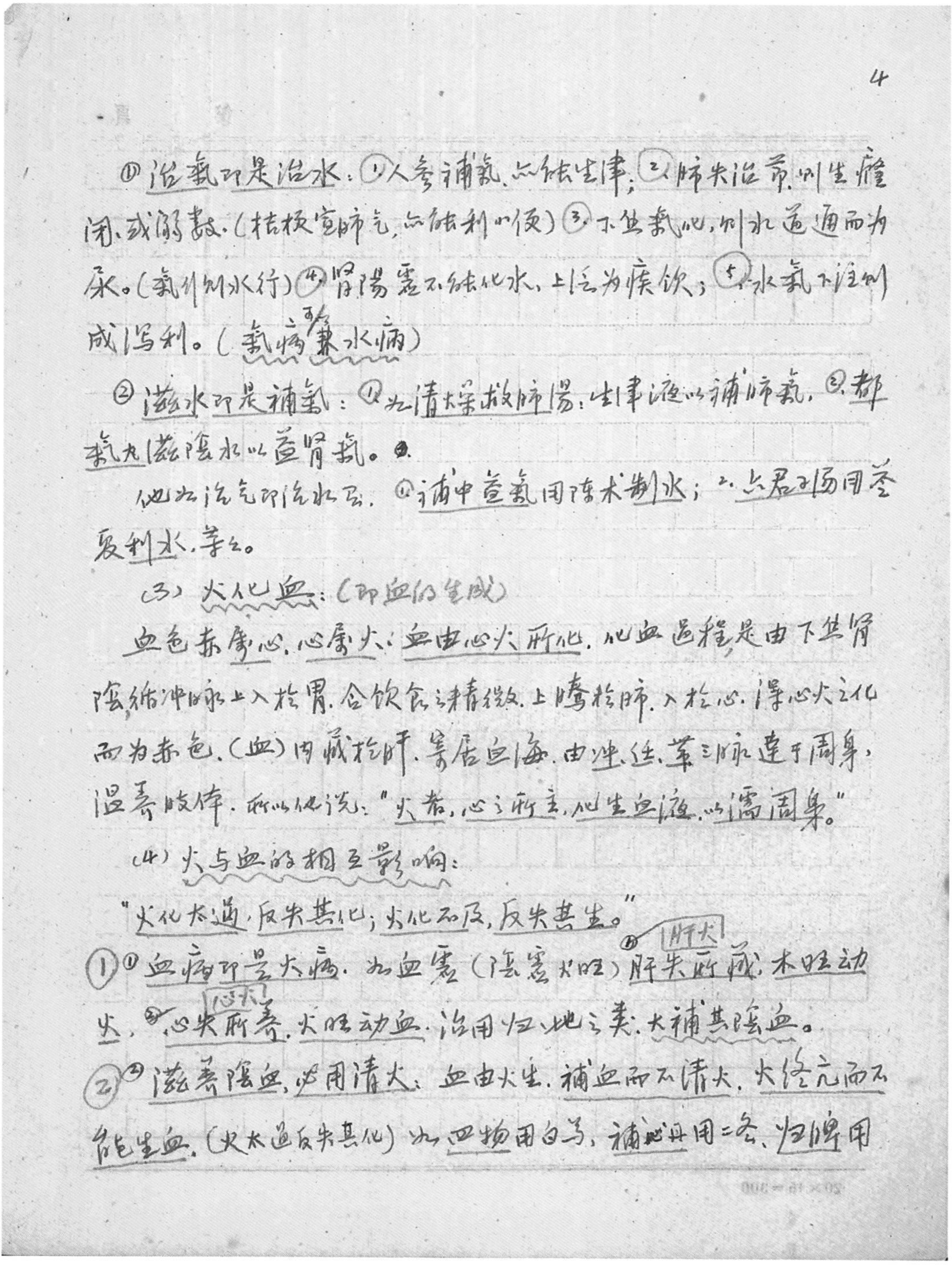

4

① 治氣即是治水：⑴人参補氣，亦能生津；⑵肺失治節，則生癃閉，或腫鼓。（桔梗宣肺气，亦能利小便）⑶水生氣化，則水道通而為尿。（氣行則水行）⑷腎陽虛不能化水，上泛為痰飲；⑸水氣下注則成泻利。（氣病可兼水病）

② 滋水即是補氣：⑴如清燥救肺湯，生津液以補肺氣。⑵都氣丸滋陰水以益腎氣。

他如治气即治水者：⑴補中益氣用蒼术制水；⑵六君子湯用茯苓利水，等等。

（3）火化血：（即血的生成）

血色赤屬心，心屬火；血由心火所化。化血過程是由下焦腎陰循沖脈上入於胃，合飲食之精微，上騰於肺，入於心，得心火之化而為赤色。（血）內藏於肝，寄居血海，由沖、任、帶三脈達于周身，溫養肢體。所以他說："火者，心之所主，化生血液，以濡周身。"

（4）火与血的相互影响：

"火化太過，反失其化；火化不及，反失其生。"

①⑴血病即是火病。如血虛（陰虛火旺）⑴［肝火］肝失所藏，木旺動火，⑵［心火］心失所養，火旺動血。治用归、地之类，大補其陰血。

②⑵滋養陰血，必用清火：血由火生，補血而不清火，火終亢而不能生血。（火太過反失其化）如四物用白芍，補心丹用二冬、归脾用

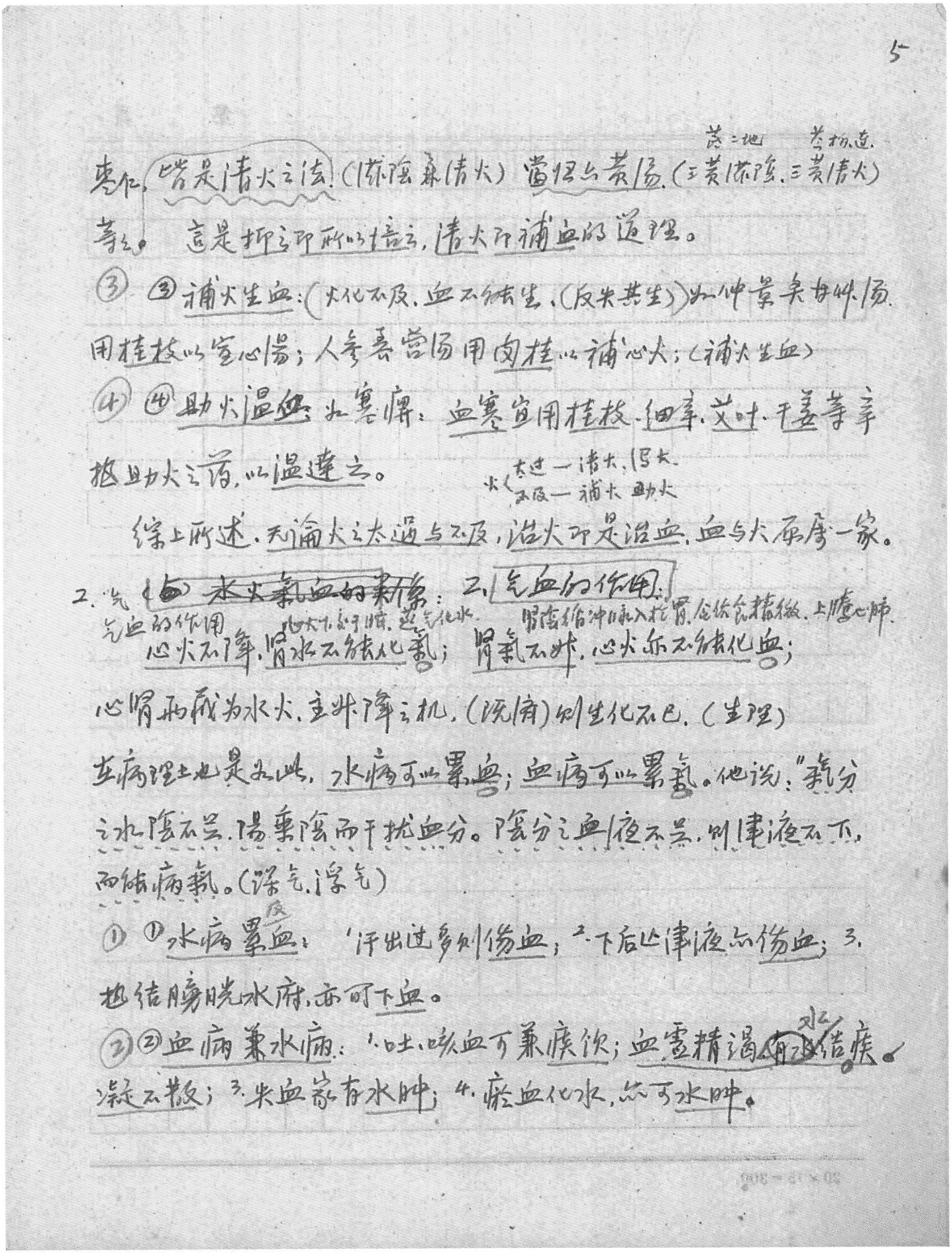
5

芪二地　芩柏连

枣仁、皆是清火之法。(滋阴兼清火) 当归六黄汤。(三黄滋阴、三黄清火)

等之。这是抑之即所以培之，清火即补血的道理。

③ ③补火生血：(火化不及，血不能生。(反失其生)) 如仲景炙甘草汤用桂枝以宣心阳；人参养营汤用肉桂以补心火；(补火生血)

④ ④助火温血：如寒痹：血寒宜用桂枝、细辛、艾叶、干姜等辛热助火之药，以温达之。

火{太过—清火、泻火；不及—补火、助火}

综上所述，无论火之太过与不及，治火即是治血，血与火原属一家。

2. 气 ~~(四) 水火气血的关系~~：二、气血的作用。

气血的作用　心火下行于肾，蒸气化水。　肾阴循冲脉入于胃，合饮食精微，上腾于肺

心火不降，肾水不能化气；肾气不升，心火亦不能化血；

心肾两藏为水火，主升降之机，(流通)则生化不已。(生理)

在病理上也是如此，水病可以累血；血病可以累气。他说："气分之水阴不足，阳乘阴而干扰血分。阴分之血液不足，则津液不下，而结病气。(深气、浮气)

① ①水病累(及)血：1.汗出过多则伤血；2.下后亡津液亦伤血；3.热结膀胱水府，亦可下血。

② ②血病兼水病：1.吐、咳血可兼痰饮；2.血虚精竭(水)结痰凝不散；3.失血家有水肿；4.瘀血化水，亦可水肿。

6.

以上说明氣的盛衰，可以影响及血，血的虚实，可以影响到氣。总之："运血者即是氣，守气者即是血；氣为陽，氣盛即是火盛，血为陰，血虚即是水虚。一而二，二而一者也。"

（1）氣血升降的枢纽：——在於脾

他说："血生於心火而下藏於肝，氣生於肾水而上注於肺，其间运行者脾也。"所以在治疗上也以脾为主。

①治血以脾为主：（先天生於后）仲景炙甘草湯，甘草为君，用以補脾；大黄蟅虫下血，色黄而通胃；地黄味補血、秉土之润而滋脾陰。

②治氣以治脾为主：（氣由脾津所化）如六君子湯和脾利水以调氣；真武湯扶脾镇水以生氣；十枣陷胸，攻脾奔水以通氣。

所以说："去水即以補氣"。就是此也。

总之，气血的作用——氣主煦之，血主濡之。唐氏说："氣为血帅，血随之而运行。血为氣之守，气得之而静谧；氣结则血凝；氣虚则血脱；气迫则血走。"

血不运行——瘀血 ＼ 血病累气
氣不安谧——滞氣 ／ 气病累血
病氣：瘀久——氣郁、气结；滞久——氣盛、氣乱——逼血妄行。

（二）血证的病理变化：

血病发生，与氣的影响最大，氣的变化不同，血证的病变亦不同。兹分述如下：

1

1. 气逆或气盛所形成的血证：

① 吐血：由于胃经关系：阳明多气多血，冲脉（血海）又附丽于阳明。冲气上逆，胃气不能下行，血随上逆而出。——吐血以调胃降气为主。

② 咳血：为肺气上逆，有虚实之分。

咳血
- 实——外邪郁遏，化火熏肺，咳久动络，——咳血 ＞ 肺气不肃降。
- 虚——肺津不足，阴虚火旺，上灼肺金——咳血

③ 咯血：涉肾，阴阳不化，水泛为痰，膀胱血室并居下焦，虚火扰动血室，痰血随火逆而上。唐氏说："所谓咯血出于肾者，乃肾气不化于膀胱，水沸为痰，而惹动胞血之谓也。"

④ 呕血：血出有声，重则其声如蛙，轻者呃逆。气不畅遂，治与吐血同。

关于鼻衄、脑衄（肺、胃）、眼衄（肝、胃、阳经脉均起于眼位）、耳衄（肾、胆少阳、肝、三焦及小肠相火妄动）、齿衄（胃火上炎或肾虚火旺）

总之上部溢血，多由气盛——火盛（气有余便是火）——血热妄行，上窍出血。

2、脾不能统摄的血证：

（1）升降失调的关系

唐氏说："脾为阴中之至阴，又名太阴，能统五脏而为阴之守。""其气上输心肺，下达肝肾，外灌溉四旁，充溢肌肉，所谓居中央，畅四

20×15=300

8

方者如是；血即随之运行不息。所谓脾统血者亦如是。”

脾统血—脾气损伤（升降失调）＜ 清气遏而不升——下渗（便血）；浊气逆而不降——上溢（吐血）

（2）元气不摄的关系：

元气先天之本在肾，后天之本在脾。元气不摄多由脾肾虚损。

元气 ＜ 根本—肾—肾气虚陷—血下溢—便血。不足—气失所统—血失所摄—血证。

治疗元气不摄的血证，总以脾肾为主。如衄血、吐血、便血，特别是妇女血崩，用凉血、止血不效，用培土、温肾、引血归经，用归脾汤、补中益气汤、黄土汤，均呈显著疗效。（草、地、术、附、芩、阿胶、黄土。）

3.血病对气的影响：

唐氏说：“气病则累血，血病则累气”。血病对气的影响，大致有气脱和气滞两种。

（1）气脱：

“气之安谧，赖血之濡润”。气失濡润，失其内守而浮越于外。耗血太多，往往造成气的耗散和气脱。（大出血之大汗、喘促、虚脱症）特别多见产后，和血崩。“汗出气喘者，是血脱气散之危证”。病机是营血暴竭，卫气无依的结果。

（2）气滞

“凡有所瘀，莫不壅塞气道，阻滞气机，（生机）久则变为干血骨蒸、干血劳瘵。”

9.

血瘀—阻碍气机｛疼、肿、麻木—血凝气滞—不通则痛。
骨蒸、干血、劳瘵—瘀血不去，新血不生，气失所附—气血两衰—虚损劳瘵。

4. 各脏腑与血证的关系
但与各脏腑有关系。

1. 脾—统摄血行；　2. 心主血—生血之源；心火生血之说｛补火生血、助火温血、清热降火、滋阴清火
3. 肝—藏血；　4. 肺主气—气为血帅；
5. 肾—元气之本。　所以五藏六府，皆能引起血证。｛升调脾气、疏达肝气、潜纳肾气、肃降肺气。

咳血：（属肺）｛胃热火盛乘金／肝火上逆刑金｝咳血。

吐血：（属肾）水火互根，肾病及心—心火旺—血不安宁—吐血。
又痰血之来，虽由心肾，而又关于肺，肺为水之上源，水结凝痰，痰不降而牵动血。

唾血：（唾不挟血）肝不藏血，以后血不归经。（晨起满口血、头痛、口渴、便闭、实证）也能唾血。

鼻衄：（肺）鼻根接太阳，鼻孔挟阳明经。—太阳热郁（表（红汗），血少）｜阳明火热（里，血多）—血衄。

唐氏强调肝藏对血证是主要原因：
1、肝旺克脾，受克则不能统血；
2、肝主怒，怒则火盛而气逆，反侮肺金，不能肃（清）下行；
3、肝喜调达，不达则抑郁，郁则生火，火盛气逆，肺失其降；
4、肝主藏血，肝病则血不藏，乃成血证。

10

(三) 血证的治疗方法：

1. 治疗原则：以气血为主、气病可以累血，血病可以累气，主张以调气和血为第一。

气摄血，血守气

"气为血帅。""气行则血行"这是血证总的原则。

在气的调治上，以和气治血为第一良法 参考（圣愈汤）四物、六味汤。

和气：
- 表则和其肺气
- 里者和其肝气

滋养脾胃之气：
- （虚）补阴和阳
- （实）损阳和阴

达到气血调和

大黄之泻心汤。

(1) 调气：（降逆，泻实）

调气原则：
- 气逆血证——降逆。（上者抑之，降肺气，顺胃气，纳肾气，气下血下）（咳、吐、咯）
- 气盛血证——泻实。（泻实即是泻火，大黄之泻心汤。）

大黄不但损阳和阴，且有推陈出新之功。

降逆则气顺而血安，火泻则血宁而不妄行。

(2) 补气：（补虚，升陷）

补气原则：
- 补虚——培补脾胃——气虚不摄血：
  - 补脾——归脾汤
  - 补肾——断红丸
  - 大虚+全大补（苡附、燕窝、佳珍、阿胶）柏叶。
- 升陷——升举之气——元气下陷血证（下血）补中益气。

总之：
- 脾虚不统血——归脾，养营。（上下窍出血均可用）
- 气虚下陷血证——补中益气汤。（限于下窍出血证用之）他说"崩中虽是血病，而实则因气虚也。"

2. 治疗要法：措施：

唐氏对血证治疗，提出四个步骤：止血，消瘀，宁血，补血。

(1) 止血

当大出血时，往往气随血脱，非常紧急，唐说"此时血之原委不暇究治，惟以止血为第一要法。"

11

总而言之，血之为物，热则行，冷则凝，见黑则止，遇寒亦止。

止血法：
1. 热药止血，血行则血止——姜艾之类。
2. 凉药止血，冷则血凝——芩连诸药。
3. 黑药止血，水可制火——百草霜、京墨、十灰散之类。
4. 咸药止血，咸走血——童便、马通之类。

止血之法虽多，总莫先于降气，故沉香、降香、苏子、杏仁、旋覆之类，皆须随宜取用。而大黄一味，既是气药又是血药，止血而不留瘀，尤为妙药。

（2）消瘀

1. 瘀血不去，则血不安行，终至妄行——消瘀为了巩固止血。
2. 消瘀，不仅注重瘀血消除，而是照顾新血的滋生。唐氏说："抑思瘀血不行，则新血断无生理，……然又非去瘀是一事，生新另是一事也。"

瘀化去路有二条。

瘀化：
- 小便——花蕊散。（化瘀为水，不伤正气，祛瘀妙药。）
- 大便——醋黄散。（大黄、郁金、降香、三七、当归、牛膝、醋炒）

唐氏消瘀方法，要照顾新血的滋生，血不新生，瘀去不尽，故消瘀新生同时并重。（瘀血去而新血生，新血生而瘀自去）祛瘀本身就有补益作用，同时消瘀，又主张补泻并用。如用圣愈汤补血加桃仁丹皮去瘀（四物加参芪）。唐氏对此确有独特之处。

咳嗽、呕逆、烦躁、不寐、潮热等。

（3）宁血

血止、瘀消，若气仍未能安谧，则血亦不宁。唐氏认为宁气即是宁血。"其血复潮动而吐者，乃血不安其经常故也。必用宁

12

之之法，使血得安乃愈。"守气即上述和气诸法（调气、补气）均有守血作用。

（4）补血。

出血之后，往往出现阴虚症状，阴虚则阳无所附，久则阳气亦虚，故补虚为善后收功之要法。

古人用补气摄血法，宜于气脱者，气逆者则不宜。

引火归原法，宜于水冷火泛者，阴虚阳越者不宜。

又谓为血家大忌，补中创愈，火己发，寒凉有伐五脏之生气，温补又伤两肾之真阴，惟以甘寒滋其阴而养其阳。

这是唐氏补法中的实际经验，可资参考。

3. 方药的运用。

唐氏血证用药，一般多以病因、病情、病所为依据

（1）根据病因选方用药。

吐血
瘀血不行—血不止—血府逐瘀汤—清除瘀血—则出血自止。
王清任
醇酒厚味—生热—迫血妄行—白虎汤清胃火，加茵陈、炒栀、大黄、藕节—去瘀止血。
因外感者—外束闭，而内逆壅—麻黄人参芍药汤，或小柴胡汤加荆、防、归、芍、丹皮、蒲黄—驱散外邪。
因瘟疫者—伏热攻发—宜升降散加桃仁、丹皮、花粉、生地、蒌仁、石膏。（姜蚕、蝉蜕、姜黄、大黄、陈皮（酒服））重者犀牛地黄汤治之—大清血中之火。
劳倦伤脾—脾不统血—用归脾汤。
怒气上逆—丹栀逍遥散加青皮、牡蛎、蒲黄、胆草、重者用当归芦荟丸以平其横决

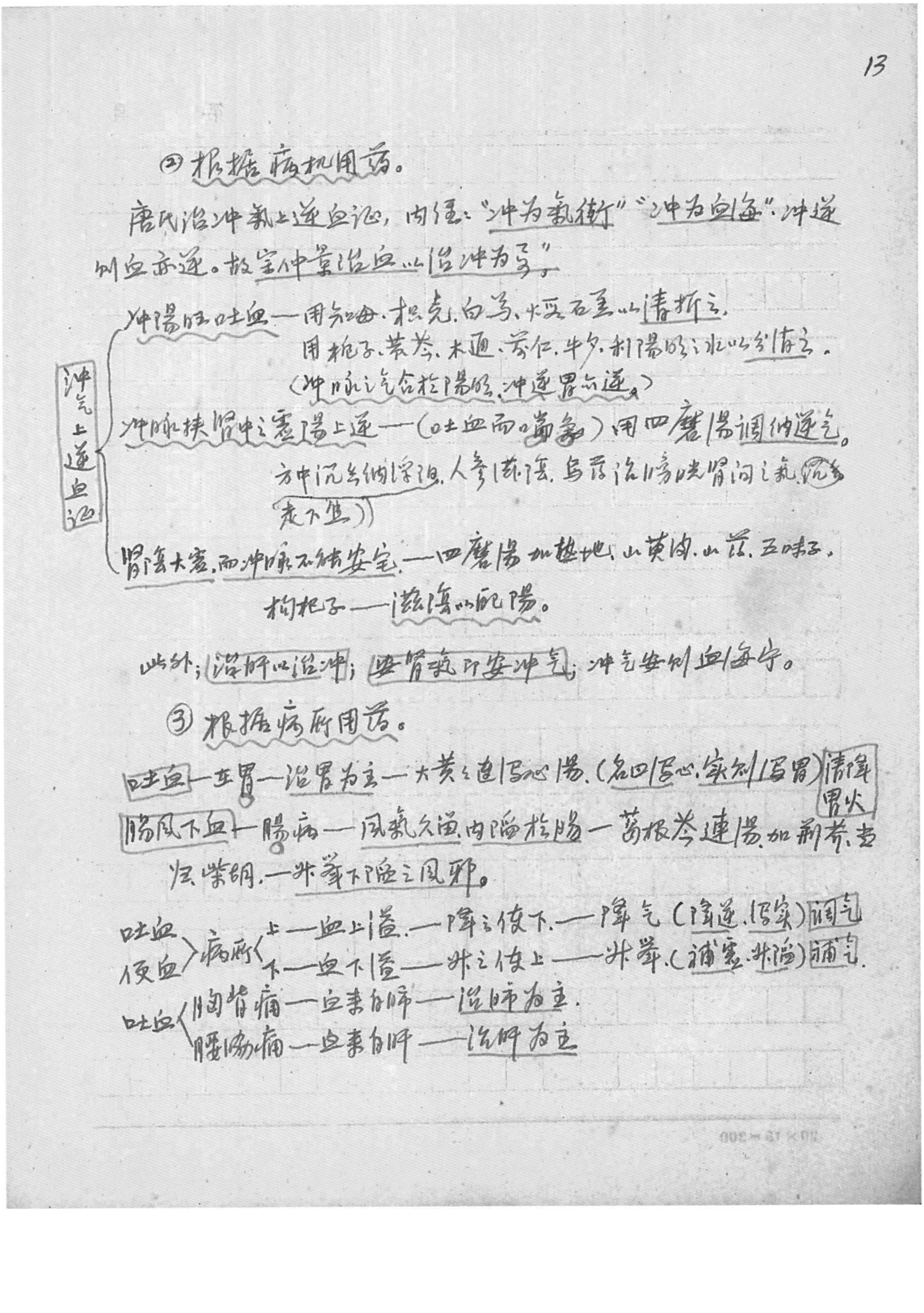

13

②根据病机用药。

唐氏治冲气上逆血证，内经："冲为气街""冲为血海"。冲逆则血亦逆。故宗仲景治血以"治冲为要"。

冲气上逆血证：

- 冲阳旺吐血——用知母、枳壳、白芍、煅石膏以清折之。
  用栀子、黄芩、木通、蒌仁、牛夕、利阳明之水以分消之。
  （冲脉之气合于阳明，冲逆胃亦逆。）
- 冲脉挟肾中之虚阳上逆——（吐血而喘急）用四磨汤调纳逆气。
  方中沉香纳浮阳，人参滋阴，乌药治肾胃间之气（沉香走下焦））
- 胃阴大虚，而冲脉不能安宅——四磨汤加熟地、山萸肉、山药、五味子，
  枸杞子——滋阴以配阳。

此外：治肝以治冲；安胃气可安冲气；冲气安则血海宁。

③根据病所用药。

吐血——在胃——治胃为主——大黄之泻心汤。（名曰泻心，实则泻胃）清降胃火

肠风下血——肠病——风热久留，内陷于肠——葛根芩连汤加荆芥、当归、柴胡，——升举下陷之风邪。

吐血、便血 → 病所：
- 上——血上溢——降之使下——降气（降逆、泻实）调气
- 下——血下溢——升之使上——升举（补虚、升陷）补气。

吐血：
- 胸背痛——血来自肺——治肺为主。
- 腰胁痛——血来自肝——治肝为主

14

总之，唐氏对血证的认识比较全面，这和他的博学而且能取前人所长，舍其所短的治学态度分不开的。正是他在总结前人的经验和通过自己不断实践，使血证这一疾病的证治，获得了进一步的发展。

附二　讲授宫外孕中医治疗的备课笔记

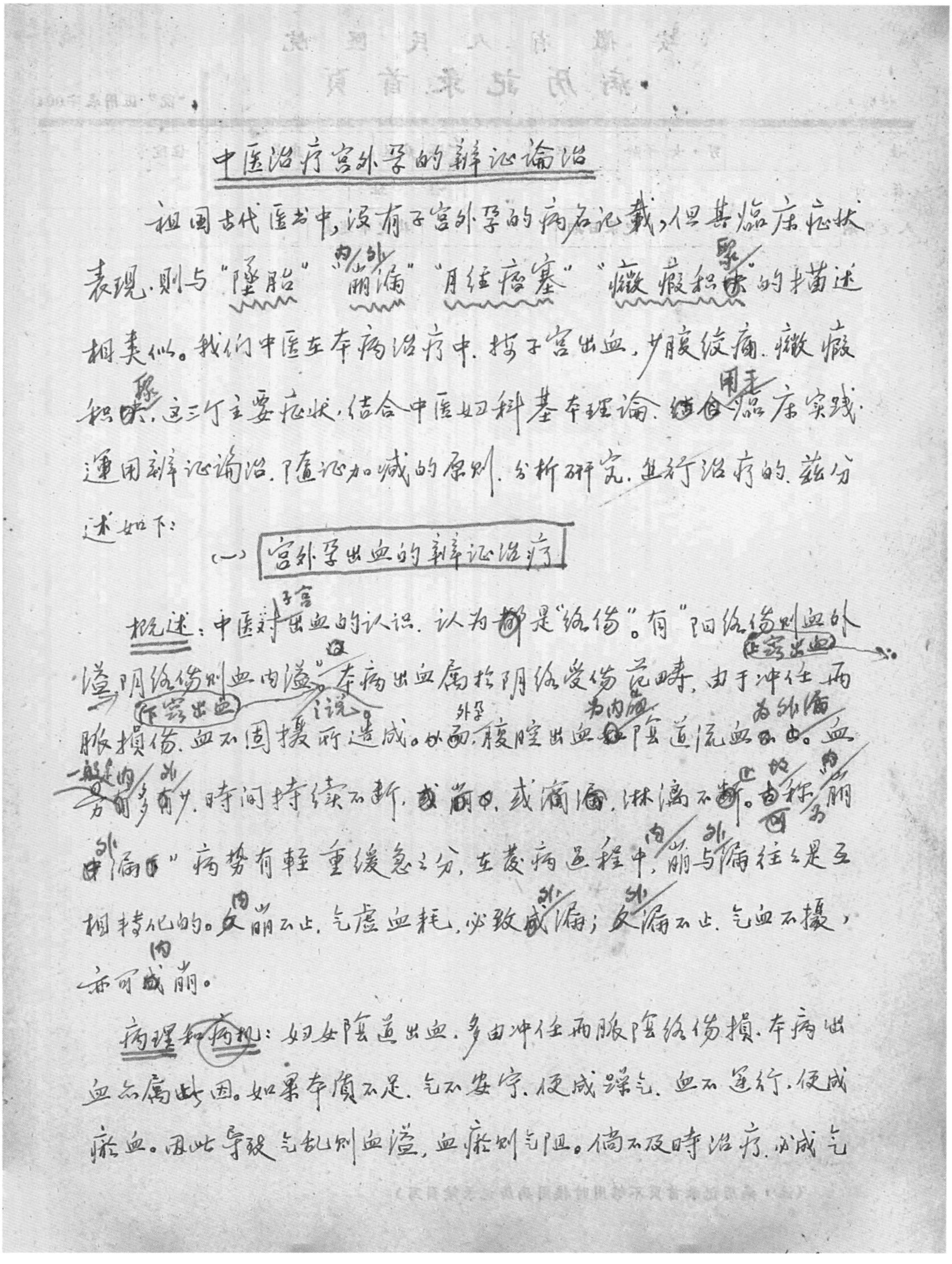

中医治疗宫外孕的辨证论治

祖国古代医书中，没有子宫外孕的病名记载，但其临床症状表现，则与"堕胎""内外崩漏""月经痞塞""癥瘕积聚"的描述相类似。我们中医在本病治疗中，按子宫出血，少腹绞痛，癥瘕积聚，这三个主要症状，结合中医妇科基本理论，联系临床实践，运用辨证论治，随证加减的原则，分析研究，进行治疗的。兹分述如下：

（一）宫外孕出血的辨证论治

概述：中医对子宫出血的认识，认为是"络伤"。有"阳络伤则血外溢（上窍出血），阴络伤则血内溢（下窍出血）"之说。本病出血属于阴络受伤范畴，由于冲任两脉损伤，血不固摄所造成。外孕腹腔出血为内崩，阴道流血为外漏。血一般是内多外少，时间持续不断，或崩，或漏，淋漓不断。由于内崩外漏，病势有轻重缓急之分，在发病过程中，内崩与外漏往往是互相转化的。久内崩不止，气虚血耗，必致外漏；久外漏不止，气血不摄，亦可内崩。

病理病机：妇女阴道出血，多由冲任两脉阴络伤损。本病出血亦属此因。如果本质不足，气不安宁，便成躁气，血不运行，便成瘀血。因此导致气乱则血溢，血瘀则气阻。倘不及时治疗，必成气

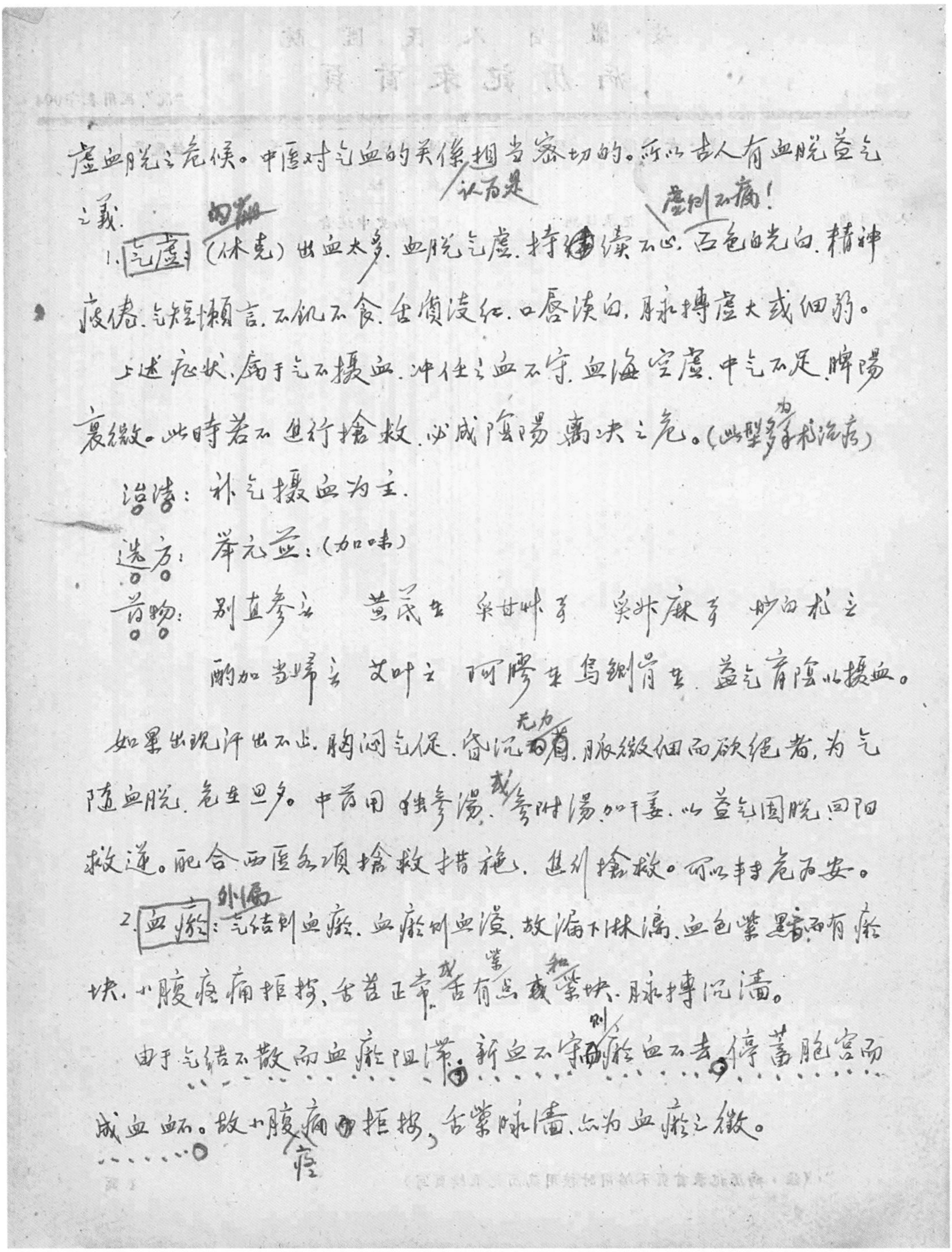

虚血脱之危候。中医对气血的关係认为是相当密切的。所以古人有血脱益气之义。

1. 气虚：(休克)出血太多，血脱气虚，持续不止，面色㿠白，精神疲倦，气短懒言，不饥不食，舌质淡红，口唇淡白，脉搏虚大或细弱。

上述症状，属于气不摄血，冲任之血不守，血海空虚，中气不足，脾阳衰微。此时若不进行抢救，必成阴阳离决之危。(此型多为手术治疗)

治法：补气摄血为主。

选方：举元煎：(加味)

药物：别直参三 黄芪五 炙甘草一 炙升麻一 炒白术三

酌加 当归三 艾叶三 阿胶五 乌贼骨五 益气育阴以摄血。

如果出现汗出不止，胸闷气促，昏沉无力，脉微细而欲绝者，为气随血脱，危在旦夕。中药用独参汤或参附汤加干姜，以益气固脱回阳救逆。配合西医各项抢救措施，进行抢救。可以转危为安。

2. 血瘀：(外伤)气结则血瘀，血瘀则血滞，故漏下淋漓，血色紫黑而有瘀块，小腹疼痛拒按，舌苔正常或舌有紫点或紫块，脉搏沉涩。

由于气结不散而血瘀阻滞，新血不守则瘀血不去，停蓄胞宫而成血癥。故小腹疼痛拒按，舌紫脉涩，亦为血瘀之征。

3.

治法：活血行瘀为主

方剂：通瘀止血汤（本院协定处方）

药物：当归三钱　川芎钱半　乳香钱半　没药钱半　香附三钱　乌药三钱

玄胡三钱　丹参三钱　丹皮三钱　艾叶三钱　阿胶四钱　姜炭钱半

若出血不止，酌加血见愁三钱，或田三七粉一钱，化瘀止血。

（二）宫外孕少腹痛的辨证治疗

概述：本病发生腹痛的主要原因，是气血不调的关系。如①气血运行不畅，气滞血瘀，不通则痛；②中虚为气虚血少，绵绵隐痛；③气滞血凝，剧烈绞痛。作为辨证论治之依据。

腹痛部位：有在正中，有在小腹双侧或一侧。并能连及腰背两胁，或前后二窍，下坠作胀。所谓痛为血瘀，胀为气滞。

腹痛的症状及性质（寒热虚实）

隐隐疼痛——气虚血少　　痛甚於胀——为血瘀

如针刺痛——血瘀血热　　胀甚於痛——为气滞

剧烈绞痛——宫冷血凝　　得热痛剧——为血热

持续作痛——血滞瘀阻　　得热痛减——为虚寒

时痛时止——气滞不利

按上述体征，参合其他症状，便能辨清寒热虚实，进行治疗。

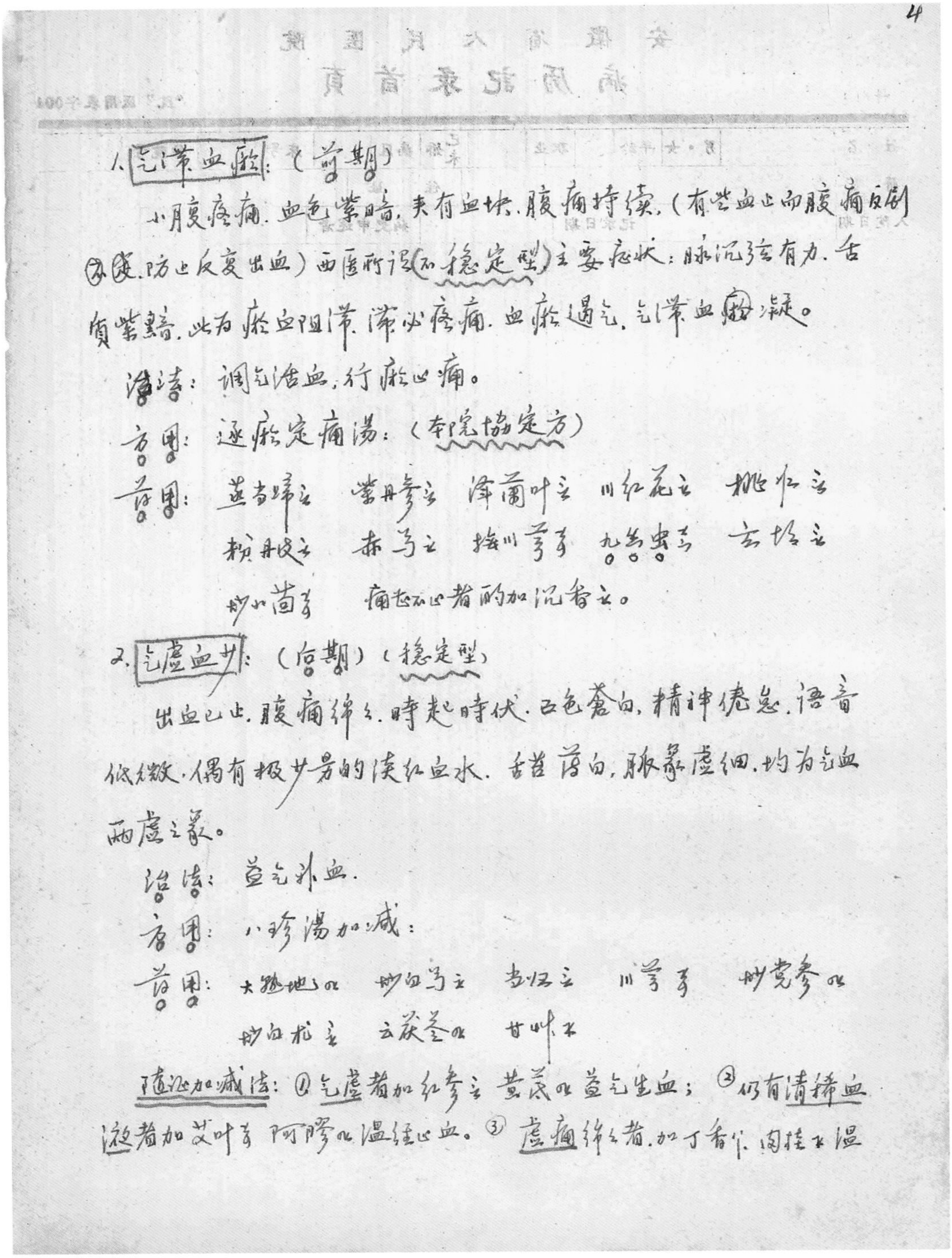

4

安徽省人民医院

病历记录首页

1. 气滞血瘀：（前期）

小腹疼痛，血色紫暗，夹有血块，腹痛持续。（有些血止而腹痛反剧烈，防止反复出血）西医所谓（不稳定型）主要症状：脉沉弦有力，舌质紫黯。此为瘀血阻滞，滞必疼痛，血瘀遏气，气滞血瘀凝。

治法：调气活血，行瘀止痛。

方剂：逐瘀定痛汤：（本院协定方）

药剂：益母草三钱　紫丹参三钱　泽兰叶三钱　川红花三钱　桃仁三钱

粉丹皮三钱　赤芍三钱　抚川芎钱半　九香虫钱半　玄胡三钱

炒小茴钱半　痛甚不止者酌加沉香三钱。

2. 气虚血少：（后期）（稳定型）

出血已止，腹痛绵绵，时起时伏，面色苍白，精神倦怠，语音低微，偶有极少量的淡红血水，舌苔薄白，脉象虚细，均为气血两虚之象。

治法：益气补血。

方剂：八珍汤加减：

药剂：大熟地四钱　炒白芍三钱　当归三钱　川芎钱半　炒党参四钱

炒白术三钱　云茯苓四钱　甘草[illegible]

随证加减法：①气虚者加红参三钱、黄芪四钱益气生血；②仍有清稀血液者加艾叶钱半、阿胶四钱温经止血。③虚痛绵绵者，加丁香[illegible]、肉桂[illegible]温

5

里止痛。④腰痛腿痠者，加补骨脂、川杜仲以暖肾益阳，阳生阴长。

（三）外孕包块的辨证治疗

概述：外孕包块，很象古代医书所记载之癥瘕。癥瘕是指腹内有包块。或出于左，或生于右，有满、有胀、有痛之感觉，由于妇女生理上的特点，故为妇科专论。

癥：坚硬成块，固定不移，推揉不散，痛有定处，病属血分——血瘀。

瘕：痞满无形，时聚时散，推揉转动，痛无定处，病属气分——气滞。

内经只有积聚癥瘕之称，而无癥字之名。癥为后世所增加。又有"七癥八瘕"之分。癥者有块可徵，瘕者或聚或散。古人对癥瘕积聚认为一体，皆从气血论治之。

病机：多因脏腑不和，气机阻滞，瘀血内停，血结为癥。在治疗上以理气行滞、活血破瘀。所谓癥为血积，非消不破；瘕为气聚，非化不散。在治疗中，不外消补两法，必须根据体质强弱，病之新久，或先补后消；或先消后补；或消补兼施。

形成包块，多因气滞血瘀，引起胞脉阻塞，冲脉血室不开，气血凝滞，气逆血流。或暴怒伤肝，或忧思伤脾，都能使瘀血留滞，渐积成块。

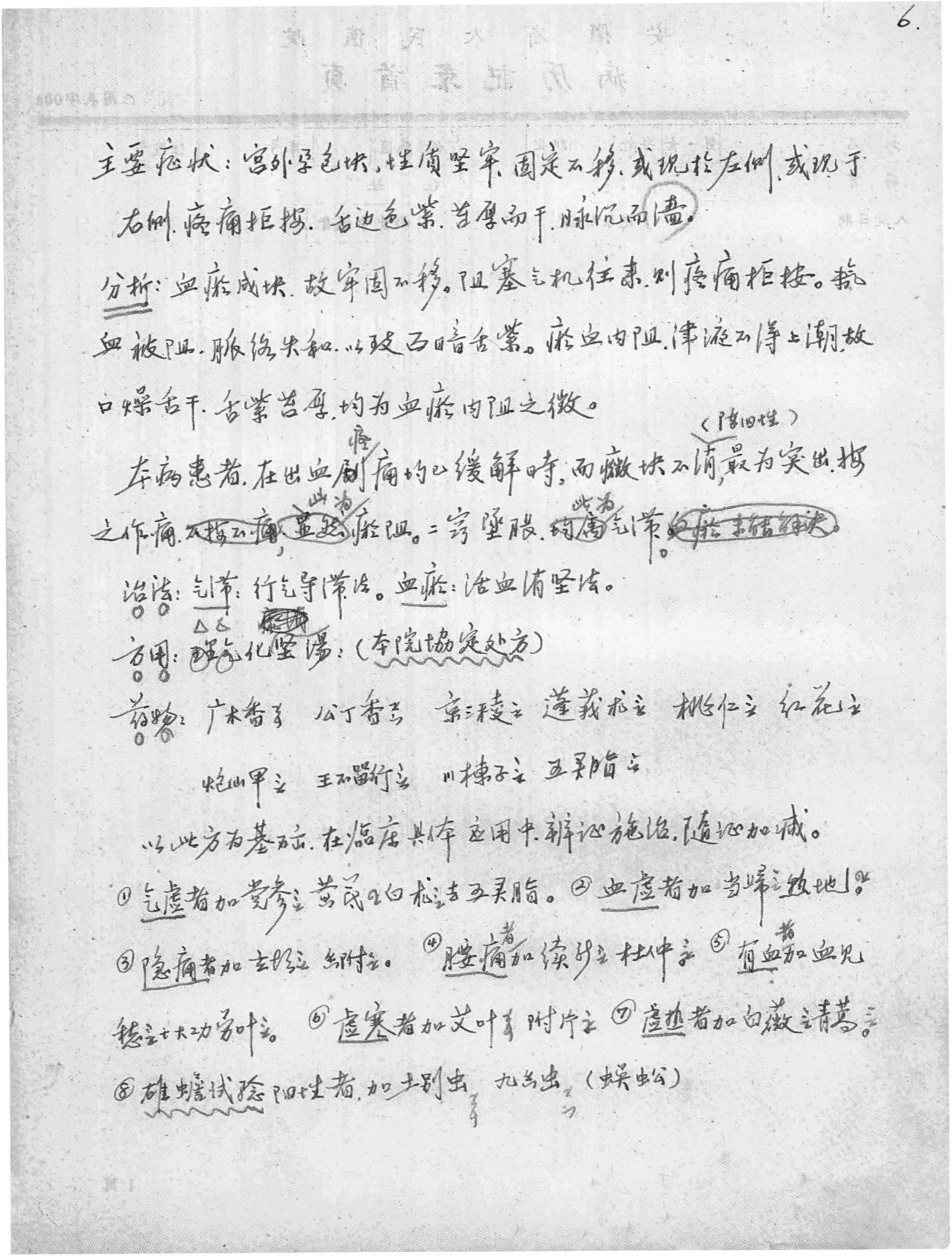

6.

主要症状：宫外紫色块，性质坚牢，固定不移，或现于左侧，或现于右侧，疼痛拒按，舌边色紫，苔厚而干，脉沉而涩。

分析：血瘀成块，故牢固不移。阻塞气机往来，则疼痛拒按。瘀血被阻，脉络失和，以致面暗舌紫。瘀血内阻，津液不得上潮，故口燥舌干。舌紫苔厚，均为血瘀内阻之徵。

本病患者，在出血剧痛（疼）均已缓解时，而癥块不消（陈旧性），最为突出。按之作痛，此为瘀阻。二旁坠胀，此为气滞。

治法：气滞：行气导滞法。血瘀：活血消坚法。

方用：理气化坚汤：（本院协定处方）

药物：广木香　公丁香　京三棱　蓬莪术　桃仁　红花

炮山甲　王不留行　川楝子　五灵脂

以此方为基础，在临床具体运用中，辨证施治，随证加减。

①气虚者加党参、黄芪、白术，去五灵脂。②血虚者加当归、熟地。

③隐痛者加玄胡、香附。④腰痛者加续断、杜仲。⑤有血者加血见愁、大小蓟、荷叶。⑥虚寒者加艾叶、附片。⑦虚热者加白薇、青蒿。

⑧雄蟾试验阳性者，加土别虫、九香虫（蜈蚣）

中医中药治疗宫外孕，我们对"出血""疼痛""包块"这三个主要问题的认识是从上述辨证论治，随证加减的理论基础上，通过临床实践去认识的。虽然作了三个问题的分别讨论，但是不是机械的、孤立的、单纯的为了止血而止血；为了止痛而止痛；为了消块而消块的。而是有机的、联系的、相互影响，相互转化的。在临床实践中，应从患者全体出发，具体分清寒热虚实，轻重缓急，灵活掌握，辨证治疗，才能取得较好的效果。

同志们：我们要遵照伟大领袖毛主席的教导："一个正确的认识，往往需要经过由物质到精神，由精神到物质，即由实践到认识，由认识到实践这样多次的反复，才能够完成。"毛主席又说："认识从实践始，经过实践得到了理论的认识，还须再回到实践中去。"所以说我们的认识还是很肤浅的，我们的理论还要回到实践去检验。上述讨论可能有缺点和错误，希望同志们提出批评和指正。

首医中医科　杨以阶

附三 《儿科临证验案》手稿选摘

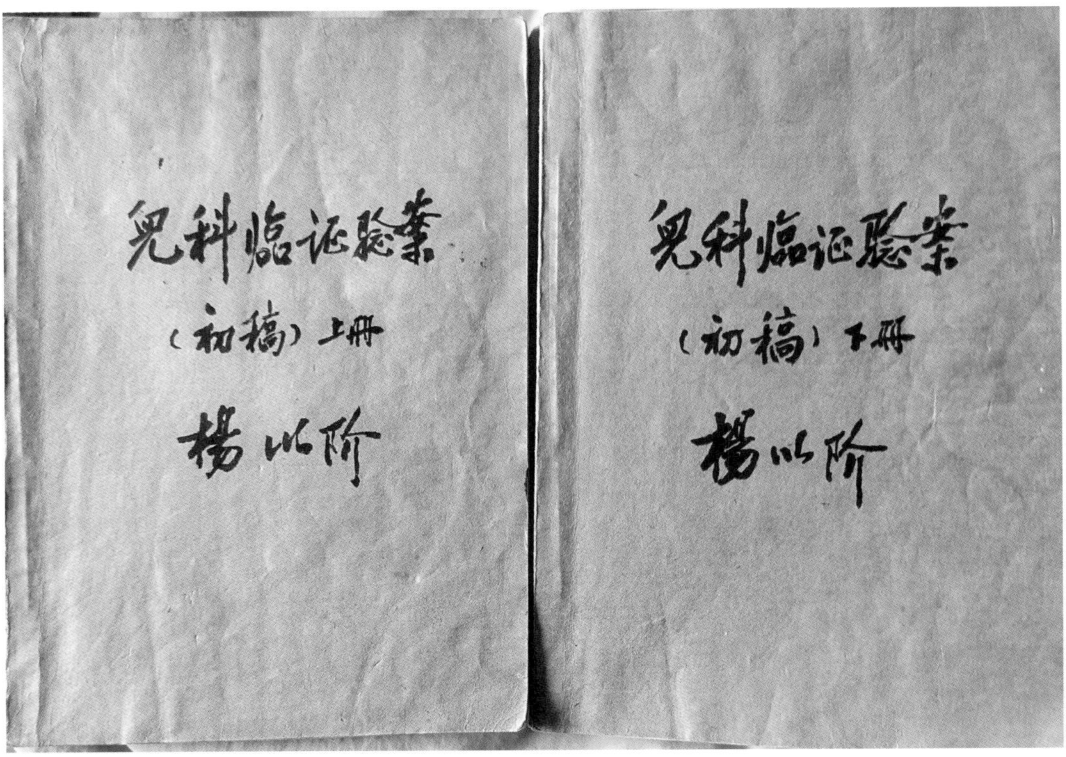

肺热喘咳

（肺炎）

張×× 女 6岁 1974年3月21日

双胞胎儿，先后天均不足。三月七日，忽然高热急诊，体温39.6℃，咳嗽气喘，胸透诊断：右下肺炎。乃住××医院治疗。曾经注射青链霉素等等，病经十日左右，体温仍在39℃以上，始终不退，咳嗽频频，痰稠不爽，呼吸气急，烦躁不宁，口干唇红，[illegible]。脉搏细数，舌苔黄厚。此由肺热内蕴，气阻上焦，痰遏喘咳。予以清热化痰，宣肃上焦。处方：

鱼腥草三钱，败酱草三钱，海蛤壳三钱，象贝母三钱，嫩竹叶二钱，瓜蒌皮二钱，薄橘白一钱五分，天竺黄一钱五分，枯桔梗一钱二分，南杏仁二钱，胆南星一钱，白前一钱五分。两剂。另：猴枣散二分，研细末，每日吞一分。

3月23日复诊：進药两剂，临床观察，病情有所好转，今日体温降至正常，喘促已定，但痰鸣咳嗽如前，舌苔淡黄，脉搏缓滑，热虽退而肺不宣。守原方加减：

加牛蒡子一钱五分，紫菀一钱五分，枇杷叶一钱五分，肃肺止咳；热已退净，除去鱼腥草、败酱草、竹叶三品。病势稳定，可服三剂，以求進步。

3月26日三诊：热不复起，咳嗽痰鸣相应减轻。病经两旬，热邪虽去而肺胃之气未复。改用益肺健脾，以资调理。

南沙参三钱，南杏仁二钱，橘白一钱二分，生麦芽三钱，象贝母二钱，白前一钱五分，制夏曲三钱，云茯苓三钱，炒白术一钱二分，鸡内金三钱，鲜荸荠三枚。三剂。

3月30日。四诊：患儿症状全部消失。门诊胸透复查：两肺清晰，无明显异常，告已全愈。毋须服药。

按：本例诊断为肺炎，中医认为是温热之邪，上束于肺，气机不利，热蒸津液，凝聚为痰，壅遏气道，故发热喘咳，邪热不解，痰喘不除。乃痰热之证候。宜用清气化痰为治。方用鱼腥草、败酱草、竹叶、天竺黄，清利肺热，燥涤痰止咳；蛤壳、贝母、瓜蒌、枇杷叶，清化气机，止嗽祛痰；桔梗、杏仁、胆星、牛蒡，清宣肺气，止咳定喘。两次诊治，体温正常，咳嗽喘促相继而安。后用益肺健脾，调理而康。

哮　喘

（慢性支气管炎）

郝×× 男 10岁 1974年元月18日

初诊：三岁时病患麻疹以后，失于调治，屡屡咳嗽，甚则哮喘，历时七年之久，每遇天气变化，骤然而发，痰壅气闭，喘息不得平偃，汗出涤然，昼轻夜重，近因受寒，喘咳加剧，舌苔薄白，脉来浮紧，予以宣肺散寒，止咳定喘。取麻黄汤加味治之。处方：

麻黄一钱，炒桂枝一钱二分，南杏仁三钱，粉甘草八分，法半夏二钱，云茯苓三钱，橘红衣二钱，秋桔梗一钱五分，象贝母二钱，白芥子一钱，生麦芽三钱，生姜二片。三剂。

元月22日复诊：前进辛温祛寒，佐以化痰止咳，服药三剂，痰鸣哮喘，胸满憋气，明显好转。但肺气充满而未肃降，故咳嗽未瘥，痰稠未清，仍以止咳化痰为主。处方：

炙麻黄一钱，南杏仁三钱，炙甘草一钱，信前胡一钱五分，清半夏二钱，陈枳壳一钱五分，象贝母二钱，广陈皮一钱五分，蒸紫菀二钱，款冬花二钱，生姜二片。三剂。

经上药治疗后，症状缓解，嘱按原方再进三剂。喘咳俱安，叮咛家长要注意专慎风寒，节饮食，予防外感复发。并嘱常服健脾丸。

按：患儿幼年麻疹，疹出以后，失于调治，久咳不愈，病成哮喘，病程历时七载。每次发病，皆因气候骤冷骤热，感之而发，肺失治节，郁闭不宣，痰随内壅，咳喘并作。这次发病，属于寒邪肺闭之实证。非宣肺散寒、降逆平喘不足以定之。故用麻黄汤解表散寒；佐以二陈湯化痰止咳。表邪得解，肺气得宣，症状改善。复诊：原方麻黄改用蜜炙，已无发表之力，而有祛痰定喘之功。参照止嗽散、定喘湯之意，理肺止咳，化痰定喘。共服中药九剂，邪伏而安。

暑温

（乙型脑炎）

方×× 6岁 女 1971年8月13日

暑温病经十二日，发热持续不退，热势越来越重，最高体温上升到40℃，现住××医院，确诊为：流行性乙型脑炎。用西药治疗，（从略）但体温仍有39℃，效果不显。转邀中医科会诊，要求中西医结合治疗。临床症状：神志糊涂，昏迷不醒，喃喃谵语，目睛上斜，呼吸气粗而促，四肢抽搐，颈项强直，舌质紫红，苔焦无液，脉搏弦数。热由气分而窜于营，病势鸱张，热盛生风，则有痉变。急用清热熄风，化痰宣窍。处方：

生石膏二两（先煎），肥知母三钱，粉丹皮二钱，板蓝根四钱，白僵蚕三钱，全蝎虫一钱二分，蜈蚣二条，净蝉衣二钱，石菖蒲一钱五分，天竺黄三钱，石决明三钱（先煎），竹叶心三钱，生姜汁四滴（生冲）。暂服壹剂，如有效果，可以再服壹剂。煎汤鼻饲。另用：牛黄至宝丹二粒，每日二次，每次开水化服半粒。

8月15日复诊：本病按暑温辨证，先伤于气，气热加剧，由气入营，热甚风生，风旋内动，上蒙清阳，为气血两燔之险证。治用清热熄风，化痰宣窍。共服二剂，体温仍在39℃上下之间，昏迷不醒如前，但抽搐略缓，脉象仍数。邪正交争，势均力敌。再按原方加双钩藤三钱。煎汤鼻饲，二剂。并加局方牛黄清心丸二粒，每日二次，每次一粒早晚开水溶化鼻饲。继续观察。

8月18日三诊：发热下降，体温38℃，神志时清时糊，为半昏迷状态，呼之或应。目珠偶有转动，营热渐气，风旋便定，抽搐已轻，触之肢痉，精神紧张，表情苦楚，病势确有转机，日内可望醒醒，化险为夷。仍予清热祛风，平肝止痉。处方：

生石膏一两（先煎），大生地五钱，大青叶三钱，肥知母二钱，制黄芩一钱五分，生赤芍二钱，粉丹皮二钱，板兰根四钱，净连翘三钱，竹叶三钱，白僵蚕三钱，双钩藤三钱（后入）。再进二剂。

8月20日四诊：病势好转，险境已脱，神志清慧，肢痉柔和，抽搐已止，目珠活动，体温下降37.5℃，焦苔化净，舌液津少，系因高热之后，气阴两伤，再以育阴清络。处方：

黑玄参三钱，大生地三钱，麦门冬三钱，净连翘三钱，肥知母二钱，云茯神三钱，石决明三钱（先煎），生牡蛎三钱（先煎），鳖甲三钱，龟版三钱，石斛三钱，板兰根四钱。三剂。服药后神振纳增，停服中药，观察一周，一切正常，全愈出院。

按：患儿起病，来势凶猛，传变迅速，初起气热火焰，继之入营，高热燔灼于气营之间，烦躁不安，热甚生风，风旋而动，风乘火势，火借风威，故高热愈甚，则抽搐愈凶。邪蒙清窍，昏迷不醒，逆传厥阴，惊风抽掣。亟用清心开窍，解毒熄风为主法：共会诊四次，服药十剂。根据病情轻重缓急，各个阶段的具体症状，先后选方有：白虎汤、止痉散、清瘟败毒饮，大定风珠等方，随症加减，辨证施治。诸证悉解，取得成功。